痴斋医稿

黄岐真求集

宋　兴/著

〖下册〗

人民卫生出版社
·北　京·

图书在版编目(CIP)数据

岐黄求真集. 下册 / 宋兴著. —北京：人民卫生出版社，2022.5（2024.2 重印）
ISBN 978-7-117-32995-8

Ⅰ. ①岐… Ⅱ. ①宋… Ⅲ. ①中国医药学－研究 Ⅳ. ①R2

中国版本图书馆 CIP 数据核字(2022)第 049684 号

岐黄求真集(下册)
Qihuang Qiuzhen Ji(Xiace)

著　　者：宋　兴
出版发行：人民卫生出版社（中继线 010-59780011）
地　　址：北京市朝阳区潘家园南里 19 号
邮　　编：100021
E - mail：pmph @ pmph.com
购书热线：010-59787592　010-59787584　010-65264830
印　　刷：北京汇林印务有限公司
经　　销：新华书店
开　　本：710 × 1000　1/16　　印张：28　　插页：2
字　　数：473 千字
版　　次：2022 年 5 月第 1 版
印　　次：2024 年 2 月第 3 次印刷
标准书号：ISBN 978-7-117-32995-8
定　　价：82.00 元

著者简介

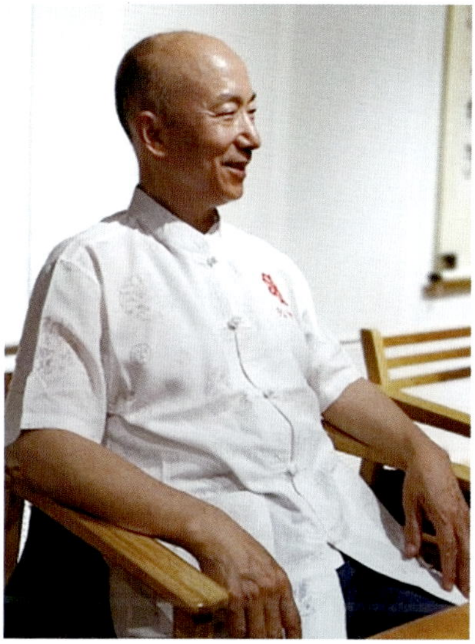

宋兴，自号痴翁，四川仪陇人，全国著名中医专家陈潮祖教授嫡传门人，成都中医药大学教授、博士生导师，四川省中医药学会医史文献专业委员会主任委员，四川省中医学术技术带头人。

长期执教中医各家学说，从事历代名家学术经验研究。学术上强调以理统派，指出各派学说都是实践过程中的理论价值新发现，而不是新的理论体系。临床强调以辨证论治统名家经验，指出所有名家经验都是理论指导下的创新拓展，而不是“神授仙传”的独门绝技。学术传承强调明理致用，指出辨证论治是灵魂，各家各派，概莫能外！

代表性论著有《陈潮祖教授膜腠三焦说》《怪证诊治探要》《疑证诊法探要》《“冒家欲解，必大汗出”析疑》《中医治癌问题反思》《〈医法圆通〉阴虚证治析疑》《病毒性心肌炎诊治辨析》《矽肺诊治要点探讨》《老年病中医诊疗要点》等文，《陈潮祖临证精华》《中医膏丹丸散大典》等书及“中医经典导读丛书”。

痴翁叹

众人嘻嘻笑我痴，
傻帽迂腐不入时。
名利华屋弃求取，
偏要深山觅陋室。
功禄盛宴拒品尝，
偏要苦熬嚼故纸。
理不透，心不死，
长夜孤灯无了时，
难怪人笑性呆痴。

言呆语呆行更呆，
貌痴神痴情更痴。
以身相许岐黄事，
扶危济困托生死。
求索解惑意未尽，
夕阳黄昏叹暮迟。
念有动，天有知，
呕心沥血终无悔，
哪管是呆还是痴。

庚子秋于痴斋

《岐黄求真集(下册)》

编撰协助人员

编撰助理 邓森涛 贾宪洲 宋 苏 廖勇江

资料整理 （按姓氏笔画排列）

马志坚 王 菊 史章华 刘 然

刘兴隆 刘美鹃 江 咏 苏 蓁

李贤军 杨 帆 杨 春 吴继平

邱昌玉 邹文俊 宋洪娟 张碧清

陈 龙 陈 述 陈 逸 陈建雄

陈福月 林 永 罗海鸥 席大章

唐红艳 陶雪芬 黄正桥 程金波

蒲 艺 潘 嘉

痴心痴语

痴心全在求真是，痴语只为辨真非。

以求实态度、求真精神，开诚相见地和热爱中医、学习中医的朋友们讨论长期困扰中医的一些学术问题，唯一愿望就是辨明是非，弄清真相，以利中医传承发展。是非不明，真理蒙蔽，谬种流传，误人误己。

在今天这个百花齐放、百家争鸣、学术多元的时代，对中医到底是什么性质的学科，优势在哪里，该如何学习、如何运用、如何传承等问题的认识，分歧巨大。对中医经典的认知也人各一说，见仁见智。

或以为中医理贯天人，学综百科，属于博大精深的哲理医学，学术研修，贵在明理。由牢记而深刻理解，由深刻理解而融会贯通，由融会贯通而灵活运用，是学习中医的最佳方法；或以为中医是经验医学，毫无理论可言，学习研修，贵在牢记谨守前人方药运用经验，由熟读而死记硬背，由死记硬背而一成不变照搬套用，才是学习中医的最佳方法。

或以为现代中医教育以学府为平台，理综百家之说，术集百家之长，有利于开阔学生眼界，活跃学生思维，启发学生智慧，是中医学最佳传承模式；或以为现代中医教育缺乏面授家学、秘传心法过程，为师者难述其隐，为生者难窥其奥，学府授受，弊大于利，中医传承应重返家传师授模式。

或以为现代中医教材知识系统化，内容条理化，概念标准化，语言现代化，是中医学术传承的最佳范本；或以为知识系统化割裂了中医“天人合一”整体观，内容条理化僵化了中医生动活泼学术理念，概念标准化肢解了中医学术内涵，语言现代化淡化了中医学术理趣，极力主张以经典和历代名家原著为教材。

或以为中医“整体恒动”理论特点，决定了中医理法方药运用只有辨证论治一种模式，中医理法方药必须在辨证论治原则指导下运用，才能把整体恒动认识理念落到临床运用的实处，才能制订出科学的个体化治疗方案，才能确保获取可靠疗效。辨证论治既是检验中医是否合格的起码标尺，又是中医学术修炼的最高标杆，确属无可替代的中医临床工作灵魂。或以为"天人合一""整体恒动"是中医荟萃百科的理论特点，虽有开阔视野、活跃思维、丰富智慧的学术价值，但与理法方药运用模式并无直接联系。中医理法方药运用模式多样，对症状治疗、经验方治疗、专科专病专方治疗、大病重病特效方治疗、现代西医病理结合现代中药药理指导下的辨病治疗，都是中医临床运用模式，都可任意选择，辨证论治并非不可替代的中医临床工作灵魂。

或以为在中医理论指导下的近两千年发展过程中，历代名家积累的医方都是前贤认识问题、分析问题、解决问题的智慧结晶，是价值无穷的瑰宝。在每一个古方中，都蕴涵创造者奇思妙想的学术灵魂，学方当以明配伍之理为要点；用方当以根据病情灵活化裁为要点。切忌不求甚解，照搬套用！只有这样，才能有效复苏原创者的学术灵魂，所得才是具有鲜活学术生命力的真宝藏。或以为古方虽多，极品甚少，只有出自圣人手笔的经方，才是真正具有巨大学术价值的古方极品。经方是圣人在上古宝典指引下，"人神暗通"，密传秘授的绝世奇方；是结构神秘，疗效独特的稀世珍宝。其创制之机，用药之理，妙不可言，非凡夫俗子所能解。临床运用时，不可有丝毫加减化裁，违之则无效。只有一成不变，照搬套用，才是圣人真传。

或以为中医"不传之秘在量"的说法，并不是针对药物用量大小而言，而是针对方剂配伍时药物用量间的微妙搭配比例而言。强调从《本草纲目》到现代中药《药典》所规范的药物用量，都是中华民族以巨大生命牺牲为代价，从长期临床实践中反复验证总结得来的有效量，也是规范临床用药的法定量，还是有一定弹性空间的科学量，必须严格遵守。而且指出：中医疗效当从辨证论治中求取，而不是从盲目放大药物用量中求取。各药用量配伍比例，只有建立在对病机入微分析基础上，才能收获最高临床效价。或以为"不传之秘在量"的说法，正是针对药物用量大小而言，强调药物用量与疗效呈正相关关系，效随量增，用量越大越好。从用量中求疗效，最简单明确，最易知易行。而且认为《药典》用量太小，失误全在李时珍《本草纲目》总结有误，定量不当上。放胆突破《药典》法定量束缚，就是最具实用价值的创新。药物用量大小是考验医生学术水平、临床胆识的试金石。平庸者举轻若重，战战兢兢，锱铢必较；艺高人举重若轻，大刀阔斧，霹雳手段。

或以为《黄帝内经》内容博大精深，是中医理论渊薮，是临床各科基础，是名家成长的摇篮，是经典的经典，为中医者当毕生苦求；或以为《黄帝内经》是满纸荒唐言，一本糊涂账的陈腐典籍，在科学勃兴的今天，应破旧立新，以西医学理加以置换。

或以为《伤寒论》是在《黄帝内经》整体恒动理论特点指导下，第一部对辨证论治做出全面示范的临床作品，功在确立辨证论治原则，把整体恒动认识原理落到临床运用的实处；或以为中医理论源头多歧，《伤寒论》学术源头不在《黄帝内经》，而在《神农本草经》《汤液经法》，其学术贡献不在辨证论治原则确立上，而在六经方证简明对应上。

或以为《金匮要略》虽是以脏腑为纲来论治内伤杂病，其诊治纲领仍是辨证论治，以此书为范本学习杂病诊治，仍当守定辨证论治根本，才能真正掌握杂病诊治要领；或以为《金匮要略》以脏腑论杂病，是辨病论治模式的体现，说明辨证论治不是中医唯一诊疗原则，而是诊疗原则之一种，内伤杂病当以辨病论治为准绳。

真是百家见解百家新，不知哪家是真经。

实践是检验真理的方法，疗效是检验真理的标准。真理颠扑不破，谬论不攻自破。真理蔽则邪说乱世，谬种流传；真理彰则众说归一，歧义自消。

理不弃贫，因真而存；理不阿贵，因伪而废。并不是谁财大气粗，谁就言之有理。也不是谁位高名重，谁就占领了真理制高点。求理者不必以讲理者的身份地位为取舍，最重要的是用智慧去鉴别“理”的真伪。

以“天人合一”“整体恒动”为学术本质的中医理论体系，不是上帝安排的，不是人为设计的，更不是现代人归纳总结出来的，而是受“理解生命”研究方法影响自然形成的，原本就存在于中医理论体系中。后人通过归纳总结，点睛提要，彰显真相，不过使之大白于天下罢了。中医的理就得循着这个源头去讲，才能讲清真是，讲明真非。

受历史条件限制，中医学无法以微观物证去揭示疾病发生发展之理，于是创造了在“天人合一”理论框架下，在全时空大平台上，通过参天、察地、验人，对包罗宇宙万象在内的宏观“象变”进行综合分析，去窥探生命奥秘，去揭示疾病发生发展规律，去阐明诊断、治疗与时空关系所以然之理的“理解生命”独特研究方法。中医理论体系就是通过这种方法建立起来的。

“天人合一”“整体恒动”是中医理论体系的基本特点。在天人合一、整体恒动条件下，每个生命的形成瞬间，所对应的时空环境是不一样的，因而决定了各自所携带的时空能量和信息不同。这就是时空环境给每个生命打上的特定烙印和编制的独一无二信息密码。凭借这种特异宇宙信息编码，不同个体都与时空永远保持着微妙联系。这正是人各一形一性一质的原因所在，也正是人体生命活动随时空变化而发展变化的原因所在。

正是“天人合一”“整体恒动”的理论特点，决定了中医理法方药运用原则是与这种理论体系全息融合的“辨证论治”。只有在辨证论治原则指导下去运用中医理法方药，中医才能诊有深刻之认知，治有独特之方法，最终收获神奇之疗效。辨证论治是中医临床工作的灵魂。

作为救死扶伤的医学，没有可靠疗效就没有蓬勃生命力，无论形式多花哨，吹捧多狂热，都是枉然，人们只信实效这个理。在两种医学并存的今天，中医只有在诊可补西医认识之偏、治可匡西医临床之失的前提下，才能健康发展，走向世界，走向未来。疗效是决定中医生死存亡的命根子！

中医疗效是建立在中医理论基础上的，中医学术修炼的最高境界就是一个“理”字。无理不言学，无理不言术，无理不言方，无理不言效。讲授中医，要点只在“理”字上，把天人合一、整体恒动之理讲清楚了，就是好老师。学习中医，重点也只在“理”字上，把天人合一、整体恒动之理学明白了，就是好学生。运用中医，难点还是只在“理”字上，把天人合一、整体恒动之理用活泼了，就是好医生。

这个集子的问世，要感谢授我以渔的所有师长，是他们引领我进入中医学术殿堂，中医生涯由此而始。尤其要感谢我的两位恩师：郑公孝昌翁、陈公潮祖翁。他们将自己做人、做事、做学问的毕生真经倾囊相授，馈我以真知，励我以勤勉，育我以朴诚。从此，灵魂荡涤，学术日进。一路行来，让我深切体会到，这才是人生最宝贵的财富。

这个集子的问世，要感谢我教过的校内外、海内外学生以及一起切磋过中医学术的同仁，是他们的充分信任，热情邀请，使我在近半个世纪的中医教育生涯中，至少作过四十余场，三十多个不同专题的学术讲座。没有这样的经历，就没有这些基本素材的积累。这次选择整理了有关中医教育、教材、学科特点、学习方法、经典析疑的部分专题。其余与医家、医论、医著相关的专题，都尽可能地融入各家学说课堂讲稿——《求实集》中去了。

这个集子的问世，要感谢门下的硕博士生和临床带教过的校内外部分医生、学生，没有他们的积极推动和协助编撰整理，就不可能有这个集子的问世。自以为传道授业乃师之本分，讲过了，也就放下了，从来不曾想过要重拾唾余，另展新颜。是他们千方百计收集我昔年的音频、视频，辑成初稿，敦促审订，才断了我求静思闲的退路，催生了这个集子。

其中要特别感谢的是廖勇江医师、邓森涛博士、贾宪洲博士，以及远隔重洋的小女宋苏博士，他们付出最多。是勇江一次又一次苦心敦促并着力实施，才变空谈为现实。是邓博士、贾博士、宋博士，在精心校对过程中提出不少拾遗补缺、剔瑕去疵的宝贵意见，才避免了贻笑大方。

言由心生，情随感发，当年和门生一起讨论这些问题时，面对一颗颗满怀求知热情的青春心灵，面对一双双充满求知渴望的青春眼睛，讲到学术环境污染，学术谬种流传时，惆怅之叹难免不有感而发；讲到英才接力代不乏人，学术发展逐浪推高处，欣喜之情难免不油然而生。言到动情处，常常语偏激。在审订过程中，数次动念想彻底抹去情感色彩，使文归于朴。可一位学界挚友却连呼“不可！”说是“改了有失真性情，可惜！可惜！”

静心想想，也不无道理。在数十年讲坛论道生涯中，和青年学子们共探岐黄妙理，同论名家绝学时，总是用陶行知先生“千教万教，教人求真，千学万学，学做真人”的名言作为座右铭。答疑解惑，无私无隐；揭伪剖弊，无顾无忌。暮年回首，念中犹觉酣畅淋漓。到头来，差点竟连做一次真人的勇气都没有了，惭愧！惭愧！感谢朋友的警醒，让我最终坚定不移地站在尽可能忠实原貌立场上进行审订，为的是留下“痴人真性情”。

书无完书，文无尽善，这个集子也存在不少瑕疵，内容不那么丰富，说理不那么透辟，用语不那么精准，甚至免不了有见识浅陋、观点偏颇的地方，一定会给读者留下不少遗憾。

学问无穷，生命有限，对这个集子中存在的学术遗憾，也只好重取真经待智者，更上层楼待后生了。抱歉！抱歉！

痴心无私，痴语无诳。是非剖判，真伪自彰。

痴翁宋兴庚子秋自述于痴斋

目　录

如何看待辨病与辨证的关系

大家好！

今天我们讨论“辨病与辨证的关系”。

这是关系到中医理法方药运用原则的大是大非问题。如何才能正确体现中医理论特点？如何才能科学运用中医理法方药知识？如何才能完美体现中医治疗学思想？如何才能最大限度地发挥中医疗效优势？这是大家一辈子苦苦求索的共同追求，也是讨论这个问题的意义所在。

医学是与民众休戚相关的应用性学科，澄清辨病与辨证关系不是为了咬文嚼字，而是为了找到中医理法方药运用的学术正轨。终极目标是追求“疗效”的提高。

在讨论这个题目时，就必然涉及这样几个问题：

什么是“辨病”？

什么是“辨病论治”？

什么是“辨证”？

什么是“辨证论治”？

如何看待辨病和辨证的关系？

如何看待辨证模式与病种的关系？

如何看待西医辨病和中医辨证的关系？

什么是“辨病”？

今天一谈“辨病”，很多人都认为这是伴随西方医学输入的舶来新概念，只有运用现代科技检测方法揭示疾病病因和微观病理本质，最终冠以西医学病名，才算是辨病。

这个结论太简单了，而且还多少有点厚今薄古、崇洋媚外的味道！

到底什么是“辨病”？

讲得通俗一点，给疾病命名的过程，就是辨病。

讲得学术一点，对疾病病因、病位、病性和演变发展基本特点做出判断，下个认识结论的过程，就是辨病！

西医通过现代科学分析手段确认疾病病因，从微观形态角度揭示疾病病理本质的方法是辨病。中医通过传统综合分析方法确认疾病病因，从宏观象变角度揭示疾病病理本质的方法也是辨病。只不过，辨病的具体方法因时而异，古今不同。中西医辨病，更是方法大异，结论大异，临床价值也大异，不是等质等量罢了。

把中西两种医学的辨病对照比较一下，就可以得出这样的结论：

中医辨病没有微观认识依据支撑，属于对疾病病因、病位、病性的宏观判断，认知相对粗略。西医辨病有微观认识依据为支撑，属于对疾病病因、病位、病性的微观判断，认知相对精细。

从病因作用于机体后，机体内在各系统所做出的复杂反应看，中西医辨病都属于静态认识，都忽视了疾病发展过程中客观存在的阶段性演变特点，都缺乏疾病发展过程中内在矛盾斗争的阶段性动态分辨。这或许算是比较客观的评价。

也许有人会问：中医到底辨不辨病？

这不是多选题，更不是是非判断题，而是单选题：中医也要辨病。

如果中医不辨病，何来三千多年前甲骨文中的病名？何来长沙马王堆出土，收罗病症 103 种的《五十二病方》？何来甘肃武威出土，收罗内、妇、儿、外、五官各科病症的《治百病方》？何来《黄帝内经》中的风论、痹论、痿论、厥论、病能论、奇病论、大奇论、疟论、咳论等以病症为纲的讨论？何来《伤寒论》中“伤寒”这个病名？何来六经分证中把“病”放在首位，以“病脉证并治”规范诊疗内容的体例？何来《金匮要略》中以百合、中风、历节、疟疾、肺痿、肺痈等以病症为纲分篇章和以“病脉证并治”规范诊疗内容的体例？何来《诸病源候论》所列一千七百多种症候中包含的众多独立病症？何来后世医学著作“凡涉及临床，无不以病症为纲”的论述惯例？

病名是医学发展的最早标志性符号，失去了这样的标志性符号，医学的文化源头就无从寻找。

不同病症名称的构成要素千差万别，或突出病因，或突出临床表现特点，或突出局部症状，种种不一。但在这些形式外壳里面，每一种病症都有其特有的发生发展过程，都有其复杂的内外多因素影响，都有各自的基本性质。

中医辨病过程正是通过对这些要素的大致区分和初步认定来完成的。

古代中医药文献所提供的大量病名证据说明什么？

说明中医不仅有辨病，而且辨病早在数千年前就已经开始了，辨病知识的积累最迟在两千多年前就已经很丰富了，辨病成果的总结早在一千五百多年前就已成洋洋大观了。

可以肯定地说，“辨病”发端于原始医疗实践，形成于理论酝酿阶段，是最早的医疗实践要求和医药运用模式，古已有之，而且源远流长，并不是现代医学的创举。早在距今三千多年前的殷商甲骨文里，就有了病名的出现。给疾病造字命名，就是对病症起因、特点、危害性进行的标注性编码。病名的出现，就标志着辨病的开始。给疾病命名的过程，就是辨病的过程。疾病的名称，就是辨病的产物。甲骨文中病名相关文字的出现，就为中医树立了第一块辨病里程碑。

第一部中医临床著作《伤寒杂病论》中就辨病色彩鲜明，而且处处可见！这个结论是没有疑义的，否则，以六经分篇的各个篇章就不会“病脉证”并提！

只不过，受研究手段限制，中医辨病对事物研究细节的探查不具备现代西医那样的精良工具，当然也就不可能提取那么微观的物证，因而也就决定了中西医辨病的临床实用价值是不能等量齐观的，西医明显高于中医。

也许有人会问：辨病既是必然存在，为什么长期以来中医临床却只是强调辨证而不强调辨病呢？

原因很简单，中医辨病是对疾病病因病性的宏观基本认识，而不是动态追踪患者神、色、舌、脉、形、态等揭示疾病发展过程中不同阶段病因、病位、病性变化的指标，因而无法满足中医学整体恒动理论特点指导下对疾病过程中按阶段动态纠偏的治疗需要，也就无法精确指导临床处方用药。

辨证是最具整体性、灵活性的中医诊断方法，也是中医整体恒动理论特点规范下最成熟、最独特，也最具优势的诊断方法。

所以，自以《黄帝内经》为代表的中医理论体系创建以来，中医临床就主要强调的是辨证，而很少提及辨病。

针对阶段性定因、定位、定性，有人可能会提出这样的问题：病位、病性可以是阶段性的，病因怎么会是阶段性的呢？

很显然，抱有这种认识的人，主要是以单一病因观、专一病因观在认识病因。而中医的病因学认识理念历来是多因论、动因论，并不是单因论，更不是专因论。不是只重视某种因子的存在或活跃，而是全面重视包括机体素质及内外环境的多因子影响，在本质上是对疾病过程中各阶段不同生命水平、不同邪正斗争状态、不同机体内环境特点的追踪评估。疾病过程中邪正进退、阴阳消长的影响因素很多，既常常表现为多因并存并见，也常常表现为不同阶段、不同要素占主导地位的主因升降变化。

即便是对痨瘵、疟疾、结石、肿瘤类特殊因子的疾病，中医虽然也高度重视特殊因子的危害性和对因治疗的重要性，但在认识和治疗上并不是用绝对化的眼光看问题，更不是用僵死化的思维理解问题，仍然主张整体动态地对不同阶段做出客观的评价，然后根据寒热虚实性质特点进行治疗。

实践证明，只有用充分反映整体动态特点的动因观、多因观去认识疾病在不同阶段的发展变化内在原因，才能紧紧抓住疾病发展过程中邪正斗争的矛盾进退本质，才能确保收获最佳治疗效果。

也许有人会问：没有现代科技手段支撑的中医学，到底能不能辨病？

中医学能不能辨病，取决于诊断方法是否能正确把握疾病的基本特点，得由中医自身学术理论说了算，而不是人为地主观认定。

中医对疾病的认识是据“象”析“理”，循“理”察“内”，从“内”测“变”，层层递进地理解生命过程。

中医认识疾病的方法，是取象比类。取象的着眼点，不只限于一事一物，而是始于一事一物，合于天人一体的全视野。观察天人合一的平台，不是一方一隅，而是至大无外、至小无内的哲学认识基础。

站在总览时空的制高点上，通过观察自然万物来窥测大自然的奥秘，来揭示大自然的运动变化规律，来认识自然万物的发生发展变化特点，来破解生命起源的秘密，来认识人体生命现象和疾病现象，来掌握疾病过程中的临床表现特点，最终得出的结论是“有诸内必形诸外”！

一切机体内在的矛盾斗争，都必然通过神色形态的“象”表现于外！

一切物象变化都是时空运动变化的具体体现。疾病过程中四诊所见的“象”也不例外，也必然受到多种来自机体内外复杂因素的微妙影响。所以“象”永远都不是静止不动、一成不变的，而是因势而变，应时而动，变而有度，动而有节的。

也就是说，“象变”是既有时间长度限制，又有空间广度限制的。有起止限度，有参照指标的时空是可以度量，可以计算的。

“象变”是有“数”的，“象变”影响因子和时间过程都是可数可求的，“象变”的程度也是可数可求的。“象变”的本质是可以通过有周期性变化规律的“数”

得到反映的。“象”变之理，也是可以通过“数”得到解答的。

一切看起来微妙莫测的事物，内在的运动变化之理都可以通过对“象变”之“数”的周期规律性分析，求得发展变化的所以然之理。

这不是凭空想象，这是自然事物发展变化内外相应的客观表达，也是疾病发展变化过程中的必然表现。中医学正是凭借对这些表现于外的“象”中之“数”来探求内在矛盾变化本质之“理”的。

有关“象”“数”“理”关系的认识，是建立在数十百万年生产生活实践基础上的。具体方法是一遍又一遍的口尝身受，眼观耳听，凝思默悟，直至察微知著、心领神会而后已，是千百万年反复观察、反复认知、反复对比、反复总结得来的真知灼见。

作为中医诊断的求象方法，则是望、闻、问、切四诊。四诊是中医诊断疾病的独特方法，其中包含三个思维层次：

在收集掌握四诊资料的基础上，对病因、病性做出宏观静态判断，属第一思维层次。第一思维层次可以帮助医生对疾病基本性质作出概略性判断。

在对病因病性有了明确认识的基础上，进一步对疾病发展过程中各阶段、各层次演变做出评估判断，从而把握其阶段性演变规律、表现特点，属第二思维层次。第二思维层次可以帮助医生对疾病进行分期、分阶段演变规律和表现特点认识。

在把握阶段性演变规律和表现特点的基础上，结合体质、年龄、性别、饮食、情志、时空等多因素影响，进一步对各个病机转折点——“证”进行精确分析确认，为治疗方案设计和药物配伍运用提供可靠依据，属第三思维层次。第三思维层次可以帮助医生最终把整体观、恒动观落到临床运用实处。

辨病、分期、分阶段、辨证、用药，是中医诊疗的系统工程。

望、闻、问、切四诊，以及审因、定性、立法、方药配伍的全过程，是完成这一系统工程的具体操作流程。

由此可见，中医是能够辨病的，而且在中医诊断过程中，辨病是必不可少的初始引导层次思维。但辨病缺乏对疾病进行阶段性动态追踪的灵活性，只能知其梗概，不能洞察因时、因势而变的内在矛盾变化，算不得终极认知。只有辨证才具有终极认知优势，所以辨证才是中医识病的主体工程。

也许有人会问：中医既然不以辨病为主体，那辨病还有价值吗？

中医的辨病虽不能做到个体化、动态化精准指导临床实践，但还是有一定价值的。

辨病价值早在一千多年前的宋代，就已经由著名医学家朱肱在他的《类证活人书》中得到了确认，他严肃指出："天下之事，名定而实辨，言顺而事成。又况伤寒之名，种种不同，若识其名，纵有差失，功有浅深，效有迟速耳。不得其名，妄加治疗，往往中暑乃作热病治之，反用温药；湿温乃作风温治之，复加发汗，名实混淆，是非混乱，性命之寄，危于风烛。"这是对中医辨病价值的第一次正面肯定。

朱肱强调：对疾病的诊治，首先要通过"正名"来把握其基本特点。所谓"正名"，就是今天所说的辨病。任何一个医生，在临床诊疗时，首先要做的工作就是辨识患者到底生的是什么病，如果连病名都辨识不了，那说明对这个病一无所知。在这样的茫然状态下，后续辨证思维也很容易陷于混乱而迷失层次的正确定位点，最终必然影响治疗用药措施的制订实施。

通过辨病对疾病建立一个初步的宏观认识，有助于正确把握诊疗大方向。辨病正确，认识的大方向就正确，诊治思维发展就能沿着正确认知方向层层递进，直透病症本质核心，正确治疗就有了保证，良好的治疗效果当然也就可以预期。

辨病这第一关要是出了差错，随之而来的，就有可能一步错，步步错，在分期、分阶段认识上偏离正确方向，沿着错误道路越走越远，给诊断治疗都会带来误导的不良影响。如果把温病误认作伤寒，就有可能沿着六经分证路径去认识疾病基本性质，去分析临床舌脉形症特点，去归纳病情发展变化规律，去设计临床治疗方案，就最终会因误投辛温方药而导致病情加重。如果把伤寒误认作温病，也必然是自蹈覆辙！外感是如此，杂病也是如此，如果把痨瘵咳喘误认作肺痈咳喘，把湿热痢疾误认作脾虚腹泻，把脾虚腹胀误认作胃肠积滞，那都是有可能引发重大医疗事故的，所以朱前辈那么强调辨病重要性嘛！

在辨病方面，中医既不要妄自菲薄，又切莫自高身价，这不是中医的强项！如果辨病成了中医的强项，就不可能有"辨证"产生！再另立门户，另创"辨证"原则，另建"辨证"体系，那就真的是如同俗语所说，"吃饱了撑的，没事找事"！

我们的老祖宗聪明得很。他们对辨病局限性早有深刻认识，正是为了克服辨病的局限性，他们才千方百计、呕心沥血地加以弥补！

我们的老祖宗胆大心细！为了弥补分析手段的局限，在感官不能有丝毫放大的时代，凭着救死扶伤的一腔热血，凭着在漫长实践中逐渐提升的胆识，他们以挑战死神的大无畏精神，走过“药弗瞑眩，厥疾弗瘳”的以药试病道路；以触犯礼教的叛逆精神，还走过“八尺之士，皮肉在此，外可度量切循而得之，其死可解剖而视之”的实物求证道路。遗憾的是，都没有找到贯通医学真理的阳光大道。

我们的老祖宗意志顽强！虽历经一次又一次碰壁，一次又一次失败，却从不气馁，从不放弃，最终以百折不挠的顽强意志，用现代人无法想象的艰辛，从仰观星辰、俯察万物、默验自身、潜心证悟的艰难求索道路上一步步跋涉而来，用理解生命的思辨智慧创造出天人合一、多元互证的全息求证研究方法。并以这样的研究方法为指导，创建了以整体恒动为基本特点的中医学术体系，终于开辟了通往学术真理的曲折隐秘而又洒满智慧之光的道路。

用这样的全息研究方法去揭示疾病本质，看似宏观的中医诊断中，就蕴含了超乎想象的微观；看似模糊的中医诊断中，就折射出超乎想象的清晰。西医找不到任何原因的病症，中医却能通过全息求证，按照中医的认识方法和判断标准，做出定因、定位、定性的诊断结论。以这样的诊断结论去指导临床，可以收到立竿见影的可靠疗效。这是经过两千多年反复实践检验，最具实用性、最有实效性的真理。这是中医的诊疗优势，也是中医骄傲的本钱。

可以说，从《黄帝内经》问世起，规范的中医执业要求，就宣告了“辨病治疗”时代的结束。从《伤寒杂病论》对“辨证论治”原则全面实施做出优秀示范起，在合格中医师的执业生涯中，“辨病治疗”的合理性就被彻底否定了。

这或许正是在《伤寒杂病论》之后的中医著作中，仅有“辨病”之说，而无“辨病治疗”之用的原因所在。

现代中医在西医辨病理念影响下，又有人开始关注这种运用模式，主张以病为纲，一病一主方统帅诊疗全过程，还美其名曰“创新”。

这不是创新，这是非常严重、非常典型的退化！都退化到中医理论体系形成之前的水平了！更可悲的是，这样的理论居然还有市场，还信众不少，甚至还有高学历、高职称专家学者倾心向往，推波助澜。这样的中医现状，真是令人感到震惊！多少青年中医才俊就这样被一步步牵到了无力自拔的“糊涂潭”里。

中医不仅有辨病、能辨病、需要辨病，而且还由辨病衍生出一个诊疗术语——“辨病论治”。

什么是“辨病论治”？

以对疾病病因、病位、病性的认定为依据，针对病因、病位、病性设计治疗方案，选择治疗方药，实施治疗的全过程，就是“辨病论治”。

从本质上讲，中医只有“辨病治疗”，从来就不曾有过真正意义上的“辨病论治”！“辨病论治”专属西医所有。

“辨病治疗”的基本特点就是对症状用药，这是《黄帝内经》诞生之前的原始临床医疗行为模式，而不是真正意义上的“辨病论治”。《黄帝内经》诞生之后，在整体观、恒动观的严格约束下，“辨病治疗”的原始模式就被彻底否定了。

也许有人会说：现实临床中对症状用药的现象到处都能见到，怎么能说被彻底淘汰了呢？

这不是一个问题，而是两个概念、两种模式。一是“辨病论治模式”，一是“辨病治疗现象”，完全不是一个概念。“辨病治疗模式”被淘汰是学术的严谨选择，指的是这种模式尚未实施，就在中华老祖宗的智慧选择中被彻底淘汰了。“辨病治疗现象”依然存在，是中医学科整体学术水平不高所造成的，其次也有管理不严格、不规范的影响存在，与模式弃用没有半点联系。

“被彻底淘汰”是说这样的模式不能体现中医理论特点，疗效不可靠，所以中医理法方药运用原则不兼容这样的模式，而不是“辨病治疗”现象不存在了。现实中的“辨病治疗”并不属于中医理法方药正确运用现象，更不是可以任选的多种中医运用模式之一种，而是完全背离中医整体恒动理论要求的学术乱象。符合中医理论原则的科学运用模式只有一种——那就是“辨证论治”！

也许有人会问：中医既然有“辨病”，为什么没有“辨病论治”呢？为什么不能像西医那样也以“辨病论治”为纲，而偏要以“辨证论治”为纲呢？

这个问题问得好！

应该说，有“辨病”就有“辨病论治”，不然，谈辨病有什么实际意义？

“为什么有辨病却无辨病论治？”这个问题的答案在“论”字上。“论”是说理过程，得有系统理论为指导，得有理法方药运用标准的严格限制。中医在“辨证论治”时代到来之前，是没有系统理论体系的，也是没有严格诊断标准的，更是没有临床治疗原则、方剂配伍法则、药物性味功效等系统理论认识的，仅仅就是一个对疾病表现特点的粗略辨识，治疗则是建立在动物本能基础上的自救行为，“论治”从何谈起？

客观地看，在“辨证论治”原则诞生以前，中医临床诊疗模式是简单经验取用的“辨病治疗”，照搬套用某人治某病的某种方法，也就是“主症”对“药物”。别人用什么方解除了什么病痛，其他人也比照着用就行了，这就是“辨病治疗”。至于所用方法、方药是什么性质，是否需要根据不同年龄、性别、体质进行调整，全都不用考虑。

也许有人会说：“辨病治疗”和“辨病论治”有多大区别？不就一字之差吗？

“辨病治疗”和“辨病论治”虽是一字之差，区别却是很大的。“辨病治疗”并不苛求分辨病症的内在本质是什么？为什么要选择某种方药去进行治疗？只要针对主症选用药物就行了，认识还停留在“形似”层面。“辨病论治”得作出对疾病病因、病位、病性的判断，得明白药物的功效特点，作用原理，所重在“质合”。二者是不能相提并论的！

至于“辨病论治”的所以然之理与“辨证论治”的所以然之理是不是完全吻合，“辨病论治”的“质合”与“辨证论治”的“质合”是不是同一个层面的质合，那又另当别论了。

在现实学术认知中，对“辨病治疗”“辨病论治”“辨证论治”这类问题的认识，大致可分三类不同见解。

一是中医只有“辨证”，没有“辨病”。连“辨病”都不存在，哪来“辨病治疗”？又何来“辨病论治”？“辨证论治”是古今一贯的中医理法方药运用唯一原则。

二是中医既有“辨证”，也有“辨病”，辨证和辨病是认识问题、分析问题角度不同，本质相同的同等重要方法。“辨病治疗”和“辨病论治”是内涵相同的同质异名概念。“辨证论治”和“辨病治疗”或“辨病论治”是同一诊疗原则的不同提法，并无本质区别，医家可根据自己习惯随意选择。

三是中医既有“辨病”，也有“辨证”。但二者认识问题的角度不同，分析问题的深浅层次也大不相同，在临床运用上更不是价值均等。中医是以“辨证”为主体，以“辨证论治”为基本原则的诊疗体系。医生只有严格遵循的约束，并无任意弃取的自由。辨病只是辨证过程中的阶段性必然思维层次。

而且认为这三种见解都可以在《伤寒论》和《金匮要略》中找到论据。

持中医只有辨证、没有辨病见解的人，认为《伤寒论》和《金匮要略》两书都是“辨证论治”的典范之作，都是通过方证对应关系来具体实施治疗的，体现的是以“辨证论治”为原则规范理法方药运用。在这两部书中，是不存在辨病的。连辨病都没有，哪里有什么“辨病论治”？

这种重根本，抓要点，忽略细枝末节的认识，确属功力深邃，历练老到的表现，就像《列子·说符》中“九方皋相马”寓言故事所讲的那样，顶级相马专家只重视分辨千里马的要点，并不重视其他无关紧要的细枝末节。但这样的顶级大师，并不被局外人所理解，以致在历经千辛万苦找到千里马后，就因为把公母黑黄弄混淆了，还差点犯了掉脑袋的欺君之罪，甚至连极力推荐他的伯乐都差点脱不了干系。

故事寓意虽是在夸赞这种执着专一、深研精求、洞察真相的超常修炼功夫，但并不等于疏漏是优点。用严谨眼光看，工作中的任何疏漏，都不是优点，而是美中不足的瑕疵和遗憾。

做学问也一样，只在重点、要点上下功夫，不在细节上纠缠，是对的。但不能对细节见而不察，察而不识，识而不知其意义所在。果真出了那样的细节性偏差，仍然是认识上的疏漏和遗憾。甚至还可能造成差之毫厘，失之千里的重大失误。

中华老祖宗正是看到了研究手段限制造成的诊断方法粗陋这个无法克服的缺陷，才历尽艰辛，在长期生产生活中，通过凝望遥远星空和详察大地万物的全方位呕心沥血探索，千年万年反复证悟，才最终完成对生命与自然关系的深刻理解，从而以人类超乎想象的卓越智慧为引领，突破了实证性形象思维的束缚，用理解生命的研究方法创建了具有天人合一、整体恒动特点的医学理论体系，有效弥补了研究手段的不足。这个体系就完整地展示在《黄帝内经》中。

是《黄帝内经》的天人合一、整体恒动理论特点，对中医临床提出了“辨证论治”的客观要求。是《伤寒杂病论》对“辨证论治”的全面示范，使中医理法方药运用进入了“辨证论治”的高水平临床时代，从此告别了粗陋的“辨病治疗”时代。这就是近两千年来，中医虽有“辨病思维”过程，却不能以此为临床诊疗模式的根本原因。

正是因为受中医整体恒动理论特点要求，“辨证论治”成为中医临床工作不可违逆的必然原则。近两千年来，在临床各科中，只有“辨证论治”的实施运用，别无第二选择，而且无时不用，无处不用，所以让整个中医学界都忽略了中医也有辨病的存在。

其实，忽略不等于遗漏，始于“辨病”，终于“辨证”的思维过程必然在医生临床思维过程中演绎。既不影响中医临床辨病思维的客观存在，更不影响中医诊疗技术的正常发挥，完全不必深究。

持中医既有“辨证论治”，又有“辨病治疗”，还有“辨病论治”，三者同质异名观点的人，认为《伤寒论》以六经论伤寒，是“辨证论治”的最早典范。《金匮要略》以脏腑论杂病，是“辨病治疗”和“辨病论治”的最早典范。这种看法，乍听起来很别致，很有见地，好像是医圣张仲景对临床诊疗体系建设贡献的新发现，找回了中医对辨病价值的认识，功莫大焉！

认真对比研究一下《伤寒论》和《金匮要略》就会明白，其实并不是这么回事。恰恰相反，这是对中医理论半通不通的表现，也是对《伤寒论》和《金匮要略》学术本质没有真正弄明白的表现。最根本的原因，还是学理未通，认识没透！

中医学天人合一，理综万类，要悟透不是件容易的事情，古今都没有几个人真正彻底悟透了的！我们大家都要在这方面下功夫，不断提高！

无论是以六经分证的《伤寒论》，还是以脏腑分证的《金匮要略》，只是编撰体例不同而已，认识问题的方法和解决问题的原则并没有半点区别，体现的都是“有是证用是药，证千变药千变”的“辨证论治”原则！哪里是《伤寒论》属于“辨证论治”模式，《金匮要略》属于“辨病论治”模式呢？这个黄腔[1]开大了。

这是读书浅尝辄止，看问题不求甚解的糊涂认识。这种人辨证与辨病的基本概念都没有弄明白，在讨论这个问题时，总是把辨证与辨病搅和在一起，斩不断，理还乱，越说越糊涂，越讲越纠缠。

糊涂就糊涂在把“辨病”和“辨证”看作是同一认知层次的不同提法，把“辨病论治”和“辨证论治”看作是认识问题角度不同，归纳问题概念不同，分辨问题和处理问题却效果相同的同值异名诊疗模式。

糊涂就糊涂在把《伤寒论》和《金匮要略》中的诊疗模式区别开来，认为外感与杂病的诊疗模式有别，外感是以六经为纲分证，所以要“辨证论治”；杂病是脏腑为纲论病，所以要“辨病论治”。把辨病、辨证看作是名异实同的理法方药运用原则。

真要这样认识辨证与辨病的关系，这个理就没法讲，因为这完全是医理未通的表现！

大家知道，《伤寒论》和《金匮要略》这两部书原本就是由《伤寒杂病论》一部书分化出来的，只是分化后的体例各不相同罢了。

《伤寒论》是以“伤寒”为书名，以六经分篇章的。各个篇章均以“病脉证

---

[1] 注：四川方言，乱讲的话，没有根据的话。

并治”为主线讨论伤寒的诊治问题，是以辨病为前提，以“辨证论治”为主体的真实体现。

《金匮要略》这部书的名称，是后人添加的，这个名称本身除了强调学术内涵极其珍贵，学术价值世所罕见外，并没有任何实际学术意义。全书所收不是一个病症，而是多个病症，所以后世学者也无法仿效《伤寒论》以某个具体病症命名。本书在讨论各个病症时，则体现的是与《伤寒论》完全一致的体例，均以“病脉证并治”为主线讨论杂病诊治问题，也是以辨病为前提，以“辨证论治”为主体的真实体现。

两书中的方药运用，体现的都是方证对应，有是证用是药，证变药也变原则，没有半点差异。怎么能说《伤寒论》是以“辨证论治”为主体，《金匮要略》是以“辨病论治”为主体呢？无论外感病还是内伤杂病，临床治疗时，都必须以“辨证论治”原则为指导，才能满足中医学整体恒动理论特点的客观要求，怎么能说治杂病没有辨证的必要呢？

这种持《伤寒论》是以“辨证论治”为诊疗原则，《金匮要略》是以“辨病论治”为诊疗原则见解的人，即使已经成名成家，在临床中可能也分不清东西南北。坚持中医是以辨证为主体，辨证中也存在辨病，二者都不可忽视观点的人，才是彻彻底底明白人。

明白人在这个问题的认识上，态度鲜明，认为辨病是诊断过程中的初始宏观认识，辨证是对疾病发展变化过程中以证为分水岭的各阶段矛盾斗争动态分析，目的是对病因、病位、病性进行阶段性求证，以便精准追踪治疗靶点，精确实施治疗。二者有主有从，都不可忽视。

明白人在讨论这个问题时，虽然辨病辨证并提，但却并不认为《伤寒论》中没有辨病，而是明确指出：《伤寒论》中的“伤寒”二字就是狭义伤寒这一具体病名，就是辨病的成果。也并不认为《金匮要略》以病症为纲分篇章的体例，就决定了《金匮要略》是“辨病论治”的诊疗模式，而是从方证对应中看诊疗本质，确认《金匮要略》照样执行的是“辨证论治”原则，与《伤寒论》并无丝毫差异。

明白人认为辨病既是诊断的初始过程，又是已有诊断知识的提炼性运用。这与西医初诊时的印象性判断极为相似。患者就诊时，医生凭借自己掌握的医学基础知识和临床经验，以患者主诉为依据，就能下个粗略诊断。但在没有进一步进行理化生物学检验时，对具体病因、病情轻重程度、病位涉及范围、病理本质分辨，都还无法做出精确判断，治疗也就无从下手。只有等待理化生物学检验报告出来之后，才能明确诊断，实施治疗。医生接诊时的那个粗略评估性判断，仅仅只是西医辨病过程中的初始思维层次，并不是西医辨病的终极结论。

中医辨病既缺失了作为辨病依据的影像、数据等现代微观检查资料，又缺失了对中医望闻问切四诊的深入考察，动态评估，仅仅相当于西医诊断的初始思维层次，不能和西医辨病的终极结论相提并论；也绝不能和中医的"辨证论治"相提并论。

在以整体恒动为特点的系统理论形成后，便对中医理法方药的临床运用，提出了具体问题，具体分析，具体处理的严格要求，这就是"辨证论治"原则的基本内涵。"辨证论治"原则中包含的"三具体"要求，不仅是对不同病症的特点区分，而且是对同一病症发展变化过程中不同阶段的特点区分，具有鲜明的动态认知特点。

明白人认为中医辨病水平也必然伴随中医发展而不断提高。在《黄帝内经》之前，中医辨病是初始模糊认知的单体原始疾病知识积累阶段。在《黄帝内经》酝酿期间，中医辨病是从单体原始疾病知识向病因、病位、病性认知的过渡阶段。《黄帝内经》问世之后，中医辨病是从病因、病位、病性的静态认知向病情随时空运动变化而发展变化的动态认知成熟阶段。

辨病初始阶段的静态认知，只能求取疾病发生的初始原因和辨别疾病的突出临床危害特点，只能给临床治疗提供原始药物运用经验的直观表象参考依据，而不能提供揭示疾病本质，指导制订有效治疗措施的依据。

辨病过渡阶段认知虽然仍属静态认知，但内涵已极大丰富，对病因、病位、病性、病情发展演变基本过程、突出临床特点、治疗宏观原则都有了较全面的认识，相对初始阶段的辨病，具有更大治疗指导价值。但不能提供病情在不同时空聚合点的阶段性精确认知结论，精准求靶的临床指导价值仍然不大。

辨病成熟阶段，中医对天人合一、整体恒动理论指导下的疾病阶段性动态认知已占主导地位，对疾病发展变化的内外要素和各阶段临床表现特点已有深刻认识。对辨病不能动态追踪阶段性矛盾斗争靶点的局限性也有清醒认识，因而不再直接指导临床治疗，而是定位在给医生建立宏观认知提示，引导"辨证论治"沿着宏观提示进行各阶段动态分析上。同时，在瘟疫、疟疾、麻风、天花、梅毒类特殊病症治疗中，还具有辨证论治原则下不忘对因治疗的重要提示作用。

为什么初始阶段、过渡阶段的辨病可以用来直接指导临床治疗用药，成熟阶段的辨病反而不能用来直接指导临床治疗用药了呢？

原因很简单，初始阶段对辨病的认识是建立在对疾病一无所知基础上的，仅仅比动物本能认知深刻而已；过渡阶段对辨病的认知也还很肤浅，知而未深，不能深刻揭示疾病发生发展的所以然之理，当然也就不能有效指导临床。在医学理论诞生之前，别无选择，再粗陋也只能将就着用。这也正是诊疗方法和原则都在实践母腹中孕育的必然过程。

成熟阶段的辨病认识就不一样了，它是建立在天人合一理论体系形成和“辨证论治”原则全面贯彻实施基础上的，对疾病发展变化的整体动态认识已经非常深刻。辨病所带有的“静态”认识缺陷，决定了辨病无法满足具有强烈动态特点的“三具体”要求，更无法与中医因时、因地、因人制宜治疗特点相契合。辨病结论不能替代任何阶段的辨证结论，无法像“辨证论治”那样生动活泼地指导临床治疗，最终在临床运用模式优选中被淘汰。

辨病不能成为终极诊疗模式不等于完全失中医诊断价值，更不等于辨病在中医诊疗过程中就彻底消失了。辨病仍然是中医诊疗思维过程中不可或缺的初始层次，是具有重大宏观判断价值的提要性、提示性概念。

西医的理化生物学辨病诊断一旦认定，结论就几乎贯穿疾病发展的始终，带有突出的纵向认识特点。西医的初始辨病诊断和终极辨病结论是前后一贯、融为一体的，只有认识的是非正误差异和精粗差异，没有静态动态区分。

中医诊断却不一样，一病不是一个终极结论，而是包含不同阶段、不同矛盾焦点的多个证性结论，带有突出横断面动态认识特点。无论是对病因，还是病位，还是病性的认识，都必须通过辨证揭示疾病各个阶段的病因、病位、病性本质，才具有临床实用价值，才能真正体现“证千变药亦千变”的生动活泼治疗思想。

明白人更不认为《金匮要略》是以辨病取代辨证，而是客观指出在《金匮要略》中确有清晰的辨病思维痕迹，而且辨病具有宏观引领临床思维向辨证深入发展的价值。同时也毫不含糊地认定，“辨证”才是《金匮要略》的唯一终极结论，“辨证论治”才是《金匮要略》的唯一科学诊疗原则。这样的认识才是柯琴所说“目中无半点尘”“胸中无半点尘”“笔底无半点尘”的真知灼见。

关于“辨证”的认识。

讨论辨证，首先要弄清两个问题：

一是中医理论优势的基本特点是什么？

二是中医临床治疗优势的基本特点是什么？

不弄清这两个问题，无论你费多少口舌，也难以把“辨证论治”的必要性和重要性讲清楚。

中医理论优势的基本特点蕴含在作为中医理论渊薮的《黄帝内经》中，中医临床优势的基本特点蕴含在《伤寒杂病论》(即《伤寒论》和《金匮要略》)中，你得到这些中医经典中去找。学好经典是中医工作者的一项重要任务，得有一辈子锲而不舍的求索精神。

蕴含在《黄帝内经》中的理论优势基本特点就四个字：整体恒动。

蕴含在《伤寒论》和《金匮要略》中的临床优势基本特点也就四个字：辨证论治。

“辨证论治”是受中医学“天人合一”“整体恒动”理论特点约束的必然行为准则。谁都不能违背，就是医圣张仲景也丝毫不能例外！

“辨证论治”原则在临床运用中的体现，就是清初三大家之一的喻嘉言在《寓意草》中所说的：“有是病即有是药，病千变药亦千变。”

喻老前辈所说的“病”不是“辨病”结论，更不是“辨病论治”。而是指病性，指病本！其实就是指的“证”！“证”才是反映病性病本的终极认识。千万不要望文生训。

喻老前辈所说的“有是病即有是药”不是说人有什么样的病，自然界就有什么样的药，而是医生处方中就必须用什么样的药！也千万不要望文生训。

宽容一点看，“诊病”“看病”“治病”是人们的日常习惯用语，也是医生工作中的日常用语，加之清初时期，“辨证论治”这个学术概念还没有提炼出来，医家们自用而不自知，著书立说，言“病”多而言“证”少的现象普遍存在，也就不能苛求了。

严谨一点看，早在一千多年前，仲景在《伤寒杂病论》中已经是“病脉证”并提，已垂范于前，后学却不能认真仿效，就连喻老前辈这样的名家，著书立说时遣词用语也没能像《伤寒论》那样用语严谨，这不能不说是一个小小瑕疵。

什么是“辨证论治”？

作为中医理法方药运用灵魂的“辨证论治”方法学本质，原本就蕴含在以整体恒动为基本特点的中医理论体系中。

“辨证论治”是中医学天人合一、整体恒动理论特点的客观要求，和中医理论是自然天成的关系，理论是“母”，“辨证论治”是“子”。没有整体恒动的理论特点要求，就没有“辨证论治”的理法方药运用原则贯彻实施。

自以《黄帝内经》为代表的中医理论体系诞生以来，这个方法学原则就一直在实践中被默默运用，不断发展，愈积愈厚，渐臻完美。

张仲景是第一个在临床上全面执行这一方法学原则的医家，他的《伤寒杂病论》就是第一部对辨证论治原则全面贯彻实施的典范之作，客观上为后世中医临床运用起到了卓越示范作用。所以后世评价《伤寒论》是万法之宗、群方之祖。他也因此登上了医圣祭坛。是辨证论治成就了他的医圣地位，而不是他创造了辨证论治原则。现代教材把仲景对“辨证论治”的贡献定位为“确立了辨证论治原则”，这个定位是很客观，很准确的。

张仲景是“辨证论治”原则的执行者、运用者、推广示范者，而不是创造者。不要往圣人头上乱戴“创造辨证论治原则”的高帽子，那不是在给圣人增光添彩，而是在亵渎圣人的高洁德行。迷恋戴高帽子，帽子越多越骄傲，帽子越大越自豪，是现代某些读书人的癖好，绝不是圣人的理想追求。圣人的理想追求朴素得很，那就是救死扶伤，拯危济困。

作为医学圣人，不仅有强烈的辨证论治意识，而且有严谨的辨证论治行为，令人遗憾的是，却没有明确提炼出这个诊疗方法学概念。

正是因为没有“辨证论治”方法学旗帜的张扬，历代医家在临床工作中并没有一定要执行某个“治疗原则”的明确意识，因而使得“辨证论治”原则长期处于自用而不自知的朦胧状态。

直至明代，人们才开始思考：中医到底是按照什么规矩准绳在运用中医理法方药？

换个说法，那就是：驾驭中医理法方药运用的，到底是个什么方法学原则？

直至晚清，大家才把这个问题真正想明白，弄清楚。

以现有文献资料看，最早进行中医临床方法学概念提炼的，大约始于明代周慎斋门人胡慎柔等的《周慎斋遗书》，书中提炼出的概念是“辨证施治”。

在这个认识基础上，进一步深入推敲、精确提炼的，是晚清医家章虚谷。他在《医门棒喝》中把“辨证施治”中的“施”字改成了“论”字。正是这一个字的改动，使中医治疗学的理论性特点得以突显，中医诊疗的方法学原则得以深刻体现，因而迅速得到中医界公认。“辨证论治”从此成为中医诊疗原则的标准概念。

有人也许认为改不改这一个字都无关紧要，反正都是那么在运用，何必吹毛求疵呢！

绝不能这样看！虽一字之差，但内涵却相差很大！“辨证施治”远不如“辨证论治”严谨准确！

“施治”既缺乏明理知用的严肃学理性，也缺乏理法方药各个环节都必须深求精辨的严谨操作性，淡化了深邃的理论指导和严格的诊治标准要求，带有很大随意性，对临床诊疗不具备神圣的规范性色彩。

“论治”既有明理知用的严肃学理性，又有理法方药各个环节都必须深求精辨的严谨操作性，强调了深邃的理论指导和严格的诊治标准要求，不带有丝毫随意性，对临床诊疗具有神圣的规范性特质。

中医整体恒动的理论特点本身所要求的就是理法严谨、标准严格、态度严肃的“辨证论治”，而不是随随便便的“辨证施治”。唯有“辨证论治”才是对中医理法方药运用原则的深刻把握和准确提炼！

有了这个学术概念，中医理法方药临床运用随疾病在时空运动中的变化而灵活变化的诊疗理念，就由长期潜在转换为令人耳目一新的旗帜高扬，成为中医学术界公认的诊疗方法学概念。真是一字值千金。

作为第一个“辨证论治”原则执行者、运用者、推广示范者的张仲景，开创了整体恒动认识理念在中医理法方药临床工作中全面贯彻实施的新纪元，功莫大焉！

在这之前，中医理论到底应该如何运用？虽然整体恒动特点的客观要求摆在那里，要求临床工作一定要“有是证”才能“用是药”，但到底如何体现，却没有人能率先垂范，大家都不知道具体该如何操作。整体恒动的客观要求仍不能在临床实践中全面落实，中医理法方药运用仍不能环环相扣，中医临床仍处于理不驭法、法不统治、治不及本的混乱状态。

在这之后，“方证对应，药随证变”成为体现“辨证论治”原则的基本模式，“辨证论治”成为指导中医临床诊疗工作的基本原则，理法方药运用成为环环相扣的严密体系，中医临床工作从此进入无理不言法、无法不言治、凡治必求本的科学运用轨道。

是不是从《伤寒杂病论》问世起，中医就进入了人人懂得“辨证论治”，个个精通“辨证论治”的中医繁荣兴旺时代？

实话实说，哪里是那么回事！历朝历代，真正懂得“辨证论治”，真正会“辨证论治”的人还是为数不多！果真人人都精于辨证论治了，历代名家在著书立说时，也就不会发那么多世风日下、学风日颓、庸医杀人、邪说乱世的感叹了。更不会高喊着要补偏救弊了。

现实也是如此，说到“辨证论治”，哪个中医人不熟悉？一跨进中医门槛就开始听老师讲“辨证论治”，从基础讲到诊断，讲到方药，讲到临床各科，讲到四大经典，讲到历代名家，一直都在讲“辨证论治”。讲的人嘴巴磨破了老皮，听的人耳朵听起了老茧，无不烂熟于口，烂熟于耳，就是少有烂熟于心的人，更是少有融入灵魂的人！只有融入灵魂，才能算是中医学术修炼的高境界，“辨证论治”的运用才能得心应手。

仅仅满足于烂熟于口耳的人，常常是谈起“辨证论治”来滔滔不绝、头头是道，用起“辨证论治”来格格不入、难通一窍。烂熟于口耳不等于烂熟于心，更不等于融入灵魂，只能算是对专业的常识性了解，连入门功夫都说不上，绝不是学术修炼的高境界！

天道酬勤，一分耕耘，一分收获。没有高境界的修炼，就不可能有高水平的运用！

即便是对辨证论治概念烂熟于心的人，也只能算是从理论层面对中医理法方药运用模式有了一定程度的认知，离把辨证论治原理融入灵魂进而变成自己指导临床实践的活思想，还有一段不小的距离，也算不得学术高境界！

只有融入灵魂，变成自己运用自如的活思想，才是真正具有临床运用价值的知识，这才是作为一个合格中医师应有的境界！

中医理用博大精深，即便“辨证论治”已达到融入灵魂的境界，也千万不要骄傲自满。要知道，人外有人，天外有天。从中医理法运用，到方药配伍，到成方化裁，到药量轻重权衡，到药物炮制，高手们都各有自己匠心独运的巧思，不是一个人能独领风骚的，永远保持谦虚谨慎为好！

就连清初三大家的喻嘉言，在他的《医门法律·痢疾门》中谈下痢的治疗时都感叹：“《内经》之法，无可下手者，求之《金匮》；《金匮》下利之法，无可下手者，求之自心寤寐之神，转觉《金匮》之法，一如指掌。可惜少壮光阴虚掷，今老矣！不能进步矣！特揭鄙言，为后人深入之一助。”

喻老前辈告诉我们：在临床上，碰到某些疑难问题，如果在《内经》《伤寒论》《金匮要略》这些经典中都找不到答案，该怎么办？

不是去求仙家妙方，寻海外奇方，找家传秘方，而是沉潜心智，用自己的智慧到中医学术理论中去求解。只有通过自己的苦心探求，真正理解了造成疑难的所以然之理，真正懂得了解决疑难的所以然之道，难题才有望得到圆满解答和有效解决。当你心智豁然开朗的时候，再回过头来学习经典，才会对经典的精妙所在真正透彻理解。这就是喻嘉言所说的“求之自心寤寐之神，转觉《金匮》之法，一如指掌”。

喻老前辈这话讲得深刻，讲得真诚，是做学问的肺腑之言。要做一个真正的好中医，不容易哟！得下苦功夫哦！

要想把“辨证论治”学好用活，就得真正理解什么是“辨证论治”。

有关这个问题，在中医界一直就没有从理论层面讲深、讲透、讲明白。大家都只是笼统地强调：“中医临床一定要辨证论治”“辨证论治是中医理法方药临床运用的基本原则”。

为什么“一定要辨证论治”？为什么“是中医理法方药临床运用的基本原则”？“证”的本质是什么？“治”的特点是什么？却语焉不详，从没讲透。

不把这类问题讲清楚不行。不讲清这类问题，“辨证论治”的丰富学术内涵、精妙学术本质就模糊不清，为什么一定要执行“辨证论治”原则就缺乏充分的说服力。

这正是长期以来，就连有些高级中医专家都不明“辨证论治”的重要性和唯一性，还到处打着创新旗帜，喊着创新口号，大谈临证模式多样性的原因所在！

这正是长期以来，不少青年中医工作者一走上临床岗位就各行其是，有的对症状治疗，有的中药西用，有的照搬教条，有的机械套用前人成方的原因所在！

这正是长期以来，在一支庞大的中医队伍里，只有极少数人才能坚持“辨证论治”的原因所在！

这是个决定中医前途命运的原则性问题，容不得半点含糊！一旦含糊不清地蒙混下去，不用谁来反对，就会轻而易举断了中医的生机，绝了中医的活路！

自从事中医工作以来，我就一直在苦苦思索，如何才能把“辨证论治”讲清、讲透、讲明白。通过数年夙夜苦思，总算有了点自己的心得体会，所以今天就把它拿来和大家一起分享。

有这份心是不是就一定有这份力，真的能把这些问题都讲清、讲透、讲明白？那就不一定了。所以，不足的地方，盼望大家弥补；偏颇的地方，诚请大家修正；错误的地方，欢迎大家批评。

要想真正理解什么是“辨证论治”，就得首先弄清中医学“症”“症候”“证”

概念的基本定义。有人认为这几个概念没有大的区别，可以混写混用，无关紧要，不必刻板地咬文嚼字。

这不是咬文嚼字！这至少是个基本概念认识清不清晰的问题！在基本概念混淆不清的情况下去读古人的书，看别人的文章，就容易误读误解，闹出盲人摸象的笑话来，甚至造成理论上的混乱。追求基础概念清晰，绝不是咬文嚼字，而是必修课，是基本功！

中医学术概念很复杂，有些概念本身就内涵丰富，义蕴多歧，在不同语境有不同含义，得具体语境具体分析，很难以一个标准化概念进行定格解读，这是带有一定特殊性的问题。要想逐一廓清不同语境下的概念内涵，也是个基本功问题。在学习中医时，所有的概念都得认真界定，都不能稀里糊涂，蒙混过关。要知道，你蒙混的可不是别人，而是你自己！

“症”是症状的简称，指疾病过程中所产生的色、舌、脉、形、动态、精神等异常表现。症状又分自觉症状和他觉症状两大类。自觉症状只有患者自己才知道，如痒、痛、晕、眩、困、倦、痞、满、紧、沉、重、坠等症状。他觉症状是通过神、色、舌、脉、形、态、体液、血液、排泄物等表达出来的，人人可见，人人可查的异常改变。

“症”有时也专指某些病因难明，或病因错综复杂，需要专题讨论，独立解决，可以和病并称的典型症状。如多种原因都可以引起的咳、喘、痛、泻等症。

“症候”作为专用名词，包含了“症”和“候”双重含意。“症”是症状，是病情发展变化的临床表现。“候”是时间，是病情的发展演变过程。在中国古代气象气候学里，“五日为一候”，指的就是气象气候发展演变规律性特点的时间单元。

“症候”中所说的“候”，虽然并没有时间长度确指，但以某个主要症状为特点的病情发展演变的时间过程含义却是客观存在的。

在这个演变过程中，伴随时间推移，必有与主症内在矛盾相关的种种微妙变化。所以，在以某种症状为主要临床表现特点的病情发展变化过程中，会相继出现多种相关症状的复杂演变，这些相关症状及其演变过程就是症候。

“证”是疾病发展变化过程中的阶段性病理本质概括。这和过去的《中医基础理论》教材定义有一点细微差别。教材的定义是“某一阶段”，我把“某一阶段”换成了“阶段性”。因为“某一阶段”的提法，似乎带有对阶段的选择性，而实际上却并没有任何选择性，每个阶段都是一个不同的“证”。如果定义带有选择性色彩，反而会给初学者添堵添乱，“某一阶段”到底是指“哪一阶段”？

应该如何选择？别的阶段应该如何定性？这不是节外生枝吗？所以，把“某一阶段”改为“阶段性”，作为基本概念，可能更恰当一些。

如何认识中医“证”的本质？

要把“辨证论治”的本质讲清楚，就得首先把“证”的本质讲清楚。因为“证”的学术本质不明，就突出不了“辨证论治”在中医临床工作中的重要性，更说明不了“辨证论治”在中医临床工作中的唯一必要性。

“证”不是医生主观想象中的抽象命题，不是简单的寒热虚实分类，而是疾病发展变化过程中阶段性矛盾斗争特点的客观存在。

临床上，“证”的辨识提取，就是包含时空两大要素的疾病阶段性本质提炼。“证”性的确认，就是通过对疾病发展过程中诸多临床症状综合分析后得出的包含病因、病位、病性、病机等要素的动态认识结论。

在疾病发展过程中，每一个“证”的形成，都包含空间和时间两大要素，这是疾病发展过程中“证”性变化的必然条件，绝无例外！

任何“证”的形成，都受多因素的复杂影响，如气候、环境、体质、年龄、性别、情志、饮食、起居以及机体内在各系统的影响。影响因子难以穷尽，这就是构成“证”的空间要素体现。

任何“证”的形成，都是多因素影响下的必然发展过程。从发生，到发展，到终结，其间演变，或从表入里，由轻到重，到生命终结；或由里出表，由重到轻，到病情痊愈，都有一个或长或短，或一蹴而就，或一波三折的演变经历。这就是构成“证”的时间要素体现。

任何“证”的形成，都是受一定空间范围和一定时间过程中多因素影响形成的不同矛盾斗争焦点。

各个矛盾斗争焦点，都是疾病发展变化的时空聚合点。中医的“证”是时空聚合点上的矛盾本质概括，也是疾病不同横断面的性质体现。

各个时空聚合点，都是矛盾斗争相对激烈、病情发生重大变化的区间。

各个时空聚合点之间，则是矛盾斗争相对缓和、病情相对稳定的区间。

由不同时空聚合点，把疾病全过程切分为多个横断面，疾病的全过程，就是由若干时空聚合点构成的。

这就是中医“证”的本质体现。

何谓“辨证论治”？

“辨证论治”不是一个抽象概念，而是以具体操作步骤、具体诊疗方案来加以体现的。“辨证论治”的具体体现分为两个部分。

一是通过望、闻、问、切四诊收集资料，并以脏腑经络、病因病机等基本理论为依据进行综合分析，作出对疾病定因、定位、定性结论的过程，属于辨证部分。

二是在辨证结论基础上，立法、处方、用药的过程，属于论治部分。

辨证立法处方的全过程就是“辨证论治”。这是《中医诊断学》对“辨证论治”的定义，这个定义是正确的，内涵也是讲清楚了的。

但“辨证论治”绝不只是个简单操作流程概念，而是每一个环节不仅都有具体操作的丰富内涵，而且还都包含着方法学原则。“辨证论治”的方法学原则是“具体问题，具体分析，具体处理”。

生命是大自然创造的奇迹，每一个生命都是受大自然神奇力量影响产生的，都带着大自然的神秘编码。每个生命都以自己独一无二的特有密码和大自然保持着不同时间、不同频率、不同能量、不同信息的微妙联系。

大自然不是寂然不动、一成不变的，而是随时空运动而运动，并在不同时空条件下获得不同宇宙能量和信息，并以所获得的能量、信息一刻不停地进行着奇妙生命创造，影响着奇妙生命衍化。人就是这种奇妙生命创造的产物。众人同源，性别、性格、体质、寿夭、命运却各不相同，则是这种奇妙生命衍化的生动体现。

正是大自然的这种特定环境和大自然赋予人的奇妙生命特点，决定了人体疾病这个活生生事物是不断发展变化的。病情发展变化不是偶然的，更不是孤立的，而是包含诸多时空要素的复杂过程。

任何机体内在的问题都受自然界季节、气候、水土等因素深刻影响，都与外界时空变化相关联。任何局部的问题，都脱离不了多系统的复杂影响，都与整体相关联。任何现实的问题，都是在原有病情基础上发展变化而来的，都与既往问题相关联。而且都与事物本身内在特定规律相关联。从全视野的广角看，还与未来发展趋势相关联。

从更深层次看，地球自然是宇宙的一分子，一切地球生命都是宇宙神秘力量的产物，都带有宇宙的特定密码，都和宇宙保持着微妙联系。

正是这样一些时空要素，决定了中医诊疗工作必须在着眼整体的情况下，在追踪病情演变的过程中进行。通过不断做出正确的阶段性评估判断，并根据不同阶段的不同生命水平、不同邪正对比状态、不同机体内环境特点，不断调整治疗方案，才能使治疗方案永远紧扣内在病机，永远保持最佳结构，永远确保收到最佳治疗效果。

在什么时候，选择什么样的切入点，才能获取最佳疗效？辨证要找的就是这个“点”，论治针对的也是这个“点”，这就是“证”的确认“点”。换成今天的时髦术语说，就是治疗“靶点”。

医学治疗“靶点”和射击、打击“靶点”内涵差异很大。射击、打击“靶点”指一定距离的目标，无论是固定“靶点”还是移动“靶点”，都只是个单一的物理概念。而医学治疗“靶点”所含元素要丰富得多，不仅指病情发展演变的时空距离目标，同时还包含内外因素影响下寒热虚实变化的属性目标。所以，医学“靶点”是既包括时空要素，也包含理化生物学要素的多因子复合“靶点”。

西医的治疗“靶点”多半是固定“靶点”。中医的治疗“靶点”多半是移动“靶点”。这正是中西医学在治疗上的本质区别点，也是中医学现实存在价值的立足点。

疾病发展演变具有周期性规律特点和常规演变路径特点，无论病情是进是退，时间和空间都决定“靶点”的浅深层次位置。

疾病发展演变具有以邪正进退为根据的寒热虚实变化，病情的寒热虚实决定“靶点”的性质。

中医学认为，疾病的位置和性质具有一定关联性，一般情况下，只有当疾病进入到某个层次时，才会出现某种性质的演变结果，所以病位和病性都很重要。

各个病位层次的病性演变都是很复杂的，不同层次也都有可能出现相同性质的转化结果。所以，在确认治疗“靶点”时，性质更重于位置。

不同性质的“靶点”有不同的症状表现，不能简单地以病程演变时间长度求“靶点”，更重要的是以症状分析辨证性来求“靶点”。每一种“证性”演变都包含时空两大要素，所以，辨证既包含对病情发展时间要素的考察，也包含对病情变化空间要素的考察。

用整体恒动学术眼光看，疾病就是从发生到发展，全过程不断发展变化的活生生事物，每一个瞬间都在发展，都在变化，都在更新，无一例外。这种神鬼莫测的微细变化，以人类感官是无法捕捉的。即便用现代高精尖仪器可以像高速摄影机那样进行捕捉，捕捉到的变化资料也不能作为调整治疗方案的“靶点”。总不能分分秒秒都给病人开出新方来吧？即使医生有开出这种方来的本事，患者也无法执行呀！所以，瞬间变化既没有可操作性，也没有操作意义，因而也就不可能作为“证”的确认点。

中医学在长期临床实践中早已深刻认识到，疾病的发展演变不是风平浪静、匀速稳态直线推进的；而是在邪正斗争过程中时进时退、或相对稳定，或相对波动，曲折演进的。疾病的全过程就是邪正进退的矛盾斗争过程。

无论是邪气盛的实证，还是正气衰的虚证，都是在波澜起伏和相对平静两种状态下发展演变的。邪气与正气在机体内的矛盾斗争变化，都是有条件的。邪气要步步进逼，得在正气不足情况下才能乘势层层深入。正气要驱邪外出，得正气充沛情况下才能一鼓作气，战而胜之，或步步为营，驱而除之。

在邪气未盛，不能有效突破正气防御能力，或正气未充，不能有效驱邪外出时，邪正双方处于相互对峙状态，这是证与证之间的相对平静期，是病情发展过程中的阶段性稳定期。

在疾病的阶段性稳定期，邪正双方处于相对平衡状态，因为暂时没有矛盾剧争，所以患者的生命水平、邪正对比状态、机体内环境特点都稳定在原证型水平，病势进退尚难分辨，也就没有调整治疗方案的可能性和必要性。

只有在疾病发展演变过程中，或正胜邪却而病退，或邪盛正虚而病进，疾病性质发生重大变化的各个转折点，才是治疗方案调整的关键时间点和最佳切入点。

调整治疗方案的关键时间点和最佳切入点怎么选择？

有诸内，必形诸外。病情变化不是静悄悄发生的，而是有临床症状表现的。从这个角度看，任何临床症状的改变都不是孤立的，更不是偶然的，而是疾病正在发生重大变化的必然表达，是机体内在矛盾斗争的凸显点。

每个矛盾斗争凸显点就是“证”的暴露点。每个“证”的暴露点就是“新证型”形成的标志点。疾病的全过程就是由若干个“证”构成的整体动态变化过程。

每个“新证型”的形成，都是邪正盛衰变化的分水岭，都是决定病情进退变化的关键时间点，也都是医疗干预的必要介入点和最佳时间点。这才是真正的治疗“靶点”，也正是调整治疗方案的关键时间点和最佳切入点

在治疗“靶点”上，如果能及时、正确地进行医疗干预，就可以充分调动机体祛邪外出和自救自疗的积极性，引导病情朝着痊愈的方向顺势发展。

在治疗“靶点”上，如果不能及时、正确地实施医疗干预而坐失良机，就有可能造成正气渐衰而自救乏力，邪气渐盛而日益嚣张，促使病情朝着恶化的方向逆势发展。

当然，也有不施加任何人为干预，机体在自我保护机制作用下通过自我

修复而自然痊愈的。但这毕竟是少数，大多数情况下，还是需要药物的帮助才能更好、更快地痊愈康复。

所以说，在疾病发展演变的各个转折点，调整治疗方案，施以积极的医疗干预，是十分必要的！

“辨证论治”就是有效追踪调整治疗方案关键时间点和最佳切入点的科学原则。

不同的“证”，属于疾病发展变化过程中机体生命水平、生命状态、内环境特点不同的横断面。相同的“证”，属于疾病发展变化过程中机体生命水平、生命状态、内环境特点相同的横断面。确认这个时空聚合点的分析判断过程，就是定因、定位、定性认识过程，也就是“辨证”过程。以在时空聚合点上分析求取到的病因、病位、病性为依据，立法处方用药的过程，就是“论治”过程。

不同病症可以进入相同时空聚合点，相同病症可以进入不同时空聚合点。其所以然的道理很简单，因为决定患者病情发展变化的，并不仅仅只是某种特定病因，而是体质、年龄、性别、情志、饮食、环境、气候等一切内外因素。无论何种病症，只要进入了相同的时空聚合点，就必然出现相同的临床症状。只要进入了不同时空聚合点，就必然出现不同的临床症状。这就是辨证的客观依据和标准。

任何病症，只要在各种内外因素影响下，其生命水平、邪正对比状态、机体内环境特点等构成“证”的核心要素进入了等值或近似值水平，就意味着内在矛盾性质基本相同，所表现出的症状也基本相同，以此为依据所做出的辨证结论——“证型”，也必然相同。这既是不同病症可以进入相同时空聚合点，形成相同证型的所以然之理；又是相同病症可以进入不同时空聚合点，形成不同证型的所以然之理。

证型相同，生命水平、邪正对比状态、机体内环境特点就相同，治法方药也必然相同。

证型不同，生命水平、邪正对比状态、机体内环境特点就不同，治法方药也必然不同。

这就是“辨证论治”的所以然之理。也是同病异治、异病同治的所以然之理。

这就是“辨证论治”的学术本质。

临床实践早已反复证明，只有在“辨证论治”原则下制订的治疗方案才是符合整体动态要求的科学方案，才能收到最佳效果。

但摆在中医界面前的一个严峻问题是，不少专业中医人员，甚至包括某些名家在内，都并没有真正理解“辨证论治”的学术本质，当然就更谈不上对“辨证论治”的正确运用了。

这样的中医，看“辨证论治”原则下的异病同治他看不懂，如既用五苓散治便秘，又用五苓散治腹泻，既用五苓散治外感身疼痛，又用五苓散治脘痞纳呆，还用五苓散治眩晕，他会大惑不解。五苓散不是治水湿内盛、阳气受困、气化不行、小便不利病症的方吗？怎么还用来治那么多与小便排泄功能失调毫不相干的病症呢？

这样的中医，看“辨证论治”原则下的同病异治他照样看不懂，同样是哮喘，为什么一个用小青龙汤，一个用泻白散，一个用定喘汤，一个用肾气丸？同样是腹泻，为什么一个用参苓白术散，一个用人参败毒散，一个用藿香正气散，一个用香连丸？同样是过敏性鼻炎，为什么一个用桑菊饮，一个用龙胆泻肝汤，一个用苍耳散，一个用补中益气汤？

这样的中医，在诊断上，只看到患者自觉的临床症状。其他舌脉形症明明白白摆在那儿，他却见而不察，察而不识，识而不知其用。因为他根本就不知道中医的四诊到底有没有价值，更不知道四诊标准如何综合分析，正确取舍，科学运用。

这样的中医，在治疗上，只知道药物功效与局部特定症状或某种特异病因的直接关系，看不到对机体内在各系统的复杂影响，更看不到不同病症可以出现相同或相近生命水平特点，可以出现相同或相近邪正对比状态，可以出现相同或相近机体内环境特点。

这样的中医，前人的治疗经验、方药运用智慧摆在那儿，却弃而不学，或学而不思，或思而不明所以然之理，最终背起来朗朗上口，讲起来头头是道，用起来却无所适从，学了也白学。因为他根本就不知道中医整体恒动的治疗学原则到底具有什么样的理论内涵，到底应该如何体现。

这样的中医，“辨证论治”原则下的处方让他看一万遍他都看不懂！其中加减化裁的妙理，那就更是一无所知了。让他把脑壳想痛，想裂，想起包，他都想不通！他反而觉得执行“辨证论治”原则的医生不靠谱，怎么连对症状的药都不会用呢！

还是那句难听的话！这样的中医，无论混成什么级别的“名家大腕”，也都仍然是个中医门外汉！

这种人，正因为对“辨证论治”一窍不通，所以特别热心关注的是其他运用模式，如：对症状治疗、中药西用、经验方运用等。

中医的理论是统一的，诊断标准是统一的，治疗原则是统一的，方药运用模式也是统一的。所不同的，只是在辨证认识大方向一致的前提下，方药运用技巧略有差异罢了。不能搞成一地一中医，一派一标准，一医一模式。如果都那样理解、那样发展、那样运用，中医学术传承、临床运用都没法进行！就连教材都无法编写！

在座各位中可能就有不同意这种看法的，可能认为中医就应该多派系，多标准，多模式。可能还有朋友会说，管它什么模式，只要有效！何必苛求！

这话没错，对医学而言，“疗效”才是硬道理。

但要提醒大家哟！“疗效”问题在今天这个时代变得尤其复杂，必须具体情况具体分析。除“辨证论治”原则下的真效应外，常见其他“运用模式”所产生的“效应”，大约可分三种情况。

一种是偶效。所谓偶效就是碰巧了就能收到效果，甚至收到奇特效果，如果没碰巧，就不仅没有效果，而且可能产生负面反应，甚至碰出严重医疗事故来，这叫“偶效”。

所谓“碰巧”，不是歪打正着，而是指盲打正着，乱打正着。“歪打”的医生，还是有一定中医理论修养的，只是在关键知识点上不那么通透罢了。“歪打”之前，起码还有过按中医基本理论进行“瞄准”的过程，只不过把握不住瞄准要点罢了。所以一到临床就显得功力不足，辨证用药虽有大方向的基本认识，但认识却不那么清晰，诊断不能准确掌握标准，治疗不能稳定把握方向，每次的治疗方药是不是瞄准在靶心上？到底有没有偏差？有多大偏差？他自己都不能肯定，所以，大多数时候效果不那么理想。有时碰准了，收效还是可以的，但他自己却并不明白是怎么碰准的，这就叫歪打正着。

盲打正着、乱打正着者就完全不是这么回事了。他们在理论认识上是错误的，诊断是不信也不用中医标准的，治疗是不讲辨证论治的，临证时主要是对症状用药，偶尔也能侥幸碰在与“证”相吻合的那个“靶点”上而收到良好效果！这叫无巧不见效。这也是包括不少医生在内的人经常挂在嘴上的“药医有缘人”。

“医缘说”强调疗效是由患者和医生命运中结下的缘分所决定的，有缘就有效，无缘就无效。缘深就效佳，缘浅就效差。真是天大的笑话！

果真医药治病以“缘分”为取效前提，抱这种认识的患者，在找医生治病前就该先去神前卜上一卦，问问能知过去未来的神灵，你到底和哪位医生前世有约，今生有缘，这样岂不是更稳操胜券吗？抱这种认识的医生，在每天上班前，也最好先去神前卜一卦，问问能知成败祸福的神灵，今天来的哪些患者和你有医患之缘，治之必效；哪些患者和你没医患之缘，治之无功；哪些患者是你前生欠下的命债，治之必死。这样不是既保证了触手成春，名满天下，又终生居安远危吗？

“药医有缘人”这样的鬼话居然也能千古流传，信众遍地，真是可笑可悲！

由碰巧而产生偶效的概率有多大？没有人去做过认真的调查统计。医缘既是天安排，当然也就只有天知道。早在《内经》时代，《素问·五脏别论》就指出：“拘于鬼神者，不可与言至德；恶于针石者，不可与言至巧。病不许治者，病必不治，治之无功矣。”神鬼宿命观强、药食好恶心强、讳疾忌医、陷于错误认识理念不能自拔的患者都是很难沟通的，和他们讨论医学的美好、针灸的精巧、治疗的必要都是白费力气。

另一种是假效。假效的表现是局部症状减轻或消除，但伴随局部症状减轻或消除，同时产生更深层次的其他症状，这就说明疾病的内在矛盾不仅没有得到化解，而且还在一定程度上加重了，这就是不折不扣的假效！医生虽无加害之心，患者却有受害之实。

假效产生的社会影响还不小。患者不懂医药知识，只要原有症状减轻了，就认为收到效果了，至于伴随假效而生的其他症状，他认为是自己的机体又出了其他故障。再次就诊时，他还会歉然地说：“哎呀！老师啊！太不好意思啦！您刚刚费心费力把我那个问题解决了，我这个问题又发生了，给您找的麻烦真是太多啦！”

这不是讲笑话，这样的例子随处可见，令人触目惊心。在儿科表现尤其突出！小儿稚阴稚阳之体，最容易发生寒热虚实之变，外感发热咳嗽最是常见。大家去看看，治疗小儿发热的处方，用药是不是一派冰天雪地？能见到几张体现《内经》“体若燔炭，汗出而散”治疗要义的处方？治疗小儿咳嗽的处方，用药是不是一派清润敛降？能见到几张体现《内经》“五脏六腑，皆令人咳，非独肺也”认识的处方？

今天的假效处方满纸不是对症状的药物就是对现代检测指标的药物，网上书上查有所据，患者满意，还蜂拥而来，医生大多也因门庭若市而沾沾自喜，甚至昂首戴面，充满自信，充满骄傲。完全没有意识到自己以一腔救死扶伤的热情，干的却是草菅人命、祸及苍生的糊涂事。这样的医师还为数不少，甚至不排除其中还有顶着某种耀眼光环的“专家”“名家”“大家”。

我无心得罪谁，只是觉得儿童无辜，所以才讲这种犯众怒的话。小儿咳嗽多属外感引起，治外感咳嗽是以恢复人与自然息息相通关系为要？还是以收敛止咳为要？“人以天地之气生，四时之法成”“孤阴不生，独阳不长”“阳生阴长，阳杀阴藏”“阴平阳秘，精神乃治”“谨察阴阳所在而调之，以平为期”。这些都是古圣先贤的教诲，每个中医工作者都应该沉潜心智，用心解读！

尤其是个别“名家”“大家”，凭借话语权优势，拼凑个时髦概念，就可以让众多青年中医心甘情愿地把“辨证论治”的学术灵魂放弃了，就可以在轻松愉快中把中医临证工作的命根子“阉割”了，真是可悲可叹又可怕！这才是中医最危险的掘墓人！

有一个医生在治疗心脑血管疾病时，经常谆谆告诫身边的中青年学者，治心肌炎、心律失常之类的病，要特别重视对苦参的大剂量运用。苦参在降心肌激酶、抗心律失常、抗心肌缺氧、纠正心房纤颤等方面具有良好效果。用苦参的要点是：量一定要大。

在这一点上，他自己确实是言行一致的。他治疗心肌炎或心律失常病症，就完全不考虑寒热虚实的“证性”区分，千篇一律，都 40g、60g 地用苦参。这样的运用，针对阴虚血热尚可；针对阳虚水湿壅滞，也能这样用吗？那就得学习的人自己去思考哦！

曾经见到他治过的几位病毒性心肌炎患者，大多都具有自觉胸闷、心悸，偶发心前区疼痛症状。那位专家的方基本上都是生脉散加二地、二冬、黄柏、苦参类药，而且苦参、黄柏的用量大多都在 30g 以上。患者服药后明显感觉症状加重，有的还新增脘痞纳呆腹泻。连假效都没有收到。

一看到这种出自名家之手的不辨寒热虚实，只是针对现代病理、药理的处方，我就震惊，中医要贯彻实施“辨证论治”原则，怎么就这么难！

一位寒湿型心肌炎患者，面色惨淡无华，舌体胖大而淡，舌苔白厚水滑，六脉沉缓无力。大师以养心阴，通心脉，再加大剂苦参治之，患者越服症状越严重。此属寒湿困阻心阳所致，治当辛温开宣、温中化饮、芳香醒脾三管齐下。于是用理中汤合五苓散加羌活、独活、川芎、砂仁、白蔻、藿香等药进行治疗，不是一剂见效，而是服一次就收到明显效果！包括心律、饮食、精神、脉象所有症状，都明显改善，服三剂就基本痊愈了。善后工作要点是温阳益气、养血活血。

另一位湿热型心肌炎患者，面色晦黯油垢，舌苔黄厚腻，汗出而黏，尿黄而热，六脉滑数。大师还是以养心阴，清心通脉，再加大剂苦参治之，患者也是越服越严重。此属湿热困扰心阳所致，治当芳香淡渗合辛凉轻宣，以分利湿热，调畅气机。于是用三仁汤去滑石加藿香、佩兰、茵陈、金钱草、石菖蒲，佐少许金银花、连翘进行治疗，也收到立竿见影的良好效果。并叮嘱患者：要饮食清淡，严禁辛辣厚味、油煎火烤食品！忌一切滋补保健品！还告诉患者：湿热郁遏病症根治最难，不可能药到病除，只能是药到病减。只要舌苔未尽，就病根未除，病多反复，治疗就不能中断，千万不能见好就收。

还有一位气虚血瘀型心肌炎患者，畏寒肢冷，面色灰黯，唇紫舌瘀，舌体偏胖，心悸，心前区刺痛，脉涩而结代，夜晚发作频繁，时有深夜心率明显减慢伴胸闷、憋气、濒死感发生，好在舌上并无腐苔、腻苔、厚苔积聚。大师仍然是以养心阴，通心脉，再加大剂苦参治之，患者服一次就病情明显加重。此属气虚血瘀，心脉阻滞，欲通不畅所致，治当温阳利水，活血化瘀。于是以补阳还五汤、理中汤、五苓散治之，重用参、姜、桂、芎，并佐少许三棱、莪术，仍然收到了一剂症状大减、二剂身心大安的良好效果。不过本病根治甚难，患者饮食衣着起居运动都应处处小心，尤其要注意忌食生冷和衣着保暖！治疗也不能轻易中断！

有的中医名家强烈主张：中医应该在筛选能治疗某些大病的特效方药方面下功夫，只有找到几个既能治疗重病大病，又结构固定，人人可用的特效方，中医的学术地位才能提高，中医才能扬眉吐气。不突破这个瓶颈，中医地位就难以提高！

这样的愿望好不好？

这还用问吗？当然好得很！

这样的追求符不符合中医的理论特点？

那就是另外一回事了哦！

在整体恒动理论特点指导下，中医的独特疗效就是建立在“病千变药亦千变”这一生动活泼治疗模式上的，哪里去找一成不变的固定方？哪里去找万众一药的特效方？过去找不到，现在找不到，将来还是找不到！

证变药变，灵活看待问题，灵活处理问题，是人类医学最精准的个体化治疗特点体现，这正是至今不可替代的中医优势所在！

把证变药变的活思想一丢，中医就没有灵魂了，也就不可能有治疗优势了，还谈什么前途命运。这种讲起来天花乱坠，做起来完全不对的“新见解”，有什么价值？一点价值都没有！

朋友们，千万不要因盲目崇拜名家，盲目迷信大腕！就轻易放弃“辨证论治”原则，这是中医理法方药运用的唯一正轨！不二原则！无论出自何人之口，一切背离辨证论治原则的奇谈怪论，都不是中医的正理，都绝不可轻信！

现代药理研究证实，苦参具有杀菌消毒、抗多种寄生虫、镇痛消炎、抗心律失常、抗心肌缺氧、纠正心房纤颤、抗肿瘤等功效，用它治疗病毒性心肌炎或心律失常病症，这都是标准答案。怎么不仅收效不好、还出现明显副作用呢？问题到底出在哪里呢？

问题既出在现代药理研究模型和条件上，更出在专家运用完全脱离中医理法方药运用原则上。

现代药理研究是建立在动物实验基础上的，不是建立在人体实验基础上的。人和动物在生命过程中，基本生命形式有很多相同点，也有很多不同点。尤其是在智慧、情感、生活方式等因素影响下，生命运动变化的复杂性，机体内环境特点的复杂性，更是区别巨大，难以等同。

现代药理研究是没有多因素影响下分类别、分阶段动态观察研究的，而疾病发展变化却是与众多影响因子紧密关联的，也是与时空运动变化紧密关联的，以一因代多因，一态概多态，其结果，无异于刻舟求剑，肯定是有巨大偏差的。

也许有人会问：动物实验是在非常严格的条件下进行的，结论是非常客观的，其有效性难道还有什么可怀疑的吗？

动物实验确实结论客观，它的有效性是不容置疑的。但它的有效性也是有条件的，条件就是必须与实验条件相吻合。动物实验只针对某种人工引入的特定单一因子和受试动物，既不可能全面考虑多因子的复杂影响，也不可能考虑物种差异的影响，更不可能深刻考虑时空运动变化的微妙影响。所以，它得出的疗效结论既可靠又不可靠。

可靠的是：当患者只是受到与实验相同的某种单一因子影响，而且是影响刚刚发生不久，还没有引起机体生命水平、生命状态、生命内环境特点发生重大变化时，它的有效性就非常肯定。

不可靠的是：人体疾病大多数情况下都是包括时空运动在内的多因子复合影响的结果，而且，在大多数情况下，患者在就诊时，机体生命水平、生命状态、生命内环境特点都已经发生了重大变化，在这样的情况下，把动物实验成果简单运用到人体疾病上，大多数时候就要大打折扣，甚至适得其反。不仅收不到预期效果，还有可能产生让现代学者难以理解的负面反应。

说得再简单明了一点，按照现代药理研究结论运用中药，其实和运用西药的理论原则是一样的。与其这样运用中药，还不如直接选用同类西药，人家的精纯度和有效成分含量要高得多！人家的药理研究、毒理研究、用量精确度研究都要精细入微得多！何必劳神费力，到树皮草根里去淘那点微薄的有效成分呢！可以肯定地讲，中药西用能取得的疗效，直接用西药疗效一定高得多。有什么必要再用树皮草根去加以取代？就为了体现中医的存在吗？这是不是有点掩耳盗铃的味道？

如果中药西用的疗效和“辨证论治”原则指导下的中药疗效完全等同，那就说明西医的“辨病治疗”和中医的“辨证论治”是价值等同的，那就说明中西医的认知方法、思维模式也都是完全相同的。中西医认知方法、思维模式相同吗？西医的辨病和中医的辨证价值等同吗？在座各位谁会认同这种看法？

正是因为按照西医的思维原理去分析问题、解决问题时，还有不少问题得不到圆满解决，而用中医药去解决这些西医叹莫能为的问题时，却能收到意想不到的疗效，甚至可以说是神奇疗效，中西医学才存在互补关系，中医药才有存在价值。

中医疗效不是建立在对药物有效成分和药效学研究基础上的，也不等于动物实验过程中的观察结果，而是建立在数十百万年通过生产生活实践反复验证，最终对机体生命水平、生命状态、内环境特点，乃至生命与时空运动复杂联系全面认识、深刻理解基础上的。以整体动态思维应对全时空环境下发展变化的活生生疾病，这是中医药取效的大前提，也是基本原则。脱离了这个前提，背离了这个原则，疗效就得大打折扣，甚至大打问号。

所以，中医疗效只和医生的认识水平以及理法方药运用能力成正相关关系，和学术级别高低、学界名气大小并没有必然联系。学术真理是不会因学者地位和名气而发生改变的。

无论什么级别的名家，如果他不坚持中医理法方药运用原则，不强调“辨证论治”，不强调因时、因地、因人、因证制宜，而是拜倒在现代药理研究的“科学神坛”下，简单强调现代药效学认识，强调药物用量大小，在思维方法上就犯了严重脱离中医整体恒动认识原理的错误。治疗就不可能收到良好效果！因为整体恒动认识原理是科学认识思维的充分体现，而违背整体恒动认识原理的想法和做法本身就是极大的不科学！

用“至小无内”的眼光看，现代药理研究的内涵虽然越来越丰富，但和药物天然成分的内涵相比，和“上帝”设计的药效路径精妙复杂相比，还单薄幼稚得很。今天所能发现和揭示的，只是药物成分与疗效关系的部分真理，离真理的全部发现和揭示还遥远得很呢！

用长远的眼光看，这种剥离某个单体的做法会不会有什么不良影响，谁都说不清。把有限的局部真理当作全部真理，这本身就是很可笑的。就因为多了“传统”两个字，而把建立在数十百万年实践基础上的真知当作垃圾扔掉，改用现代药理研究成果为药物运用的规矩准绳，那就更是幼稚可笑至极！

以今天广泛用于治疗白细胞减少症，血小板减少，免疫功能低下，再生障碍性贫血等多种重大病症的“地榆升白片”为例来看，就完全没有中医“辨证论治”原则的半点约束，而是以西医认识在指导临床运用。

西医微观指标真的能替代中医“辨证论治”原则吗？“地榆升白片”真的是任何白细胞减少、血小板减少、免疫功能低下、再生障碍性贫血患者都能用吗？

历代中药文献对地榆的定性都是寒凉，运用范围都界定在血热证，临床配伍运用还有不少禁忌。

要用于其他非血热证也可以，那就得对处方配伍进行合理设计，在不动摇“辨证论治”原则指导下的处方主体结构基础上去用，或是通过碳化、醋炙等方法进行药性改造，而不是无条件地滥用。

今天西医、中医，甚至某些中医名家都在这么用，根本不讲中医的条件，只认现代病理、药理实验的账。这对西医来说，无可厚非，人家本来就不懂中医，人家能参与运用，那是对中医怀抱热情，寄予厚望，是好心办糊涂事。只要多碰几次南墙，不少西医人也会慢慢醒悟。

对中医，尤其是对某些中医名家来说，那就不只是个药理认识出偏差的问题了，而是丢掉了“辨证论治”学术灵魂的原则问题。

这样的中医专家，无论头顶多耀眼的光环，身披多灿烂的锦袍，也不是真正的中医专家。如果不能自省自悟，通过中医学术的重修苦练，回归中医认识理念正轨，就是上天再借一百年，他也不可能成为一名真正合格的中医。充其量也就是个戴着不知怎么混来的专家顶子、扛着“创新”旗帜、喊着“创新”口号的宣传家、梦想家。

这样的名家大腕真的把青年中医坑苦了！因为青年中医最大的不足，不是先天智商不高，不是文化基础薄弱，不是专业知识不健全，而是人生阅历和临床阅历不够。加上盲目崇拜名人的心理作祟，对真伪的鉴别能力相对较差，还免不了经常被“名人名片”的耀眼光芒撩拨得头晕目眩，分不清东西南北，辨不明是非曲直。只要是名人见解，无论是正道还是邪说，都视为真理，都奉为准则，不知不觉，就不由自主地掉进邪说泥坑里难以自拔了。

青年们不要多心。这不是说你们不行，这是每个人都必然经历的人生过程。就连孔圣人的体会都是：人要活到四十岁才能进入“不惑”状态！圣人所说的“不惑”状态，我理解并不是大彻大悟的“不惑”，更不是做尽天下学问的不惑，而是初级阶段的人生“不惑”。不然，怎么要到五十才能“知天命”呢？

中医学理贯天人，是个无底洞。无论什么级别的名家大腕，都不可能把每个理论问题研究透彻，都不可能把每个临床问题解决完美。所以，历代不少名家一辈子呕心沥血、苦苦求索，直到油枯灯尽，仍有不能释怀的遗憾。

第三种是诈效。

何为诈效？

对减轻症状有立竿见影的效果，取效的前提是必须在开方者那儿买药，不给处方只给药。就是给了处方，拿到别处也无法购药，因为字体怪异无法辨认。医生门庭若市，患者趋之若鹜。这样的现象虽属个别，但几乎全国各地都有，早已见怪不怪。

在今天这个两种医学并存、中西药物混用的时代，出现这种看似可以颠覆“辨证论治”原则、否定中医学术价值的现象，最值得高度警惕！传闻社会上有胆大妄为的不法之徒，把激素、抗生素、止痛、降压、降糖类西药，打成粉末，混在中药里同用，这是存心欺诈而不择手段的恶劣行径。人在做，天在看，这样的不法行为终将受到法律制裁！最终结局必然是害人终害己。

可以肯定地说：“辨证论治”之外所收获的“疗效”，或属偶然，或属虚假，或属欺诈。是对中医学术发展的严重扰乱！绝不是对中医“辨证论治”原则的颠覆！

“辨证论治”是中医理法方药临床运用的规矩准绳，也是中医学同病异治、异病同治的执行原则。

“辨证论治”这一体现整体动态认识理念的诊疗模式，是最能充分体现人与自然统一性、生命复杂性、疾病多源性、治疗灵活性的生动活泼诊疗原则！这个基本原则不是中医学理法方药多种运用模式中可以选择的一种，而是唯一正确的一种！不是医生的好恶选择，而是学术特点的客观要求，是临床各科都不能例外的铁律！

脱离了“辨证论治”轨道，就脱离了整体恒动的认识原理，中医就理用分离，疗效就无从求取，中医就成了活力尽失，没有灵魂，只能做摆设，不能求实效的文化僵尸！

和西医的治疗学理念相比较，无论是对人与自然关系的认识，还是对人体内在各系统复杂联系的认识，还是对个体化精准治疗意义的认识，毫无疑问，中医“辨证论治”内涵都要丰富得多，精妙得多，深邃得多。

如何看待辨病和辨证的关系？

中医“辨病”和“辨证”在相互关系、运用价值上有什么差异？

这既是中医诊断的思维层次问题，又是中医认识疾病的方法学问题。

无论古今，人类认识事物的思维层次一定是递进式的。中医对疾病的认识也不例外，必然是由浅入深，由粗到细，由细到微，由微到精。这就决定了中医对疾病的认识只能是始于辨病，终于辨证。

为什么这样讲？

理由简单得很，那就是由递进式思维模式所决定的。人类对疾病的认识正是病种由少到多，病情由浅入深，病理分析由粗到细的过程。

在这个过程中，人们逐渐建立了对病种多样性、不同疾病临床表现特异性、发展变化规律性的整体宏观认识。从知道它是如何产生的，到如何演变的，到如何终结的，从而把握了疾病全过程的基本特点。这就是“识病”的知识积累过程。把这样的知识用于对疾病的早期初始宏观判断，就是通常所说的“辨病”过程。

在没有任何微观信息捕捉工具，“辨微”仅靠人体感官的时代，“识病”结论仍然只是一种宏观答案，无法对疾病内在变化作深层次解读，也无法对疾病发展过程中不同阶段的性质特点作明确判断，更无法对同一病因作用于不同个体、不同性别、不同年龄段人群时，临床表现不同的所以然之理作出正确解答。这样的认识结论对伴随时空运动变化而不断运动变化的疾病而言，是没有多大治疗指导价值的。

这并不意味着“辨病”就没有丝毫意义，作为初始层次的引导价值是客观存在的，因为辨证的认识思维过程不是孤立发展的，在进行辨证时，辨病、分期、分阶段思维层次已包含在由浅入深的思维发展过程中。这是人类在千百万年进化过程中，逐渐建立的思维自然演进程序，不自知而自用，是认识思维发展的必然过程。

中医对任何疾病都是以辨病为先导，以辨证为主导的。即使是作为医圣的张仲景，也丝毫不能例外！无论外感、内伤，照样贯彻执行的是辨病、辨证二者并重，伤寒部分有辨病，杂病部分有辨证。二者都是始于辨病，终于辨证。

单就伤寒而言，不仅辨病辨证并重，而且还分期、分阶段。贯穿《伤寒论》全书的，就是辨病、分期、分阶段与辨证相结合，最后以“辨证论治”为归结点的模式。

伤寒的认定就是辨病；三阴三阳就是以阴阳为纲的分期；六经分证就是阳证期分为三阶段，阴证期分为三阶段的阶段性划分；各个阶段下的不同方证就是具体辨证的证型结论；以证型为依据，遣方用药，就是论治的完整体现。

“辨病”和“辨证”不是等价等值关系，而是有轻有重，有主有从。

在中医天人合一、整体恒动理论体系规范下的理法方药运用程式中，辨病是疾病诊治过程中对疾病基本属性认识的引导性工作，永远都处于从属地位。辨证是疾病诊治过程中对疾病内在矛盾消长转化本质认识的主体工作，永远都处于核心地位。

这种主从区分，是由辨病、辨证各自的临床运用价值所决定的。

“辨病”属于中医诊断的初始思维层次，是疾病基本发展规律的宏观静态概括性结论，完全不具备对疾病发展变化进行阶段性动态追踪的功能特点。在疾病发展变化过程中，具体的证性变化，辨病是无法求解的，所以又无法对作为终极思维层次的“辨证”进行纠偏、改错、救误，在中医诊疗工作中价值相对较小。

但是辨病所具有的认识思维引领价值也不可低估。因为不同病种有不同发生发展变化规律，而某些症状却极为相似，如果辨病错误，就很容易引导医生在辨证过程中发生认识上的偏离，甚至误入歧途！在外感病初期，如果把伤寒和温病弄错了，就很容易把桂枝汤证的出汗和银翘散证的出汗弄混淆，造成伤寒误用寒凉或温病误用辛温，导致病情异常变化，以致难识难辨，越错越远。所以宋代朱肱十分强调辨病的重要性。

无论是外感还是杂病，即使辨病正确，如果作为终极认识的辨证发生了错误，阶段性定性就偏离甚至背离正确方向，就从根本上否定了诊断的正确性。矛盾本质认识一错，随之而来的立法处方用药也必然错误，甚至错到南辕北辙的程度。不造成严重医疗事故就是万幸了，还谈什么疗效！

如治外感伤寒病，即便你对伤寒这个病的认识正确无误，要是把寒郁表闭、肺失宣肃、心失温通，类似桂枝汤证的便秘，错认作阳明腑实的便秘，误用下法，那就不仅没有正面效果可以期待，而且还有可能把轻病医成重病，把简单问题医成错综复杂的疑难问题，甚至医成《伤寒论》第 91 条“伤寒，医下之，续得下利清谷不止，身疼痛者，急当救里。后身疼痛，清便自调者，急当救表。救里，宜四逆汤；救表，宜桂枝汤”那样的“逆证”“坏病”，造成危局。

治内伤杂病也一样！如痢疾，中医认识即便和西医检验高度吻合，但却因为腹泻次数太多，而且日久不愈，虚实夹杂，在辨证时如果把湿热下迫而兼气阴两伤的里急后重，误认作纯虚无实的中气下陷，全力用补，那就有可能闯下湿热邪毒内闭生变的天大祸事。

“辨证”是疾病发展变化过程中各个阶段的动态追踪结论，和“辨病”完全不在一个认识层面上，属于中医诊断的终极思维层次。对辨病有纠偏、改错、救误的功能优势，所以在中医诊疗工作中价值最大。

在疾病发展演变过程中，病情发生多少次矛盾斗争的重大变化，就有多少个“证型”存在。无论发生什么样的性质变化，就一定有什么样的“证型”出现。

一种证型可以出现在多种病症的发展演变过程中。多种证型也可以出现在同一种病症的发展演变过程中。

在伤寒发展演变过程中，可以出现类似温病的气热、血热、阴伤证型。在温病发展演变过程中，可以出现阳虚、寒湿，甚至阳虚阴盛的证型。

心肌炎可以出现脉沉细、舌淡、脘痞、纳呆、腹胀、吐泻的寒湿困脾证型。肺结核也可以出现脉弦滑数、舌红苔黄厚腻、便秘尿热的湿热闭阻三焦证型。

无论什么疾病，只要出现了某种性质的“证”，就用针对某种证型的方药进行治疗，根本不受病种限制。即使辨病错误，无论是把伤寒认成了温病，还是把温病认成了伤寒；无论是把心肌炎认成了胃肠炎，还是把肺结核认成了胆囊炎，只要辨证这个最后认知结论正确，治疗大方向就不会偏离阶段性“靶点”，更不会背离“靶点”。而且只有按照证性用药，才是治疗的标准答案，才有可能收到良好效果。

这就决定了辨证对作为初始思维层次的辨病具有纠偏、改错、救误的功能优势。但如果没有辨病正确的认识为引领，就不能保证正确认识的连续性，在诊疗过程中就有可能发生大的波折。只有以辨病为引领，辨证为核心，才能确保诊疗工作一以贯之的正确性。

医生是人不是神，即便是辨病辨证水平都很高，也不能保证永远不犯错误。临床上，误诊误治每个医生可能都在所难免，就是名家也不例外。只不过，水平不同，犯错误的严重程度不同，纠偏、改错、救误能力也大不相同。

庸医犯错误是自身水平所决定的，常常是一错就错到寒热混淆、虚实颠倒的程度。错了也不知错在哪里，不能自察自知，更不能自纠自改，免不了常错常犯，屡错屡犯，错而难改。

名家犯错误是病情疑难或粗心大意造成的，偏差一般不会太大，出了偏差或错误也能及时发现，并能及时进行有效的纠偏、改错、救误。

《冉雪峰医案》中的胡老太“亡阴”案就是个典型例子。

这个案例的原始内容是：“胡姓妇女，年七旬晋四，体瘦神健，年高液衰，大便坚。夏月伤暑，兼感凉。医者满纸参芪术苓，内外合邪，搏于少阳，如疟状。

更医，不知邪在腠理膈间属少阳，误为入腑属阳明，迎合病者意旨，下之。邪热内陷，胸胁痞满，气逆撞痛，液枯神怯，循衣摸床，势急矣，已集家族备后事。

闻名延予诊，脉数劲急又参伍不调，七八至或十余至一止。疑其亡阴，查其舌，果如去油猪腰，无津，证属不治。

静思，得其可治数端：伤寒，若已吐下、发汗、温针、谵语，柴胡证罢，此为坏证。此病虽误下，无谵语；午后发热，柴胡证未罢，可治者一。又阳明病，心下硬满者，不可攻之，攻之利遂不止者死。此病虽误攻下，利数次即止，无一泻不止现象，可治者二。一部《伤寒论》，纯为救津液，审察津液存亡之法，尤注意小便，小便利者，其人可治。此病尚有小便，内液未尽夺。可治者三。

盖亡阴固在不治，而阴未尽亡则尚在可治之列。救治奈何？凡柴胡证下之，若柴胡证不罢者，复与柴胡汤。

此病大好在柴胡证未罢，但单热不寒，与柴胡正治有别。用后贤清解少阳，兼清热保津法。热去，转用大剂甘寒润沃之剂，二剂津回舌润，自大便一次，神志清楚，惟胸膈痞痛，气逆上冲残在。

仿泻心汤意，去其大苦，一剂气稍下，膈稍舒，然舌上津液复去。急改清润养液，津液既足，则大便自然通畅，正气既充，余邪自不容留。劝安服清养肺胃之剂收功。

此病虽获痊愈，然已大费周折矣！”

这是个很精彩曲折的医案，所以就连作者本人在收笔时，也情不自禁地发出“此病虽获痊愈，然已大费周折矣”的慨然长叹。

这样的医案，不懂“辨证论治”的人是无法真正读懂的。

本案作者冉雪峰先生，对案情分析头头是道，并最终力挽危局，取得治疗上的圆满成功，似无懈可击。但反复推敲，仍然存在几个值得商榷的疑点。

一是病因认识问题。到底是伤于“寒”还是伤于“暑”？冉公在案中强调“夏月伤暑，兼感凉”，从措辞的分寸上可知，他是把“暑”放在重要地位，而又兼论及“凉”的，头脑清醒，认识清晰，结论明确。

但令人费解的是，前面既然已经认定是“伤暑”，为什么整个医案却不从暑病角度去分析问题和解决问题，而从伤寒角度去分析问题和解决问题？立言立法的角度是否偏颇？这个问题还是很值得商榷的。

中医对外感病的认识，原本就有以六气为区分的风寒暑湿燥火六大类。夏至之后，暑气流行，主因是暑。《素问•生气通天论》早有“因于暑，汗，烦则喘喝，静则多言”的明论，暑热开泄而气液大耗，患者汗出、神疲、气短当是临床主要见症。这与前医不明病因，不识病性，只知循老年气血虚弱、气虚失固、汗多自泄去认识问题，因而误投温补，“满纸参芪术苓”，导致表气愈闭而里热愈盛严重后果的认识水平是不能相提并论的。

既然明确认定是“夏月伤暑，兼感凉”，从措词用语就可以知道，明显是暑重而寒轻嘛！为什么在讨论病情时却轻暑重寒？到底是考虑欠周还是立言不慎？还是重伤寒而轻温病的学术偏见所致？这也是很值得思考的哟！

二是辨病认识问题。本案作者在分析案情时，处处从伤寒辨证用药立说。很显然，他对这个病的辨病诊断是“伤寒”。夏月伤寒原本也是常有的事，不足为怪。但对这个病例而言，“伤寒”的辨病结论是否正确，也值得商榷。

果真是夏月伤寒，其临床表现仍当与冬月伤寒大致相似，或表实无汗，或表虚有汗，大多都兼有身疼痛、苔白润、脉浮紧或浮缓等特点。果真如此，前医再平庸，再糊涂，一般也不致用药“满纸参芪术苓”！而很可能是“满纸羌防芎芷”，甚至“麻桂姜辛”。前医用药既然“满纸参芪术苓”，应该是没有典型的伤风感寒症状可见，所以才抱定老人多虚的成见而滥用温补，这在今天也是临床常见现象嘛！

以作者提供的受病原因看，这是一个典型的夏月伤暑，兼轻微感寒，表气微郁，暑热内闭病例，而不是真正意义上的伤寒。

三是辨证认识问题。从作者自己的分析看，认为初诊之误，误在乱投温补，造成“内外合邪，搏于少阳，如疟状”的后果，显然认为是伤寒邪传“少阳证”。这一辨证结论也是值得商榷的。

突出六经传变层次，而不突出暑热内闭，误用温补，津液大耗这一主要矛盾。也不突出“感凉”所致的表气郁闭始终未解，暑热邪气无外达之机而内灼心营的“内外合邪”，这一造成寒热往来“如疟状”的重要原因，这就严重混淆了疾病的“证性”。

误用温补所造成的“内外合邪”，到底是什么“邪”？是热邪还是寒邪？显然是指体内热邪与外界暑热相合而言。既如此，可以肯定地说，这是暑病邪热炽盛的“热入营分证”，而非伤寒邪入“少阳”的半表半里证。

这和患者体质特点也是高度吻合的。胡老太虽年逾古稀，但并非阳虚湿盛体质，而是“体瘦神健，年高液衰，大便坚”的阴虚内热体质。这种体质特点的人，最容易因受火热邪气的影响而变生阴亏液竭之证，哪里还经得起暑热内闭的煎熬。

四是纠错救误问题。对前医误治的分析，认为患者因一误再误而致“液枯神怯”的认识结论是完全正确的。以脉象“参伍不调”，舌“如去油猪腰”，而断为“不治”危重险象也是慧眼独具，认识深刻的。从“无一泻不止”“尚有小便”，判断元气未失守，“内液未尽夺”因而“生理”尚存的认识，更是临床历练深厚，法眼深邃，令人由衷叹服的真知灼见。

但令人不无遗憾的是，作者立言立法始终不能脱却伤寒，因而使病情变化的核心要素隐而不彰，使纠偏救误的措施晦而不明。以致取用“后贤清解少阳，兼清热保津法”收到“津回舌润，自大便一次，神志清楚”的良好效果时，又改弦更张而“仿泻心汤意”另处方药，险些使病情再度陷入败局。

这个看似微小的波折，内涵却相当丰富。令人不禁要问：在所取用的“后贤清解少阳，兼清热保津法”中，到底是“清解少阳法”价值高？还是“清热保津法”价值高？这也是很值得商榷的。

“清解少阳法”所用多是苦寒药物，苦寒药只能清无形气热，既不能补益阴津，更不能壮大元气，是治标而不治本。如果过用苦寒，还有耗气伤阳的弊端。

“清热保津法”所用多是甘寒药物，甘寒药不仅可以清热生津以救涸竭之势，还可以收到津充液足元气得养的良好效果。以甘寒治暑病才是正法正治！

可以肯定地说，“清热保津法”治暑病的价值远远高于“清解少阳法”！这不是一家之言。这是中医治疗的正道正理哟！

果真“清解少阳法”价值高，作为同样是以苦寒为主体结构，而苦寒程度更突出的“仿泻心汤意”处方就不致引起病情的重大反复。作者虽然在措辞上并没有说引起重大反复，但从服“仿泻心汤意”所处之方导致“舌上津液复去，急改清润养液”一语可知，“舌上津液复去”的变化，引起了作者的高度紧张。作者已经感到这一变化是气液大伤，这对古稀老人来说是承受不起的，后果非常严重！所以才会采取“急改清润养液”的紧急救误措施。“急改”二字正是作者紧张情绪和高度重视态度的真实写照。

从治疗过程中的曲折经历可以看到，作者确非等闲之辈，所以在以“少阳证”立说的同时，又明确指出此证并不具备典型的小柴胡汤证特点，而是“与柴胡证治有别”。在辨证用药时也能实事求是，不拘一格，放手运用后贤“清热保津法”。还能在运用“仿泻心汤意”所处之方出现不良变局时，及时采取“急改清润养液”的修正措施，最终引领本案的治疗取得圆满成功。

冉公所用“清热保津”“清润养液”“清养肺胃”法，可以说都是温病学的专长，显然是对温病学成果的大胆取用。但案中却只字不提温病、暑病，只见温病治疗成果的运用，不见温病学理的演绎，明显带有重伤寒而轻温病的学术倾向。

作为一代伤寒名家，全身心都倾注在自己的研究领域里，学术认识上带有一定倾向性也是可以理解的。冉公虽有抱独尊伤寒学术成见的嫌疑，但在辨证时，仍能紧紧抓住邪热内炽、津伤液耗、元神动摇的根本。在遣方用药时，并不排斥《伤寒论》之外的“后贤”成果，所以最终在方药运用这个关键环节上，使“辨证论治”原则得到正确体现，收到对“辨病之失”成功纠偏、改错、救误的良好效果。

这个医案有三点启示值得记取。

一是理论有共性，运用有标准，学术无疆涯。做学问不能抱成见，一旦抱了成见，就容易产生认识上的偏差。即便如冉公这样的伤寒名家，也容易出把暑病强认作伤寒的偏差。这明明是一个典型的暑病，冉公的分析认识，立言立法却始终不能脱离伤寒。

二是“辨证”可以对“辨病”纠偏改错。本案正是由于“津枯液竭”的“辨证”正确，所以最终才能引领本案走出强认暑病为伤寒的误区，脱离危局，取得圆满成功。

三是辨病确有认知引领价值。辨病虽不能像“辨证”那样紧紧追踪疾病的动态演变过程，不能随病情变化做出动态判断，显得价值有限。但作为由浅入深的必然认知过程，其认知引导价值还是客观存在的。本案虽出名家手笔，但在纠他人之误的同时，却因抱定伤寒学术成见而辨病误入歧途，致使后续治疗仍不免一波三折。

仲景在研究伤寒时，就全面贯彻实施了以“辨病”为先导、“辨证”为主导的诊断原则。在对伤寒全面了解的基础上，进一步对伤寒发生发展全过程做了细致观察、深入研究。掌握了本病基本演变过程分为邪气在表和邪气入里两大演变时期，邪气在表时期，即三阳病证期；邪气入里时期，即三阴病证期。每一期下又进一步分为初中末三阶段，即太阳、阳明、少阳、太阴、少阴、厥阴，共六阶段，这就是后世所说的“六经辨证”。还高度精确地概括了各阶段的主要脉症，这就是后世所说的六经病证提纲症。在每个阶段的诊治过程中，都是病、脉、证、治并重，无一例外。

这种以伤寒这一具体事物自身临床表现特点为依据的分期分阶段，基本准确把握了伤寒发生发展的总体规律。但各阶段具体演变又常常因受年龄、体质、地域、气候、饮食、情绪、起居、运动、治疗、调养等因素的复杂影响，必然表现出不同邪正对比特点，不同生命水平状态对比特点，不同机体内环境状态对比特点。

所以，无论是辨病还是分期、分阶段，都不能充分满足中医整体动态理论特点要求下的因时、因地、因人而变的要求，无法对疾病做出千差万别的诊断结论，因而仍旧无法做到精准选择治疗点，更无法生动活泼体现“证千变药亦千变”的治疗活思想。

这正是中医辨病、分期、分阶段认识都绝对不能取代辨证的原因所在。

只有“辨证论治”，才能把整体动态认识理念落到临床运用的实处，所以辨病、分期、分阶段这样一些认识过程便在一定程度上被淡化了。人们更多地只提辨证，很少提及辨病。

如何看待辨证模式与病种的关系？

在讨论“辨证论治”问题时，还常常免不了要牵扯到辨证模式与病种关系问题。不少人认为，伤寒、温病、杂病，各有自己的辨证模式，相互之间，是有严格界限的，不能混论、混用。就连站在中医讲台上的学者中，持这种见解的，也大有人在。

这种认识是大可商榷的。

中医辨证模式有多种，如：六经辨证、脏腑辨证、八纲辨证、卫气营血辨证、三焦辨证、气血津液辨证、五行辨证等等。

各种辨证模式都是历代医家在解决某种或某类病症治疗问题时创建的，

创建的目的是归纳疾病发展演变规律，归纳疾病诊断治疗程序。这是一切辨证模式的共性。

仲景创六经辨证模式、脏腑辨证模式，张景岳创八纲辨证模式，叶天士创卫气营血辨证模式，吴鞠通创三焦辨证模式。涉及的病症有伤寒、有温病，还有杂病。

由于不同辨证模式涉及到不同病症，所以今天有人就认为每一种辨证模式都是专属某类或某种病症的特异诊疗模式。六经辨证只能隶属伤寒，脏腑辨证只能隶属杂病，卫气营血辨证和三焦辨证只能隶属温病。

不同的辨证模式确实是在不同病种的诊治研究过程中创建的，确实是某种疾病发生、发展、诊断、治疗规律的体现，是对某种客观事物的归纳方法。以伤寒的六经辨证模式来看，确实是反映的伤寒临床演变规律，但这种两期三阶段六类别的发展演变特点，并不仅限于外感伤寒病，包括杂病在内的其他多种病症都具有这样的发展演变特点。

作为疾病这一客观事物，各类病症因自身受邪不同，或因于寒，或因于热，或因于湿，或因于风，或因于燥，或因于痰，或因于瘀，或因于喜，或因于怒，或因于忧，或因于思，或因于悲，或因于恐，或因于惊，因而决定了病症属性不同，临床表现特点也大不相同。不能移植，不能混淆，不能张冠李戴。

但无论何种病症，在危害人类时，由浅入深、由轻到重、由重到危，或由危到亡，或转危为安的发生发展过程还是基本相同的。决定其进退演变的要素是阴阳盛衰变化，阴阳变化由始而盛而衰的发展过程是完全相同的。发展结局差异取决于疾病本身的善恶轻重，也取决于患者体质的盛衰强弱，还取决于医药干扰措施的正确与否。病情未入绝境者、年轻体质尚未大衰者、救疗措施正确者，常常可以走出困境，转危为安。病情已入绝境者、年老体弱者、救疗措施不当者，大多生命终结，难以挽回。

作为归纳方法的一切辨证模式，都是通过对疾病的观察总结，人为设计的，都是各个时代著名医家认识问题、分析问题、解决问题的逻辑思维程序展现。

人类认识事物是有共同特点的，那就是由近及远，由浅入深，由易到难。历代名家对疾病的认识也不例外，也有一个由浅入深，由表及里，由轻到重的认识层次区分。这正是一切疾病发生发展的基本特点。

所以，各种辨证模式虽因研究不同病症而创建，与某种病症具有较密切的相关性，但并不具有特殊绑定意义。相反，只要运用时解放思想，就能深刻理解，各种辨证模式都是可以广泛运用于临床各类病症的。

只不过，习惯成自然，在具有多种选择模式的情况下，人们更习惯于以类相从，按照传统运用去进行选择。

以仲景针对伤寒创建的六经辨证模式为例来看，不仅可用于伤寒，也可用于温病，还可用于内伤杂病。

对此，清代著名伤寒学家柯琴在《伤寒来苏集》中阐发《伤寒论》“太阳病，发热而渴，不恶寒者，为温病”一条时就明确指出：“六经俱有温病，非独太阳一经也。”他还在《伤寒论翼·自序》中指出：“仲景约法，能合百病，兼赅于六经，而不能逃六经之外，只在六经上求根本，不在诸病名目上寻枝叶。”

柯氏见解指明了四点。

一是仲景所创六经辨证模式并不是特为伤寒设计，而是包罗百病。

二是六经为百病根本，任何病症都不能脱离六经而发展演变。

三是六经辨证模式不仅适用于伤寒的辨证分型论治，也适合一切病症的辨证分型论治。

四是用六经辨证模式去认识温病，则温病和伤寒一样，可发生于六经各个层次，并不局限于太阳经这个表浅层次。

不仅伤寒专家这样看，就连温病学家也这样看。叶天士在他的《温热论》中开篇就讲：“辨营卫气血虽与伤寒同，若论治法则与伤寒大异也。”

《伤寒论》中哪里有“辨卫气营血”的提法？叶天士为什么这样讲？这话的意思是什么？

只要把叶天士这句话理解透彻了，有关辨证模式的运用范围问题就真正解决了。

从分类纲领角度看，《伤寒论》六经辨证是以阴阳为总纲，《温热论》卫气营血辨证是以气血为总纲，邪气尚有在卫在气，在营在血的浅深层次不同。虽分类迥殊，表达的由表及里，由浅入深，由轻到重认知程序还是相通的。

从分类的物质根据角度看，在伤寒发展过程中，会不会影响到气血变化？在温病发展过程中，会不会影响到阴阳变化？

一切生命的发展变化都是以阴阳盛衰变化为根据的，一切疾病所引起的机体内在矛盾斗争，在本质上都是阴阳失平衡的矛盾，百病概莫能外，温病自然也不例外。

一切生命的发展变化都是以气血为依托的，一切疾病所引起的矛盾斗争，都会影响到气血的盈虚通滞变化，百病概莫能外，伤寒自然也在其中。

正因为如此，叶天士才有“辨卫气营血虽与伤寒同”之说。

虽矛盾演进程序相通，阴阳失平衡本质相同，气血盈虚通滞变化相似，但不同病症的病因、病性却大不相同，治法方药当然也就不同。

正因为如此，叶天士才有“若论治法则大异”之论。

高人所见略同，叶天士和柯琴的认识是完全相通的。

六经、气血、三焦、脏腑、八纲都是认识疾病、分析病情、归纳治法的切入点选择，最终都要落实到“辨证”二字上去，才有临床诊疗指导价值。站在这个认识基点上去理解，各种辨证模式中的“辨证”二字，其实都是“辨证论治”概念的浓缩。如果抽掉了“辨证”二字，就成了中医脏腑组织分类概念，而不是辨证模式概念了。

在所有辨证模式中，景岳的八纲辨证是最简单、最明晰、最提纲挈领的纲领性模式。万变不离其宗，知此一种，则一切病症的千变万化尽在其中，可以执简驭繁。

从理论上讲，一切辨证模式在临床上的运用都是没有病种限制的，都可以广泛运用于各种病症。但由于辨证模式丰富多彩，可选择性大，人们更多的是按照习惯去选择。伤寒多从六经辨证立说，温病多从卫气营血辨证立说，杂病多从脏腑辨证立说。

如何看待西医辨病与中医辨证的关系？

在今天这个两种医学并存，医学大环境发生了翻天覆地变化的时代，中西医都必然受到两种医学的潜移默化影响，中医引进西医病名，西医运用中医成品药，早已成为见怪不怪的普遍现象。所以，今天的中医师都需要面对是否需要引进西医辨病的选择。

西医传入中国已有近两百年历史，辨病认识深入人心，影响巨大。近半个世纪以来，正在形成以西医辨病替代中医辨病而与中医辨证相融合的趋势。具体体现，就是以西医病名替代中医病名。因而也就激发了是否需要引入西医辨病的思考和争论。

有人以为引进西医辨病，执行“辨病论治”是中医现代化的标志。

有人以为引进西医辨病是中医误入歧途的表现，执行“辨病论治”是中医自掘坟墓的行为。

其实这两种看法都有些偏激。

西医辨病和中医辨证各自证据不同，一是局部微观“物证”，一是全视野宏观“象据”，得出的结论也几乎到了风马牛不相及的程度，在学术内涵上毫无关联，二者不可能相互取代！怎么能说引进西医辨病是中医现代化标志呢？充其量就是一种概念的借用或替代，离以学术革新为目标的中医现代化还有十万八千里距离呢！

中医现代化是一个百年讨论的大课题，是一项需要多学科共同参与研究，不断创新、不断推进的复杂工程。其具体模式、真正内涵，至今还没有看到雏形。我个人理解，中医现代化应该具有三个层面的意义。

一是诊疗手段现代化。即借助现代科技改造中医四诊，使之形象化、客观化、精准化，首先实现中医诊断“量分析”数据化，“质评判”标准化，这是中医的迫切需要。临床上，同一个患者的舌苔，张医生说是黄苔，王医生说是白苔，李医生说是灰苔，这样的分歧常见得很。对于舌苔的厚薄认定那就更是差异巨大了，张医生说是厚苔，王医生说是中等厚度的苔，李医生说是薄苔，甚至还有医生说是无苔。在其他专题里，已经举过一个把“白厚水滑苔”认作“光剥无苔”的典型例子，那是我的真实经历，也是中医的真实现状。由此可见，四诊现代化越来越成为中医的迫切需要。

四诊的原始运用模式在古人那儿是不得已而为之，除了自己的感官，别无选择。以感官辨析四诊资料，在大多数医生那儿都存在认识精度的差异，不能苛求。如果碰上感官有障碍的医生，就难免造成原则性错误。这样的运用模式在今天继续存在是中医的落伍现象，并没有什么清规戒律禁止中医采用高分辨率的科技手段！中医不应自己把四诊禁锢在传统运用模式里。

二是教材体系现代化。即以不动摇整体恒动传统理论核心为原则，以现代科研成果为借鉴，以现代学科体系为参照，以现代语言为媒介，对中医教材体系进行深入浅出、易知易明地全面解读、系统阐释，重构重建。不能以《中医基础理论》统中医文化学、天人系统学和生理、病理、病因、养生等内容，不能以方剂统治法，不能以内科统老年病科，有关这类问题，读者可参考《如何看待中医教材》一讲。

三是临床运用智能化。中医临床运用现代化是最难解决的问题，因为辨证论治模式很难借助现代科技手段来体现。智能化时代的到来，这个问题的解决就从不可能变成可能了。因为今天的智能化具有天量储存、神速运算、自我学习三大优势。有了天量储存优势，就可以把古今已经积累的证型模块化，还可按照辨证论治原则设计种种具有细微差异的证型模块。人类已知病种是有限的，已知病种的表现形式也是有限的，以天量存储空间容纳有限信息，是轻而易举的。以神速运算加上自我学习能力，在有限信息量中优选标准答案也是轻而易举的事情。这就充分保证了中医整体恒动认识理念不动摇，而答案与辨证论治原则契合度超过任何一位肉体凡胎中医大师的可能！可以断言，辨证论治的“机智过人”时代一定会到来！这是历史的必然！

中医引进西医辨病也是历史的必然，但这仅仅只是在对疾病表浅层次认识上的一点借鉴罢了，和机智过人是不能相提并论的。因为无论是血液生化检验，还是B型超声、核磁共振、基因检测等等，这些诊断方法观察到的结果多么细微、形象、真实，都只是一个对局部的静态认识，不能天、地、人全方位地对病因作用下的机体生命水平、邪正对比状态、机体内环境特点做出综合性动态评估。建立在这种认识基础上的辨病，无法有效指导中医临床，更算不上中医现代化。

如果以为这就是中医现代化，实在是一种幼稚的笑话。当然，如果把引进西医辨病放到中医现代化的漫漫长路上去加以评价，说这是试验性的一小步也未尝不可。

至于引进西医辨病是不是误入歧途这个问题，内涵比较复杂，关键看引入后的运用方式。

如果引进西医辨病，而且以西医的辨病直接指导临床，是不折不扣的中药西用，那也就真的成了不折不扣的误入歧途。因为这样的运用脱离了中医整体、恒动认识理念，生搬硬套在中医治疗学头上，中医的圆机就僵，活法就死，是不可能体现中医治疗优势的。

如果仅仅只是用作对疾病病位、病状、病性、善恶、预后等方面的参考，而不影响中医整体恒动治疗原则的运用，那就另当别论了，那就是合理的，甚至可以说是必要的。

引进西医辨病，前提条件必须是丝毫不能动摇对中医四诊的运用和发展，而且要求坚定不移地坚持整体动态的中医诊疗基本原则，不折不扣地执行中医诊疗标准。

引进西医辨病只是为了更清晰地了解疾病在病因、病理方面的某些要素，以便有助于中医在治疗过程中更好地把握标本缓急关系，更好地预测疾病发展趋势，这对现代中医具有积极借鉴意义。因为很多疾病，中医难以早期做出明确诊断，中医病名难以揭示其病因、病理本质，难以对其发展趋势做出预见性判断。

如结核病，中医称为“痨瘵”，本病早期并无典型潮热盗汗、颧红如妆、咯血等症状，难以做到早期明确诊断，很容易混同于一般外感咳嗽、上呼吸道出血等病症。等到“痨瘵”症状充分表现时，病情大多已经演变到了中晚期，延误了向患者提供合理治疗、隔离、养生、保健方案的最佳时机。即使辨证准确，大多也疗效欠佳。所以古人认为本病有传尸灭门的巨大危害。

再如结石类疾病，并不是只要形成了结石，就一定有典型的胀痛刺痛，即使有典型胀痛刺痛，也未必可以通过中医四诊早期精确定量、定形、定位、定性。

又如疟疾，古人强调必数发之后才能实施截疟治疗，原因就是难以早期确诊，因为以寒热交替出现为特点的病症很多，截疟方药与治疗其他类型寒热往来病症的方药性用差异很大，误用会对机体正气造成一定伤害。所以要等病人经历“数发”的痛苦后，才能得到确认，才敢以疟疾论治。

其他如癌症、免疫性疾病、先天性疾病等等，无不如此。借助西医辨病，早期对疾病病因、病位、病性做出明确判断，在对疾病基本性质认识明确的基础上再通过“辨证论治”去求取阶段性矛盾本质，去因地、因时、因人、因证设计治疗方案，就不是误入歧途，而是对提高中医认识有积极提示意义。

从文化环境的巨大变化看，现代中医在一定程度上引入西医辨病，已经成为历史性必然选择。不要说内在病因病理实质分辨给中医在更高层次上进行辨证奠定了一个新时代的高起点，就是外在形式需要，也已经迫使人们不能不做出这样的选择了。

所谓外在形式需要，主要指的是病名运用。因为古今文化背景差异巨大，已经使得在现实生活中讲中医病名，与患者很难沟通了。作为患者，就诊时，既希望得到一个药到病除的优秀治疗方案，同时也希望从医生那里了解到自己的真实病情，心里才踏实，这也是人之常情，并不过分。如果告诉患者湿热内蕴、气机郁闭、心肾不交、肺失宣降、气化不行等结论，患者是听不明白的，免不了反复问这问那，医生不得不颇费周折地去解释应付，结果还是很难让患者得到满意答案，大多数时候是医生摇头长叹，患者抱憾而归。换个西医学术语，说是什么炎症、溃疡、功能失调等，患者一下子就满足了，医生一下子就轻松了，皆大欢喜。

患者的这种满足虽然并不是真正意义上的理解，更多的仅仅只是一种简单的似是而非印象，但这种印象很容易和患者所具有的现代理化生物学文化元素发生对接性碰撞，使之产生一听便知的感觉，迅速进入和医生保持默契的状态，而不会纠缠不休，有助于医务工作的顺利开展。

以上两种情况，在现代医疗工作中早已是寻常现象。如果还坚持全面使用传统中医病名、中医术语，与时代文化特点的差异就会越来越大。这种差异不仅严重影响医患沟通，而且也影响中医走向未来，走向世界。

引进西医病名不等于置换中医理论！更不等于颠覆辨证论治原则！名称只是个概念外壳，如何对名称中的实质性内容进行认识和处理，才是事物的本质。中医认识和处理西医病名下的任何具体病症，都必须坚定不移、不折不扣地执行整体动态中医认识理念、四诊标准，最终把理法方药运用规范到“辨证论治”原则中去！放弃了“辨证论治”原则，就必然脱离整体动态认识轨道，中医的治疗就不可能针对患者生命水平、生命状态、机体内环境特点用药。因为知道了疾病是某种特殊病因所致，就不敢按照中医的寒热虚实痰瘀郁等证性进行治疗，那就绝不可能收到良好效果！因为任何疾病的发生发展演变都是机体内外多因素复杂影响造成的，中医以整体观、恒动观认识疾病的理念，才是真正符合疾病发展演变规律的。只重病因，不重机体内外多因素影响下的反应状态，是典型的一叶障目表现，是不可能正确把握疾病发展演变本质的。

中医学是通过观察万物在时空变化过程中的运动特点去理解生命，理解疾病的功能定位学科。在中医学认识理念中，生命的每一个瞬间都是一个崭新篇章，其内在复杂变化难以穷尽，生理病理都是如此。这是不以人类有没有如此精微的解读生命能力为改变的。用这个标准去要求，中西医的辨病都有很大局限性，都远远没有深入到整体动态认识层面中去，因而无法动态追踪疾病内在矛盾发展演变过程中的阶段性时空聚合点，也就无法针对性地制订与疾病过程中各个时空聚合点相契合的精准治疗方案。只有与时空运动规律相契合的辨证，才能深刻揭示随多因素影响而不断变化的疾病内在本质，也才能有效指导临床治疗。

辨证的要素，就是通过综合分析方法去求取疾病演变过程中对病性及未来发展趋势产生重大影响的核心要素——病机。只有抓住这个关键环节进行治疗，整体、恒动认识理念的全时空运用才不致成为一句空话。只有把整体恒动认识理念落到临床诊疗的实处，中医在诊疗方面才能占有一席非西医所能取代的优势地位。

对西医诊断明确、治疗效果不佳的病症，中医辨证诊断在强调对病因性质做出判断的同时，更强调对机体生命水平、邪正对比状态、机体内环境特点，以及机体在多因素影响下对病因做出的最终反应进行综合评价。治疗的着眼点，是既重病因，又重机体生命水平，也重邪正对比状态，还重机体内环境特点的多元并重、邪正兼顾。因而常常能收到令西医惊叹的良好效果。

对西医诊断不明、治疗无方的病症，中医根据四诊也常常能做出或外感，或内伤，或属热，或属寒，或属虚，或属实等明确判断，虽无微观实据可凭，却有宏观象变可征，而且可以通过宏观象变，深刻把握病因病理变化本质，有效指导临床治疗，收到令西医意想不到的良好效果。这样的实例，临床举不胜举。

不可否认，如癌症、结核、结石、寄生虫等特殊疾病的特异性病因，在一定阶段可能是决定治疗的主导因素，甚至可能贯穿治疗全过程。但在对因治疗时，以何种方式去作用于病因？以何种方式去调整治疗过程中的邪正盛衰关系？是至关重要的。

在西医那里，药物内治法相对简单，无非就是杀癌、杀菌、杀虫，一个“杀”字了得。

站在中医天人合一、整体恒动认识基础上，用“辨证论治”眼光看，杀癌、杀菌、杀虫，“杀法”都是大有讲究的，或兼温补，或兼攻下，或兼活血，或兼除湿，或兼行气，甚至以解决其他矛盾为主，兼以对因治疗等等，对疗效都会产生积极影响，这是中医最完美个体化治疗独有的精妙！

受西医学影响，还有一种见解也是值得引起重视的，那就是以现代微观检测指标革新中医的辨证论治，重建微观辨证诊疗模式。不少专家认为，传统辨证论治模式是建立在没有现代检测背景下的认知模式，是在没有现代科技研究手段的特殊历史条件下不得已的选择。既然有了现代微观检测手段，有了丰富的微观检测指标，就应该告别先前那种以四诊为基本素材的“据象求理”原始状态了，这样可以提升中医辨证认识的层次，引领中医辨证进入微观水平，促进中医现代化早日实现。

不只是有这样的设想哦！而且早在半个多世纪前就已经开始了这样的纳入尝试性探索。如以 17- 羟 17- 酮减少作为肾阴虚肾阳虚证的重要指标就是典型例子。其后，便有越来越多的微观指标被创新型中医专家用来作为中医辨证指标，如白细胞减少就是气虚证，红细胞减少就是血虚证，球蛋白增高就是热证，甲状腺素减少就是虚寒证，肌酐增高就是肾虚湿毒深陷证，转氨酶增高就是肝胆湿毒壅滞证，白蛋白减少就是元气大虚证等等。开始是少数人试探性对接，时间一久，渐成风气，不少中医师干脆就认定这是辨证新思维下的新模式、新依据，而且有凭有据，可数可量，比中医诊断指标好把握得多。

现代微观检测指标和中医的“证”确有一定关联！确有积极提示意义！但只可互参，而不能互证互用，更不能以此为根据，轻言革新中医辨证体系！要想以微观检测指标为依据革新中医辨证诊疗体系，首先要弄清一个问题，那就是现代微观指标与中医的“证”到底是什么关系？是唯一必然关联？还是多种取向下的或然关联？如果不弄清这个问题就轻言革新辨证体系，一旦这种认知泛滥，中医辨证论治这具有效指导中医理法方药临床运用的生动活泼学术灵魂，就真会在这样的“科学理念”引领下，一步步走向安乐死！这不是危言耸听，这是值得高度警惕的可怕后果！

从表面看，这种见解很前卫，很美好，也切实可行，是一条引领中医与现代科学接轨，并迅速实现中医科学化的捷径，确是一种美好愿望，甚至可能是未来发展前景。但深入思考一下就会发现，眼下还并不是可行的科学方案。最大障碍就是现有微观检测指标还远远不能与“证”性契合。

临床所见，在大多数病例中，微观指标的改变都受多种因素影响，寒、热、虚、实、痰、瘀、郁都有可能导致同一种微观指标发生重大改变。这就决定了同样的微观指标，可能属于不同的证性！这样的例子在临床举不胜举！

这就确证了西医的微观指标与中医证性并不存在唯一必然关联，而是多种取向下的或然关联。因而可以肯定，以现代检测的微观指标取代原有四诊内涵，革新中医辨证这条路眼下是走不通的！认为眼下这种模式已经成熟的见解，是非常错误的！千万不可轻信！

打个不太恰当的比方。中医的“证”和现代检测指标的差异，如同电脑制作的彩色三维动态图与分散在纸上的色素点一样，二者相差悬殊。

中医在天人合一理论框架下据象求理所认定的证，就像电脑制作的彩色三维动态图，内涵极其丰富。现代微观检测资料就像点染在纸上的色素点，内涵相对单一。伴随科技的日益精进，微观检测手段日益丰富，微观研究日益深入，色素点也必然越来越密集，并逐渐向由点融合成片、成图过渡，但离构成完整画面还相当遥远，离构成彩色三维动态图就更是遥远得很，根本无法深刻表达“证”的内涵。临床大量实例早已无可辩驳地说明，二者眼下只能互参，绝不可能互通互用！

但同时也要看到，现代科技发展已从日新月异进入到瞬息万变的神话境界，不排除未来某一天，微观宏观认识彻底洞穿的可能。那时，也许微观检测获得的大量信息，就像密集散布在纸上的色素点一样，有可能渐渐融合成完整画面，进而构成彩色动态三维立体图。再借助电脑智能化选择，在多个微观检测指标的对照互证中共同界定一个证型。果真如此，中医辨证论治就真的可以实现微观化了，中医诊疗体系现代化也就随之到来了。

好了，有关是否可以现代微观检测指标革新中医“辨证”内涵的问题，我个人的一管之见就谈到这里。希望大家都热情关注，都积极参与讨论。见解浅深，观点对错都没有关系，共同目的只有一个：澄清认识，推动中医健康发展！

从眼下中医所处的环境看，传统的辨证模式是绝不可动摇的！

通过理解生命得出的辨证结论，虽不可避免地存在对病因病理微观形质认识模糊甚至抽象的局限性，但在深刻把握矛盾本质，指导临床治疗从根本上化解矛盾，最终收到良好效果的方面，效应是毋庸置疑的！这正是“辨证论治”的宝贵价值所在。

“辨证论治”既是中医学习入门的基础标杆，又是中医理法方药运用水平修炼的最高境界，“辨证论治”是中医临证工作的灵魂！离开“辨证论治”，中医学就失去了学术灵魂！中医就不可能有发展！更不可能有未来！有的只是死路一条！

谢谢大家！

如何看待中药用量问题

大家好！

记得半年前和大家一起学习时，课间休息和几位同学聊天，有人发了一句感叹："哎呀！现在国家对处方用药剂量限制严格得很。不允许超《药典》规定量用药，各个医院都必须严格执行，医生不好当哦！"

我当时听了很震撼。

让我震撼的有两点。

一是这是个好消息呀！说明中医学术大环境与国家深化改革同步发展，在一天天走向规范化、法治化。

二是对"医生难当"那声无奈叹息感到心情沉重。怎么遵守中药法典，限制超《药典》规定量用药，医生就不好当了呢？真是天大的怪事！

仔细想想，又怪事不怪！

一方面，有的医生盲目追求经济效益，这正是处方越开越大、药量越用越多的重要原因之一。

除此之外，近三十多年来，中医界有些人还闹了"特异功能大师"闹"火神"，闹了"火神"闹"派系"，闹得人心向"派"，人心向"神"，人心向"怪"。为了把自己打扮成"怪异"名师，"神级"大师，"流派"宗师，大多都是以超大剂量运用芒硝、附子类有毒药物来显示自己"身怀绝技"，标榜自己"艺高人胆大"的，用量越大，神通越广，级别越高。

某些想要把自己打造成"神级"专家，想混出个"神"级位置的医生，都暗用心力，麻起胆子竞相攀比，你追我赶，渐成风气。

正是这股风潮，对中医现状产生了极坏的影响，使医界不少人认为有毒药物都可以超《药典》数倍运用，放大普通药物用量更没有什么可怕的。因而极大地助长了疗效不是从深研医理中求取，而是从无限放大药物用量中求取的错误理念膨胀，导致了不遵法典，毫无约束地放大中药用量的做法泛滥医林，成了抹黑中医学科形象，扰乱中医学术发展的重大问题。

中药用量大小到底应该如何看待？

这是个看似简单，而在现实临床工作中却表现得相当复杂的学术问题，值得每一个中医工作者认真思考，严肃对待，深入探讨。

有朋友可能会说：中药用量，不是由医生根据患者具体情况确定吗？有什么可讨论的？

“药量由医生根据患者具体病情确定”，这话没错，但不严谨。药物用量除了根据患者具体病情而定外，还有一个约束条件，那就是在一般情况下，得在法典规定的用量标准范围内运用。

医学行为关系到千百万人的安危，没有统一的法律法规约束，任由各个医生自由发挥，那还了得，岂不天下大乱，苍生蒙难！所以，自《神农本草经》开始，药物学专著就成为医家临床用药信守的准则。

自唐代《新修本草》开始，历朝历代都有作为国家药典的药物学专著行世，其中有关药物用量问题也渐趋规范，日益严谨。

在人口爆炸的近现代，世界各国都有自己法规性的药典，中医当然也不例外。严格限制超《药典》用量用药也是国家中药管理法规的基本要求之一，这是每个中医必须遵守的职业行为准则，任何人都不能例外！

现实临床用药到底还有多少人在遵守法典？

有关这个问题从来没人深入调研过，恐怕一半都不到！如果允许这样的状态存在下去，中医临床用药法典岂不是名存实亡了吗？还称得上什么行业法典呢？

也许有人会理直气壮地回答，法典应该是为临床运用服务的，如果法典定量不合理，那就失去了指导临床的意义，守法就成了作茧自缚。正是因为药典规定的用量太低了，所以大家才不守法典。药量低了就会影响疗效，影响收入，危及医疗机构生存。认真想想，是说的心里话！

持药量低了会影响疗效见解的人，他们还追本溯源，找到了导致药典定量太低的根源，认为祸根就在《本草纲目》，因为后世药典定量依据就是这部书。因而愤然谴责：就是明代医家李时珍把中药用量搞乱了！

真的是李时珍搞乱了中药用量吗？

有关这个问题，给大家讲一个我和一位记者对话的真实故事。没有半点水分，绝不是故事新编。

大概是 2006 年夏天吧，一位年龄三十上下，神形略显清瘦，举止大大方方，说话客客气气的记者，挂了我的号，来找我看病。

真人不露相，看完病后，他才告诉我：其实今天主要不是来看病的，而是特意来请教问题的。还拿出身份证、记者证让我查验。

在今天这个人人都亲近媒体，又人人都害怕媒体的时代，和记者打交道，都比较敏感，听了这话，我一下子也产生了敏感反应：心里暗暗在想，上班的医生那么多，他为什么专门来找我问问题呢？是不是我发表过什么谬论，得罪过什么学界同仁？或是治疗上出了什么偏差，造成了对哪位患者的伤害？他今天会不会是受人之托，特意代人兴师问罪来的？甚至可能是为打官司派出的“前哨尖兵”。

今天的医患关系紧张，医生不好当！所以一遇到某些与法律、法规沾点边的人，就免不了心生疑虑，瞬间产生出丰富的联想。

我自己知道自己的缺点，最突出的就是既性格倔强，又言辞偏激，就连和领导谈工作，一言不合，也会拍案而起，拂袖而去。说话，写文章，难免观点错误或出语伤人而不自知，但我绝不为职称、虚誉去拼凑一钱不值的文章，更不屑干那种剽窃别人成果的偷鸡摸狗勾当。在临床治病时，也非常谨慎，既不对症状治疗，又不超法典用药，也极少用什么民间单方、偏方，更不会“装神弄鬼”去糊弄患者，行医多年，还不曾有过什么闪失，应该不至于酿成祸端！眼前这位记者，虽然扛着请教的牌子，肚子里到底藏着什么标枪利箭，就只有他自己心知肚明了。

我心里坦荡，没有见不得人的东西，也就没有什么顾忌，干脆挑明了问他：“是不是受人之托，来找什么麻烦的？”还告诉他：“不要弯弯绕，最好直截了当，以免耽误时间！”大有短兵相接、锋芒毕露的气势。

他连声说：“老师误会了！老师误会了！我真是为请教问题而来的。”然后告诉我，他是因为读过我发表的文章，今天正是循着这条线索来找我的。

我问他讨论什么问题。

他说他对中医有兴趣，有感情，对网上热议的“火神”尤其充满好奇。正是带着这样的好奇心，前不久，他亲自采访，而且目睹了北方某著名“火神”用附子的真实情况，还极口称赞：确实胆识过人，起点量都在百克以上！

他说他当时很震撼，就现场采访了那位“大师”，提出了三个问题。

一是为什么要用这么大的量？算不算违犯行业法规？

二是附子有毒，超药典运用有没有中毒风险？

三是中药药典的规定量有没有临床指导价值？

“大师”不假思索，慨然回答：“犯什么法规？中医用药历来都是医生说了算！我看的病人，当然是我认为他该用多大的量就用多大的量！不是我的用量太大了，而是中医教材、中药药典的定量太低了！现在的教材、《药典》，定量依据都是《本草纲目》，《本草纲目》记载的用量都是很低的，是没有临床价值的！就是李时珍把中药用量搞乱了嘛！”

记者继续转述：“‘大师’还进一步阐述，说李时珍《本草纲目》问世之前，中药用量本来是很大的。老祖宗早有明训，什么……什么……”。记者记不起“大师”的原话了，歪着脑袋想了一下说：“大意好像是说吃了药不眩晕，病就不会好。”

我接着他的话说：“是不是‘若药弗瞑眩，厥疾弗瘳’？”

他连声说：“对！对！就是这句话。”

记者讲完故事后，再三申明，他绝不是来“找什么麻烦”的，而是出于对中医情有独钟，希望以自己的工作之便，借助媒体，宣传中医，为弘扬中医学术做点力所能及的工作。现在“火神”派很热闹，到底应该怎么看待这个问题，他把握不住，是应该帮助做些宣传，提倡超药典用药呢？还是应该提醒中医不能违犯法规，尽量避免超药典用药呢？所以想听听我的看法。

我静静地听完这位年轻记者朋友的故事，深信“为弘扬中医学术做点力所能及的工作”是他的由衷之言！

我问他：“你对这种闹‘火神’现状有什么看法？”

他说：“现在中医界包括不少专家学者在内，都很认同‘火神’见解、‘火神’方药，说明‘火神’观点是有市场的，也是有道理的。”

我问他：“你有没有文化？”

他一下子愣了，红着脸，一字一顿地说：“老师真会开玩笑，作为记者，怎么能没文化呢？”

我说：“文化是人类智慧创造的产物，学文化就是在学习前人智慧。有文化就一定有智慧，有智慧的人就应该勤于思考，善于思考。有文化就对事物由浅入深，由粗到精，由略到详，由晦到明的发展过程有清晰认识，不致详略不辨，浅深不分，精粗不明，是非颠倒呀！”

见记者没有吭声，就继续讲：

“你知道‘若药弗瞑眩，厥疾弗瘳’这话出自哪里吗？这话出自《尚书》，《尚书》成书于公元前五世纪左右，是中国最古老的文献，那时，中医理论还在娘胎里呢！

谁是中医理论的娘？

实践哪！中医理论就是在中华民族长期生产生活实践中孕育而成的。《尚书》中所记载的医药知识，也是早期中华先民生产生活实践的产物，属于原始医药经验向中医理论体系过渡的知识碎片！所以应该看作是中医理论体系的娘，甚至是老祖母。记住娘，记住老祖母，是为了记住血缘，明白前世和今生的关系。是为了说明中医理论、中药理论、方药用量都不是面壁虚构、凭空想象出来的，更不是天上掉下来的，而是在实践中不断总结积累起来的。除此之外，还有后人敬重前辈、纪念祖先的情感成分在内。

单就‘若药弗瞑眩，厥疾弗瘳’这句话而言，讲的是什么？

这话的直译是说：吃药如果不吃到头晕目眩甚至昏倒的状态出现，病就不会好。

反过来讲，如果吃药吃到出现头晕目眩甚至发生昏倒还不见好转，这药就不能再吃了。

为什么不能再吃了？

因为人们已经从生活实践中认识了头晕目眩甚至昏倒，是已经中毒的危险状态，再吃就有可能要吃死人了呀！

疾病是伴随生命起源而开始的，人类疾病的发生也不例外，我们的老祖宗早在原始时期就开始遭受病痛折磨，就开始寻找救疗方法，就开始吃药，就开始探索药物用量标准问题了。

在他们的生活实践中，因为服药量不当而造成死亡的现象随时都在发生。正是这种惨痛的生命代价迫使他们要去探索这个问题，怎么才能吃了不死人呀？经过反复观察，反复体验，反复总结，有一天，终于觉悟了，哦！吃到晕晕乎乎的时候，就不能再吃了，再吃就可能要造成中毒死亡的严重后果。

由此可见，《尚书》的这个定量标准，仅仅是个有效量判断标准吗？肯定不是！透过现象看本质，其实也是个中毒量判断标准嘛！

所以只要稍微理智地去看《尚书》的内容，就会明白老祖宗的本意，并不是在强调服药必须服到出现中毒状态才会有效，而是在强调服药服到出现中毒状态时，病情仍然没有好转，那就不能再服了，再服就有可能要伤生害命。这么浅显的道理，有文化的人怎么会搞不懂呢？这样的极限量、中毒量，是科学的定量标准吗？能作为药物用量标准来看待吗？当然不能！

在中医理论诞生将近两千年后的今天，还鼓吹这是最佳用量，完全是食古不化的死脑筋！完全是不明事理的一派胡言！

《本草纲目》是什么时代的作品?

是明代的作品，是中医理论体系诞生千年之后的药物学集大成巨著。书中记载的药物用量，不是李时珍想当然能想出来的，而是在中医理论指导下，经千年临床反复运用，反复观察，反复验证，反复总结的智慧结晶，是没有动物实验的人体直接验证成果。

在这个漫长的验证过程中，中华民族是付出了惨痛生命代价的。是值得珍视、值得信赖的有效量、安全量、标准量。用现代眼光看，这个量也是科学量！怎么能把《尚书》中的粗略原始记载，和明代李时珍的《本草纲目》相提并论呢？二者根本就不能同日而语嘛！这么分明的是非，有文化的人怎么会辨不清呢?”

我停顿了一下，见他没有吭声，就继续讲下去：

“‘大师’的答案也太离谱了！他既违犯了现行中药行规，也否定了中医学将近两千年的理论性临床实践认识。不要以为他有什么了不得，就凭他对原始用药经验的迷信，就可以知道，这样的人并不是什么超级‘医神’，而是学理未通的牛皮大王！弄不好还是伤生害命的‘死神’！

学术真理绝不会因某些‘名家’‘大腕’的偏见而动摇！当然更不会因某些貌似名家大腕，实为南郭先生的胡说八道而抹杀！在闹神闹鬼闹得沸沸扬扬的中医学术领域里，你怎么能简单相信某个‘大神’的某种见解呢？怎么能够因为某些中医专家学者盲目跟风，推波助澜，在学术界形成了市场，造成了貌似强大的舆论影响，就认为这样的见解有道理呢？这样去判断学术是非，就是没有文化的表现！所以我问你有没有文化呢。”

那位年轻人的涵养很好，在我多少带点愤激情绪的责难中，他始终面带微笑，端然安坐。

见对方并无不悦之色，我倒是觉得言辞过激了些，人家出于对中医的爱好，来随便聊聊，简单敷衍几句就行了，何苦如此较真。于是继续说：“不过，从你对‘火神’提出的三个问题看，你对这样的做法，并没有完全盲目崇拜，盲目迷信，还是心存疑问的。由此可见，你又是有头脑的，不然，你就不会提出那么尖锐的问题了。说你没文化，多有冒犯，还请包涵！抱歉！抱歉!”

他连声说：“没事，没事，前辈的见解让学生受益匪浅，我很高兴。”真是有教养有涵养的好青年。

一番发泄后，我内心平静了许多，语气也缓和了许多，继续说：“民间闹特异功能，闹‘神’，闹派，都打着中医的旗帜，把原本有成熟理论体系，有客观诊疗标准，有理法方药统一运用原则的中医学闹成派系林立，四分五裂局面！如果你们真是热爱中医，希望中医健康发展，那我就奉劝几句：千万不要道听途说就跟着起哄！千万不要把某种个别现象当作典型来树，当作神来吹捧！这样做只会给中医添堵添乱！学术自有学术的发展规律，不是靠胆大妄为，靠造‘神’、造派系、造‘大师’之类瞎起哄，和呐喊助威虚张声势可以推动的。中医学术发展需要的是全体中医人涤除名利妄念，沉潜心志，踏踏实实地刻苦钻研，真正把中医理论学懂，学通，把中医技术用好，用活，真正体现出中医的独特诊疗优势，中医才有生存空间，中医才有发展前景。”

听完之后，他没有一丝一毫的不悦之色，而是非常有礼貌地连声说：“谢谢！谢谢！受益匪浅！受益匪浅！”还问我：“以后还可以向老师请教问题吗？”

我回答说：“不是请教，是讨论。那得看有没有时间，有没有缘分。”我真的开始喜欢起这个青年人来了，说不定什么时候，他还会成为中医队伍的一分子呢！现在这种跨专业学习中医的人越来越多。

遗憾的是，我看了他的身份证、记者证，却没有记下他的名字。这是一个很有修养而又求知若渴的好青年、好学者。难得！难得！

再给大家讲一个我和一位患者对话的真实故事，同样没有半点水分。而且和刚才讲的那个与记者对话故事，带有姊妹篇色彩。

真是天缘巧合，故事还是发生在2006年夏天，一位28岁男性青年，在一位年三八左右的佳人陪伴下前来就诊。

他的号本来是比较靠前的，却屡叫不应，直到把所有病人看完，他们才不叫而入。他是刻意在等待没人催促打扰的时间点。凡是这类患者，大多都是啰唆成癖或有难言之隐的人。

这人身高一米八左右，体格魁梧，面色白净明润，永远一副笑眯眯的和善表情。

他告诉我说：他患感冒咳嗽，越治越严重，后来发展为哮喘。时发时止，发无定时。发作严重时，胸闷气紧，呼吸困难，苦不堪言。叫我帮忙仔细看看。

问诊得知：饮食、二便正常，近日偶有微咳，余无不适。查验舌象，舌体微胖大，舌质红润，舌苔薄，隐隐薄白微腻。切得六脉略弦滑。综合评价，不过风寒郁表兼内有痰湿郁肺，肺气不利，日久郁而化热，肺气上逆而喘的轻症罢了，并非疑难重症。

他问我："老师，您说句实话，我这病是不是疑难重症？还能治不？"

我很诧异！心想：堂堂七尺男儿，身体这么棒，怎么动不动就问能治不能治呢！现在的青年人也太脆弱了！

我说："我天生只会说实话，句句都是实话。你没有什么大病，就是个小毛病。"

他听了以后，嚯地从凳子上站起来，退后一步，两手抓住他女伴肩头，瞪大眼睛对他的女伴说："听见没有？老师说我是小——毛——病——！"特意把每个字的音节都拖得长长的。

说完以后，就和他的女伴一起哈哈大笑，差点把腰都笑折了。

我说："你们笑什么？我的结论有那么好笑吗？"

他立即回到患者座位上，收敛起笑容，神情凝重地告诉我：他大学毕业后在深圳工作，这病是三年前盛暑时节，因吃冰饮冷，冲凉吹风，得了一场重感冒落下的。先是咳嗽，经西医抗炎、抗感染治疗无效，继而发为哮喘。发作时胸闷气紧，呼吸困难，有濒死感，经顶级西医专家确诊为"非特异性哮喘"。

他在广州、北京、上海都租房找顶级西医医院检查、顶级西医专家诊治过，每个地方治疗时间都在三个月以上，诊断都一样，疗效都不佳。

后来有人建议他找中医治疗，他找的也都是中医界的名家，在每个专家那里治疗也都在三个月以上，也收效甚微。

在发作严重，呼吸十分困难时，他曾多次产生轻生念头。外出就诊时都随身携带喷雾剂，以备发作时救急。说着还从衣兜里摸出一支喷雾剂给我看。

再后来有人又建议他找中医"火神"治疗，从两广，到京沪，从南海之滨，到三晋腹地，他都不辞辛劳地找遍了。

有一位名震医林的重量级"老火神"，用大剂姜桂附治疗，附片以一百多克为起点量，每周还递增二十多克。服药期间，病情仍不断发作，但发作时症状有所减轻。当附片用到 180g 左右时，出现汗血、唾血、尿血，他自己有些害怕了，去问"火神"还要不要继续服药？

"火神"告诉他："大胆吃！你这病哪！必须吃到哪天发生昏迷，醒来之后，才能好哦！"于是继续服用。

有一天，就在"火神"那儿候诊时突发昏迷，经西医抢救脱险后，病情并无大的好转。于是带着恐惧和遗憾怅然离开。

听说四川是"火神"的故乡，清末的火神宗师郑寿全就生在四川，长在四川。现在的川派"火神"可以说都是他的学术后裔。

医林传说神奇得很，说是川派火神经百年修炼，操独门绝技，自成峨嵋一派。患者正是循着这条线索寻来成都租房求治，准备打一场不胜不归的持久战。经成都“神级”专家诊治月余，仍然没有收到他期盼的效果。

有一天，听一位病友介绍，说成都中医药大学陈潮祖教授善治疑难杂症，于是抱着试试看的心理前往一试。患者说：“陈老的药，是他所吃过的中西药物里，效果最好的！”连续服用 3 剂，病情明显改善。遗憾的是，关键时刻，陈老却因坐在被窝里，使劲向前倾斜着身子去拉电灯开关，一不小心，压碎三个脊椎住院了。打听到我是陈老的门生，才特意来找我诊治。

我看了陈老处方，是开的胃苓汤。

再看看其他处方，除火神运用大剂量附子、干姜、肉桂类温补心肾阳气药物外，其余医家多是定喘、止嗽、解痉类药。

听完他的求医经历，我就知道此人来历不凡，应该是个事业有成，社会阅历丰富，经济基础雄厚，社交能力很强的人。不然，怎么可能在北上广这样的高消费城市一住就是好几个月？怎么可能找医生瞄准的都是常人难得一窥尊容的顶级大腕？

听他讲完求医寻药的故事，我明白了他就诊时只字不提这段故事的原因，显然是因为闻名不如见面，见面其实一般。我并不是他想象中那种，多少有几分仙风道骨气质的医生，而是个衣着陈旧，神情呆板的凡夫俗子，所以就想先考考我的诊断水平。

我也明白了他们笑声中的含意：什么名师出高徒哦！简直就是不学无术，乱开黄腔的南郭先生嘛！

不过这个青年还是很有修养的，他讲完求医经历后，既没拂袖而去，更没有表现出不屑或不悦，仍然带着笑意平心静气地用怀疑的语气问我：“老师，我这还是小病哪？”

我回答说：“对不起哟！我只有这个水平。我只能看到这个深度，我看到的就只是个小毛病，我得实话实说，你就是把腰笑断了，我也不敢装神弄鬼地来自高身价。至于你找过多少早已修炼成火眼金睛的超级名家大腕诊治，服过多少学能标新立异，术能起死回生的世外高人所炼灵丹妙药，那是你的求医经历，我可以参考。但参考了不等于我也就立地顿悟，具备了他们那样的法眼，那样的水平。他们能看到的深度，我今天是看不到的，我只能按我看到的做判断。他们能炼成的仙丹，我是没有办法炼成的，我只有按照诊断结论给你开个寻常处方！”

他听了我的回答，一声不吭，只是带着几分惊疑的神情，瞪大眼睛望着我。

我也不管他想什么，就给他开了个杏苏散去姜枣与三仁汤去滑石加川藿香的方，而且都是十来克、五六克的低剂量。

他的女伴拿着处方，神情非常专注地一边看，一边皱眉头，表情格外丰富。

我问她："这位女生是学中医的？"

女青年惊诧地抬头反问："老师是怎么知道的？我是甘肃中医学院的内科硕士。"

我说："既然是中医内科硕士，那就不是外行，而是内行了。是内行就好沟通了。你看看这处方，就应该知道这治的是不是鸡毛蒜皮小毛病了。"

我又转问小伙子："她是你什么人？"

小伙子说是他的女朋友。

我说："年轻人，我也该下班了，既然带着中医保健医生，那就回去慢慢讨论吧！问问你女朋友，这个方是不是治小毛病的。你要是愿意试试，就先买两三剂吃一吃。不愿试，那就只有另请高明。"

三天后，他又带着女友一起来了，仍然是等到我把所有病人看完后才进来。进来后关上门，把他女友提在手里的包拿过来，放到诊断桌上，然后对他女友说："来！来！来！站好！站好！给老师敬礼！"并排站立整齐后，连续敬了三个九十度鞠躬礼。

我一边起身去制止，一边连声说："哎呀！这是干什么？这是干什么？"

他鞠完躬，回到诊断桌边，笑容可掬地对我说："老师啊！您是我的再生父母啊！你上次的药真是效果非常好！我服完第一剂，就咳喘消失，而且感觉到患病以来从未有过的心胸轻快，完全回到了生病前的状态，真是太神奇了！真是太神奇了！连续服完三剂，感觉一切都好了，现在决定坚持找老师继续调理一段时间，巩固疗效。"

他女朋友迫不及待地说："老师能不能讲讲这个病的治疗要点？"

我说："治疗要点简单得很哪！轻宣肺卫与清利湿热双管齐下嘛！"

她又问："他原来的病情真的很严重呢！这么轻描淡写的药怎么会有那么好的效果呢？"

我说："过去的病情是不是真的很严重？现在无从考查，也许真的很严重，也许并不是你们想象的那么严重。再说，疾病是发展变化的，你朋友年轻体壮，又用过那么多西药中药，病情发生重大变化，早已逐渐向愈也是完全可能的，说不定前面的医生钻木已透九分，我所做的工作，只是把最后一分打穿而已。医生治病，遣方用药，不是针对过去病情运用的，而是针对现实病情运用的，这就是号称清初三大家的喻嘉言老前辈所说的‘有是病即有是药，病千变药亦千变’嘛！

中医诊断是有标准的。病情是轻是重，得以四诊所收集的资料为判断依据。不能因为过去严重，就想当然地主观认定现在也严重。更何况，过去的认识是不是正确还得打问号。

中医的治疗是有原则的，这个原则就是辨证论治，而不是简单地对症状治疗，也不是按照西医诊断到树皮草根里去淘这素那素之类的宝。证性的确认得有依据，依据就是四诊所收集的色脉形症等客观症状。色脉形症等四诊数据只是诊断素材，不是最后结论。最后结论不是四诊素材的简单叠加，而是必须通过全面深入的综合分析，在洞见真情的前提下才能得出。”

我又转而对患者说：“正如你自己所说，你这病是三年多以前盛夏吃冰饮冷，再加低温空调，冷浴吹风造成的。中医认为这种病的核心病机是‘寒郁表闭，肺失宣发’。初起时，通过散寒解表，恢复人与自然息息相通关系，就能顺利解决。就是不治，只要不继续吹低温空调，不继续冲冷水澡，不继续喝冰镇饮料和大量吃生冷瓜果，喝碗民间经验的酸辣汤，让机体出点汗，说不定都能好。你却错误地接受了抗感染、抗炎、抗敏类西药治疗，紧接着又吃了大量收敛止咳和大温大补中药。那些西药的性质近似寒凉中药，越吃越损伤脏腑阳气，越吃越降低机体免疫功能，最终导致邪气内陷，造成肺络痉挛，呼吸不畅而成哮喘。中医前期不去开宣肺气，恢复人与自然息息相通生理常态，而是先用止咳平喘收敛药物来进行治疗，使表卫气机更加郁闭，后用大温大补进行填塞，使机体内在气机更加壅塞，简直就成了外加锁内顶杠嘛！人与自然息息相通关系怎么恢复得了？人与自然息息相通的生理常态不能真正恢复，这个问题就不能有效解决。理论认识就这么简单！

中西医对这个问题的认识，分歧巨大，不只是病因认识差异，也不只是药物选择差异，而是从发病原理，到病理本质，到治疗原理，都有本质的区别，是很难沟通的！有些中医术语你可能听不明白，没关系，你女朋友可以慢慢给你灌输，有人天天在你的耳边念中医的‘经’，说不定过几年你都慢慢被熏陶成半个中医了。”

我还告诉他：“你这样的年龄和体质，其实是不需要调理的，最好的调理就是改变生活习惯，具体改变内容就是我刚才说的那些禁忌要点。”

患者可能是生病生怕了，他还是坚持在成都调理了三个多月。

我反复劝导，叫他回去继续工作，年轻人完全无所事事，是要不得的，时间长了，精神空虚，反而更容易出健康偏差。后来在我的再三劝告下，回到湖北老家去了。

没想到，回去不到两周，又回来了。问他什么原因，他说被他爸爸臭骂了好几次，说是重病几年，钱花了几十万都无所谓，还差点把命都丢了，怎么能刚收到效果就以为平安无事了呢？责令他回成都继续治疗！

就这样，他又在成都待了半年才回去。

医务工作还是很温暖的！医生一辈子还是收获了不少动人情感的！四川大地震把全国人民都震怕了，2013 年 4 月 20 日，雅安芦山又发生 7.0 级地震。央视刚刚播报这个信息不到 5 分钟，那位曾患哮喘的青年就连续三番五次的电话、短信，再三恳请我和老伴去他那儿避灾，说湖北比四川安全，他一定把我们照顾好！哎呀！那份真挚深厚的情意真是令人感动不已呀！

这两个故事说明什么？

说明搞乱中药用量的不是李时珍，而是现实中医队伍里某些不学无术、胆大妄为的南郭先生！

说明决定中医疗效的不是脱离共同理论基础、脱离共同诊疗标准的这派那派！不是超越常理常规、凭异想天开取胜的大师大腕！更不是完全不讲理法、但凭奇方异术包医百病的“神医”“仙医”！

决定中医疗效的要素只有一个，那就是：理！无理不言医！无理不言术！无理不言效！

在今天这个信息传播比刮风还快的网络时代，在这个大师大腕多如牛毛的时代，千万不要迷信！一旦有了迷信神仙、迷信派别、迷信大腕的理念，就等于自己给自己戴上了照搬套用的紧箍咒，就等于走进了歧路百出、飞沙走石、暗无天日的迷魂阵。你就很难保持眼明心静、头脑清醒，很难做到实事求是，更难做到思想解放哦！

医贵明理！理贵知用！内、外、妇、儿、眼、皮肤、肛肠等各科，针刺、灸疗、按摩、拔罐等一切治疗方法，都不例外！都必须严格遵守理论指导！都必须严格执行运用标准！脱离理论指导，不守运用标准的行为，都不是中医理法方药运用的正确体现！都是胡作非为！

讲完这两个故事，我想问问大家：

中医到底有几种定量？

没人回答，那我就谈谈我的看法。

用学术眼光看，只能有一种定量，这种定量可以称为“标准量”。所谓“标准量”就是有效的、安全的、精确的、统一的用量，也就是国家现行《药典》所规定的用量。这是一个经过近两千年理论指导下不断探索总结、反复临床验证得来的科学量。一经《药典》认定，也就成了每个中医都必须严格遵循的法定量。

这个定量的优点就是：有效、安全、相对精确，适应范围广，经得起实践检验，从起点量到极限量还留有一定缩放弹性空间。这样的定量便于普及，便于交流，便于管理。

世上任何事情都不可能十全十美，都存在某些局限性。严格限制了放缩幅度的用量，针对的是病情的常规需要，并不包括某些特殊病情的特殊需要，仍不免带有僵化的局限性，或多或少会在一定程度上约束医生的手脚和思维。

如果用发展的眼光看中药用量，那就不是一种量，而是四种。

那就是：探索量、过渡量、标准量、研究量。标准量也可以看作是科学量，刚才已经讨论过了。下面只讨论其他三种量。

所谓“探索量”，就是前面讲到过的，《尚书·说命》所记载的那种，以“若药弗瞑眩，厥疾弗瘳”作为判断标准的超大剂量。这种量不是以明确的称量为标准，而是以服药后的临床反应为标准，把人吃到中毒昏迷，就不能再吃了。这是原始医药经验的忠实记录。

大家注意，“探索量”虽然已带有强烈的药效意识和明确的安全意识，但仍然是没有安全保障的！医生的天职是救死扶伤！这种连最起码安全保障都没有的用量，是最佳用量吗？这样明白的大是大非问题，还有展开讨论的必要吗？

大家清楚了吧？模糊量加中毒反应就是探索量。这样的量还可以作为今天的用量标准吗？那些把这种用量标准当作神授仙传取效秘诀的人，到底是大师大腕还是大傻？不是清清楚楚吗？现实中还有不少人对这样的大傻愚见奉若神明，真是中医的悲哀！

所谓过渡量，就是从原始量到标准量之间的渐进发展演变量。这个量的内涵比较复杂，大多数药物临床运用过程中，经历代医家不断修正，已厘定了安全、有效、精确、统一的标准定量，但部分药物定量仍带有以尺寸、斗升、勺、杯、碗、枚、粒、梧子大、握、钱匕、刀圭等模糊量痕迹。

即便是已经具备安全、有效、精确、统一的标准量特点，其用量精确度仍在发展变化中，还不那么稳定，和今天的《药典》量并不完全等同。

对于枚、粒、握、杯、碗、勺、尺寸、斗升、钱匕、刀圭、梧子大等模糊量，早在隋唐甚至更早时期，就已经开始放弃，开始改革了。具体改革方法就是尽可能地以重量代替其他一切模糊量。

孙思邈在《备急千金要方•序》中明确记载："方中虽皆复有用尺寸处，旧例已有准折斤两法。"孙思邈自己是历经西魏、北周、隋唐的寿星，《备急千金要方》又是他前半生的作品，所称"旧例"应该不是指唐代，而是唐代以前就已经开始用重量折算模糊量了。而这个折算的工作直到明代《本草纲目》问世，都没有做彻底，可见传统习惯的改变有多么艰难。

所谓"研究量"，包括两个方面：

一是中医药现代科研所用的量；二是医生在临床探索中所用的量。

"研究量"有两个突出特点：一是严格照搬，二是大胆突破。

现代科研量遵循的是"严格照搬"原则。临床探索量遵循的是"大胆突破"原则。

现代中医方药科研主要集中在三个方面：一是成品药的生产，二是古方的实验研究，三是中药的新药研发。这三项工作都是不允许对原方结构和用量有丝毫改动的！哪怕改动一丝一毫，那就不再是原来那个方了。

严格讲，改动就是犯规，改动就是作弊，改动就是造假。

但要弄清楚。来自中医文献中的"原方用量"，并不等于今天的药典用量。照搬的并不是药典量，而是以文献或医家处方为根据的原作者用量。这种处方中的药物用量，因为在古人的处方中，有些药还是用的尺寸、枚瓣、钱匕等模糊定量标准，因而有可能和今天完全以重量为标准的药典量存在一定差异，但绝大多数还是比较相近的。

临床"研究量"原本是指理论功底深厚，临床积累丰富的医家，在辨证论治原则严格规范下，针对某些特殊病症的特殊药物用量选择。因为《药典》法定量是针对一般病情需要的，并不包括某些特殊需要。而在临床上，各种病症层出不穷，临床发展变化万千，在常法常量仍不能取得良好效果时，是可以根据病情需要，对法典规定量进行试探性适当缩小或放大的。

这种试探性放缩药用量，目的不是追求超大剂量用药，以夸耀自己的胆识；更不是为了通过多卖点药以追求经济效益的提高；而是为了找到一个适合特殊病情需要的最佳用量。

所以，突破就是创新，突破就是发展。

既然是试探性突破，那就不要当“易胆大”“常胆大”“最胆大”！以免久走夜路碰到鬼！最好还是摸着石头过河，当个“莫胆大”“不胆大”为好！严守《内经》循序渐进的原则，逐渐增加。为什么要一下子成数倍甚至数十倍地猛增？硬是不医好几个没人信，不医死几个没人怕吗？真的就不怕吃死人打官司吗？

不出医疗事故就算了，一旦酿成医疗事故，突破就不是犯规哈，而是犯法！是犯罪！

古人在药物用量问题上谨慎得很。就连放大药物用量的做法一般都不提倡，更多的是用延长疗程换疗效的方式来处理。只要辨证正确，一剂不行再剂，再剂不行三剂，三剂不行多剂，直至效而后已。这在临床上也是经过反复验证的有效措施，而且非常安全。

人们常说：病来如山倒，病去如抽丝，王道无近功，破坏容易重建难！更何况，不少慢性病原本就是数年乃至数十年忧思苦闷，奔波劳碌，乱吃乱喝，乱耍乱玩，乱治乱医，积渐而成的，哪里是三锤子两板斧能解决的。

凡是积久而成的病症，大多矛盾错综交织，痼结难解，本来就需要一个较长的治疗、修复、重建过程，矛盾才能渐解，邪气才能渐消，元气才能渐长，疗效也才相对比较巩固！这对患者是大有好处的！这才是医患的共同目标！

作为长期遭受病痛折磨的患者，当然是希望见效越快越好！熬药都嫌等得太长了，最好是念个咒语就立见功效，那多好！谁生了病不希望遇上这样的奇方异术？这是所有患者的共同期盼！

患者心情可以理解，但世上哪里有这样的好事！医生是人不是神，真要想收到念咒画符就好的奇效，那找医生就叩错了门！就应该去找那些无所不能的特异功能大师，或找巫师巫婆！

站在患者角度看问题，他们希望医生把药下重点，就像开锁一样，不要拿个小小的金属片在那里试验，磨磨蹭蹭的，要费不少工夫才解决问题，不如干脆拿把十斤八斤大锤子，一锤下去，哐啷！问题就解决了，再好不过！这种心情也是可以理解的。

病痛缠身，度日如年，谁愿意在这样的煎熬中度人生？谁生了病不想速战速决？可那是在开锁吗？是在化解矛盾吗？那是在破坏！那是在帮倒忙！

不知辨证论治，只能对症状用药的医生，而且敢于超大剂量用药的张大包、王大胆就是这样在解决问题！他们真的能把问题解决好吗？

在辨证正确，而常量治疗效果又缓慢甚至不佳的情况下，可不可以适当放大药物用量？

当然可以！古代也一定有医家在这么干，只不过，凡学有素养的医家，大多并不轻率倡导这么干，更多是强调明辨证情，巧施妙法，精选方药，缓图渐进。

古人为什么不轻率倡导放大药物用量？

他们可能有三个方面的考虑。

一是刚才讲的，不少病症本来就需要一个较长的治疗周期，急也没用，还是循序渐进的好。

二是顾忌从放大药物用量中求疗效，反而会掩盖理中求效的本质，对理法方药的精妙运用产生负面影响。

三是大剂量用药的风气不宜提倡，尤其在培养下一代时，更应严守理法，严守规矩。不能把学生都培养成“张胆大”“王胆大”“易胆大”“最胆大”。一旦开了那样的风气，就不得了！就有可能带动医界一大批人群起跟风效法，肆意发挥，竞相攀比，乱象蜂起，导致不守理法的医风恶性泛滥。不仅败坏自己的门风，也败坏医界的学风。这样的乱象是任何有良知的医生都不愿看到的。

古今时空虽殊，人性却大致相同，良莠不齐的特点也大致相似。大多数人都不愿从明理中求疗效，而愿从放大剂量中求疗效。

从放大剂量求疗效，既简单易行，又很受医院、诊所、药店的欢迎！

从明理中求疗效，得学海沉潜，书山攀登，还得持之以恒，才能如愿以偿，比起从剂量中求疗效，那就辛苦得多了。

当然，用什么方式求疗效并不是个情感好恶问题，本质上还是学术功力所决定的。

能从明理中求疗效功力的人，深知理才是中医的灵魂，才是取效的根本，只有明理才能稳操胜券。这样的医生，怎么可能弃至精至微之理的学习钻研，而求盲目放大剂量呢？

没有从明理中求疗效功力的人，从来就不明白疗效到底是怎么获得的。临证治病，连东西南北都分不清，求理的“门”在哪里都不知道，他就是想要求理，也力不从心。他就有可能盲目放大剂量，然后默默祈祷，希望能像买彩票那样，一不小心，碰巧了中个大奖。

今天的临床超药典大剂量用药，已经成为普遍现象，难道都是在针对特殊病症，特殊问题寻找最佳用量吗？有那么多特殊问题需要解决吗？

下面讨论“引起古今药物用量争议的原因”。

关于药物用量大小变化问题，并不是今天才有的新话题，早在魏晋时期就引起关注了。

据《晋书·律历志》记载：“元康中，裴頠（wěi）以为医方人命之急，而称量不与古同，为害特重，宜用此改治权衡”。元康是西晋的年号，对应公元纪年，为291—299年间。有一个“通博多闻，兼明医术”，名叫裴頠的官员，就给皇帝上疏，强调医药是关系人民生命健康的大事，医生在用前人医方时，很多时候都是忠实前人的用量，但称药的量具却在历史进程中悄然发生着演变，古今度量衡标准发生了改变，这就给药物运用带来了潜在威胁，是个危害非常严重的问题，国家应对量具进行严格的审订修正。

在度量衡标准变化的背后，是不是隐含药物用量变化？药物用量是在向越来越大的方向变？还是在向越来越小的方向变？

直到今天，这个官司都没有真正结案。

有人认为药物用量是越来越小，古代用量相当于现代用量的5倍甚至10倍。

有人认为药物用量是越来越大，古代用量只相当于现代用量的1/3甚至1/5。

持这两种不同观点的人，都不是信口开河，而是各有各的依据，很难判定谁是谁非！

这看起来是个很简单的问题，为什么却成了千年难以了结的官司呢？

深入研究就会发现，引起古今药物用量争议的原因还比较复杂，并不是大家所想的那么简单，最主要的原因有三。

第一个方面的原因就是文献记录不一样：针对同一事物，文献记录不同，误差也就很大。

比如说，有关斤两的重量单元确定，时差三四百年的文献记录就相差巨大。

据大约成书于公元40年—92年间的《汉书·律历志》记载：“一龠（yuè，月），容千二百黍，重十二铢，两之为两。二十四铢为两，十六两为斤。”

所有度量衡工具从哪里来的？

都是从生活实践中来的，人类社会伴随人口日渐增多，就像孔子在《论语》

中所说的“不患寡而患不均”，生活物资有限，不计量分配就会产生猜疑、不满等矛盾，甚至发展为仇恨、争斗，乃至社会动乱。所以一切度量单位都是以实物为依据来确定的。

“龠”是古代的容量量具，“秤”是至今还在运用的重量量具。1 龠装 1 200 粒黍米，古人把 1 200 粒黍米的重量定为 12 铢，24 铢为 1 两，16 两为 1 斤。斤两钱等重量单元就是这么来的。

据大约成书于公元 400 年—500 年的《孙子算经》记载：“称之所起，起于黍，十黍为一絫（lěi）；十絫为一铢，二十四铢为一两，十六两为一斤。”与《汉书•律历志》的记载是完全吻合的。

近现代度量衡专家吴承洛和丘光明先生，根据文献记载换算成现代公制，东汉 1 两≈13.75～13.92g。取个中间值，就是 13.8 克。

如果按照南北朝时期陶弘景的《本草经集注•序录》“古秤唯有铢两，而无分名。今则以十黍为一铢，六铢为一分，四分成一两，十六两为一斤”的记载，一铢就由《汉书•律历志》和《孙子算经》的 100 黍，变成了 10 黍。一两就由原来的 2 400 黍，变成了 240 黍。一下子少了百分之九十。换算成公制，1 两就只有大约 1.38g 克。

这不是一般的短斤少两，简直就是天壤之别！

为什么会出现这么大差异？是文献记录有误？还是原本如此？现代人只能绞尽脑汁地去猜测，去推测。没有可靠凭据，这样的猜测和推测都是没有意义的。

第二个方面的原因就是称量器具不一样。

称量器具不同又涉及两种说法：一种说法是称量器具有医药专用和日常公用的不同。另一种说法是“秤”有“古秤”“今秤”之分。

所谓“古秤”“今秤”，就是延续到 20 世纪 50 年代都还并存并用的“老秤”和“新秤”。老秤和新秤都是十六进制的，直到 60 年代才彻底废除十六进制称量工具，改为国际通用的公制。

不管是国际度量公制还是中国传统度量公制，只要带了个“公”字，都不致乱套。这种东西，最怕的就是废公立私，各搞一套，那就天下大乱了。所以秦始皇最大历史贡献就是实现了从皇帝名号到语言文字，到车马轨道，到度量衡工具，到学术思想的全面统一。

在古文献里，还真就出现了行业专属专用的度量工具。例如在唐代文献里就有关于专门用来称药的“神农秤”记载，而且认为医药专用的“神农秤”和日常生活中大众所用的普通“公秤”不同，药秤比“公秤”小。

工具不统一，原本简单的问题一下子就变得复杂了。

针对陶弘景提到的重量单元与其他文献相差巨大的问题，初唐伟大医学家孙思邈给后人提供了一条医药另有特殊量具的线索，似乎可以作为陶弘景所提问题的佐证。

他在《备急千金要方》中说：“古秤唯有铢两，而无分名，今则以十黍为一铢，六铢为一分，四分为一两，十六两为一斤，此则神农之称也。吴人以二两为一两，隋人以三两为一两。今依四分为一两称为定。”

前半段是转引的陶弘景《本草经集注》原文，后半段是他提出的个人看法。他明确地表了个态，认为陶弘景的记载是正确的，之所以陶氏所言比前朝文献所记的量小很多，那是因为陶氏讲的和前朝文献讲的不是同一种“秤”。前朝文献讲的是日常生活中市场上运用的普通“秤”，陶氏讲的是专门用于医药零售的“药秤”，也就是“神农秤”。

孙氏讲得有鼻子有眼的，好像他见过这种“神农秤”似的。但孙氏的这种说法缺少其他文献旁证，更没有实物证据，线索也就只能是线索，不等于事实。到底有没有这个东西，至今还是个不能破解的千古之谜。

只是在陶弘景的《本草经集注》里记载了一种专门用来零售散剂的量具“药升”，“药升合方寸作，上径一寸，下径六分，深八分。内散勿案抑，正尔微动令平调耳。而今人分药，多不复用此”。这种“升”比日常生活中市场上所用的普通“升”也要小得多。似乎可以佐证隋唐时期确有用于医药零售的专门称量工具。

陶弘景的生存年代比孙思邈早半个多世纪，如果真有这种医药零售专用的称量工具，那陶氏和孙氏有可能都见过，甚至用过。但“神农秤”这样的专名，陶氏却只字未提，不能单凭孙思邈一句话就作为定案依据。

所以我说孙思邈在提供线索的同时，也出了一道千古难破的谜题。

二是称量器具不一样：“古秤”不等于“今秤”。

关于“古秤”和“今秤”的说法，在刚才提到的文献记载中，透露了一个重要信息，那就是由秦帝国所统一的度量衡器具，并不是永恒不变的，而是随时代发展变化而在不断变化。这种变化到底是在增大还是在减小？文献记载有的并不明确，历代学者的见解并不统一。

比如前面提到过的，西晋元康年间有个名叫裴頠的官员，就认为“古秤”

与“今秤”不吻合，对医药发展产生了不良影响，才给皇帝打的修订度量衡报告。

裴頠的看法不是凭空想象，而是有根有据的。据《晋书·律历志》记载：“荀勖(xù)之修律度也，检得古尺，短世所用四分有余”，一个名叫荀勖，具体负责修订历法和度量衡工作的官员，检测到一把古代的尺子，比当时的尺子短，折合现代公尺，大约少 0.924cm。因而引起了裴頠的高度重视，所以才打了个“宜改诸度量，若未能悉革，可先改太医权衡。此若差违，遂失神农、岐伯之正。药物轻重，分两乖互，所可伤夭，为害尤深。古寿考而今短折者，未必不由此也”的报告。强调度量衡应该统一，如果一下子不能全统一，那就先校正太医院的度量工具，以免给直接关系人身安危的医药事业造成不良后果，以免祸及苍生。

在报告中，裴頠并没有说“今秤”和“古秤”相比，到底是变大了还是变小了，只是强调了量具应该精准。但从古尺小于今尺的长度量具变化看，似乎隐含包括重量量具在内的其他量具也可能同步增大的意思。

明确指出今秤比古秤小的，是梁·陶弘景的《本草经集注》。他在《本草经集注·序录》中指出：“但古秤皆复，今南秤是也。晋秤始，后汉末以来，分一斤为二斤耳，一两为二两耳。金银丝帛，并与药用，无轻重矣。古秤唯有仲景，而已涉今秤，若用古秤作汤，则水为殊少，故知非复秤，悉用今者尔。”

陶弘景说：古秤、今秤的区分是从后汉魏晋时期开始的。古秤今秤的区别，就是今秤把古秤的斤、两一分为二了，古秤比今秤大一倍。

同时还指出：金银丝帛药物都是用同一种秤，没有专属某个行业的秤。很显然，这是在否定孙思邈的“神农秤”之说。由于割据纷争，时局动荡，政令不能统一，当时长江以南的很多地区还在用这种古秤。在医药界，汉末还有用古秤称量的，只有张仲景。

但他又指出：根据仲景作品里留下的蛛丝马迹看，仲景所用还是“今秤”，而不是大一倍的“古秤”。作出这种判断的理由很简单，如果仲景方中药量都是古秤重量，那很多汤剂的用水量就太少了，没法煎煮。陶氏正是由此推断：仲景所用仍然是将“古秤”一分为二的“今秤”。

但“今秤”也不是陶弘景在《本草经集注·序录》中提到的“十黍为一铢”定量标准呀！

那“十黍为一铢”的定量标准又是怎么产生的呢？很可能是误记误录造成的。孙思邈所说的“神农秤”可能并不存在。

所谓“神农秤”，可能就是后世的“药秤”，也就是今天还在使用的“戥子”。这种秤的定量标准和普通秤并没有什么区别，所不同的是在斤两之下，做了进一步的重量单元细化拆分，以满足药物称量单位极小的特殊需要。

第三种原因就是药物用量研究所用实物材质对研究结果的影响。

由于药物用量古今差异问题一直困扰学术界，所以就有作风求实的学者，干脆以文献记载为依据，以前人见解为参考，自己按照古人的定量方法从头检测核定，用以黍定量的方法来研究古秤，把古人以枚、个、钱匕、勺、尺等模糊定量的植物果实、种子、块根、树皮类药，全部逐一称量后换算成重量，然后再换算成现代公制，进行最朴素的复古还原研究。

从形式上看，没有比这种方法求得的结果更真实、更可靠的了。这种求实精神是非常可贵的，但研究结果真的绝对可靠吗？

答案是：不一定。

因为这种研究方法忽视了两个方面的影响：

一是物种变迁，导致的体量差异；二是取材时间地点不同，导致的体量差异。

种子、果实、块根都因品种、产地、土壤、气候、收获时间等因素的影响，而有体积大小的不同，质有疏密差异，皮有老嫩厚薄区分，重量也难等同。

所以不同学者的研究结果也并不完全相同。

这不能怪他们，实在是影响因素太多了！到底哪一家的研究更接近古人所选材质？没有人能说清楚，因为根本就说不清楚！

其实，从唐代的《新修本草》问世，到《本草纲目》诞生，药物用量差异也都不可能很大。因为在临床实践中，无论是父子相传，还是师徒授受，药物用量既在实践中不断修正，不断发展，又基本都是按照药典用量在操作，具有相对稳定性。稳定的标准、稳定的基础还是药典。

只要是学有理论根基，用有临床标准的真正合格中医师，针对同样的病情，运用同样的药物，就不可能有祖辈用二两，父辈用二钱，到了孙辈就只用半钱或猛升到半斤这样的用量大起大落变化。而是相对稳定在二两上下，变化幅度不可能到离谱的程度。

针对特殊情况的特殊运用另当别论，不能把某一次的超大剂量或超微剂量当作常规用量来看待。如果把特殊用量当作一般用量，中药用量官司就层出不穷，永远也打不完。

作为临床医生，建议大家不要把时间精力用于考证研究古今药物用量这类问题上。只要老老实实执行药典规定量，不违规、不逾矩就行了。

当医生，最好不做违规逾矩的事，以免对患者造成伤害，以免给自己带来不必要的麻烦。法治时代，一旦因犯规造成医疗事故，性质就变了。那就不是犯规，而是犯法！

药物用量是不是个值得研究的问题？

药物用量是决定疗效的要素之一，中医一向都有“不传之秘在量”的说法，当然值得研究！

药物是医生和疾病斗争的武器！药品质量差了，没有好武器，肯定不行！药品质量精良，医生自己却掌握不好用量，该用手榴弹，却用大炮，该用机关枪，却用手枪，那也是肯定不行的！

即便是辨证准确，药质精良，如果药物用量不当，病重药轻，药不胜病，收效甚微。病轻药重，治疗太过，徒伤正气。怎么不重要呢？怎么不值得深入研究呢？

如何研究医方中的药物用量？是不是把老师治某病用某方选某药以及各药用量一毫不差地记下来，就得了老师的不传之秘呢？莫乱想哦！这样想就容易把脑袋想大，最终想成大傻瓜哟！

所谓“不传之秘在量”，是说任何量的变化，都体现的是对中医诊疗标准的忠实执行，都体现的是对病情寒热虚实程度的深刻把握，都体现的是对理论的深刻理解和精妙运用。在名家那个“量”字里，是永远包含运用智慧和无穷妙理的。

即便是同一种病症，用同一个处方，药物用量不同，它的治疗着眼点也就变了。

同样是不化裁原方结构地运用小青龙汤，麻黄用 30g 和麻黄用 3g，意义就完全变了！用 30g 是在强力发散风寒，是主力；用 3g 是在轻宣肺卫气机，是向导。

到底是用 30g 好？还是用 3g 好？

这样的问题是没有特定答案的，中医用药是根据病情轻重来定量的，病轻药轻，病重药重，药病相当才是最佳定量！病情轻重这个定量前提都没有，怎么讨论？

病轻病重是有判断标准的，不是想当然，也不是以患者的某个孤立症状为依据，而是根据四诊资料综合分析后得出的结论。

麻黄用30g那一定是感寒很重的病症，除了患者主诉可能存在的剧烈头身疼痛，或剧烈咳喘，厌食厌油等症状外，一定还有突出的恶寒发热无汗，还有明显的苔白舌润，还有典型的脉浮紧或沉紧等症状存在。可以肯定地讲，如果体质、年龄相当，而麻黄只用3g的，那就找不到这些典型症状。那就只是微恶寒，微咳嗽，舌微白，脉微浮而已。

既然麻黄的用量都发生了巨大变化，方中其他药物的用量变不变？当然要变。同样有个放大缩小的问题存在。各药比例恰当，才能产生相辅相成的协同作用，共同发挥良好效果！至于哪味药该减，减多少，哪味药该加，加多少，得根据具体病情而论，不是纸上谈医能够凝固下来的。

至于临床各科教材上的用量加减，那是在抽象地给学生举例，就是典型的纸上谈医。因为不可能把各种不同证型的真实病例都搬到教室里来给学生讲解，更不可能让每个学生都去操作一遍，所以只能通过纸上谈医给学生建立常见病症的诊疗基本模型，供学生思考，供学生参考，而不是像数理化公式、定理、定义那样给学生标准答案，让学生照搬套用。

既然是纸上谈医，那就不能照搬，照搬就成了刻舟求剑。作为疾病这样的活生生事物，其发展变化就像滔滔江水一样，早就推动矛盾本质发生了一日千里的巨大变化，轻舟已过万重山了，有的人还呆头呆脑地死死记住船舷上那个宝剑失落时的标记，有什么意义！还把原来那个标记当作解决问题的可靠依据，那不是傻子是什么！

所以古今名师都反复强调：传道授业，都只能给人以规矩，不能给人以巧。

同样是发热恶寒、表实无汗的外感病，但一个脉浮紧，一个脉沉紧，问题的性质和治疗的原则，以及运用的方药都不一样！

脉浮紧的只是个相对单一的表寒证，表解里自和，一身自安，无需多费手脚，单一辛温解表就可以了，很可能一服重剂麻黄汤，寒郁表闭的矛盾就迎刃而解了。

脉沉紧的就不是个简单的表寒证了，而是表寒里虚证，而且主要是脏腑阳气内虚。正因为体内阳气不足，不能鼓舞正气与邪气相争于表，所以才脉沉紧嘛！针对这样的病情，如果简单照搬重剂麻黄汤，就有可能治出严重的变证甚至坏证来，因为阳虚外感而单一辛温解表就会阳随汗泄，更虚其里。而且还不仅仅只是个伤阳的问题，汗出过程，也是阴津流失过程，伴随汗出，最终很容易造成气液大耗，阴阳两伤。所以正确的治疗应该是温阳解表，麻辛附子汤或桂枝加附子汤才是正确答案。

病情轻重，病程长短，病情向内向外的趋势，年龄大小，体质强弱，时令不同，地域差异等等，都是影响药物用量的因素。药物用量把握好了，可收事半功倍的良好效果。如果药物用量没把握好，那就必然事倍功半。

可以肯定地讲，量，是疾病治疗过程中决定疗效的重要因素！

但必须申明：药物用量只是要素之一！不是第一要素，更不是唯一要素！

这样一讲，大家对药物用量研究的着眼点到底应放在哪里，应该心中有数了吧？

自然是放在求理上！

中医不传之秘在理！理论是核心的核心！诊断、辨证、立法、处方、选药，所有临床诊疗过程中的各个环节，都是对中医理论的运用，都离不开一个“理”字。

“明理”是决定中医疗效的第一核心要素！

前面讲到“不传之秘在量”，那个“量”字背后的深意是“理”，是关乎病情轻重、病位浅深、患者体质强弱等要素的疾病发展变化之理，理才是决定药物用量轻重的关键。其实“量”就是理的体现，强调“量”的关键性，就是在强调理的重要性。

明理的目的不是用来夸夸其谈，卖弄渊博的，而是用来指导诊疗，解决矛盾的！那种谈起理来头头是道，引经据典；用起理来糨糊一盆，乱麻一团的人，严格讲，不是医生是书生。

这不是在讲笑话，这样的“奇才”古今都有，现实中也还存在。有的人无论谈经典，还是谈名家，什么内容到了他嘴里，都能翻江倒海，热闹非凡，自己讲得口吐莲花，听众听得嘻嘻哈哈。一到临床，就是另一回事了，无论舌苔多厚都是阴虚，无论舌质多淡都是血热，治疗一切病症都是滋阴凉血。无论舌质多红都是阳虚，无论舌苔多黄厚腻都是肾虚，治疗一切病症都是温阳补肾。

问题出在哪里？

问题出在虽读书而不明理上。

他讲的理全在嘴上，并不在他的心上，更不在他的灵魂里。所以他虽有说理之巧，并无用理之能，还是只能算个叮当响的半罐水。

在用理的过程中辨证就是关键了！先要弄清病症性质，才能把握治疗大方向。如果连识证这个前提都不具备，那还谈什么治疗，谈什么用药！

识证不准，治不中的，劳而无功。识证错误，南辕北辙，祸及无辜！

大方向不明就处方用药，那就不是在“治病”，而是在“致病”！这种情况下，如果再盲目增加药量，那就真的有可能是“庸医杀人”。

药物用量和疗效并不是在任何情况下都成正相关关系，绝对不能简单地把药物用量大小与疗效高低画等号！脱离辨证论治原则谈药物用量，是没有意义的，而且是危险的！

今天的中医界，药物用量极其混乱！不少人误认为，药物用量大小与疗效高低在任何情况下都成正相关关系，以为用量越大，疗效越高，这是非常幼稚可笑的！好好下功夫研究一下古代名家的临床用药量，就知道中医临床用药，量的变化真是奥妙无穷！

就是在辨证论治原则下谈药物用量，也不是用量越大越好。药物配伍是否恰当，药物用量是否精准，才是决定疗效的要点。配伍恰当，用量精准，药病相当，才是最佳选择！

说来容易做来难。在临床上真正要做到配伍恰当，用量精准，就得重视喻嘉言所强调的那几个方面。

一是“有是证，用是药”。喻嘉言原话讲的是“病”不是“证”。但在他所讲的这个“病”字里，既不是辨病论治那个“病”，更不是西医诊断的那个“病”。这个“病”字里还暗含了一个“情”字，指的是病情，是病性，也就是辨证论治所得出的那个“证”的认识结论。

有什么样的证，才选用什么样的对证药物，不能无的放矢。辨证是前提，是纲领，用药是措施，是手段。如果辨证不清，识证不明，就乱用方药，乱上手段，那就是无的放矢！再强的弓，再硬的弩，也无济于事！一旦射错了靶点，还有可能伤及无辜，甚至闯下人命关天的大祸！

二是证千变，药千变，百病百方是本事。证不变，药不变，百病一方是本事。

疾病是随时空运动变化而不断运动变化的活生生事物，中医之所以不以辨病为诊疗原则，而以辨证为诊疗原则，根本原因就在这里。“证”是疾病发展变化的阶段性矛盾焦点，只有“证”才能整体动态反映疾病发展变化特点！

任何一种病症，在它的发展变化过程中，出现多少种矛盾性质变化，就必须有多少种不同的解决方案，不能死守某一个方案，更不能像某些主因论者所说的：一病一因一方一药贯穿始终。一病一因一方一药贯穿始终这种认识，是违背中医整体恒动基本原则的，无论什么仙传神授的方都绝对不行！因为活人身上不可能有矛盾永远静止不变的病症，除非是像意外事故那样立发立亡。所以世上也就根本没有既凝固不变，又能解决各种不同矛盾的万应仙方神药！

作为活生生自然事物的疾病，都有直接诱发因素和间接影响因素。疾病的发生，不仅有与诱发主因的直接联系，而且有与诱发主因相关联的发展变化规律。但疾病的发展变化并不仅仅只是受诱发主因左右，同时还受时令、环境、体质、性别、年龄等多因素影响。正是在多因素影响下，原本主因所主导的发展变化规律就有可能被打乱，产生不同的演变结果。

西医重视与诱发主因相关联的演变特点，中医重视多因素影响下的演变结果。西医诊疗大多数时候瞄准的是直接诱发因素。中医的一切诊治都是以演变结果为依据的，这就是中西医临床诊疗认识上的最大区别。

无论多少种不同病症，发生多少种不同变化结果，或同一种病症，受内在矛盾错综交织的复杂影响，不断演变出层出不穷的变化结果，如果你都能抓住它的本质，制订出不同的治疗方案，开出不同的方来，那就是了不得的真本事！

无论多少种不同病症，如果出现相同的证型，或同一种病症，在多种因素影响下，不按原有的时间规律发展演变，久久停留在同一种证型上，不进也不退，出现“久在一经不移”状态，你都能站稳学术基本立场，以相同治疗措施和方药去进行治疗，那也是了不得的真本事！

所以说证千变，药千变，百病百方是真本事。证不变，药不变，百病一方仍然是真本事。

不要刻意地追求为每个患者开个不同的处方，好像这样做才是把百家学通了的博学通家。也不要死板地给所有患者都开同一个方，好像这样做才是把经典学好了的精深专家。

是该众人各开一方？还是众人同开一方？不是医生想当然的行为，而是根据具体情况提出的具体要求，得以证性为根据！这是诊守标准、治守规矩的学术态度体现。

要想达到诊守标准、治守规矩这样的境界，就得有深厚的理论修养。要有深厚的理论修养，就得一辈子苦学、苦研、勤奋实践。学术水平的提高是靠自己苦修苦练得来的。

不要说开出这样的处方！就是去跟师学习，要看懂这样的处方，也得靠扎实的理论功底和深厚的临床功力。不然的话，怎么张三发热开麻黄汤，李四发热开银翘散，王五发热开甘露饮，赵六发热开补中益气汤呢？你会眼花缭乱，还以为每个患者都必须开不同的处方，或者以为老师在卖弄渊博呢！

怎么张三咳嗽开肾气丸，李四失眠开肾气丸，王五低血压开肾气丸，赵六高血压还是开肾气丸呢？你会一头雾水，还以为肾气丸可以通治百病，或者以为老师不懂辨证呢！

中医治病，不同方药针对的是不同病机。你把这一点弄明白了，就一通百通了。

说到处方中的药物用量，那就更微妙了。同样是治肾虚咳喘，同样是用肾气丸，有的附子用到 20g 甚至 30g，肉桂用到 10g 以上，有的附子用几克，肉桂用 0.5g、1g；有的熟地黄、山茱萸用到几十克，有的只用几克。变化无穷，一言难尽。

重用某药，轻用某药，不用某药，添加某药，减去某药，都是由病情决定的，不是医生兴之所至，随心所欲。在病情需要的前提下，药都既可以用到《药典》规定的上限量，也可以用到下限量，甚至突破《药典》限量。

但再次强调。突破得有特殊问题、特殊需要这个前提，而不是以突破为借口，张张处方都开大包袱。

援用他人的方，无论医方出自什么名家，绝大多数都不能一成不变地照搬照抄！一定要和患者的病情、病程、年龄、性别、体质、生活习惯、饮食好恶、情感特点等结合起来详加斟酌，然后加减化裁，才能把别人的方用活。只有把方药用活了，前人的智慧，他人的智慧才能融入自己的灵魂，成为自己的智慧。如果能做到活学活用，一切良方妙术就都成为你自己降妖捉怪的法宝了。

照抄照搬是不行的！那是没有灵魂的死东西，是躯壳，永远都不可能绽放智慧火花！

总之，一句话！方贵活，僵化则死。活则事半功倍，效如桴鼓；死则劳而无功，甚至酿成祸殃！

现在的大包袱处方满天飞！而且手法新颖得很。有一天，一位高血压患者来找我咨询，问他的一张处方是治疗什么病症的。

他拿出来一看，真是让人大开眼界！那处方相当于一张大报四分之一的面积大小，顶端有处方名称，两面共印有几百味中药名称，可能临床中药学教材上的药物都在上面。每味药后面加个小方格，选中哪味药，就在方格里填剂量。外观很像一张小报。

叫学生数了一下被标注了量的药，共 64 味。大多数药的用量都是 20～30 克，最低用量也是十多克。

我回答说："什么病都治，只是你要准备个大点的锅来熬，药店的煎药机恐怕不好处理。"

患者说："老师不要说笑话哟！到底是治什么病的嘛？我是正儿八经来请教的哟！"

我说："没说笑话呀！这个方子把临床最常用的药都开给你了，相当于给了你个保健箱，当然是包医百病。"

患者听了如梦初醒，接过处方几把撕碎，扔进垃圾桶，苦笑而去。

还有的，为了标榜自己是"火神"，就大剂量用附子，每剂药都在百克左右，叫患者拿回去用装几公斤水的锅加温水夏天浸泡24小时，冬天浸泡48小时后，另换一锅水煎两个小时，然后去掉煎液再入药。这到底是在用药还是在用药渣？这种人也许随时都把医为仁术挂在嘴上的，仁心何在！

这样的处方，这样的做法，是在治病还是在卖药？是在行医还是在行骗？

凡事切莫欺心。人在做，天在看，世间善恶终有报！这话永远不会过时！

还是这两句话：药贵精，多则自乱，或劳而无功，或伤及无辜；理贵明，不明则乱，或方向迷失，或愚昧蛮干。

药不对证，越多越笨：治病如同射箭，贵在靶的精准。偏离靶的，浪费资源，徒劳无益。

药证相反，越重越险。治病如同用兵，贵在明敌我，知天时，通地理，懂得排兵布阵，善于调兵遣将。敌我不分，自相残杀，轻用轻伤，重用重损；违逆天时，阴阳颠倒，寒热错乱，得失参半；不明地理，方宜乖违，五味杂投，效难保全；不懂排兵布阵，不善调兵遣将，就会造成处方结构杂乱无章，方中药物不是相互促进，而是相互牵制，最终是自乱阵脚，事倍功半。

下面想举几个名家处方，和大家一起学习，看看名家用量能给我们什么启示。

《伤寒论》中桂枝用量的启示。

桂枝汤是《伤寒论》中最具代表性的方，也是后世历代医家最看重的方。仲景在《伤寒论》中把它安排在全书首位，是有深刻用意的。

在清代医家徐忠可讲过"外证得之解肌和营卫，内证得之化气调阴阳"这话之后，其学术影响那就更是如日中天了。

有不少功力非凡的医家，毕其一生，都在研究这个方，治疗百病，都在运用这个方。其变通之奇，化裁之巧，运用之妙，真是令人大开眼界。在现实中医队伍里，还可以找到这样的名家。

今天用这个方，除了高手尚在，更多的还是不明整体恒动之理，不知辨证论治之用，只知照搬套用的庸手！正是这类“人才”，特别看重药物的大剂量运用。在“火神运动”的推动下，尤其看重桂枝的超大剂量运用。下笔就是40g、50g，甚至100g的，都大有人在！吃到口鼻流血，汗尿皆血都还在鼓动：这是瘀去新生好现象，大胆地吃！要吃到昏迷病才能好！这么疯狂，这么热闹的场景，到底是中医的繁荣还是中医的悲哀？值得深思！

我把《伤寒论》中明确提到与桂枝汤相关的方做了个粗略统计，并简单对桂枝用量的传统计量单位和现代公制计量单位进行了换算，不一定精确。仅仅是个大概，现列举出表来供大家参考。

参照《汉书•律历志》“一龠（yuè，月），容千二百黍，重十二铢，两之为两。二十四铢为两，十六两为斤”的记载，折合成国际公制，一两就是13.8g，一铢就是0.575g。以下都按照这个折算标准进行统计。

《伤寒论》桂枝汤及加减方共22个，桂枝用五两的1个，用四两的3个，用三两的11个，用二两的3个，用二两以下一两以上的3个，不足一两的1个，一两按13.8g计算，统计换算结果如下：

桂枝五两（去皮）13.8g × 5 × 1方 = 69g

桂枝四两（去皮）13.8g × 4 × 3方 = 165.6g

桂枝三两（去皮）13.8g × 3 × 11方 = 455.4g

桂枝二两（去皮）13.8g × 2 × 3方 = 82.8g

桂枝一两十七铢1方、一两十六铢1方、一两半1方，折合为平均数就是一两十五铢，3方加起来就该应是（[13.8 +（0.575 × 15）] × 3 = 67.275g）。

桂枝18铢（去皮）1方，（0.575 × 18 = 10.35g）

[69 + 165.6 + 455.4 + 82.8 + 67.275 + 10.35] ÷ 22 ≈ 39g

通过这个简单的统计和换算，平均每方的桂枝用量约39g。

从《伤寒论》各方所属条文内容看，桂枝用量大小是随病情、体质而定的。药物用量是以病情需要为根据的，任何时代，任何医家所用任何方中的任何药物，在定量上都必须遵循这个基本原则，没有第二选择。

从各方桂枝平均39克这个用量看，确实远远大于现代用量。

但在这个用量里，还有三个方面的影响需要澄清。

一是仲景用桂枝都是去皮的。桂枝发散力最强的部分就是皮，去皮之后的桂枝仅能温通心脾阳气，而极少发散之功。桂枝去皮所产生的影响，单就发散功效而言，肯定是大减！恐怕至少都会减掉三分之二。

二是仲景所用桂枝，都没有说明是先称量后去皮，还是先去皮后称量。如果是先称量后去皮，这重量就可能少了四分之一。但到底真相是什么，却不好轻率下结论，只能通过文字说明的蛛丝马迹去进行分析推断。

如果当时的中药就有桂枝和桂心两种饮片，那就不必另加“去皮”的说明了。如果没有桂枝、桂心两种饮片，而作者本意是先去皮后称量，为避免引起读者猜疑，那么“去皮”的文字说明按照易懂易明的要求，就应该放在桂枝后面。如果是先称量后去皮，那么“去皮”的文字说明就应该放在重量单元后面。

照此推测，仲景时代的商品中药可能只有桂枝，没有桂心。桂枝的“去皮”工作很可能是让病家自己回家去做。所以，桂枝用量减去四分之一是有道理的。当然，也许仲景在这个问题的处理上，行文并没有我们推测得那么严谨，所用分量就是取皮后的量。

三是与桂枝配伍运用的药物影响。从各方配伍看，与桂枝配伍的药，最多见的是芍药，其次是大枣、甘草，用量都与桂枝相当。芍药酸收，大枣、甘草甘缓，酸收药再加甘缓药与桂枝同用，桂枝辛温发散之功肯定也会受到一定制约。

以仲景用桂枝的平均量 39g 计算，扣除四分之一的皮，就只剩下 29g 了。再扣除去皮后的发散成分减少三分之二，就只剩下不到 10g 了。再扣除酸收甘缓药物的制约，单就发散之功而言，恐怕仅相当于用带皮桂枝 5g 左右。就是不扣除四分之一去皮量，顶多也就只能相当于后世带皮桂枝的 10～15g。

这样综合起来看，单从发散力量的强弱看，仲景用桂枝的量并不大。

如果按照陶弘景《本草经集注•序录》“十黍为一铢，六铢为一分，四分成一两，十六两为一斤”的记载换算成公制，1 两就只有大约 1.38g 克，而且认为仲景可能就是用的这个量，药物煎煮才能水药相当。初唐孙思邈还附和这种见解，说这是专门用于药品称量的“神农秤”。果真如此，那就不仅桂枝用量微乎其微，全方各药用量也都微乎其微了。

姑且不按这种微量去理解，还是按照《汉书•律历志》度量标准去理解，更具权威性。

时间有限，不在用量问题上纠缠了，下面继续讨论桂枝为何去皮的问题。

既然桂皮是桂枝发散力最强的部分，仲景为什么治外感风寒表证却偏偏要去掉这个部分？是不明药性，无知妄为？还是匠心独运，明知故为？其中有什么深意吗？

当然有！而且非常微妙深邃。可以肯定地讲，仲景的桂枝汤配伍和桂枝运用心法，都充分展示了圣人的卓越智慧。其用意之微妙，配伍之精妙，疗效之奇妙，都达到了绝妙的程度。

仲景用桂枝的指导思想，根本就不在发散上，而是去发散之功，存温通之用。所以绝不能把仲景的39g桂枝和今天的10～15g桂枝等同起来看待，这完全是两码事！在今天，桂枝、桂心虽同出一个植株，但因取用部位不同，已经各是一药了。

仲景用桂枝汤和其他由桂枝汤加减化裁而来的方，取效原理全在对病机的深刻把握上。只有精确把握病机，才能精确设计各药用量，而不仅仅只是桂枝。今天学习桂枝汤的运用，核心要点也在这里。

有关桂枝运用问题，还牵扯到所用到底是桂枝还是肉桂的问题，要展开讨论，就说来话长了。由于时间关系，今天无法展开讨论，以后再另找机会讨论。

下面讨论另一个出自后世名家之手的补中益气汤，看看这个方中的药物用量能提供什么样的启示。

补中益气汤为金代医家李东垣所创制，是专门用来治疗多种气虚病症的名方，还是治疗因气虚而引起发热，甚至是高热病症的不二良方。这样的发热，在今天的西医诊断中是很难找到确切病因，很难认识其发病原理的。该方所体现的甘温除热法至今仍然是临床上治疗多种非特异性发热性病症的特殊方法。

这个方创制于《内外伤辨惑论》，作者在《脾胃论》中又再次讨论和运用到这个方。

全方由黄芪（五分，约合1.5g，劳役病热甚者一钱，约合3g）、甘草（炙，五分，约合1.5g），人参（去芦）、升麻、柴胡、橘皮、当归身（酒洗）、白术（以上各三分，约合0.9克）组成。

全方用药总量不到10克，简直令人难以置信。

东垣运用这个方，是把所有药打成粗粉末，加水2盏煎煮至1盏，滤去药渣，早餐后一次性温服。

原方表面上看，好像不是一剂药的量，而是服一次药的量。仔细看看就知道了，一次量就是一剂量。因为他对这个方的服药时间是有特定要求的，那就是只能早上服。

这就清楚地告诉我们：作为一代名家的李东垣，药物用量也是很小的，而且各药用量的区分是非常细微的。

就是按照现在通常一剂药一天服三次算，把东垣用量再放大三倍，黄芪约 9 克，炙甘约 4.5 克，人参、升麻、柴胡、橘皮、酒归身、白术各约 2.7 克，用量也不大。

这么轻的用量，会有效吗？效果从哪里来？

有效无效，效优效劣，讲的人说了不算，听的人说了也不算，原作者李东垣说的还是可以不算，建议大家到临床实践中去用一下，那样得出的结论才最真实可信。

我的体会是：非常有效！

东垣和历代其他名家一样，绝不是简单地从药物用量中求疗效，而是从治病的理法中求疗效。

他们对药物用量重不重视？

当然重视！不重视会那么细微地去区分各药用量吗？

但必须强调指出的是：重视药物用量不等于无原则地放大药物用量！仔细斟酌用量，细微区分用量，最终达到精准把握用量，才是真正重视药物用量，才是科学重视药物用量！

他们重视药物用量是有前提的，那就是以正确把握病机为前提！如果脱离这个前提谈药物用量，那都是扯淡！

他们不仅重视药物用量，而且还高度重视药物质量，重视药物加工炮制，重视药物煎法服法！

东垣在这个方中，哪些药物该炙炒，哪些药物该酒洗，哪些药物该去掉某个部分，都一丝不苟，详加说明。甚至就连服药时间都有明确的要求，要早上服。因为这个方升发阳气，晚上服了可能扰动阳入于阴的正常生理状态，会干扰睡眠。

这个方后世运用范围很广，临床各科病症都经常用到。只要运用原则把握正确，加减化裁恰当，疗效非常好！这个方早就生产成成品中药了，不知为国家创造了多少财富！

但现实的运用也存在很多问题，有病没病都以补为先，虚证实证都以补为优，越用越滥。

最突出的问题就是脱离辨证论治原则，到处乱用。

补中益气汤主要是用来治疗单纯性气虚气陷证的，如果夹有其他邪气，那就还需要酌情加减化裁。在辨证准确、灵活化裁的前提下，这个方的运用范围非常广泛，内、外、妇、儿、眼、皮肤、肛肠等各科多种久治不愈的病症都能用，而且都有很好的效果。

这个方由于所用药物平易，没有峻烈之品，所以临床运用的医生很多，但大多都是不加化裁地照搬套用。所以单从病名看，同样的病，张医生用补中益气汤一治就好，李医生用补中益气汤却越治越糟糕，这样的例子也不少！

这样的医生，他不知道反省自己的运用是否正确，而是埋怨自己医走背运，或是误认为药量太轻，于是成数倍地加大药物用量，尤其是黄芪用量特别大。有些医生凡是用补中益气汤，每张处方中的黄芪用量都在百克左右！夹湿的，越吃舌苔越厚，越吃舌体越胖，越吃越二便不畅，他还在给黄芪加量，加量，再加量！

这能怪李东垣吗？与李东垣半点关系都没有！

补中益气汤中的黄芪运用是最考验医生水平的。舌苔厚，舌体胖，都不那么好用！因为黄芪实卫固表能力比人参还强，最容易引起表卫气机闭郁，给痰湿壅滞、秽浊闭阻、寒邪束表等病症的治疗带来很大负面影响。

气虚外感风寒表证原本是可以用补中益气汤的，但一定要把矛盾的主从分清楚，治疗要点弄明白。在表证未解之前，主要矛盾是外邪束表，干扰甚至中断了人与自然息息相通的正常关系，治疗目的是解表祛邪，尽快恢复人与自然息息相通的生理常态。

此时，补中益气汤的运用，就应该重用升麻、柴胡这两味解表药，如嫌解表药物太单薄，那就还需要加紫苏、防风、桔梗等其他微辛微温解表药。参、芪、归、草都应是低剂量，甚至微量。

在这样的运用中，用参芪的目的意义就完全变了，不是补益元气，而是托邪外达，为解表药助一臂之力。如果反其道而行之，大剂量使用参芪，那就不是托邪外达了，而是闭门留寇！这不是天壤之别吗？

现代药理研究已经把黄芪“吹上了天”，心脏病、肾病、肝病、高血压、糖尿病、癌症等都能治，还能提高免疫功能，能抗衰老，几乎成了能治百病的万应灵药，延年益寿的不老金丹。所以医生放胆用，患者也自己买来不讲条件、不讲原则地天天吃。负面影响大得很。任何药都是不能随便乱用的，不要简单照搬现代药理研究成果来指导中药的临床运用！

再举个大小剂量用药的例子。

《太平惠民和剂局方》里的人参败毒散，表面看，药物用量大得很。方中柴胡（去苗）、甘草、桔梗、人参（去芦）、川芎、茯苓（去皮）、枳壳（去瓤，麸炒）、前胡（去苗）、羌活（去苗）、独活（去苗）都是三十两，每味药合公制约937.5g。

原方要求炮制为粗末，然后每服用量二钱，不是每剂。水一盏，入生姜、薄荷各少许，同煎七分，去滓，不拘时候，寒多热服，热多温服。

有的人就以这样的方为根据，说今天的药物用量太轻了。

不要读望天书，看清楚嘛！这可不是一剂药的用量！而是一批次加工生产假定量！

这种假定量是可以任意放大或缩小的。实际上，各药用量只有“相等”这个原则。有了这个原则，也就没有具体数量限定的必要了。因为在使用时，还有一个每天服药量的具体要求，那才是患者的实际用药量。

散剂是当时的简易半成品药，不少药店都选择性生产几个处方的散剂，以供在他店里的坐堂医生选择使用。生产量是根据销售进度来定的，卖得快就放大药量，以免供不应求。卖得慢就缩小药量，以免久放变质。

过去所说的“钱”，是十六两为一斤，一两为十钱的拆分量，按照现在的十进制进行换算，一钱就是500g÷16÷10＝3.125g。

就算一天服六次，总量也不到20g。全方10味药，用量都是相同的，平均值最好算，平均每味药还不到2g。就是再把服药次数增加一倍，两小时服一次，总量也不到40g，平均每味药还不到4g，这是超微剂量，哪里是大剂量呢？

人参败毒散是治疗气虚感寒，邪机内陷，中气困顿，口淡纳呆，利下不止，体现逆流挽舟法的名方。我就亲身体验过它的神奇疗效，腹泻断断续续十多年，百药难收拔根之效，冉老给我服这个方，一剂建功，真的叫作效如桴鼓。我自身的这个案例，在《如何学好中医学》一讲中，有兴趣的朋友可以参考。

但很多人一看这个量，就不敢信，这种如同一杯清茶的用量，真的能有效吗？

还是那句话！我说了不算，我的亲身体会也不算，原作者讲的还是不算，最真实的认知来自实践，只有自己到临床上去用过了，体会了，你才会得到真知灼见。

无论贵药贱药，符合病症性质才是好药。无论量大量小，符合病情轻重才是最佳量。

再看看吴鞠通《温病条辨》中银翘散的药物用量，能从中获得什么启示？

原方连翘一两（30g）、银花一两（30g）、苦桔梗六钱（18g）、薄荷六钱（18g）、牛蒡子六钱（18g）、竹叶四钱（12g）、芥穗四钱（12g）、淡豆豉五钱（15g）、生甘草五钱（15g）

方中金银花、连翘的用量相对较大，今天不少中医专家都以此为据，一说到银翘散的运用，都强调银翘要大剂量。临床上现在大剂量运用金银花、连翘的处方满世界都是，就是最有力的证据。不要说一般医家，不少名家也是这么用的。

最近二十来年，无论是闹“非典”，还是闹“禽流感”，中医都积极参与预防治疗。2003 年的抗击“非典”，以广州中医药大学邓铁涛老前辈领导的治疗小组影响最大，还取得了收治 58 例非典患者，没有一例转院，没有一例死亡，没有一名医护人员感染的“三零”佳绩。

每当遇到这种情况的时候，中医高等院校都会向当地民众积极发布预防措施、预防方药。有一次我应邀参加中医专家座谈会，静听诸贤高论。一说到抗病毒，大家异口同声，都会选择金银花、连翘、大青叶、板蓝根，都会举到清代温病学家吴鞠通的运用经验。有人说每味药都要用到一两，有人说一两都太轻了，要用到二两，甚至三两，最后形成的共识是：集合最具代表性的抗病毒中药，大剂量运用，组成预防方，公诸于世。

既然是病毒为害，集合大剂量抗病毒药，以优势兵力进行打击，表面上看，这不是一加一等于二的标准答案吗？还有什么可说的？这是绝对正确的标准答案！

但作为预防药，是给还没有患病的健康人喝的，真的可以集合所有抗病毒药大剂量运用吗？这样的方药真的人人都喝得吗？喝这样的药真的可以让人百毒不侵吗？在中医理论中可没有这样的说法！

大家去把全国各地发布的这类处方收集起来对比一下，可能都大同小异。预防仙方果真就是这么炼成的，还需要每次都煞有介事地集专家智慧进行讨论吗？干脆就叫全体民众都天天服抗病毒冲剂或抗病毒西药，岂不更省事吗？何必那么大费周折。

中医的预防要点有二：一是保护正气，“正气存内，邪不可干”；二是尽量避免与邪气接触，“虚邪贼风，避之有时”。

这么强有力的清热凉血方药，用到健康人身上，产生的影响是什么？是脏腑阳气大伤，脾胃功能障碍，精神食欲大减，其后果必然是事与愿违的负面影响！

预防针对的是尚未患病的群体，预防宣传相当于备战动员，并不是和敌人真刀真枪对着干。虽然敌情已经出现，已经开始对部分人造成伤害，但并没有和每个人都进入短兵相接状态。对大多数人而言，需要的是提高警惕，防备敌人，而不是对所有健康人盲目开枪放炮。敌人还只是在某些局部制造骚乱，就飞机大炮狂轰滥炸，怎么要得！这种情况下，药量越大，可能伤及无辜的比例也就越大。

吴鞠通本人用药确实存在个别时候寒凉、阴柔、量大的特点。这也许是他的临床用药风格，也许是他那个时代所见病症特点的客观要求，时过境迁，真正的原因根本无法查考。无论是在何种原因影响下形成的这些用药特点，后人照搬照抄，都是不对的！

最大的区别点还不在这里，而在治疗和预防有本质的不同。治疗是针对已病患者，预防是针对未病人群，怎么能相提并论呢？完全不是一回事！

临床用药一定要有的放矢！药物用量大小一定得量体裁衣！还得充分考虑调动机体的自我修复功能参与到治疗中来，能用四两拨千斤的手法解决问题，那才是最佳选择！

有同学跟过我的临床，我的用药是特别重视保护脾胃功能，保护脏腑阳气的，很少用苦寒药，很少用阴柔药，也很少大剂量用药。这不是个人偏好，而是我见到的患者病情大多都应该运用这样的药，运用这样的量。

我这样讲并不是说大剂量寒凉方药就没有运用价值。果真是年轻体盛，又热毒壅盛的病例，离开了这种霸道的重型武器，怎么打得了胜仗？

2018 年春末，有个 17 岁的男青年，患脓性青春痘，面额及前胸后背密布，痘大色艳，间杂脓点，舌绛唇肿，苔黄腻，尿热便滞，六脉洪数有力。那么年轻体壮，又那么热毒壅盛，他就该大剂量吃寒凉药。开始吃的大剂量五味消毒饮合泻心汤，服生大黄得腹泻数次后，改大黄为虎杖，服到舌绛唇肿消失后改用川藿香、佩兰、茵陈、虎杖、金钱草、土茯苓、蒲公英、冬瓜子、金银花、连翘类药，前后历时近两月，才告痊愈。

寒凉药怎么不可以吃？大剂量怎么不可以用？以病情为取舍，该用什么药用什么药，该用什么量用什么量！

现在物质生活丰富了，很多人都管不住自己的嘴巴，小孩子就更不用说了，吃成小胖子的小孩随处都有！吃进去容易，拿出来难，积累到一定时候，就大爆发，就算总账，这是必然结果！我见过的这种体无完肤、全身脓性疮疹的青少年病例不少，一问，都有过这种吃喝史。真是令人触目惊心。

同是这样的皮肤病，根据体质强弱不同，病程长短不同，治疗经历不同，舌脉形症不同，辨证结论也常常不同。因而决定了有的要健脾除湿解毒，有的要芳化渗湿解毒，有的要通腑泻热解毒，有的要滋阴凉血解毒。证性不同，治法大异！即使是用同一个方，有的要低剂量，有的要中等量，有的要大剂量，病情浅深轻重不同，药量自然不同。哪能凡是某种皮肤病，就用同一个方，用同一种量。

我用药量很轻，3g、5g 的量极其常见，治这种病那就不是三五克，那就得在三五克基础上放大三五倍。

再举一个薛雪生白《湿热病篇》中用来治疗湿热证，数日后脘中微闷、知饥不食的湿邪郁阻中焦方，看看在药物用量上对今天有什么启示。

薛老前辈开出的治疗方药是：藿香、薄荷叶、枇杷叶、佩兰叶、芦尖、冬瓜仁等味。

这是什么方？既无方名，又无药量，还无结尾。药还没开完，所以用了个“等味”。这能算个方吗？

当然算！这是在示人以治疗大法，示人以用药大方向。

要定量，就得明确辨证，要明确辨证，就得以四诊资料为标准。没有和真实病例结合在一起，就不知道病情是发生在什么年龄、什么性别、什么体质特点的人身上，就拿不出形体舌脉等辨证数据。在这样的情况下，严格讲，根本就无法定量。能够给个“湿热证”的定性，指个处方用药的大方向就不错了，也就足够了。余下的工作，得学习的人自己在临床中去做，才能选方有理，用药有凭，定量有据。才能真正把理法方药落到临床运用的实处。这就叫示人以规矩准绳，而不给人以“巧”。因为“巧”是给不了的，每个医生临床用药的“巧”，都得以自己的知识、自己的智慧去展示，去体现。

好了，例子已经举了很多了，希望能通过这些例子，在药物用量上给大家提供一些有益的启示，引领大家走上以理取效的正确临床思维轨道。

在现实中医临床工作中，中药的质量问题、用量问题多得很。管理层现在严格加以规范，这对中医来说，当然是天大的好事，怎么能说医生反而不好当了呢？我千遍万遍地强调！对医生来说，最重要的不是你能卖多少药，而是你能解决多少问题，尤其是别人不能解决的疑难顽怪问题，那才应该是你一生的追求！

我看到的最大用量是一剂药里附子用到七百多克。作为一门诊疗理念高度成熟的学科，自身的《药典》对附子这种有较大毒副作用药物的用量都没有任何约束力了，这无疑对整个中医学科都是个天大的讽刺！这样下去，中医还有谈科学性的资格吗？

附子用量真是越大越好吗？可不可以是越小越好呢？在什么前提下可以放大？在什么前提下需要缩小？放大到什么程度为最佳？缩小到什么程度为最好？都得有前提。没有前提，妄谈用量大小，都是荒唐的！

前提是什么？

我已经重复多次了，不妨再重复一遍：是病情需要！药物用量大小得根据病情需要来确定！

确是元阳虚衰严重的病症，是可以重用的。但“重用”也还得有限度，一般情况下不能超过《药典》规定的最大极限量。

个别极重甚至危重的特殊病例，超药典运用也是可以的，这属于不得已而为之的探索性运用，这种探索性运用只能循序渐进，不能大到离谱，大到没有限度。还得有防范用量过大引起中毒的抢救措施为后盾才行！不然，万一出现意外，你才惊慌失措，那就很可能出医疗事故！

如果患者元阳并未大衰，仅仅只是出现点阳虚征象，患者的总体体质水平还不是那么差，需要用附子类温阳药物引火归元时，难道也用 100g？200g？可不可以用 1g？2g？答案当然是完全可以。

病情有轻重，病位有浅深，因情而施，因势而定，是一切药物运用都得遵守的基本原则，附子这样的有毒药更不能例外！

说句冒犯某些“神级”专家的话，那种简单以“阳主阴从”为说辞，以“肾为先天之本”为依据，主张百病皆可用附子，主张附子用量越大越好的见解，都是断章取义地在曲解中医理论，是脱离辨证论治轨道的。

附子这样的有毒药物，就因为它能温肾阳，就真的可以不受病症性质限制，脱离辨证论治原则任意运用？附子用量真的可以不以病情轻重为定量标准，处处都大幅度超药典运用？真是岂有此理！这种不以病情轻重为依据的超药典大剂量运用有毒药，简直就是视人命为儿戏！不是胡作非为是什么！

这种医林乱象不仅仅只是败坏中医形象，更重要的是扰乱临证思维，让不少青年中医或盲目跟风，或无所适从。

到底是严格执行辨证论治这个中医理法方药运用原则好？还是简单照搬某家某派的独门心法好？

青年中医因为临床历练不够，没有定见，很容易出现哪儿热闹就往哪儿凑的倾向，不知不觉上当受骗。误人误己事小，还误学术传承发展，这个影响就太大了！怎么不应该进行严格规范呢！

也许有人会说，在作为中药专著始祖的《神农本草经》中，根本就没有确切定量，怎么能说有关中药用量的研究有近两千年历史呢？

这种看法本人不敢苟同，认真看看《神农本草经》就知道，虽然那时还没有给每种药物定出具体常规用量，但《下经》中说："若用毒药疗病，先起如黍粟，病去即止；不去倍之；不去十之。取去为度"。

什么是"如黍粟"？就是像小米粒那么大一点的意思。这话并不是一个确切的体积定量，而是在强调治疗的起点用量要轻。

为什么强调起点用量要"轻"？

答案可能有二。

一是为了保障安全。这在今天都是临床工作最基本的要求。治病是为了救人，如果连安全保障都没有，还谈什么治病救人。

生命只有一次，出了差错，小则伤生，重则害命。医生是人不是神，无论什么超级名家大腕，都不敢保证对每一个病例诊治都绝对精准。既然不敢保证诊治绝对精准，那保障安全的最佳选择就是"摸着石头过河"，步步踩稳踏实。

在两千多年前，中医理论虽已成熟，但像《伤寒论》那样的临床范本，像《诸病源候论》那样的症候鉴别诊断学都还没有诞生，那就更需要慎之又慎了。初始用药或多或少带有投石问路的意思，药物用量当然是越轻越安全，这是肯定的。

二是为了避免过度治疗。临床用药量得根据不同病情而定，定量的标准是"取去为度"，以在治疗过程中收到去病疗疾的效果为最佳治疗量，不宜过度治疗。这在今天，仍然是中西医都非常关注的问题。

过则正气无辜受损，正气一损，必然降低机体抗邪能力，扰乱邪正进退，掩盖矛盾真相。这也正是《神农本草经》强调药物起点量应当从"如黍粟"的微量开始，然后"倍之""十之"，逐渐增加的重要原因之一。

大家认真对比一下看看，这和《尚书》中服药以"瞑眩"为度，也就是以出现头晕眼花甚至昏迷的中毒症状为度，差异有多大？真是天壤之别，岂能同日而语！

《尚书》中这种以中毒为极限的定量标准，其产生远在中医理论体系诞生之前，其学术本质可以说是某种意义上的动物自救本能延伸，带有浓厚的原始用药色彩。无论是在《神农本草经》中，还是在《黄帝内经》中，都是找不到这类原始用量痕迹的。

中药用量知识是来源于临床实践的，先有这样的认识，才会有这样的总结！从“先起如黍粟”这个用量标准可以清晰窥测到，早在《神农本草经》问世之前，中药的运用就已经脱离了“瞑眩”为度的原始经验，告别了“瞑眩”止服的风险时代。

《神农本草经》所称“毒药”，和后世所说的“毒药”是大不一样的。后世所称“毒药”是有确切毒副作用的个别特殊药。《神农本草经》所称毒药，是把一切具有一定偏性的药都叫“毒药”。强调的是用一切药物都要从低剂量开始，然后根据患者服药后的病情进退调整用量，或增或减，病情一好转就应停止用药。

《神农本草经》的这种药物用量见解，看起来是胆小怕事、战战兢兢，体现的却是求准求稳求实精神，是对生命的高度尊重，对学术的高度重视。因为临床用药标准量的理论性认识还没完全成熟，不能不谨慎又谨慎，小心再小心！吃进去容易拿出来难！

成书时间可能和《神农本草经》比较相近的《黄帝内经》，在《五常政大论》这个篇章中，以黄帝、岐伯对话的方式，对方药运用原则也有讨论。

黄帝提出：“有毒无毒，服有约乎？”

这话的意思是说：针对药物有没有毒副作用以及毒副作用大小，临床运用时，有没有具体的约束或规范呢？

岐伯对这个问题做了明确回答：“病有久新，方有大小，有毒无毒，固宜常制矣。大毒治病，十去其六，常毒治病，十去其七，小毒治病，十去其八，无毒治病，十去其九。谷肉果菜，食养尽之，无使过之，伤其正也。不尽，行复如法，必先岁气，无伐天和，无盛盛，无虚虚，而遗人夭殃，无致邪，无失正，绝人长命。”

答案非常肯定。药物的临床运用，在组方时，当然是有常规要求的。遣方用药，必须考虑四个方面的要素：一是病情轻重，二是病程长短，三是方剂繁简，四是药物毒副作用大小。这是决定药物用量的基本前提。

就病情而言，一般来说，“久病”意味着病程相对较长，病位相对较深，病情相对较重，疾病内在矛盾相对较为错综复杂。治疗这样的病，用药肯定相对复杂一些。而“新病”意味着病程相对较短，病位相对较浅，病情相对较轻，疾病内在矛盾相对较为单一。治疗这样的病，用药相对简单一些。

就药性而言，毒副作用越大的药，治疗总量越小，病去六分就应当停用了。毒副作用相对较轻的药，治疗量可适当增加，病去七分就应停用了。毒副作用微弱的药，治疗量还可再增加一点，但病去八分，也就应当停用了。即使是完全没有毒副作用的药，都还有个使用限度，病去九分就应当停用了。

就方剂配伍繁简而言，不是以追求复杂或简练为原则，而是以病情需要为原则。

若病情深重，表里虚实兼见，矛盾盘根错节，问题解决起来难度必然也就较大，治疗方案自然也就比较复杂，处方配伍当然也就比较复杂，药物用量可能也就相对较大，才能满足治疗需要。

若病情轻浅，表不及里，里不兼表，虚未动本，实未成痼，矛盾单一，问题解决起来难度也就较小，治疗方案也就比较简单，处方配伍也就比较简单，药物用量也就相对较小，才不致过用伤正。

就药物毒副作用大小而言，毒性越大的药，运用时越是应该谨慎，用量越应该考虑从小到大，逐渐增加，病情改善到一定程度就应该停用。毒性越小的药，用量限制越是可以适当放宽一点，但放宽也是有度的，仍然不能大到没有限制的程度。

《内经》在这儿所说的六分、七分、八分、九分，不是精确定数，只是以病情好转程度为参照的近似值。不要说肉体凡胎的人，就是用现代微观分析方法，也不可能做到对病情变化程度绝对精确把握。言里意中，无非是要告诉后人，用药得有分寸，用药得循序渐进。用当今的话来讲，就是得摸着石头过河，不要充当“胆大王”。因为人命关天，不可儿戏，严禁过度用药！

如果病情有反复怎么办？

还是按照这个原则再重新诊治。

治疗就应该追求功德圆满呀，还没有彻底治愈，就停止用药，后续问题怎么办？是不是有意留个病根，好拉到病人挣效益？当然不是！我们的老祖宗厚道得很，哪里会有这样肮脏龌龊的歪点子。在他们的灵魂深处，从来就没有半点为谋一己之私利而巧取豪夺的污渍。老祖宗们语重心长地告诉我们，要根除后患，巩固疗效，最佳选择不是药疗，而是食疗。运用粮食、肉类、蔬菜、水果等善后，以免因过度用药对机体造成伤害。

老祖宗的这些要求，今天做到了吗？

包括西医在内，很多医生都没有做到。而且很多时候，是在反其道而行之，人为地过度治疗。

在长达百万年的漫长进化过程中，中华民族以牺牲无数生命为代价，对药食性质区别早就有了非常深刻的认识。食物才是最纯和、最平正的，药物或多或少都有一定偏性，所以我国民间都长期流传“是药三分毒”的认识。

食疗也是有讲究的。老祖宗们总结了很多这方面的经验，其基本要点就是要根据病情所需，五脏所宜，选择运用，而且要力求平和、适量，而不是像有些现代人乱吃乱喝，乱用添加剂，乱用调味品。

《内经》强调临床治疗是一个受多因素影响的综合复杂工程，不能单一强调药物。最重要的是首先弄清疾病性质、病程长短、病情轻重、机体自身的自救修复能力、时令特点等等。特别强调不要过度治疗，尤其是在使用具有一定毒副作用药物治疗疾病时，更是如此。因时因地因人因病因证因药制宜，才是最佳方案。脱离了这样一个基本原则，就很容易造成严重医疗事故。

在《内经》时代，已经具备了这么缜密的治疗理念，会主张用中毒量作为药物用量标准吗？绝对不会！可以肯定地讲，早在《内经》时代，原始的探索量标准早已没有任何临床实用价值了！仅存的，只是药物用量发展演变的线索价值。循着这条线索，后人可以清晰地看到，临床中药用量研究正是从这种原始蒙昧状态开始的，探索量是后世药物用量研究的起点。

从《神农本草经》的药物起点量应当从“如黍粟”的微量开始，到《黄帝内经》的根据药物偏性大小提出的治疗时只宜“十去其六”“十去其七”“十去其八”，到李时珍撰成《本草纲目》，其后又经历了将近两千年的反复临床验证总结，可以肯定地说，《本草纲目》中的药物用量，是有效量！是安全量！是科学量！

有关药物用量的问题，还有一种倾向也是很值得重视的，那就是中医泛文化倾向带来的负面影响。

什么是中医泛文化倾向？

在现实中医学领域里，医儒一体、医道一体、医佛一体，易经八卦、因果风水、卜筮预测、百般技艺都被诠释为和中医学不可分割的整体，都成了中医学的嫡亲老祖宗。凡拐弯抹角与中医学有点关联的学术、艺术、幻术、风俗、习俗、陋俗，也都成了中医学不可分割的整体，这就是中医泛文化倾向在现实中的表现特点。

正是受这种怪异现象的影响，催生了一种怪异药物用量见解。这种见解的基本内涵就是：药物定量不是以病情需要为依据，而是以药物数量的数字阴阳属性为依据，主张阳虚病症用药量要用一三五七九这样的奇数，奇数属阳，以阳补阳呀！阴虚病症的用药量要选择二四六八十这样的偶数，偶数属阴，以阴补阴哪！甚至主张凡古人以枚、瓣、粒、尺、寸、匙等为计量单元的，一律遵从古制，而且强调以数值的阴阳属性和病情的阴阳性质相匹配，认为这才是决定疗效的核心要素。

大家听了有什么感想？

是想笑？还是想哭？

我是觉得既可笑，又可悲！但作为一个真心热爱中医的专业中医工作者，面对这样的邪说谬论，心情沉重，实在是笑不起来。倒是为这样的闹剧、丑剧、悲剧在现实中医发展过程中乱纷纷，你方上罢我登场，演了一出又一出，感到很悲哀！这么精妙的一门学术，竟被糟蹋得如此狼藉不堪，真的好想放声痛哭一场！但悲痛中夹杂强烈的愤懑，所以欲哭无泪，怎么也哭不出声来！

数值阴阳属性果真比药物本身还重要，果真是决定疗效的核心要素，那干脆写几个数字让患者像佛徒诵经、道士念咒、巫师画符那样去念诵就够了嘛！还用什么药物，何必多此一举！

更让人震惊的是，这样的奇谈怪论竟然也能大行其道，受到一些青年中医的信奉、追捧。长此以往，中医还谈什么振兴发展。

中医确实与中国传统文化儒学道学乃至从印度东来的佛学都有着千丝万缕的联系，学中医也确实需要具备兼通并知的广博文化基础，但绝不等于中医就是一锅没有自身学术主体的大杂烩！中医学的本质是研究人体疾病的专门学问，是自然科学之一种，这是不可否认、不可改变的事实。

从做苍生大医这个角度看，首先必须做一个好人，做一个有益于社会的人，得有忠孝仁爱的高尚品质，得有普济众生的博爱情怀，得有淡泊名利的纯洁操守。人要朝着这些方面去修养，去历练，就得从儒、释、道三家学术思想中吸取精神营养。

就是要想很好地理解天人合一的中医学理，也得吸收儒家的“太虚即气”、道家的“法自然”、佛家的“一微尘即一大千世界”等学术营养。只有这样，才能更好地理解中医的天人合一思想，整体恒动妙理。

但这并不能替代中医的学术修炼，更不等于诊有标准、治有原则。先秦百科各有各的主题，各有各的理论，各有各的体系，儒学是儒学，道学是道学，佛学是佛学，易学是易学，医学是医学，包括左道旁门，未必不是学问，可以兼学兼通，可以互参互用，但绝不能混为一谈，更不能相互取代！

中医学的诊断标准是四诊资料，中医的治疗原则是辨证论治，中医的用药特点是有是证用是药，证千变药千变。这样的答案在儒释道学术体系中都是找不到的，在其他左道旁门中就更不可能找到了。

药物用量是个严肃的学术问题，来不得半点虚假！果实有大小，种子有轻重，皮有厚薄，枝有粗细，数量相同，不等于重量相同，有的还相差悬殊。所以，正如前面讲到的，早在隋唐甚至更早时期，就已经引起了临床医家们的关注，就已经提出应当以重量取代枚、瓣、粒、尺、寸、匙等其他计量方法，以求用量更加精准可靠。

这种换算是中药用量在临床实践中不断探索、不断思考的科学选择。遗憾的是，这项工作历经千年，直到明代《本草纲目》问世，都没有彻底完成。

真是奇怪了，在一千五百年后的中医学数十代玄孙中，竟然还有那么一批糊涂人想要倒行逆施，把作为模糊剂量的数字阴阳当作治病疗疾要素来加以发扬光大，怎么不令人痛心疾首！

这种江湖术士用来欺世盗名的鬼把戏，是真知识还是伪知识，应该一眼就能看得明明白白！怎么还当作神授仙传的医学真理大肆宣扬呢？

再谈谈关于中成药的用量问题。

有关药物用量问题，不仅体现在传统饮片的运用上，同时也体现在中成药的运用上。在今天这个中成药广泛运用的时代，尤其值得深入研究，认真探讨。

有人可能不同意这种看法，认为成品药用量在药品服用说明书上印得明明白白，照着说明书用就行了，哪里还需要讨论？哪里还需要研究？

今天用中成药的，并不只是中医师，不少西医师也在积极参与运用，普通老百姓也广泛在用。从中医师到西医师到普通百姓，普天之下几乎都是一成不变地照着成药说明书在用。

从形式上讲，这样用并不是不可以，但要想取得良好效果，这样的用法就未必是最佳选择了。

中成药的运用体现在药量选择上是大有讲究的，最大的讲究就是要用辨证论治来作为指导原则，根据疾病性质选择药品，根据病情轻重确定药量。

中成药在运用中的最大局限性就是已经把方剂变成了凝固的成品药，无法再对方中药物用量进行灵活加减化裁了。

最大限度地克服这种局限性，是中成药运用研究的主题。

我个人认为，中成药的运用要点有三。

一是必须遵守辨证论治原则。中成药虽然已经凝固为复方结构，但每个复方都是针对某种病证设计的，具有特定针对性。既有特定针对性，就一定有较大局限性。不能不辨证性寒热虚实，不分药性温清消补，就简单地对症状运用。

如治疗头痛的川芎茶调丸，是特为风寒感冒所致头痛设计的，只能用于外感风寒头痛，而不能用于外感风热头痛，更不能用于内伤气虚、血虚、阴虚头痛。

还有，临床上矛盾单一的病症相对较少，外感只是外感，内伤只是内伤，气虚只是气虚，血虚只是血虚，这样的单一证型是比较少的。

就以最常见的感冒来看吧，仔细观察一下，临床上单纯性感冒有几个？少得很，因为没有体虚就不容易得外感病。反过来讲，凡是经常得外感病的人，大多都是体质虚弱者。只有这种体质才弱不禁风嘛！真正像宇航员、飞行员、职业运动员这样的身体，是很少患病的，喷嚏都难得打几个的。只有那些先天不足、后天失养的人，才会动不动就清涕涟涟，喷嚏不断，三天两头都在吃药。

所以，清代一位顶级伤寒研究大家柯韵伯，在他的《伤寒来苏集》中就明确指出：伤寒中“最多杂病”。如果既外感风寒，又或兼里实、或兼里虚、或兼里寒、或兼里热的，单凭川芎茶调丸就解决不了，甚至有可能帮倒忙，越治越加重病情。

比如：既外感风寒，又兼里热，甚至兼腑实便燥结的，单独运用川芎茶调丸就会激化里热的矛盾。不仅劳而无功，甚至还可能得不偿失，使问题复杂化。这就需要在运用川芎茶调丸的同时，配合运用龙胆泻肝丸，或栀麦清火片之类清里热药，甚至还得配合运用上清丸、三黄片类通里泻热药。

一句话：中成药的运用也必须辨证！这个原则在任何情况下，都丝毫不能动摇！不能把中成药的运用看作是可以不受辨证论治原则约束的特殊例外。

有人也许不同意我的看法，说老百姓不是也在随意买来吃吗？西医不是也在积极参与运用吗？这样的现象确实存在，但存在并不等于真正合理，更不等于真正科学。

举个大家最常见的例子：便秘。今天生活好了，患便秘的人也多了。大小便不通当然很难受哦！《内经》都说"出入废则神机化灭"，大便解不出来痛苦得很。如果长时间不解，后果也严重得很。患者病急乱服药，不分寒热虚实，就自己买清泻类成品药吃，有的吃了洞泻不止，有的一停药又便秘复发，而且越吃越便秘。不少人吃到面色晦黯、形瘦骨立，男子阳痿、女子经闭还在吃，这就是患者自买成品药服用的一个常见例子。合理性在哪里？科学性在哪里？

再举个大家常见的例子，今天西医用中成药的确实越来越多，已经成为很普遍的现象，只要遇上外感发热或呼吸系统感染患者，就一定是给复方双黄连。前几年还出过不止一例医死人的重大事故，给中医带来了极大的负面影响。

复方双黄连是个什么性质的方？是由大苦大寒药物组成的强有力清热解毒方。这样的方就只能用于火热实证，怎么到了西医手里，就摇身一变，成了不受中医辨证论治原则约束的广谱抗菌药呢？

就外感病而言，温热证会发热，湿热证会发热，风寒证会发热。就内伤而言，阴虚证会发热，气虚证会发热，血瘀证会发热。发热种类那么多，致热原因那么复杂，都用复方双黄连治疗，怎么不出医疗事故？出了医疗事故就一棒子把某个药打死，就把黑锅扣在中医头上，天下有这个理吗？

这就是中药西用的现状。这种毫无中医理法约束的乱用、滥用，合理性在哪里？科学性又在哪里？

二是必须遵守方药配伍原则。运用成品药如何定量？是按照说明书的定量运用为好？还是根据表里寒热虚实的轻重程度来确定用量为好？

这个问题本质上是个方药配伍问题。这样的问题，对一个合格的中医师是不需要讨论的，当然是根据表里寒热虚实的轻重对比确定用量为佳。

成品药虽然是无法分解的凝固复合体，但仍然可以通过用量调整，也就是类似运用饮片时的主辅佐使配伍来相对精确地贯彻落实辨证论治原则。

有几分外感风寒，用几分辛温解表成品药；有几分外感风热，用几分辛凉解表成品药；有几分里热，用几分清里成品药；有几分湿浊，用几分除湿化浊成品药；有几分虚损，用几分或补气、或补血、或滋阴的补益类成品药；有几分腑实，用几分通腑成品药。只有这样，才能使中医治疗优势得到更充分的发挥，才能提高成品药的治疗效果。

如果机械照搬说明书用量，那就有可能或病重药轻，力不从心，病情迁延，甚至劳而无功；或病轻药重，治疗过度，得失参半，甚至得不偿失。

大家可能会有疑问：真的可以这样运用吗？

那我就告诉大家，我一直都是这么在用。效果好得很，治疗成本还最低，对经济困难的患者那就是最佳选择。

先天不足，五内俱虚，又外感风寒或风热的患者，我都是三四种成品中药同用，用量各不相同。针对体弱而又外感风寒，微恶寒、微头晕、脘痞、脉缓、苔薄白润者，常用以下成品药治疗：

药品	药量（按成人量折算）		
	早	午	晚
参苏丸（嚼碎服）	1/2[2]	1/2	1/2
香砂六君丸（嚼碎服）	1/8	1/8	1/8
金匮肾气丸（嚼碎服）	1/10	1/8	1/5

针对体弱而又外感风寒，恶寒头身疼痛、神倦气短、脉弱、舌净者，常常选用：

药品	药量（按成人量折算）		
	早	午	晚
川芎茶调丸（嚼碎服）	1/3	1/3	1/3
补中益气丸（嚼碎服）	1/8	1/8	0
金匮肾气丸（嚼碎服）	1/10	1/8	1/5

如果是风热外感，就把这种组合中的解表药换成银翘解毒丸，也维持这个用量比例。

针对体弱而又外感寒湿，恶寒头身重痛、神倦气短、脉沉、苔白腻、脘痞便溏者，常常选用：

---

[2] 表中 1/2，即指该中成药说明书中成人每次服药量的 1/2，余同。

药品	药量(按成人量折算)		
	早	午	晚
藿香正气丸(嚼碎服)	1/2	1/2	1/2
川芎茶调丸(嚼碎服)	1/8	1/8	1/8
附子理中丸(嚼碎服)	1/4	1/4	1/4

针对体实胃肠积热便秘,六脉盛实、便燥结、烦热不寐者,常常选用:

药品	药量(按成人量折算)		
	早	午	晚
麻仁丸(嚼碎服)	全量	全量	全量

针对胃肠虚寒的便燥秘如羊粪,六脉沉细无力、少气懒言、肢冷唇舌淡、苔薄白者,常常选用:

药品	药量(按成人量折算)		
	早	午	晚
川芎茶调丸(嚼碎服)	1/8	1/8	1/8
附子理中丸(嚼碎服)	1/2	1/2	1/2
十全大补丸(嚼碎服)	2/3	2/3	2/3

在这个组合里,为什么要用川芎茶调丸?答案很简单,因为气血虚弱患者肺气也必然偏弱,即便微感风寒也容易造成气郁而不自知。肺与大肠相表里,肺主气属卫,统一身之表。肺郁不仅会导致表中之表的肤表郁闭,也常常会导致肠道里中之表的气机郁闭,障碍肠道气液敷布流行,进一步加重因于气血不足的胃肠升降功能的下降。川芎茶调丸集合多味辛散疏风药,是比较优秀的开宣肺气方,肺气宣通则不仅胃肠气液流行,而且对五脏六腑功能的发挥在一定程度上也有积极促进作用,与温补气血药有相辅相成之妙,可收事半功倍之效。低剂量运用意在宣畅气液流行之机而不在发汗。

类似的组合举不胜举。

大家最关心的还是，这么七折八扣下来量就很轻了，效果到底如何？

对这个问题，这儿先不作答，就是回答了你也未必相信，还是自己到临床上去试试才心中有数。为了鼓励大家去试，去观察，我可以负责任地告诉你：在辨证论治前提下，这种按病情轻重运用成品中药，相对一成不变照搬说明书的用量而言，效果要好很多！很多！

总之，成品药的运用跟饮片运用一样，也是大有讲究的，不能简单照搬，更不是用量越大越好！

三是必须注意临床服用方法。

除了遵守辨证原则和方药配伍原则两大原则外，成品药的服用方法也是值得高度重视的。

大家可能不太了解。半个世纪前的成品中药和今天的成品中药在质地上差异巨大，尤其是水泛丸这个剂型。过去是手工生产，药粉是石磨研磨，粉末颗粒比较粗糙；药丸是喷雾滚动成型，结构比较松散，放进口里还不等喝水就化开了。现在是高强度机械研磨压榨而成，粉末细，结构紧密，牙口不好的还咬不破，嚼不烂。我放在水里试过，有的药丸浸泡一两个小时还坚硬如石。所以，一定要叫患者嚼碎了服，而不是直接整丸吞服。如果不注意这个细节，那就必然是事倍功半！

给大家举个服成品药的临床真实病例：

三十多年前看过一个妇科病患者，至今历历在目。一位年逾四十的女性患者，患阴痒、带下清稀量多、神疲倦怠年余，经反复检查，并无特殊发现。经中西医多方治疗，都效果不佳。有人告诉她说是服补中益气丸效果好，就去买了一瓶。仔细一看说明书，是个补气补脾的药，对人没有什么伤害，于是就大胆地照着说明书服用。

服药一周，还真有效果，带下量减少了，患者大喜。心想这药要是加大剂量服，也许效果更好，于是就把剂量加大一倍服用。

服了不到三天，不仅疗效没有成倍增长，还把新的问题吃出来了：小腹胀闷疼痛，带下量又开始增多，而且色黄恶臭，阴道瘙痒灼热，还不断产气排气，像放屁一样，声音响亮，而且释放腐臭味，还伴有烦热盗汗，夜不能寐。比起服补中益气丸之前，痛苦增加了许多。

她经过反思后认为是加大剂量造成的，于是又回到说明书规定的量上来继续服。这次令她大失所望，再也回不到一开始服补中益气丸时的那种尚可忍受的状态了。一切不适症状还在继续加重。只好停药，千里迢迢来成都求治。

患者是我的老乡，原本是个体态苗条而又丰满，肤色白皙，大眼睛、瓜子脸、皓齿丰唇的美女。几年不见，乍一见到，真的吓了一跳，面色黄而晦黯，皮肤粗糙，体态看起来倒是比以前健壮了许多。

在追问她的病史时才知道，她丈夫多病，公婆年迈，孩子上学，全家的重担都落到了她一个人身上。一家五口的包产田地都是她种，回家还要挑水做饭，整理家务，劳苦不堪。为了消除疲劳，她每天都得喝酒。时间一长，酒量渐长，酒瘾渐大。

观其唇舌绛红，舌边粗糙，上罩黄厚腻苔；六脉浮取滑数有力，沉取略显不足；尺肤黏湿，手掌老茧甚厚，说话语音响亮。

见她病情比较复杂，就对她说："你的舌苔那么厚，这病治起来还比较麻烦，单纯选择服成品药可能不行。"

她说在服补中益气丸以前，舌苔没有那么厚，越吃补中益气丸越变厚。还说在服补中益气丸之前，也吃过不少汤药，效果都不明显，家里经济又不宽裕，吃汤药花钱要比吃成品药多很多，后来改吃成品药，花钱是少得多，但没想到越吃越糟糕。

最后她还是吞吞吐吐地说："要是能给我继续吃成品药那就最好了。"

讲完，她还主动拿出一摞先前的中药处方给我看，几乎都是完带汤、易黄汤、清带汤之类方的加减化裁。化裁的方向不是强化除湿，而是强化补脾补肾固涩。

那时改革开放才刚刚起步，全国人民都还很穷，像这样的病情，绝不是三两剂药能解决问题的，患者经济状况又不好，很难坚持治疗。

冥思苦想了好一阵，还是决定先用成品药试试看，如果有效，那就给她帮了大忙了。这种迁延年余的慢性病，即使服用中成药无效，也不可能发生太大变化，再用汤剂治疗也不至贻误治疗时机，于是就给她开了这样一个成品药方：

药品	药量（按成人量折算）		
	早	午	晚
龙胆泻肝丸（嚼碎服）	全量	全量	全量
藿香正气丸（嚼碎服）	1/4	1/4	1/4
金钱草冲剂（用开水溶解后送服丸药）	1/2	1/2	1/2

让她先服三剂，有效没效都回来复诊一下，不用挂号，直接找我。

那时的交通不像今天这么快捷，从老家到成都得花两天时间。为了及时复诊，也为了省钱，患者就在一位打工女老乡的工棚里挤着住了两晚。

意外的惊喜哟！

三天后患者反馈的信息是：服药后效果极好，带下、汗出、烦热等所有问题都减轻过半。一看舌苔，也至少减去了六成。

于是在前方基础上又加了一种成品药：

药品	药量（按成人量折算）		
	早	午	晚
龙胆泻肝丸（嚼碎服）	全量	全量	全量
藿香正气丸（嚼碎服）	1/4	1/4	1/4
补中益气丸（嚼碎服）	1/8	1/8	1/8
金钱草冲剂（用开水溶解后送服丸药）	1/2	1/2	1/2

叮嘱照上方继续服用。严格戒酒！戒燥辣！

患者回到家乡，连续服药两周后又来复诊，带下阴吹消失，舌净脉和，汗止烦除，所有的症状全都好了。

因为病久了，虽然症状消失了，但心里还是不踏实，就忍痛花钱再来面诊一下，希望听听医生怎么说。

考虑到久患湿热，难以根除，就修改了一下处方：

药品	药量（按成人量折算）		
	早	午	晚
夏桑菊冲剂	全量	全量	全量
金钱草冲剂	1/2	1/2	1/2
补中益气丸（嚼碎服）	1/4	1/8	1/8
金匮肾气丸（嚼碎服）	1/8	1/8	1/4

叫她服三到四周。

并再三叮嘱：饮食要清淡，严格忌酒！忌辛辣！忌甜食！忌油煎火烤食物！

患者硬是老老实实地服了四周，一切症状都消失了。临床痊愈后，她吸取了教训，一改过去喝酒、吃辣的生活习惯，肤色也变得越来越明润了。

后来又见过这个患者几次，身体、肤色、精神和患病时相比，都判若两人。用她自己的话说："人家都说我越活越年轻了"。哎呀！那一脸灿烂的笑哇！真的让人感到温暖，感到甜蜜。这就是医务工作的精神回报哦！

这个医案有几个问题值得讨论。

一是，这个病例为什么用治带名方效果不佳？

对这个问题的思考，得着眼于方药成分功效和病机本质两个方面。

完带汤是《傅青主女科》中的方，方中药物组成为：白术30g（土炒），山药30g（炒），人参6g，白芍15g（酒炒），车前子9g（酒炒），苍术9g（制），甘草3g，陈皮1.5g，黑芥穗1.5g，柴胡2g。

易黄汤也是《傅青主女科》中的方，方中药物组成为：山药（炒）30g，芡实（炒）30g，黄柏（盐水炒）6g，车前子（酒炒）3g，白果12g。

清带汤是《医学衷中参西录》中的方，方中药物组成为：生山药30g，生龙骨（捣细）18g，生牡蛎（捣细）18g，海螵蛸（捣细）12g，茜草9g。

都是出自名家手笔的方。要从品牌知名度看，个个都是好方，但无论出自什么名家的方，也未必个个都药到病除。效优效劣，得看用方的人是不是用对了地方。这就要求用方的人首先得了解所用医方的功效特点。

益气固肾是三方的共同特点，完带汤益气、燥湿、健脾、利水、疏肝、行气、柔肝面面俱到，结构相对更为缜密；易黄汤利湿之功相对更为突出；清带汤收涩之力相对更为强大。

以上方药都是为治带下病而创制，为什么这个病例却久服无功呢？

这绝不是原方设计者的问题，而是选方用方医生的问题。以上三方都不是针对肝胆湿热郁闭下焦重症而设，而是针对脾湿下注轻证而设，用到这个患者身上，就病重药轻，药不胜病了，所以劳而无功。

清带汤尤其不适合本病，因为全方基本没有除湿清热解毒药，而是全方位收敛。湿热证而用收敛，后果必然是闭门留寇，不仅无益，反而有害！

这是用方人既不明病情真相，又不明方药运用原则，机械照搬前人成方造成的，怎么能怪原创者张锡纯呢？

二是为什么补中益气丸初服有效，加大剂量反而加重病情呢？

对这个问题的思考，仍然是着眼于方药成分功效和疾病病机本质两个方面。

在补中益气丸中，最重要的药物是人参和黄芪。人参大补五脏元气，功在强壮机体根本。黄芪大补肺气，功在实卫固表。补益元气黄芪没有人参力量强大，固表实卫人参没有黄芪力量强大。

值得注意的是，在成品药中，凡用人参的处方，大多都是用的党参，补中益气丸也不例外。

人参属五加科植物，党参是桔梗科植物，二者的功效相差很大！党参补元气的功效远不如人参，而生津的力量却比人参突出。所以，真正是元气大虚的病症，建议大家还是选用人参。就是现在的人工栽培人参补气之功也远比党参强大。今天的党参也是人工栽培的，哪儿还有那么多野党参。我在治疗成人气虚病症时，是很少用党参的。

补中益气丸确有突出的益气固气升提气机的功效，这在先前所服汤药中是没有的。

患者家境贫困，没有经济基础，营养就跟不上，这是必然的。长期劳累，又患病年余，久病伤气，确实存在一定程度气虚，所以脉沉取不足。初服补中益气丸，对气虚有一定修复意义，再加上全方具有突出的固气升提功效，所以，初服病情有所缓解。

本病的病机本质是湿热内盛，最忌温补，服补中益气丸已经是个错误选择，加倍服用补中益气丸，那就更是错上加错了。里面湿邪阻滞，热邪熏蒸，需要的是宣上清里渗下，多管齐下，才能使矛盾得到有效缓解。误用益气固表，就把人与自然息息相通的门户关闭了，表里气机闭郁，秽浊之邪更加没有出路了，湿热内盛的矛盾必然迅速激化，所以病情加重。这个方案的运用，就是不加大药物剂量，也会助邪增病，病情加重也是不可避免的，只是来早与来迟的区别罢了。

三是服龙胆泻肝汤为什么效果那么好？

对这个问题的思考，应着眼于方证是否对应，配伍是否相辅相成两个方面。没有药证相合这个决定性条件，任何神药仙丹，都不可能奏效。没有配伍相辅相成这个重要条件，任何良方妙术，也不可能收到事半功倍的效果。

龙胆泻肝汤是清利肝胆湿热的妙方，与患者所患肝胆湿热郁闭下焦的病机是非常吻合的，这是取效的关键。

在今天的中医临床工作中，大家都在谈“方证对应”。到底怎样才能算方证对应？

方证对应可不是今天弥漫医林那种完全脱离辨证论治的对症状用药，也不是今天挂在医院各个科室诊疗指南，更不是一句空话，而是在严格辨证论治原则指导下的对证遣方用药。

在药物配伍上，配合龙胆泻肝丸的还有低剂量的藿香正气丸。这个组合虽不敢说是绝配，但可以肯定地讲，至少是个相辅相成的巧妙组合。

藿香正气丸芳香化浊，燥湿健脾，解表宣肺，降气利水，和龙胆泻肝丸有良好的协同作用。尤其是芳化解表，更是治湿不可忽视的环节。

心肝脾肺肾五大系统中的任何一个系统，都不是各自为政，孤立存在的，而是互相滋生，互相制约，协同共济的。气行则水行，肺司呼吸而主气，是人体水液运化吸收排泄的重要环节，所以古人称肺为水之上源。从这个角度看，治湿不知宣肺，非其治也！

龙胆泻肝丸中有滋阴凉血的生地，这个病例舌苔那么厚腻，滋阴药是很难运用的，但作为成品药的丸剂，已经无法把这样的药剔除，怎么办？

最好的办法就是用其他可以克服其弊端的药来配合运用，以减轻某些药的负面影响。如果既能克服弊端，又能顺势增效，那就更好了。藿香正气丸就正是这样的最佳选择对象。

正是集开宣、芳化、燥湿、健脾、行水于一体的藿香正气丸，极大地强化了龙胆泻肝丸的功效，成了龙胆泻肝丸的增效剂。

正是严谨辨证和科学配伍这两大要素，决定了治疗的良好效果。

四是前期服补中益气丸已经加重了病情，为什么二诊时还用补中益气丸？

对这个问题的思考，得着眼于补中益气丸的运用时机和用量两个方面，这是问题的关键点。

前期服补中益气丸的时候，正是邪气内盛阶段，而我在用补中益气丸时，是邪气已衰其大半的阶段。邪气内盛，误补留邪，大补助邪。邪气已衰，适时进补，顺势而为，助正祛邪。

前期用补中益气丸先是全量，后是加倍量，盲目运用大剂量。而我所用补中益气丸，是八分之一成人量，是低剂量，甚至可以说是微量。大剂量具有突出的益气实卫固表功效，微量就只能起到唤醒脏腑功能，激活脏腑气机的作用了，二者是截然不同的。

朋友们：做学问得自己下功夫，自己动脑筋，不能有贪小便宜的思想。照搬成法，捡来就用，自然轻松，但要保证疗效就难了。更不能道听途说，人云亦云，以讹传讹。一旦养成这样的浅学陋习，就难免一知半解，是非混淆，以燕砾为宝珠，把谬论当真经，误人误己。

今天就讨论到这里，谢谢大家！

如何学习古医案

大家好！

今天讨论的题目是：如何学习古医案。

这个问题大家都比较感兴趣。这是中医这个学科中特色独具，而且与临床关系紧密的一类知识。

西医是不学古医案的，要学也是学现实中的医案。这是由西医认证生命的研究方法所决定的。伴随认证手段的日新月异，西医每天都在用全新眼光看世界，用全新思维认识生命，当他们用现实眼光看过去的临床时，会认为过去的很多临床治疗都有偏颇，甚至有错误。西医临床正是在纠偏改错中不断发展进步的。所以，他们是不学习古医案的。

中医的研究方法是理解生命，正是这种独特的研究方法决定了它的学科性质与西医大不相同，也决定了它在理论基础、诊断标准、治疗原则等各个方面都具有古今一贯的长久稳定性。即便是解决一个从外在表现形式到内在矛盾本质都完全相同的问题，在不同医家笔下，也常常以不同的方药运用技巧体现出各自的卓越智慧。最终的答案，常常是既有不可动摇的共性特点，又有奇思妙想的个性特点。令人震惊的是，只要辨证结论相同，就一定都能收到良好效果。真可谓精彩纷呈，妙不可言。

就是一两千年前的医案，对现实临床也可能具有重大启发意义和参考价值。一部《伤寒论》就是最典型的例子，其中所包含的名家智慧，在一千八百多年后的今天，仍然熠熠生辉，光芒万丈！

尽管《伤寒论》并不是账本子似的医案专集，但在《伤寒论》中，有些条文却类似浓缩版医案。如太阳病篇第 20 条的“太阳病，发汗，遂漏不止，其人恶风，小便难，四肢微急，难以屈伸者，桂枝加附子汤主之”一段条文，有病证名，有临床症状，有前期治疗方案，有治疗后的临床变化，有针对治疗后临床变化的续治方案，就很像是个浓缩版医案。这样的例子，在《伤寒论》中还不少。

这样的医案，包含着前人的丰富临床智慧，无论时代悬隔多么遥远，其重大临床参考价值和宝贵指导意义都是不会丧失的。这正是中医工作者几乎人人都对古医案感兴趣，人人都热心学习古医案的原因所在。

但到底怎么学才收获最大，却未必人人都思考，人人都重视。绝大多数人在学习古医案时，就像初学中医时背医方一样，把记取一方一药的直接经验当作捡金子，捡的越多越高兴。有的人捡到自己的思维都全被医方淹没了，还在拼命地捡。把每个方都当作起死回生的宝贝，真的舍不得！

学古医案也是如此，死死盯住的只是医案中的主症和方药，而不是作者为什么要用某方，为什么要选某药的所以然之理。这样的学习方法，最后真的能捡到起死回生法宝吗？

有的人背诵起古方来朗朗上口，讲起医案滔滔不绝，可一到临床就不知东西南北，只能生搬硬套了。好了也不知是怎么好的，歹了也不知是怎么歹的。

问题出在哪里？问题出在他只是发挥了勤捡美德，没有发挥鉴宝智慧。

古医案到底应该如何学习？

要回答这个问题，首先得弄清学古医案的目的是什么？

很多人把学习古医案的目的当作淘宝，就是到古医案中去淘解决某个特定问题的方法、方药。

这样的认识存在严重偏差！

学古医案绝不是淘宝式地记取一方一药，而是在深刻理解前人分析问题、解决问题的思路历程基础上，借鉴前人巧思，吸取前人经验，学一则医案，长一分智慧，这才是终极目的，这才是最高追求。

要回答这个问题，还得弄清古医案的文献性质是什么？

今天大家所看到的古医案，是古代医家整理出来专门留给后人学习的临床医学专辑？还是他们用来自己备忘的简要随笔？自己备忘的占绝大多数，存心供后学参考的医案大多是经过他人整理编辑的，如《名医类案》《续名医类案》《临证指南医案》《柳选四家医案》等。临床医家成天忙于诊务，一般都没有垂留后世，启悟后学的思想准备。

正是历代医家的临床自查笔记，以及某些有心人收集整理的临床验案专辑，给后世留下了一份宝贵医学文化遗产。

从《黄帝内经》问世算起，中国医学在有理论指导的两千年里，名家辈出，群星灿烂，他们除给后世留下了汗牛充栋的临床各科医学著作外，还通过临床记录，留下了直接反映他们诊疗经验的大量古医案。

在先辈留下的每一则医案里，不仅包含着他们对一个个具体病证综合分析的思维过程，是他们学术灵魂的生动展示；而且包含着古代中华语言文字、人物性格、职业心理、气象气候、物象物候等一系列复杂信息，是一个个不折不扣的综合文化载体。

如何传承这份珍贵的中医学术遗产，是个值得深入探讨的问题。

果真传承好了，启发后人中医学术思维，开启后人理论与实践相互沟通的学术智慧，那就成了临床家解决疑难问题的宝贵借鉴、指迷向导、成长基石。

中医古医案是实践性很强的专科、专病资料，仅仅做点文本的点校刊行、训诂注释，是远远不够的，更重要的是通过深入研究挖掘，让古人智慧完成时空跨越，达到古今对话的效果，才能真正成为古为今用的无价之宝。

也只有这样的传承方式，才能使这份以先贤心血铸炼的文化遗产在现实中医临床实践的土壤中重发灵感新芽，再放学术新花。

在今天这个中医走向未来、走向世界的时代转折点上，人们不是在大谈师承名家吗？在中医名家多如牛毛的今天，还需要学习传承古医案吗？

学术发展需要名家的引领，而在名医遍地的现实中，能正确执行辨证论治的真名家其实少之又少。

现实名家奇缺，如何弥补？

弥补现实名家不足的最有效方法就是师法古代名家。

古代名家早已化作泥土化作尘，复归清风上青云了，怎么师法？

说起来简单得很。

一是到前人的著作中去，学他们有关理法方药的理论认识。所以我反复强调一定要在学好教材的基础上，进一步深入学习历代名家原著。跟着前人的脚步，渐渐深入，直到站在前人肩上，真正领略到“独上高楼，望尽天涯路”的豁然开朗时，你自然就会产生开卷有益的快感。

二是到前人的临床医案中去，认真学习他们诊断治疗、处方用药的临床智慧。通过简单模仿效法，到独立探索证悟，层层深入，直至真正和古圣先贤心会神交，把自己心中的理用疑窦一一解开，把自己知而未明、明而未透的知行隔阂一一点破，那你在辨证论治水平上就真正修成正果了！

世间的事，很多都是说起来容易，做起来就没有那么轻松了。要耐得独坐书斋的寂寞，要受得冥思苦想的煎熬，不容易哟！所以想做、能做、去做的人不少，真正能坚持做好、做深、做透的却不多。古今一贯，长期如此！

能不能把古医案学习、传承这项工作做好、做深、做透，既取决于学习的态度，学习的恒心，同时也取决于学习的方法。

古医案是古代名家临床心法的结晶，只要解决好了学习古医案的方法问题，就能还原古圣先贤在解决每一个具体问题时的思路历程，复苏蕴藏其中的学术灵魂，让古圣先贤与现实专业技术人员心灵互通，真正达到学一则医案，开一分眼界，长一分见识，增一分智慧的目的。

这才是学习古医案的要旨所在。

学习古医案难点到底在哪里？是古医案语言文字难懂？还是古医案中理蕴太深？还是古医案中用药太神秘？

可以说既都是，又都不是！

说都是，那是因为部分古医案中或多或少确实存在上述这样一些问题。

说都不是，那是因为大多数古医案中并不存在这样的问题，而是存在另一个非常普遍，又非常严重的问题。那就是：由于时代的悬隔，文化环境的变迁，语言文字的发展，使得大多数古医案信息不全或信息朦胧，给现代读者学习研究带来了极大不便。

要想学好古医案，就必须首先对古医案信息进行详细解读，尽可能完整地补出缺漏信息，尽可能深入地揭示前人在疾病诊治过程中的疑点、难点、要点。只有这样，才能使古医案真正绽放出灿烂学术光辉。

古医案信息缺失朦胧是什么原因造成的？

在现存古医案中，很多案例主要是过于言简意赅，结论简单，理趣不明，或明而未透，辨证找不到充分依据，论治抓不住病机要点。

这种信息晦而不明、缺失不全现象，是古医案的共同特点，也是突出缺点。

古医案之所以广泛存在这种言而不明、明而不全现象，可能主要有以下七个方面的原因：

一是立案主导思想的影响。古代医家建立医案，大多并不是为了让后人学习仿效，更不是为了名垂千古，而是和今天那种非常简要的医案登记很相似，主要是为了方便自己的工作，而给自己建立的文字符号记忆档案。

建档目的很简单，为的是使患者复诊时医生能够简捷地把握既往诊治内容，以自查自审，为临床提供参考方便。还有一个目的，那就是为诊余反思某些一时难以明断的疑难问题而备忘。

大家都是有一定临床体会的专业工作者，哪个医生能保证每天所看的每个病症都辨证准确？都治疗恰当？都用药精准？

我是没有这个底气的！不知在座各位中有没有？就是人人都敢拍这个胸

口，我也是一个都不敢信。就是张仲景、华佗来拍这个胸口，我都不敢信。

医学是包罗天地的大学问，是个无底洞，作为肉体凡胎的人，要想把这门学问做到天衣无缝，尽善尽美，理论上无所不知，临床上无所不能，而且还从不犯错误，谁能办到！根本就不可能嘛！

我一遍又一遍地强调：要坚信中医理论，坚信中医标准，不要盲目迷信名家大腕。

无论多了不得的家，无论多了不得的腕，都有诊不明、治不效的时候，都有诊有误、治有失的时候。作为医生，犯错误是不可避免的。只有犯错误大小多少的区别，绝对没有犯错误和不犯错误的区别！如果硬要说有，那就只有一种：已经作古的医生。因为他们已经没有再犯错误的机会了。

要把临床工作做好，真的不容易！很多时候，人下了班，思想并没有下班，还在反思：某些疑难病例的诊治是否正确？服药后可能出现什么反应？出现何种反应该用何种方法纠正？睡梦里都在思考这类问题。

患者把生命托付给医生，医生担着这么重的担子，对于一个负责任的医生来说，在诊治存疑的时候，怎么把心放得下？所以，简要留下主证、主脉、主治的核心素材，既为的是给下次诊治提供参考，也为的是给自己诊后反思提供依据，是很有必要的！

在古代，不要说名满天下的名家，就是名噪乡里的医生，临诊时要做这种简单记录的时间间隙几乎都没有。

历代名家医案是怎么积累起来的？

这种资料大多数可能都是诊余反思得来的。反思的范围是有一定限度的，不是每个看过的病人都需要反思一遍，搞过临床的朋友都有体会，每天工作之余，真正值得反思、需要反思的案例，还是不多。如果个个都觉得诊有疑虑，治有失误，那只能说明你是个学术上还没达标的医生。

概括而言，值得反思的案例主要有四类：

一是奇异案例，二是疑难案例，三是奇效案例，四是失败案例。

所谓奇异案例，是指临床表现形式稀奇古怪，见所未见，闻所未闻的罕见奇病怪症病案。

在医生的一生中，见到难得一见的奇病异症，机会是很少的。能够见到，是医生的幸运。乍一见到，或惊奇，或惊恐，或震撼，确实令人念念难忘，不能释怀。

治疗奇病，得出奇招！

什么是奇招？奇招到哪里去寻找？真的是梦寐以求。几经寻觅，最后找到的疗奇治怪法宝还是辨证论治，怎么不惊喜万分！不记录下来，怎么放得下！好记性不如烂笔头，一定要用笔录的方式把它收入囊中，才吃得香，才睡得稳，真是情难自抑呀！

所谓疑难案例，是指矛盾盘根错节，四诊相互冲突，寒热虚实难明，历经数医，久治无功，病情沉困的疑难危重病案。

疑难重病是医生既怕见，又很想见到的。因为这是临床历练的好机会呀！不过险滩，不知激流难渡；不上高山，不知险峰难攀。治一例疑难重病，长一分见识，增一分智慧，添一分勇气。

治疗这类病症，医生临诊时的那种神圣感、使命感，真的让人觉得不是弹三弦似的在应诊，而是披甲仗剑在出征。

潜心盘算，凝神谋划，就像是备战过程中的运筹帷幄。

反复推敲，反复斟酌，就像是大战在即时的排兵布阵。

如果能于矛盾错综交织中拨乱反正，引领患者走出困境，那就算是初战告捷了。作为医生，自然是心中大喜，拍案称快，情不自禁。迈过这道坎，后续的工作就好做得多了，坚定信心，乘胜挺进，必然大获全胜！

当患者愿望、医生追求都得以实现的时候，患者及其家属，医生及其门人，皆大欢喜，同贺共庆，那是何等快意！何等振奋！

这样的医案，他怎么放得下！怎么忘得了！大多一定会记录在案，以自勉自励，总结提升。

所谓奇效案例，是指病情看似急剧，却能药到病除，收意外之奇效，让人大喜过望的病案。

有的病例情状急剧，来势汹汹，看起来很严重；有的病例迁延岁月，久治不愈，看起来很顽固。原以为治疗这类病症得大费周折，没想到只要辨证正确，用药精准，一剂药下去，有的甚至是只喝一次，就霍然痊愈，医家病家皆大欢喜。

这样的病例，对医生积累诊治经验是很有启发意义的，他当然舍不得放弃。

古医案中，奇效案例还不少。值得注意的是：有的是真痊愈，真奇效，可喜可贺。有的是假痊愈，假奇效，值得警惕。

原创者都已经立案归档了，还有真假之分？

当然有！主要出在似实而实中有虚，虚情隐而不彰；似寒而寒中夹热，热象伏而不显；似表而表中兼里，里证藏而不露之类病症中。如果只是单治其所见，而未兼及其所不见，即便收到立竿见影的奇效，也不能高兴得太早，那病情一定还会有反复，甚至还可能有重大变化。立案者如果结论下得太早，那就是对病情的复杂性还认识不够，少了些警觉自省，多了些盲目自信。

事过百年千年了，怎么知道是真痊愈还是假痊愈？怎么知道会有反复？怎么知道会有变化？

深入信息解读，就能使真相大白于天下，舍此别无巧法！希望在座各位将来都有这样的解读能力。

所谓失败案例，是指病情危重，渴望能挽狂澜于既倒，扶大厦于将倾，结果却力不从心，眼睁睁看着患者离开人世的病案。

虽经全力救治，败局仍难挽回的案例，是医者的极大遗憾。尽管医生只能治得了病，治不了命，任何病症一旦越过可治的时空界限，无论什么名家也爱莫能助。但作为医生，想要进一步提高自己挽危救亡能力的渴望，是没有止境的。所以，这种让人感到悲戚，感到沉重的死亡案例，也是值得医生反思借鉴的宝贵资料。

遗憾的是，这类医案数量相对较少。或许因为患者虽逝，亲属尚存，重提既有冒犯死者的嫌疑，也有伤及生者情感的顾忌，为病家讳。

或许因为患者前期治疗有误，不便拿出来公开讨论，以免引起同行怨恨，为医者讳。

更多的可能是患者已经走到生命尽头，求医时已经失去救治的机会了，理无可说，法无可论，方无可解。没有什么参考价值，更谈不上对医生有什么震撼性影响，没有收录的必要性。

在古医案中，不排除还有部分医案是跟诊的门生或子女记录下来的。记得好不好，记得完不完美，都不要紧，只要能留下可供查阅的信息就可以了。因为医生在留下这种资料时，并不考虑其他人能不能看明白，只要自己能看明白就可以了。这也是古医案言不尽意、理趣难明的一个重要原因。

二是语言文字演变的影响。古代语言文字的运用极其简练，不像现代白话那样明白晓畅，曲尽其意。古人叙事言理，用语都很精省，一字多义，一语多关，寥寥数语，义蕴宏深的例子比比皆是。在古医案中，作为要点速记符号的文字内容更是如此。

这样的记录，并不是遣词用语有多艰深难懂，有多生僻难明，而是词不尽意，过于简单。这是古医案信息难以详尽、生动、清晰展示的又一重要原因。

不仅如此，还应该看到，语言也是随人类生产生活实践不断深入，生产方式不断革新而不断演变的。古今对比，不少语言文字的意义、用法都发生了很大变化，在今天这个网络时代表现尤其突出。例证无数，俯拾皆是。

正是由于语言随时代发展而变化，所以前人的语言后人不懂的应该是代代都有，只不过，发展没有今天那么快，变异没有今天那么多、那么新奇罢了。

先秦语言中的“更衣”，就是后世“上厕所”“解大便”之类的意思，如果在医案中提到“数日不更衣”，那就是很多天都没有解大便了。现代人还能懂吗？许多人还以为是不爱卫生，长时间不换衣服呢！

在司马迁的《史记》中，记录了一则用硝石散下死胎的医案，其中的“出血，血如豆”一语，不是说血像豆子那样一小块一小块的意思。“豆”字和豌豆、胡豆、巴豆、相思豆等一切可吃不可吃的植物种子都没有半点关系，而是一种专门用来盛食物的高脚盘。

这种古今用语的悬殊变化，也给后人阅读研究古医案造成了较大障碍，因而需要加以认真解读！

三是学术技术发展的影响。中医诊疗的学术、技术都有一个随时代科学、技术、文化进步而不断发展的过程。越到后世，学术越精进，内容越丰富，医疗的手段也会同步发展，这在诊断学发展中体现最充分、最生动。

以四诊中的望诊为例来看，宋以前的医案望舌资料较少。在一部包括《伤寒论》《金匮要略》两个部分的《伤寒杂病论》论中，有关舌象的记载还不到十处。

舌诊发展是宋以后才日渐兴盛的，直到明清才算基本成熟。

所以，越是早期的医案，内容相对越简略，越是看不到舌诊资料；越是明清以后的医案，内容相对越详明，舌象资料越丰富生动。

舌诊是四诊中非常重要的资料，在今天，几乎到了缺此不成案的程度。对于学习古医案者而言，没有了舌诊资料，就少了一个重要的观察点，甚至会感到茫然。

四是学术素养的影响。要知道，医家立案，是站在他自身学术高点上在认识问题、分析问题，根本就没有想过将来的读者看不看得懂，因为他们那个临床“账本子”式的记录资料，原本就没有拿给后人看的思想准备，只要他自己看得懂就行了。

历代著名医家无不学术修养深厚，很多在一般医生眼里看似疑难的问题，在他们看来并不那么复杂。所以，他们就是在著书立说讨论这类问题时，大多也只是点到即止。

在他们看来，能给人一个方向性提示就可以了，没有必要不厌其烦地把问题讲得那么琐细，甚至可能认为讲得太琐细反而失去了重点，淡化了主题。所以叙事、状物，提纲挈领，不过举隅而已。

著书尚且如此，更何况在主要用于自我备忘的临床记录中，当然更是简而又简了。

殊不知，正是这样的言简意赅，给后世学者带来了极大困难。千百年后的普通医家，怎么能够深刻揣摩站在各个不同时代巅峰上那些大师们的复杂学术用心呢？

他们自己倒是不以为然，却苦了后辈儿孙。

所以，无论是著书还是写文章，都应该尽可能详一点、确一点、深一点，还是以理透意明为好。

五是诊务繁忙的影响。名医大多门庭若市，终日辛劳，古今都一样，不少名医都是累死的。临诊时根本来不及详细记录，大多都是诊后回忆记录下来的。有的可能是由跟诊的门生或子女代劳记下来的。就是门生、子女代劳所记，也只能是寥寥数语，因为得跟上节奏才行。跟不上节奏，就常常记了张三，漏了李四，一定是要挨师父训斥的。

这样的医家，不是忙碌一天，休息几天，而是忙了一天又一天，根本就很少有闲下来的时候。所以，每天的记录，事过之后，也少有整理的机会。系统整理，就成了后世学者责无旁贷的事情。

后世整理者又断不能随意改动，忠实原稿是文献整理第一要守的规矩。改动就是犯规，改动就是造假，这是文献整理工作中最大的禁忌！后世能做的工作不过是收集原始资料，分类加以编撰，据文进行点评而已。

晚清医家柳宝诒的《柳选四家医案》，就是以简著称且又因简而陋的代表作。

这不能怪柳宝诒，要怪也只能怪那四部医案的原作者。因为这部医案专著是从尤在泾《静香楼医案》、曹仁伯《继志堂医案》、王旭高《环溪草堂医案》、张仲华《爱庐医案》中选辑而成的，柳宝诒并没有断章取义地加以裁剪。

《柳选四家医案》中的四位原创者都是清代中医界响当当的角儿，所以影响还很大。可惜的是很多朋友冲着这些名家大腕的名气去买来一读，却大失所望。因为各个医案中患者姓名、性别、年龄、体质、起因、诊治过程都没有，很多甚至连舌脉都没有，就只有一个病名或主症。无论是用今天规范的医案体例来要求，还是用传统医案模式来衡量，都不能算是医案，而是从病案中提取出来的治疗要点和方药。这就是一个最简要的临床账本子。

作者本人为什么又把它视为医案呢？

因为这个账本子中的每一笔账，原本都是有主的，患者是男是女，是老是少，是强是弱，是因何而起，因何而变，因何而愈，每一笔账在作者心里都是大致清楚的。对账本主人来说，这就是个医案。

在后世读者心目中，这就不是在立案了，而是在针对具体病症立论、立法，与今天的临床教材似乎略有相似处，但它和今天临床各科教材的论病又有本质区别。

最大区别点就在于：

教材所论各个病症，是以分科为纲，然后把各科病症中原本错综交织的矛盾影响切割开来，按表里寒热虚实分类加以归纳讨论的，只讲某病某症临床常态、治疗常法、所用常方常药，突出的是一个“常”字，是排除了夹湿、夹痰、夹瘀、夹虚等矛盾的单一知识单元。

在教材中，对于矛盾错综交织的问题，是在加减法里择要举例加以说明的。

《柳选四家医案》中所论各个病症都是有特殊针对性的，针对的是作者临诊时所见的那个具体患者，是考虑了患者年龄、性别、体质、病程、病情复杂性、治疗曲折性、现实紧迫性等演变特点的。所论的每一个病症，都包含着复杂学术内涵。突出的是一个“变”字。

“变”中有“智”，“变”中有“巧”，原本是可以给读者深刻启迪的。遗憾的是，原创者却忽视了非常重要的一点，那就是论“变”得有条件，有标准。离开了具体条件、具体标准，求变就难上加难了。所以我说这书既以简著称，又因简而陋，理由正在于此。

就以所选《静香楼医案》“内伤杂病门”下第一案为例来看，“阴亏于下，阳浮于上。服八味丸不效者，以附子走窜不能收纳耳。宜加减法。桂都气丸”。大家看看，这个医案中只有病机和所用、拟改的方剂名称，连主症都没有记录。能算个医案吗？

可柳宝诒还赞许有加，说是“议论精细，可为用药者开一悟境”。

阴虚阳浮有没有轻重之分？轻证的表现特点是什么？重证的表现特点是什么？前面所用八味丸中各药用量是如何安排的？为什么要那样安排？不回答这些问题，调方换药就无从谈起，甚至可以说毫无意义。

这也敢称“议论精细”呀？那要是议论再粗略一点，会是什么样子？这“悟境”怎么开？

都气丸就是六味地黄丸加五味子，再加桂就叫桂都气丸，还是从八味丸化裁而来的呀！直接调整八味丸中药物用量：减轻桂、附、苓、泽量，增茱萸、山药、地黄量，照样可收异曲同工之妙，哪里需要这么去开“悟境”？

谈到方药用量加减问题，可能有人会问：到底减多少为好？增多少为妙？

那得根据具体病情而论呀！无条件地假设是没有意义的，如果给你个假设数据，你拿来当真经念，超过这个量不增，低于那个量不减，那就等于又给你的思维加上了一道紧箍咒。

这样的医案该怎么学？学又何益？不学又何妨？

所以我说，这是医家用来备忘自查的账本子，并不是他保守，不愿教后世子孙。

这种高度忠实原貌的原始记录资料，最宝贵处就在于它具有极其可信的学术真实性。最遗憾处就在于常常免不了存在失之过简的严重缺陷，因而严重影响正确解读，不是个小问题！

六是医家性格的影响。俗话说，“江山易改，秉性难移”，人各有各的性格。名医也是人，也必然存在较大的性格差异，其性格特点也必然在他的作品或工作中表现出来。这就叫言如其人，文如其人。

有的医家性格温柔细腻，有的医家性格豪放粗犷。

性格温柔细腻的医家，行事待人都精细审慎得多。做临床记录，不管是不是他亲力亲为，可能都相对较详。因为他有这个要求，就是门生子女去做，也都得认认真真按他的要求办。师命难违，学生都想得到老师的肯定，他会尽可能地去把事情做到让老师满意的程度。性格豪放粗犷的医家，行事待人都相对简单粗放得多，行事立案可能相对较略。如果拿给他的学生或子女去做，他也不会严加规范，记录详略他都不会深究。字写得工整一点，潦草一点，更无关紧要，只要能够辨认就行。但有一点，那就是你绝不能把他的诊断要点记漏了，更不能把他的治疗原则记错了。

这就决定了有的医案中信息缺失少一点，有的医案中信息缺失多一点。

七是后世取舍的影响。古医案不少是后人整理前人遗稿而成，所选内容必然既受原始资料详略影响，又受整理者取舍影响。

有的因为篇幅所限，只选了全案若干诊中最精彩的一两诊。

有的因为原文虽简，但内容新奇，取之有憾，弃之不舍，整理者适当保留一二，希望通过这样的奇方异治给后人以启迪。从主导思想看，整理者确实用心良苦，难能可贵！但却给后人留下了只见一鳞半爪、难窥先贤心曲的遗憾。

正是上述这些因素的影响，使现代人在学习古医案时，不少医案连看数遍都难得要领，难明所以然之理，有的甚至越看越糊涂。

面对这样的难题，怎么办？

是由糊涂始而糊涂终，当个难得糊涂的糊涂仙？还是由糊涂始而明白终，做个务求明白的明白人？

"难得糊涂"是清初扬州八怪代表人物郑板桥的名言，从此以后，就渐渐成了文化人的处世为人座右铭。千万不能把追求"糊涂"的格言拿来当作做学问的座右铭！人家这话也并不是说想糊涂就真糊涂了，而是说作为明白事理的人，往往是想要糊涂也做不到。所以主观愿望虽然追求"糊涂"，而客观效果最终却是"难得糊涂"。

学习研究古医案就不能追求糊涂。如果真假不辨，是非混淆，越学越糊涂，那还学什么？不如不学！医生一糊涂，患者就遭殃了，那还济什么世？活什么人？

学习研究古医案，一定要追求做个明白医案原创者诊断治疗所以然之理，明白原创者遣方用药匠心独运，奇思妙想心路历程的明白人。正是这样的追求，促使我们去认真研究，如何才能补救因行文过简而造成的信息不全这一重大缺陷。

所以，信息补遗是古医案解读过程中的首要任务。

怎么补？

做法简单得很：缺什么补什么。

这话说起来容易，做起来却没有那么轻松。在各个医案里，到底缺少哪些资料？医案中可没有任何提示，这得你自己去认真学习，认真分辨，认真查找。

有的缺年龄，有的缺性别，有的缺家族病史，有的缺既往病史，有的缺治疗过程，有的缺问诊内容，有的缺望诊内容，有的缺闻诊内容，有的甚至只有一诊资料，其余概不可见。有的主症主脉都没有，有的有临床症状而无发病原因，有的有证有法而无方，有的有法有方而无药，有的有方有药而无量。

要解决这类古医案信息不全的问题，就需要对古医案进行深入解读，以原作者提供的信息为线索，把医案中隐而不彰，或疏漏不全的信息，通过解读，尽可能地揭示出来，补充出来，为全面深刻地揭示医案中所载病症的诊治疑点、难点、要点，从而更准确地撷取前人智慧，获取前人经验铺平道路。

这正是古医案解读的目的所在。

其实，这项工作并不是今天才开始的，古今医家在这方面都早已做过不少工作了，只是做的侧重点不同罢了。

其他人在做这项工作时，重点主要放在择要点注、随文阐释两个方面。至今还没有对古医案学术信息逐一还原补遗，逐一剥露揭示的范本。

他们的工作，虽有画龙点睛之妙，却无炼石补天之功。

古医案解读是一项“复活前人灵魂”的复杂工程。要把这项工作做好，首先得自己反复把古医案学深学透。有了这个基础，你就掌握了建立话语权的第一手资料。

具体要做的工作，根据医案缺失内容多少不同，性质不同，而有不同的侧重点，得针对医案中的不同情况，进行修复补充。

通过信息补遗，力求尽可能地复原病案的原始面貌，以便让案例自身更客观地去回答言意未尽的种种问题。

信息补遗不是无中生有，强加于古人，而是要通过对包括诊断内容和治疗方案在内的已有信息进行深入分析后的合理推断。所以，要相对准确地补出缺失信息，功夫就得下在“于实践中求真知”和“于无字句处读文章”两点上。

于实践中求真知：强调的是要读懂别人的经验，首先自己得有丰富经历。通过丰富经历积淀的大量感性认识，最能在明辨事物真相过程中给人以生动启示，让人产生触类旁通的丰富联想，这在中医老师带临床实习时体会最深刻。

带有过三五年临床经验的中医工作者，不需要反复叮咛，反复讲解。他有疑问，老师只要稍加点拨，很多时候话还没有说完，他就“哦——”一声“打收条”了。后面就不用老师再细讲了，这叫一点就透。

带完全没有半点临床体会的在校学生，就得反复强调，反复提示，反复讲解。就这样仍不一定能收到良好效果。有的学生很奇怪，老师给他连讲三五遍，他还是瞪着茫然的双眼，神情迷糊地望着老师，就像什么也没听见一样。再有耐性的老师也都只好暂停，叫他下来再慢慢理解，慢慢消化。因为一时半会儿根本就把他唤不醒。

正如明代学者王廷相所说，“耳目之闻见，善用之可以广其心”。清代学者魏源也有“披五岳之图以为知山，不如樵夫之一足；论沧溟之广以为知海，不如估客之一瞥；疏八珍之谱以为知味，不如庖丁之一啜”的生动喻论。都讲得很透辟。

学者们的这些高论，所强调的都是“实践出真知”。没有一点临床体会，单凭纸上谈医，要深刻理解信息朦胧缺失的古医案，是十分困难的。

所以，真要让刚出校门的青年中医去做这项工作，难度就太大了，他完全无从下手，无能为力。

于无字句处读文章：这在形式上看起来好像是无中生有，其实，在本质上讲的却是寻根究底。

所谓“无中生有”并不是说在原案的文里文外原本就一无所有，硬要把无说成有，更不是胡乱添枝加叶，想写什么就有什么。这样生出来的“有”就成了无凭无据的胡说八道。

这儿所说的“无中生有”，是说字面上虽然没有，但文里意中却包含着丰富信息。通过深入分析，揆情度理，把深埋在原始资料中的信息挖掘出来。这就要求挖掘的信息必须言之有据，言之成理，与原案有血肉相连的关系。

原文中果真一无所有，无论什么样的生花妙笔，也生不出“血肉之有”来。就是麻起胆子把强不知以为知的“真没有”塞进去，那也是不折不扣地画蛇添足，哪里是在科学地进行补遗呢？

能够做到天衣无缝地进行科学补遗，绝不是泛泛功夫能够实现的，需要有深厚的传统文化和中医专业知识功底。只有具备了这样的功底，才能在看似一无所有的古医案中找到潜在信息的蛛丝马迹。

在绝大多数古医案中，主脉主症还是具备的。主脉主症既有可能是矛盾折射的假相，也有可能是矛盾聚合的真相。无论假相真相，在文字内容单薄的古医案里，主脉主症都是信息集合点，客观上具有突出主要矛盾的作用。这就是“无中生有”的蛛丝马迹。

在古医案学习过程中，只要通过反复阅读理解，在把握原文精神实质的基础上，透过主脉主症，一般还是能够分析求取出相关信息来的。

正如著名学者陈寿所说“读书百遍而义自见”，这话是很有道理的。学习书本知识，首先得熟悉书中内容，由熟悉而到熟知，而到理解，而到彻悟，这是学习的必然过程。所谓熟知，熟悉，强调的就是一个“熟”字。通过熟读，便能渐渐心领神会。

如果在熟知、熟悉两点上能把功夫下够，那就更有利于帮助读者在信息补遗中较全面地建立起整个病情的立体思维来。有了立体思维的建立，缺失的信息大多也都能凸现出来，补遗不难。

古医案信息解读的另一重大工程，就是把模糊不清的信息充分剥露出来，使之明白易晓，一目了然，今天权且把这叫作“信息传真”。

古医案信息传真所做的工作，其意义有点类似今天的导游，主要是引领游客去看那些难以看到、难以看明白的景观，从而给游客留下最大的满足感和最美好的收获感。

在古医案中，由于语言过于简练，不少信息都蕴含在点睛的主线中，很少铺陈展示，今天的读者学一遍两遍，都难知医案的精要处在哪里，所以大多数人最后只好捡个方子就算完事。

这哪里是学医案的目的意义所在呢？果真为捡方子而学医案，那就太费事了嘛！要捡方子，还有更方便的去处呀！《中医方剂大辞典》哪！那不是中医古方宝库所在地吗？任你捡，任你背哟！至于捡回去的方闪不闪光，显不显灵，那就是另一回事了。那得看你修行的功夫，学术的造化。

学古医案是学什么？

当然是学前人诊治疾病的思路历程。古人所面对的病例诊治难点在哪里？疑点在哪里？要点在哪里？他们在四诊中是如何取舍的？他们的处方用药有什么奇思妙想？这些奇思妙想是建立在什么理论基础上的？这才是学古医案的目的所在。读者渴求的不应该只是一方一药直接经验，更多的应该是识证、选方、用药的鲜活智慧。这才是至精至贵的学术大美、知识瑰宝！

“学术传真”的目的，就是剥去医案中的朦胧，澄清医案中的疑点，彰显医案中的真相。

要想准确传真，所需要的，仍然是扎实的语言文字和专业知识功底。

如《史记•扁鹊仓公列传》所载仓公治菑川王嫔妃难产案，“菑川王美人怀子而不乳，来召臣意。臣意往，饮以莨菪药一撮，以酒饮之，旋乳。臣意复诊其脉，而脉躁。躁者，有余病，即饮以硝石一剂，出血，血如豆，比五六枚。”

本案除了脉象和药名，其他信息几乎都朦胧不清。导致这种现象发生的主要原因是语言文字的变迁造成的。不全面了解“乳”“豆”二字的含义，就永远无法正确认识这则医案的病情。如果只是简单地按照现代用语习惯去理解，就连病名都无法正确认定。

什么叫“不乳”？按照现代用语，就可能理解为没有乳汁，或是不愿意给小孩喂奶。这样的理解离真相相差十万八千里！用这样的理解去注读医案，就成了天大的笑话。

“不乳”是指生小孩过程中发生了“难产”，小孩生不下来。

“乳”字在现代《汉语大字典》里归纳了生子、孵化、初生的(幼小的)、乳房、乳汁等十余个义项，最早的意义就是“生子”，所以列在第一个义项。还引述《说文解字》的注释，“乳，人及鸟生子曰乳，兽曰产。”

有了对“乳”字字义的全面了解还不够，还需要根据语言环境来确定义项。

要正确认识这儿的语言环境，又必然牵涉到对“豆”字的理解。“豆”字在这里不是豆科植物种子，而是古代一种形似高足盘，专门用来盛肉类食物的器皿。《说文解字》有说明的注释：“豆，古食肉器也。”

有了对“豆”字的正确理解，就知道案中的“血如豆”是指排出状如高足盘的血块。至此，前后文贯通，就能正确理解全文的意义了，才明白原来这是一则难产案，与奶汁、哺乳之类问题完全风马牛不相及。

要识别真相，首先得有良好专业基础，不然，多半会望文生训，强为曲解，即便错到南辕北辙地步，也难以自知，哪里还提得出什么问题来？

上述两个方面都是学问真功夫，都需要通过长期艰苦的努力才能换取。从这个角度看，要想准确“传真”，也不是件容易的事情。

做完前面这些基础性工作，就进入最后一项重大工程了，那就是：析疑、解难、论要。

从临床角度看，无论古今，任何一个病例，在诊断治疗上都存在疑点、难点、要点，反映到古医案上，也不例外。

古人是如何排除疑点，解决难点，抓住要点的，这是当代人学习古医案特别需要关注的焦点。

古医案行文简而赅义广，古人析疑、解难、论要过程无法从原始案例中清晰见到，读者只有自己沿着古人留下的模糊足迹重新走一遍，才有可能见到光明。

通过疑点、难点、要点分析，力求尽可能地把作者辨证、立法、处方、用药的精微用心充分揭示出来，以便更好地理解作者经验的价值所在。

说到析疑，在古医案中，确实疑点不少，有语言的，有文字的，有学术的。作者并没有想到会给后人留下那么多疑点，当然也就不可能预为指出疑在何处。所以，要析疑，首先得辨疑，通过辨疑弄清疑在何处，然后才谈得上析疑。

所有古医案中的疑点，都是需要深入学习才能有所发现的，正如宋代儒学宗师朱熹所说，“读书始读，未知有疑，其次则渐渐有疑，中则节节是疑。过了一番后，疑渐渐解，以致融会贯通，都无所疑，方始是学”。

大家看看，文化大师是怎么教导我们的？

从没有疑问，到产生疑问，到消除疑问，这才是学问的真功夫。

“析疑”就是为了在前人提供的基本线索基础上，重新建立完整准确的信息体系，让自己的认识融会贯通，形成整体、形象、动态、有机的联系，给自己正确解读扫清障碍。

多一个疑点，就多一处关节，关节一处不通，认识通篇难畅。疑点分析得越彻底，认识道路就越畅通，自己的心胸就越敞亮。

所以，无论文字的、语言的、学术的，任何疑点都不能放过。

“解难”主要是指解辨证治疗上的难点。相对而言，任何一个病例，都有其诊断、治疗的难点，只不过病情有轻重不同，难度有大小之分罢了。

任何名家，也必然面对这样的困惑！

由于在古医案书写整理过程中，受时间空间限制，内中难点古人并没有给后人做出明示，所以在尚未解难之前，首先要做的工作就是辨难，也就是要准确找出哪些是真正的难点。

既谓之“难”，那就不是任何人主观上想要辨就能辨的。要过“辨难”这一关，就得具备扎实的理论功底和深厚的临床功力。

为什么会是难点？难在何处？当面对古医案中那些看似无难却有难，看似非难却是难的问题时，坐而论道的书生，就眼前一片漆黑，心中一团混沌，没有半点发言权了。

难点常常是矛盾的特殊性和复杂性所在，最容易给正常思维造成干扰。

解难的目的，就是要分析特殊性在哪里？复杂性在何处？为什么会对临床思维造成干扰？主要干扰了哪个方面的认识？造成干扰所带来的后果是什么？

只有通过这样的深入分析，才能真正洞察幽微，烛照光明，从学术的歧路上或暗区中走出来，学一则医案，长一分见识。

“论要”指的是阐明诊治要点。任何一个病例，在诊治过程中，都一定有它的要点，高明医生绝不会不分轻重，不辨主从，就简单下结论，就草率进行处理。

同样是数脉，不一定都是火热实证，阴虚阳亢也可以见到数脉，阴血暴亡还是可以见到数脉，寒水凌心仍然可以见到数脉。同样是沉脉，不一定都是内伤虚损证，水湿内盛也可以见到沉脉，痰热内闭还是可以见到沉脉。

同样是盗汗，不一定都是阴虚证。湿热郁闭，也可以出现盗汗；瘀血内阻，还是可以出现盗汗。同样是便秘，不一定都是阳明腑实证。表闭肺郁，也可以出现便秘；气虚失运、肝郁不疏、肾失温通，都可以出现便秘。

古医案中这样的例子多得很！如果抓不住要点，轻率下结论，就可能失之毫厘，致谬千里。

治疗也是如此。同样是外感，不一定都单纯解表。气虚的要益气解表，血虚的要养血解表，阴虚的要滋阴解表，阳虚的要温阳解表。同样是风寒感冒，不一定都用麻黄汤，同样是风热感冒，不一定都用银翘散。气虚的当佐补气，阴虚的当佐滋阴，阳虚的当佐温阳，夹湿的当兼除湿，夹瘀的当兼化瘀，风寒、风热概不例外。

在古医案中，这样的例子也是数不胜数。如果机械取用，很可能难收预期效果，甚至造成医疗事故。

只有通过对脉、舌、体质、年龄、精神、饮食、二便、病程、前期治疗等因素的综合分析，才有可能做出正确取舍。在对众多因素的综合分析中，往往又只有一两个因素才是最关紧要的，如何取舍，就成了辨证治疗的要点。

能千古流传的医案无不出自名家手笔，名家们为什么会在某些案例中做出与脉证不合的诊断？甚至证治相违的治疗？他们是如何取舍的？通过解读，把这些要点一一抽取出来，并把古人为什么要那样取舍的道理弄清、悟透，才能真正做到不仅明理知用，而且识真不惑。

再次强调：古医案学习目的不是一方、一药的直接记取！而是学习前人立法、处方、用药的精微用心。一方一药是躯壳，遣方用药的灵机巧变之思才是灵魂。

照搬躯壳的人，以止嗽散治嗽，以定喘汤疗喘，以玉女煎解渴，以承气汤通便……碰巧了可以收奇效，没碰上则大惑不解，甚至以为古代医家妄言欺世。

殊不知一定的方药只针对一定的病机，而非针对某种症状。因为同一症状却有可能是完全不同的病机影响造成的，如咳、喘、吐、泻、痛等症状，寒热虚实都可以导致。无论何种灵丹妙药，断无通治万应之理！

所以，更重要的是学习古人分析问题、解决问题时析疑解惑的思维方法，去伪存真的鉴别标准。移植前人智慧，复活前人灵魂，这才是继承前人经验的关键所在。

只有通过学术解读，把包含在古医案中的学术灵魂复活过来，并移植到自己的学术灵魂中去，才能帮助自己精确把握前人的宝贵诊疗经验，深刻认识前人的独特学术见解，最终帮助自己提高临床诊疗水平。这才是古医案学习的真正目的，古今概莫能外！

下面就解读一个具体古医案来作为举例，供大家参考。

这是一则选自《续名医类案》所收朱丹溪的医案。

《续名医类案》载："朱丹溪治一男子，家贫而多劳，十一月得寒病，时吐三两口血，六脉紧涩，一日食减中痞，医投温胆汤、枳桔汤，三日后发微热，口干不渴，口中有痰，此感寒也。询之云：因十日前霜中曾三四次渡溪水，心下有悲戚事，腹亦饥，遂以小建中汤去芍药，加桔梗、陈皮、半夏，四帖而安。"

这则医案的信息全不全？

粗略看，主因、主证、主脉都具备，好像不缺少什么。细细推考，本案缺失或朦胧不清的信息还不少，至少有四个方面的信息是需要补充的：一是年龄大小，二是体质状况，三是舌质舌苔的形色动态，四是二便特点。不补充或剥露出这些信息，就无法正确分析本案的诊断治疗思路，真正掌握其理法精要。

有关患者年龄问题，案中没有确切记录，要想补出确切数据来是不可能的，但做个接近真实的大概评估，还是可以的。推考的依据就是"男子""多劳"两条信息。

从"男子"称谓推论年龄：在古汉语中，人物称谓用语是有严格年龄区分的，对于老、中、青、少、幼都有专门的人称代词，不会用你、我、他来简单代指。

对男孩子多称"童""少""孺子""孩提"；或用"总角""垂髫""黄口""孺子"等代指。没有称男童为"男子"的。

对青年男性则多称"生"，也有以"弱冠""韶华"代指的，直称"男子"的也比较少见。

对中年男性则以称"男子"的最为多见，几乎成了中年男性的专属称谓。

对老年男性多用"翁""叟""丈""老者"等，以示尊敬；或以"半百""花甲""古稀""耄耋""天命""耳顺"等代指。

由此可见，这则医案中的"男子"一语，应当是专指中年男性而言。

从"多劳"推论年龄："多劳"反映的是患者体力尚佳，不然，怎么能够承担"多劳"的辛苦？如果是老人，那就体力不支了，即使想要通过"多劳"来自救自助，以改变穷愁潦倒的生活状况，也已经力不从心了，哪里还能"多劳"呢！

在人的一生中，负担最重又最吃苦耐劳的，大多是中年时期。所以，"多劳”一条线索也是人到中年的有力佐证。

把“男子”“多劳”两条线索合起来看，本案患者是一位中年男性的结论应当是没有争议的。

有关患者的体质状况问题，本案也没有明确交待。但也有蛛丝马迹可寻。

这线索就在“贫而多劳”和“数次冒霜涉水”两条信息中。

从这两条信息可以推测，这个患者的体质还是比较强健的。

从“贫而多劳”推论患者体质状况：贫穷的人，由于受经济条件影响，饮食不可能有什么丰富的营养，而是相对比较粗糙。既没有大量高脂、高糖、高蛋白食物，更不可能有大量零食，能有的只是一日三餐粗茶淡饭。不可能像今天某些中年男性那样，吃出奶油肤色啤酒肚来。不可能有营卫壅滞的血脂、血糖、血压都高高在上的“三高症”，也难得见到心脑血管斑块、堵塞类痰凝血瘀气血阻滞的病理改变。

劳苦的人日晒风吹，劳作不息，大多都肌肉结实，筋骨强健。比起那些吃得脑满肠肥，又成天无所事事，还贪恋着“三妻四妾”，本元大亏，外表看起来白白胖胖，“内瓤子却早已被掏干”的人来，那就健康得多！

从“数冒风霜”推论患者体质状况：

医案中明确交待，患者“霜中曾三四次渡溪水”。首先需要明确的是，这儿的“渡溪水”到底是乘船？还是骑马？还是过桥？

可以肯定都不是！而是光着脚丫子涉水而过。如果有舟桥车马之便，医案中就不会特别强调霜雪中数渡溪水这种经历对发病的影响了。强调数渡溪水显然是在说明“渡溪水”是导致这次生病的重大原因。

从霜雪中多次涉水而十多天后才生病这一点看，患者也绝不是老弱体虚的人。

临床上大家应该都见过不少。凡是体质虚弱，气血阴阳不足的人，稍微感冒点风寒就要出问题，哪里经得起风霜雨露一而再、再而三地反复伤害，早就病倒了嘛！而且这种人就是想扛一扛都不行。体质好的人，喝碗辣汤，出点汗就好了。不喝辣汤，多穿件衣服，捂一捂也能好。体弱的人就扛不过去，一扛就加重，一扛就倒下。

能多次遭受严寒侵袭才病倒，那当然是身体相当强健的表现。

有关舌质舌苔信息缺失的线索，又该如何去寻找呢？

对于舌质、舌苔的记录和描述，明以前的医案中大多都不那么详明。但从脉象、前医及丹溪用药可知，患者舌体当略胖，舌质当偏淡或黯红，舌苔当白而水滑。

这不是凭空臆造，这也是有线索可寻的。

从“紧涩脉”推论舌象：紧脉主寒邪闭郁，涩脉主气血虚损而凝滞。本案患者因饥饿忧伤而又隆冬涉水，所感主要是寒湿之邪。寒邪伤阳，湿邪碍气，紧涩之脉所反映的正是阳郁阴盛、寒凝湿滞、气血郁遏的病机特点。一般来说，有什么样的病机，就会见到相应的舌质、舌苔。白苔主寒，水滑苔主湿，是最普通的表达。

透过治疗方药看到的舌象：本案在治疗过程中，前医何以要选用温胆汤、枳桔汤类燥湿健脾行气化痰方药？如果说前面的医家治疗无效，属于误诊误治，那么以丹溪之精于医理，精熟临床的一代名家，断不致见误不察，何以要再次在小建中汤的基础上加二陈汤的主体成分？而且还特意去了阴柔的芍药？把原本辛温甘润相济的方剂改造成了以温燥为主的方剂？

合理的解释只有一种，那就是说明本证确属寒凝湿滞无疑。有此证候，自当有相应的舌质、舌苔。白苔水滑应是当见之象。

从以上几条线索分析中，结论都是相同的，本案患者应该具有苔白而水滑的舌象特点。

二便也是中医临床诊断中的重要内容，诊二便要点主要在质、量、颜色、排泄是否顺畅几个方面。丹溪在这个医案中没有提到有关二便的情况，但从病程和用药可知，二便应该没有太大改变，仍属基本正常。

从病程推论二便情况：外感寒湿，时间不过十来天，是典型的新感，邪气尚在肤表肌腠，入里未深。故以表证为主。这并不是说里证就完全不可能存在。外感初起就表里相兼的，在临床上并不少见。所以，清代伤寒名家柯韵伯才有“伤寒中又最多杂病夹杂其间”的见解。

本案患者也或多或少兼有气血不足的问题，不然就不会选择小建中汤来解决这个问题了。但总体评价，这个病例所兼夹的气血不足矛盾，还比较轻微，够不上内伤杂病的程度。

肤表为肺所主，肤表闭郁，肺气的宣发肃降功能也可能发生障碍。肺为水之上源，又与大肠相表里而主魄门，所以表闭有可能直接导致二便失调。这样的病例临床并不少见。

凡是二便失调，无论是太通或不通，对患者来说，都是比较敏感的症状，也是引起医家重视的症状。病家不会知而不言，医家不会闻而不录。

古医案中，凡是与二便相关的情况，大多都记录比较详细。本案只字不提，说明这种病理改变根本就不存在。这个推论，还是大致站得住脚的。

从方药推论二便情况：方药更是揭示二便情况的重要线索。这个医案用的是小建中汤合二陈汤去芍药，突出特点是温燥，说明患者大便不燥不秘，小便不涩不痛。如果大便燥秘，小便涩痛，用药就应当是或攻下，或开宣，或滋润，或清利，或淡渗，哪里还有强化处方中温燥力量的道理呢！从医家大胆使用温燥方药就可以知道，二便应当是基本正常的，顶多微微有点便溏罢了。

疑点分析：

本案疑点有三。一是所感寒湿邪气以何为重？二是所吐之血从何而来？三是治疗当用何法？

感邪以何为重？本案患者既冒寒又涉水，当属寒湿两伤无疑。但所感寒湿之邪到底以哪个方面为重？这是关系到辨证治疗的一个重要问题。

感寒为主者，则寒邪郁闭是主要矛盾，治疗当以散寒为主。寒去则阳气来复，表解里和，脏腑气化流行，不治湿而湿自化。

受湿为主者，则湿邪阻遏是主要矛盾，治疗当以除湿为先。湿去则阴霾自散，阳和敷布，阳回气畅血畅，不扶阳而阳自复。

本案患者病起于隆冬时节三番五次涉水，起因是以感受寒邪为主。涉水为短暂的一过性行为，主要还是水中寒气袭人所伤为重。不比居处湿地之湿邪浸渍日久，必然积渐而成湿邪郁滞肌腠经脉筋骨的病机。一过性的接触寒湿，虽有所伤，受邪量并不大，邪气内陷的深度也不严重，前医用燥湿化痰行气的药没有收到预期效果，而丹溪在前面医家所用方药基础上加辛温发散药收到良好效果，也正好说明寒郁表闭才是问题的关键点。

本案患者病中“时吐三两口血”一症，这话用在出血症状的描述上还是有一定分量的，很值得深究！

案中没有提到患者有出血性旧病的问题，可见不是长期患有出血性疾病的人。如果原来就有出血性疾病，医生一定会高度重视，一定会有所提及！

“时吐三两口血”这句话字面上好像滴水不漏，无可挑剔。但深入思考一下就不难发现，并不是无可挑剔，而是大有可挑剔处。

“时吐”到底是一日几发？在“吐血两三口”时，每口的量大还是量小？在发生“吐血”时，是因咳而出？还是因呕而出？这都是大有讲究的呀！

人人都知道出血的危害性巨大，所以，有的人一见到自己某个部位出血就很紧张，甚至会晕倒。不少患者讲述起出血性症状来，往往不得要领，而且夸大其词，这在临床上是最常见的现象。

不少医生也存在同样的问题，一听见出血就压力增大，很多时候是不详加考察就迫不及待地大量往处方中加止血药，这种现象普遍得很。

著名医家李中梓在他的《医宗必读》里转引了清初医家王应震对多种临床常见病症治疗的精要提示，很值得大家记取。其说为："见痰休治痰，见血休治血。无汗不发汗，有热莫攻热。喘生毋耗气，精遗勿涩泄。明得个中趣，方是医中杰。"

王老前辈这话不是说见到患者痰多、出血、无汗、发热、喘息、遗精等症，都可以置若罔闻，不管不顾，千万不要断章取义。

这话的主旨是强调不要简单针对临床现象用药，而是要深刻探求现象发生的原因，针对现象深层次的本质，对因、对本辨证论治，才是真正有意义、有效果的高水平治疗。

再来看看丹溪老人留下的这个医案，也是如此。虽有"时吐血两三口"的临床症状，不等于就要全力止血。如果连这血到底是从哪里来的都还没有弄明白，那就更不能随便乱止！

有一定临床经验的医生都知道，果真是肺部出血，当伴有较突出的咳嗽症状，咳嗽较重的症状会给患者造成较大的痛苦，成为患者求医的主要原因之一，病家不会不讲，医家不会不记，案中一定会有披露的。果真是胃部出血，应该伴有呕吐的症状，而且出血量相对较多，这是关系病家安危的重大问题，案中也一定会有披露呀！但在医案中，却见不到这两个方面的信息，所以更大可能是咽部出血。

导致咽部出血的原因，可能是感受风寒后，咽喉不爽，反复清嗓咳咯，震伤咽部络脉而出血。

患者不明医理，叙症不明，但见血从口出，便谓吐血，这在临床中是最为常见的事情。医者或忙于诊务，或一时疏忽，问症不清，也是临床中很常见的事情。见到出血性病症，一定要仔细问诊。不能还没有听明白，就草草下诊断，开处方。稍有疏忽大意，就可能差之毫厘，失之千里，造成严重失误！

丹溪对这个患者的出血情况问清楚没有？

当然是问清楚了的，不仅他问清楚了，就是在他前面的那位医生也是问清楚了的，看看他们的处方就知道了。

在前后两位医家的处方里，有一味止血药吗？完全没有！

既有明确的出血症状，又一味止血药都不用，说明医生经过详察细审，确认出血症状在本案中并不重要，是疾病过程中矛盾斗争所导致的细枝末节表现，可以忽略不计，所以在治疗用药时才会置之不理。

后世读者在学习这则医案时却不能忽略不计，必须把见血不止血的学术用意搞清楚，才能深刻把握丹溪治疗用药的精微用心所在，才算是真正学懂了这则医案。

治疗当用何法？

法是通过方来具体体现的，剖析一下这个医案中所用的方药就知道答案了。

在这个医案中，丹溪用的是小建中汤，而且是以本方收治愈之功的。所以，欲明治疗当用何法，首先得究明小建中汤的治疗学意义。

小建中汤出自《伤寒论》第100条，特为“伤寒，阳脉涩，阴脉弦，法当腹中急痛”而设，而且还特别强调指出：“先与小建中汤，不瘥者，小柴胡汤主之。”第102条又指出：“伤寒二三日，心中悸而烦者，小建中汤主之。”

前人对本方论述颇多，认识并无大的分歧，本案又以肯定的疗效做了明确结论，照理不应有什么争议。但如果简单地以前人成说作解，则丹溪诊断结论与选方用意难以统一，以小建中四剂而愈的所以然之理也难以明确，故详为辨析还是十分必要的。

小建中汤药虽不多，但治疗机制却比较复杂，既有温中补虚之功，又有温中解表之力。

如何看待小建中汤的温中补虚作用？

对于小建中汤所体现的治法，古人的看法是本方主要侧重在温中补虚上。正如清代医家魏念庭所论，“建中者，治其中也，与建中后，徐审其在表，则仍当发汗，以中州既建，虽发汗，阳亦不致亡矣；审其传里，则应下之，以中州既建，虽下，阳亦不致陷矣。所谓急则从标，缓则从本也”。

按照魏氏的看法，服小建中汤的意义主要是通过温中补虚来强壮中气，稳定中焦。在中气安定的情况下，再从容分析病情的浅深层次，并根据浅深层次拟定治法。

如果病情还停留在表浅层次，就再用发汗法进行后续治疗。如果病情已经入里，就再用泻下法进行后续治疗。

在小建中汤已经为强建中气奠定了良好基础的情况下，无论是运用发汗法还是泻下法，机体的气血阴阳都不会发生过激反应，相对更加平稳安全。同时，中气充盛，机体对药物的反应性也会更高，收效会更好。

这就把小建中汤相对比较固定地看作是单一的甘温补中方了。这个认识还是很深刻的。

但在本案中，仅小建中汤四剂，病情就痊愈了，并没有再进行后续治疗。这并不等于患者病情不具备在表或在里倾向，而是说明魏氏之说虽形象深刻，但主观臆测多于临床实践。

小建中汤本身就是由桂枝汤倍芍药加饴糖化裁而来的，只不过，芍药加倍后阴柔酸收的功能就增强了，再加饴糖，甘缓补中的力量也增强了。作为小建中汤“母本”的桂枝汤，原本就解表力量并不突出，经小建中汤改造后，解表的力量就更加微不足道了。所以，魏念庭的看法又有一定道理，对读者具有建中可以固本的积极启发意义。

如何看待小建中汤的温中解表作用？

吴谦在《医宗金鉴》中给后世留下了个参考意见，他说：“伤寒二三日，未经汗下，即心悸而烦，必其人中气素虚，虽有表证，亦不可汗之。盖心悸阳已微，心烦阴已弱，故以小建中汤先建其中，兼调营卫也。”

“兼调营卫”这话至关重要，这是明确告知读者，小建中汤的功效并不仅仅只是温补中气，本身就像桂枝汤一样，具有治疗风寒伤表，营卫不和的功效，是治疗气血略有不足，而又兼感风寒之邪的方。

吴谦的见解已经触及到了表里两个方面，看法相对较为深刻、全面。可惜的是，仅仅点到即止，没有作更深入的讨论。

我的理解是：前人在讨论这个方时，主要是循“建中”二字作解，那种把本方单纯理解为温中补虚的认识，带有望文生训的嫌疑。

其实，只要不把医学简单地当作文学，循名求实，而是以临床为准绳，循用求实，本方的配伍用意就不难准确理解了。

仲景在创制小建中汤的同时，还有大建中汤的创制。不少人把这两个方理解为治疗功效、作用机制都基本相同，只是力量强弱不同而已。

这样理解大小建中汤是大有偏颇的！

大小建中汤和大小承气汤的命名大不一样，不能比照起来理解！

仲景在大小建中汤的配伍用意上，并不是像大小承气汤那样，通过药味的多少和药量的轻重变化来体现作用力度和治证轻重的。

无论是从方剂配伍还是治证看，二者区别都相当大。

小建中汤在《伤寒论·辨太阳病脉证并治》中，治证是：“伤寒，阳脉涩，阴脉弦，法当腹中急痛，先与小建中汤，不差者，小柴胡汤主之”“伤寒二三日，心中悸而烦者，小建中汤主之”。

药物组成是：桂枝三两（去皮）、甘草二两（炙）、大枣十二枚（擘）、芍药六两、生姜三两（切）、胶饴一升。

大建中汤在《金匮要略·腹满寒疝宿食病脉证治》中，治证是："心胸中大寒痛，呕不能饮食，腹中寒，上冲皮起，出见有头足，上下痛而不可触近，大建中汤主之。"

药物组成是：蜀椒二合（去汗）、干姜四两，人参二两，胶饴一升。

小建中汤中温热药用的是桂枝、生姜，二者都具有从内向外的温通温散作用。同时还用了益气养血的大枣、饴糖、炙甘草、芍药。芍药养血同时还有一定敛阴功效，用量又和桂枝、生姜合起来的总量相等。由此可见，小建中汤确实如清代医家魏念庭所论，并没有突出的解表功效，主要是在养血柔肝缓急的同时，兼而温通脏腑阳气。

温通脏腑阳气的药很多，蜀椒、吴茱萸、小茴香、荜茇、高良姜、丁香等都是，为什么都不选，却偏要选桂枝、生姜呢？仲景到底看重的是哪一点？看重的就是桂、姜的既温里又透表之功。这是学习经典、医论、医案、医方时都值得深思的问题。

解表功效不突出并不等于解表功效完全丧失。在小建中汤中，桂枝温心阳而透表，生姜温脾阳而透表的向外发散之功依然存在，能使入里的寒邪仍从表而出，所以才成为伤寒太阳病轻证的第一选择。在仲景的处方思维中，仍具有表证仍由表解的明确治疗意识，这正是作者组方选药的精微用心所在。

大建中汤中温热药用的是蜀椒、干姜。还用了大补元气的人参和益气和中缓急的饴糖。干姜虽是生姜干燥而成，但在干燥过程中，它的发散之力就几乎丧失殆尽了，闻一闻就知道了。干姜是不具备生姜那种清新辛香气息的，那就是生姜的透表成分。这种成分没有了，所具有的解表功效也就丧失了。所以老祖宗们是不把干姜作为解表药来看待的。

如果有人硬要钻牛角尖，说干姜不可能一点发散透表成分都没有了。

这样的牛角尖也是钻得有道理的。同一种植物，干品、鲜品之有效成分和治疗功效的比较，不可能出现绝对差异，干姜或许仍然具有微弱的解表成分和解表功效。但和具有丰富解表成分和突出解表功效的生姜相比，不可同日而语，所以它不在解表药范围内。

大建中汤和小建中汤最大的区别是在两个方面：一是小建中汤有微弱解表之功，大建中汤有强大温里之长；二是小建中汤有突出的柔肝缓急之功，大建中汤有大补元气之能。

正是由于方剂结构决定治疗功效，所以小建中汤治疗的是气血不足而兼表寒轻证，大建中汤治疗的是元气大亏而兼里寒重证。二者结构、治证都是有很大差异的，不能看作是针对病情轻重不同的同类病症之方。

正因为小建中汤特为中虚感寒而设，所以要选择解肌散寒温经和营的桂枝、散寒解表温中化饮的生姜，其意正在表里双关。既温中以守定后方，使邪无长驱直入的可乘之机，又散寒以开解表卫，使邪有从表而出的退路。与桂枝汤的结构和用意颇相类似。

只有深刻理解了小建中汤的配伍要义和功效特点，才能把丹溪医案中“此感寒也”的诊断结论和治疗统一起来，才能真正懂得丹溪选择本方的用意，才能正确理解丹溪在运用本方时为什么要把性质阴柔，不利阳气运行的芍药化裁掉，而辅以宣肺解表的桔梗和燥湿化痰行气的陈皮、半夏。

从本案脉证看小建中汤治义：小建中汤的脉症主要有阳脉涩、阴脉弦，腹中急痛，心中悸而烦。本案除脉象相似而外，其他主症一无所见。

脉象的阴阳之分，历来有不同的意见，有的以浮沉分阴阳，浮为阳，沉为阴。有的以部位分阴阳，寸为阳，尺为阴。本案六脉紧涩，与弦涩不尽相同，与“阳脉涩，阴脉弦”差异就更大了。

联系现实看，紧、弦误判也是常有的事情，即便本案的“紧脉”有可能就是《伤寒论》“小建中汤证条”下所说的“弦脉”，可单是脉象相同，其他主症一无所见，运用小建中汤的基本条件仍难成立。

可见丹溪运用本方并不生搬硬套仲景成例，而是把仲景所列症候既看作是该方之主症，更把这些症候看作是举例而已。

作为临床家，无不深知，由于年龄、性别、体质、生活、地域、气候、病位等因素的影响，同一病机所引发的临床症状并不尽同，故不能刻板看待。正是因为如此，《伤寒论》在论小柴胡汤的临床运用时，才有“但见一证便是，不必悉具”之说。因为同一病机下的治疗原则，所用方药，是大致不差的。

可以肯定，丹溪在选用本方时，更重视的是本方所针对的病机。

从案中所述受病过程及“此感寒也”的结论可知，丹溪对本病的诊断是十分明确的，即感受外寒所引起的寒证。

由于患者是在“心下有悲泣事”，又“腹亦饥”，这种既情志内伤，又中气虚馁，精神肉体双重影响基础上感受的外寒，所以表里两伤成为基本病理特点。

要想很好地解决这种虚实夹杂、表里两兼的问题，就必须虚实兼顾，表里同治。正是基于这种认识，丹溪才选用了小建中汤。

由此可见，丹溪对本方治疗意义的理解，并非单一温中补虚，而是温中解表。

四剂而收全功的治疗效果也更雄辩地证明，小建中汤确属扶正祛邪，表里同治之方。

在这个医案中，除了前面讨论的疑点外，还有没有诊治难点？

当然是有的！可以说，在绝大多数病案中，都是存在诊治难点的。只不过，难点多少不同，难度大小不同罢了。

这个病案的诊断难点在哪里？

本案的诊断难点主要集中在“时吐三两口血”和“口干”两个症状的辨证定性上。

首先讨论辨证难点。

“时吐三两口血”的辨证有两大难点：一是“时吐三两口血”是否是血证？二是出血症状是否说明病性是热证？

出血是否是血证？

一见出血，便断为血证，是古今医家都相对易犯的通病。因为人所共知，血液存亡与生命存亡紧密相关。无论医家、病家，一见出血，精神上便产生较大压力，便简单认定病情深重，不由自主地要把病性定位在血证上，最易造成外感与内伤混认混治，也最易造成虚证与实证混认混治。

出血是否是热证？

疾病的寒热属性判断至关重要，如果误判，就会导致火上浇油或雪上加霜的严重误治后果。而具有出血特点的病症，又尤其容易误判。因为临床早已经形成“血得热则行，得寒则凝”的成见。

既然血“得寒则凝”，那就理所当然地可以断定：一切出血性疾病都不可能是寒证。因而很自然地得出“血证”都属火热证的结论来。

临床事实却是寒热虚实都可以导致出血性病症的发生。邪热内逼营血可以导致出血，肝火上炎，火热刑金可以导致出血，气虚失于统摄可以导致出血，阴虚火旺可以导致出血，瘀血阻络血液不循常道可以导致出血，大怒气逆，络脉损伤可以导致出血。导致出血的原因多得很，哪里只是火热一种呢？

就是在理论上最不容易造成出血的寒邪，也可以因寒郁表闭反复咳咯，震伤络脉导致出血，还可以因寒凝气滞，络脉痉挛，玄府闭塞，邪正相争，卫阳泄越，无路可通，迫血外溢而出。这就是伤寒鼻衄类同出汗的机理所在呀！所以，一旦抱定血症皆属火热的成见，就最易混淆寒热性质的分辨。

“口干”的辨证也有两大难点：一是“口干”是否就是阴虚证？二是“口干”是否是热证？

口干是否是阴虚证？

本案中患者有“口干不渴”的症状，现实临床这样的症状也很常见。人体五官九窍，都时刻得到津液濡润，如果没有津液濡润，所有窍道都有可能产生干燥症状。津液不亏，怎么会发生口干？所以，不少医家，一见到口干，就认为是津液亏损的阴虚证。

口干是否是热证？

火热邪气最易伤津耗液，不少津液亏损都是由火热邪气煎灼造成的，本案既有出血，又见口干，就更容易使人把出血、口干与热证联系起来，从而进一步扰乱对本案的性质判断，轻率得出热盛津伤结论来，这也是古今临床医生易犯的通病。

其实，口干的原因很多，热邪耗津可以口干，寒凝津闭也可以口干，血瘀津郁还是可以口干，阴虚津亏仍然可以口干，阳虚津不化气依旧可以口干，气虚津失升腾上达照样可以口干，外感六淫、内伤七情、气血虚损、气血逆乱、气血阻滞等都可以成为导致口干的原因。哪里都是阴虚，哪里都是火热呢？

在这个医案里，判断口干性质还有一个紧密关联的症状，那就是“不渴”。如果是津亏或热盛导致的口干，都一定会伴有明显口渴，热证还渴而思冷饮。只有口干，没有口渴，口干属阴虚、属火热的诊断就要打个天大的问号。

口干而不渴，最常见的原因是两种：一是气虚津液不能上承，二是寒郁津液闭阻不能敷布。这样的口干与火热有什么关联？半点关系都没有！用清热养阴生津方药治疗这样的口干，会是什么后果？当然是雪上加霜嘛！

无论什么症状，都一定要分清它到底是反映的疾病本质还是现象，出血、口干也一样。不能一见出血、口干，就抱定成见，把认识定格在血证、热证上，通过脉症以探求疾病本质才是辨证的关键所在。

本案中的“时吐三两口血”既不是血证，更不是热迫血溢的血热证，从治疗方案中不用止血药就可以得到印证。

本案中的“口干不渴”也不是阴虚证，从丹溪用小建中汤不仅不在配伍上强化滋阴增液药，反而连仅有轻微柔肝敛阴功效的芍药都去掉了，就是明证。

所以，我千百遍地强调：辨证是中医诊治疾病过程中核心的核心，关键的关键。如果这一关都没过，那就不要谈治疗了，无从谈起！

下面讨论治疗难点。

本案的治疗难点有二，也都集中反映在如何对待出血一症上。

见血是否需止血？

这是最困扰临床医生的一个问题。存得一分阴血，便有一分阳气，留得一分阳气，便有一分生机，这是学术真理，这是临床共识。所以，一见出血，便把治疗思路偏重在止血上，即使经辨证确认并非血证，不需要运用止血方药，也常常情不自禁地要在辨证处方上加用止血药。

这种见血必止血的做法，会严重干扰治疗方向，严重破坏建立在辨证论治原则基础上的处方结构，大大降低治疗效果。

止血是否必寒凉？

血得热则行，得寒则止，早已成为临床家的共识。所以，一说到止血，就把方药选择定格在寒凉药物上，也已经成了临床普遍倾向。因而即使是病性明确，不需运用止血疗法，仅仅只是医家主观上因见血止血的需要，在加用止血药时，多半也会选择凉血止血药物。如遇风寒表证或虚寒性病证，其危害的严重性就可想而知了。

所以必须强调指出：是不是一见出血就一定要用止血方法？是不是凡是止血都一定要用寒凉方药？本案的出血需不需要运用止血方法或加用止血药物？只有澄清了这些认识，本案的治疗才能找到正确方向。

对诊治难点的讨论就到这里，现在讨论诊治要点。

无论哪家的医案，只要抓住了辨证治疗要点，就抓住了认识纲领。所以，学习古医案，最重要的是抓辨证治疗要点。

这个医案的辨证要点在四个方面：一是脉症；二是病因；三是病程；四是前期治疗。

脉症取舍：本案患者脉紧而涩，紧主寒凝，涩主血滞，比较直接地反映出了寒凝表闭、气滞血涩的病机特点。其他症候缺乏特异性诊断价值，当舍症从脉，脉为本案辨证要点。

病因价值：本案患者受病原因明确，主要是隆冬时节，在饥饿悲伤状态下冒寒涉水。外而霜雪相加，最是伤人阳气。内而阳气虚馁，为寒邪入侵创造了有利条件。患者虽正当盛年，体质也还比较壮实，但在内外交困状态下也难以抗御外寒侵袭。这么明确的受病原因，对辨证是具有很高指导意义的，应当是本案的又一辨证要点。

病程分析：本案病程不长，前后不过十来天，又病因明确，虽有饥寒交迫悲伤忧戚的困扰，但毕竟年轻体实，又不存在宿疾问题，并没有造成什么大的伤害，病情仍以表证为主。在这一点上，病程具有重要参考价值，属本案又一辨证要点。

前期治疗参考：凡临床阅历丰富的医生，都很重视参考患者前期治疗方案，尤其是对那些病程较长，已经过不少医生治疗的病例，更是要认真学习借鉴，不敢疏忽大意！丹溪那么了不得的医家，都是认真参考了前一个医生治疗方案的。这不是凭空猜想，这是通过对丹溪治疗方案和前面那个医生治疗方案对比分析中把握到的。

前面那个医生能针对“时吐三两口血”和“食减中痞”等症，选用温胆、枳桔类行气降逆燥湿化痰方药，显然不是庸碌之辈。换作庸碌之辈，早就用了滋阴凉血药了，哪里还敢用温中燥湿药。

前面的医生见识老到，功力不凡，认证的大方向并没有错，但却劳而无功，这就提示后续治疗的朱丹溪认真进行反思，前车之鉴就成了具有重要参考价值的诊断辨证资料，这是本案的又一辨证要点。

客观地看，丹溪能一举获胜，前医治疗方案的提示功不可没。

这个医案的治疗要点在三个方面：一是如何止血；二是如何祛痰；三是如何解表。

治血当求血之因：表证出血并不少见，其导致出血的原因主要是表卫气机郁闭，或肺气失于宣发，剧烈咳嗽导致肺络损伤而血出。或邪正相争于表，卫阳不得泄越，迫血外溢而出。

这两种情况的出血在本质上都不是出血性病症，都不必作血证治。散寒则表郁自解，表解则肺气自宣，卫气自然通畅流行，嗽宁气和血自止。

本案通过精细深入的辨证，性质已经很明确了，主要属于外感风寒表证。再加上患者病程短暂，又没有任何出血性病史，更应作表证治无疑。

如果误作血证治，无论使用何种止血法，都是极为有害的。若益气摄血，是实证误补，不免滞邪恋邪，使表气愈闭而解表愈难。若寒凉止血，是以寒凉药治疗寒性病症，使脏腑阳气受损，里阳一伤，表寒也会进一步加重，人为造成表里两伤，使病情迅速加重，辨证治疗难度增大。甚至人为地引邪深入，治成变证、坏证，无异于雪上加霜。若误治生变，又久而不察，那就有可能使正气继续受到损伤，邪气长驱直入，造成一误再误，终致“伤风不醒变成痨”的严重后果。

这样的例子，临床上多得很。

记得几年前的秋天，一位中年女性患咳嗽，多次经西医检查，并没有什么特异发现。先是西医服药输液，效果不理想，就改服中药，自己还买了不少止咳糖浆吃，效果都不好。

说完，她还摸出随身带上的几张处方来给我参考。打开一看，主要是止嗽散、桑杏汤、清肺汤、百合固金汤等方化裁，全是滋阴润肺止咳方。

细问起因，她说她不抽烟、不喝烈酒，偶尔喝点葡萄酒或啤酒。比较喜欢吃辛辣食物。咳嗽是五月初开始的，起因并不明显，就是有一天早上起床不久就发作了。当时还有点鼻塞声重，但并没专为鼻塞声重吃过什么药，过了一段时间，鼻塞声重也就消失了。最初咳得很厉害，是呛咳，一闻到燥辣味就更不得了，感觉把气都要咳断。饮食、二便也基本正常，只是小便略有点不爽利。

观其形色，患者虽年逾不惑，但形体、气色、精神都还很好，还看不出是四十多岁的人，更不像个患了近半年咳嗽的人。查验舌象，舌体胖瘦适中，舌质红，苔薄黄。切诊发现六脉滑数，还比较充盛。

这不就是个比较典型的桑菊饮证吗？怎么没人选用桑菊饮呢？

可病程这么长了，还会是桑菊饮证吗？我心里还是犹豫了好一阵。

标准摆在这儿，只能尊重现实依据，于是就老老实实给她开了个桑菊饮原方，叫她微煎代茶频服，先服一到三剂试试看。并叮嘱她有效没效都来复诊一下。

真是意想不到，三天后，患者满面春风地来告诉我，奇效！喝一次就解决了，因为味道还好，清香清香的，她就坚持吃了三剂。问还要不要继续服药？要继续服药就叫我给她加个号。她来晚了，没有挂到号。

我说：不用服药了，以后注意少吃点辛辣的就对了。

她还调皮地说：不吃辣椒就不叫四川人了，改不到哦！万一吃出问题来了，来找你就是了。

一个典型的桑菊饮证摆在面前，并不是什么疑难顽怪重病大病，为什么全都不管不顾，给人家吃滋阴润肺止咳药呢？前面的医生用了滋阴润肺药无效，后面为什么还加码运用呢？为什么会出现这样的状况？中医到底怎么啦？真是让人百思不得其解！

说到底，还是因为不相信中医的标准，更不运用中医的标准，所以才导致诊不明病性，治不明病本。如果这样的状况得不到改变，中医前景堪忧！

化痰当求痰之源：脾为生痰之源，肺为储痰之器，内伤杂病的痰湿内盛大多都是因脾虚而成。外感表证的肺气郁闭，失于宣降，津液敷布不畅，也会聚而成痰。表面上似乎与脾无直接关联，实际上仍与脾有着十分微妙的联系。所以治疗仍应表里相兼，肺脾并调。

若痰涎在肺内储积过多，气口袋就变成了痰口袋，肺的司呼吸而主气功能就会受到严重障碍。一旦肺的主气功能障碍，那就不是个小问题了！五脏六腑都会受到牵连。最直接的影响就是心、脾、肾三大系统。

肺和心的关系主要体现在“主治节”上。

所谓主治节，具体而言，就是协助心更好地发挥主血脉、主神明，以确保全身各系统功能正常发挥。肺主治节功能也必须是在有效主气前提下才能实现。清气不能充分摄入，浊气就不能充分排出；反之，浊气不能充分排出，清气也就不能充分摄入。其后果都必然是导致清浊混淆。

气以生血行血，血以养气载气。单从心主行血这个角度看，心就成了肺所摄清气的运载工具。如果肺气清浊混淆，则心自身所得之气和由心所输送到五脏六腑的气都必然是清气含量低的劣质气。

清浊混淆的劣质气，是不能有效涵养五脏六腑、四肢百骸的，包括肺自身在内的全身各个系统，各种组织器官功能都必然受到破坏性影响。

清浊混淆的劣质气，是不能有效涵养心所主神明，使神明保持冲和安定、睿智精明的，甚至有可能引发神明紊乱。神明一乱，全身无处不乱，五脏六腑都有可能遭遇气机紊乱、功能崩溃的重大危机。

这就是痰浊阻肺，肺不能有效主气导致主治节功能不能正常发挥，最终影响及心的表现。

肺和脾的关系主要体现在散精布气、通调水道上。

所谓通调水道，具体而言，是指人体从外界摄入的水液，其吸收排泄必须有一个“脾气散精，上归于肺”“通调水道，下输膀胱”的微妙过程。

通调水道也得在肺的主气功能良好前提下才能有效完成。肺“通调水道”的具体方式，主要是“宣发”和“肃降”。宣失其职则下窍不开，降失其机则上窍不启，都会严重阻碍人体气机升降。气行才能水行，气机升降出现障碍则水液通调机制出现障碍，水液代谢无法正常进行。如果肺的主气功能出现障碍，其他一切功能发挥都会受影响，通调水道也就无从谈起。

如果肺的通调水道功能发生障碍，就会导致废水大量潴留积聚，导致心阳受困而不能温煦布张。心阳受困，釜底无薪，脾失温煦，则健运顿失，痰浊内生，源源不断。所以有脾为生痰之源一说。

大量痰浊储积肺内，进一步影响清气摄入。再加心阳受困，血运无力而瘀积于肺，形成痰瘀互结的复杂病理机制，肺的主气功能就有可能完全丧失而生机断绝。

肺和肾的关系主要体现在金生水上。

所谓金生水，具体而言，是指肺气清肃降敛，对肾气闭藏，肾精蓄积有重大促进意义。故称“肺为肾之母”，是“水之上源”。

金生水也得在肺主气功能良好的情况下才能得到保障。金生水的具体体现，主要是肺气清灵，宣降有度，才能清气与五脏六腑之精下聚于肾而为生殖之精，浊气与五脏六腑之浊排泄于肾外，不乱本元之气。这是始终保持肾精充沛，肾阳秘藏良好生理状态的必要条件。

若肺不主气，金衰不能制木，则相火妄动，心旌摇曳，邪热灼扰，情欲暗耗，肾精竭夺，肾水亏虚，下不能养肝血，上不能济心阴，最容易变生口渴、心烦、尿热、失眠、喘息、咯血等症，久则渐成虚羸，导致肺肾并竭。

所以，我们再三强调，无论外感内伤，一旦形成痰湿阻肺、肺失宣降病机时，治疗都当表里兼顾，不能顾此失彼。

在丹溪留下的这个医案中，患者相对年轻体实，又表寒性质明确，当属外感风寒的气郁生痰，治疗应以解表行气为先，而且一定要把解表放在重要位置。

若表邪不解，表郁不开，只是单一治痰，无论是健脾，还是燥湿，还是行气，都只能是隔靴搔痒，最终一定是搔不着痒处的。前一位医生并非庸碌之辈，却治疗无效的根本原因就在这里。

解表当求表之本：导致表证发生的原因不是单一的，有因于疫毒瘴气，邪毒太甚；有因于严寒酷暑，过极为害；有因于正气不足，乘虚而入；细分还有夹湿夹瘀等种种不同。所以，表证虽是疾病中相对较为轻浅的一类，但证型仍然很多，治疗方法也比较复杂，绝不是某一方一药可以通治的。

本案因饥饿忧伤而屡冒严寒，赤脚渡水，累伤于寒，既有表实的脉紧、发热等症状，又有里虚的脉涩、腹满中痞等症状，是一个表里两兼，表实里虚的证候。

治疗这种表实里虚病症，最忌偏执一端，或治表不治里，或治里不治表。

若单一解表，既无营卫之内助，解表药物难以充分发挥作用，又可能因宣发而进一步耗津散气，导致腠理空疏，邪气去而复来。

若单扶其正，则表气愈闭而邪无出路，里必更加不和，腹满中痞类症状会进一步加重。

只有表里同治，邪正两兼，才是最佳治疗选择。

小建中汤去阴柔酸收的芍药就是去了化饮行气的羁绊。加宣肺的桔梗，助通阳的桂枝、化饮的生姜解表排痰，以复宣降之机；加行气、燥湿、化痰的陈皮、半夏，助温中的生姜燥湿健脾，以绝生痰之源，而收表里两和的良好效果。

从这个医案可以看到，朱丹溪确实是理论通透、识见超卓、用心精微的名家，他的临床诊疗经验对今天的临床实践仍有很高指导价值，值得大家认真学习借鉴。

这则医案，虽然只有105个字，看起来很简单，一解析、一剥露才知道，其中所包含的信息竟是那么丰富，所蕴涵的学理竟是那么精妙，真是令人叹为观止！

所以，学习古医案，第一要紧的事情，不是一方一药的躯壳记取，而是灵机巧变的智慧移植。把前人智慧移植到自己的学术灵魂中来，能够做到这一点，就能学一则医案，开一分眼界，长一分智慧。

要想收获这样的成功，第一件要做的事情，就是认真解读其中信息，舍此别无捷径可走。

信息解读过程，其实就是复活前人学术灵魂，和前人学术灵魂沟通、对话的过程。少了这个过程，就不可能进入到前人学术灵魂中去，也就不可能尽窥前人学术的精妙。

走进前人学术灵魂，理解前人学术灵魂，把前人学术灵魂和自己的学术灵魂融合为一体，最终实现自身学术灵魂的升华，诊疗水平的提高。

这才是古医案学习的目的所在，意义所在，价值所在。

谢谢大家！

经典学习贵求真

各位朋友好！

很高兴和大家一起讨论中医学术问题！

在座都是名家高徒、临床精英，是中医的未来！

刚才听了你们的中医医生誓言，写得好！医德方面突出的是人道主义，学术方面强调的是辨证论治。既精辟又深刻！

要发扬人道主义不能只是喊口号，还得以救死扶伤的一技之长去服务民众，才能把“发扬”两个字落到实处。救死扶伤不是件简单事情，临床病症种类繁多，除了中医文献记录的病症外，伴随人类文化的全球性交流，还有很多异域传来的大病、恶病。伴随人类太空探索的日益频繁，日益深远，将来说不定还有天外侵入的奇病、怪病。各种病症变化无穷，千奇百怪，你要想把问题解决好，首先就得有真本事。

中医的真本事如何体现？

落到临床实处，其实就是考你的辨证论治水平高低。高水平的辨证论治，就有高疗效。低水平的辨证论治，就只能是低疗效。完全不能辨证论治的，就难以收到疗效。辨证论治这把尺子很特殊，既是合格中医的起点标尺，又是中医学术修炼的最高标杆。能进入辨证论治正轨的，就是合格中医师。不能进入辨证论治正轨的，严格讲，就没有达到合格中医师标准。能进入正轨，并能精熟驾驭、精巧运用辨证论治的，就是专家、名家、大家。

所以，凡是高水平中医专家，无不极力主张：中医教育必须把辨证论治讲深！讲透！讲出每个中医人深刻理解、灵活运用的效果来！果真能实现专家们的殷切期望，那就说明辨证论治原则深入到中医人的灵魂中去了，中医整体水平自然也就上去了。

辨证论治这个术语从基础理论就开始讲，讲到中药方剂，讲到临床各科，讲到经典著作，讲到历代名家学术经验。凡是学中医的人，对这个术语，简直可以说耳朵都听出茧子了。这么反复强调，这么耳熟能详的中医理法方药运用基本原则，现实临床实际运用水平怎样呢？

实话实说，恐怕整个中医界都不敢自信。

没有人做过认真调研。以临床所见众多医家的处方为依据，模糊估计，真正能进入辨证论治正轨，以辨证论治这把尺子规范自己的临床工作，在辨证论治原则指导下运用中医理法方药的人，能不能达到30%？即便大幅度放宽条件，恐怕都成问题！

一个学科的专业人才，如果连30%的合格率都不能保证，不用别人攻击，存在的合理性就会受到社会质疑，这是中医教育重中之重的大问题！提高辨证论治水平，既是中医的当务之急，也是中医长远发展的战略需要！也许正是出于这样的考虑，“十二五”以来，教育部才三番五次地强调：中医高等教育必须“重传统”！

“重传统”既不是守旧，更不是倒退，而是尊重中医学科特点，回归中医学理本质，深刻理解中医天人合一学术内涵，深刻把握中医整体恒动认识原理，牢固掌握中医辨证论治诊疗原则。只有这样，才能真正在临床实践中发挥中医学术智慧，体现中医学术优势。才能纠西医结构定位、微观求证、局部认知、静态思维之偏，才能补西医对某些病症见而不能识，识而不能治，治而不见功的临床治疗之短！才能健康发展，走向未来，走向世界！

在座各位能来这儿强化经典学习，提高经典水平，可以说是“重传统”这一人才培养指导思想给大家带来的宝贵机会，大家一定要珍惜！

到底什么是辨证论治？

这个问题在《如何看待辨病与辨证的关系》一讲中有深入论述，读者可以参考。

经典和辨证论治到底有什么关系？

要说经典和辨证论治的关系，那可紧密了！

辨证论治是从哪里来的？

不是想当然的产物，不是仙传神授的秘诀，也不是哪个圣人奇思妙想的创造，而是中医整体恒动理论特点的客观要求。而这样的理论特点，正是由《黄帝内经》这部光辉中医经典所奠定的。

如何把辨证论治原则贯彻落实到中医理法方药临床运用的实处？

作为中医临床工作灵魂的“辨证论治原则”，到底该如何与中医理法方药运用相结合，也是由《伤寒杂病论》这部光辉的中医经典所创建的方证对应模式来生动展示和全面确立的！

要想深刻理解辨证论治的方法学本质，正确运用辨证论治这个方法学原则，就得好好学习经典，舍此别无捷径可走，经典学习至关重要！

只有学好经典，才能有效提高辨证论治能力。只有辨证论治能力真正提高了，你的临床治疗水平才能上一个台阶，解决疑难顽怪问题的能力才能不断提升。

辨证论治原则的运用水平没有真正提高，临床治疗水平是上不去的，而且永远没有可能上去！这不是推测，而是定论！

辨证论治水平高低怎么检验？

临床实践检验方法，疗效就是检验标准。

我已经多次讲过了，无论中医、西医，医生水平都分三六九等，临床疗效都有高低区分。并不都是一个水平，一样的疗效。

中医只有在辨证论治原则指导下，才能充分体现天人合一、整体恒动的完美医学思想，才能充分体现中医因时、因地、因人、因证制宜的治疗理念，才能保证治疗方案的科学性，也才能保证临床疗效的真实性！所以我说你们的医生誓言以突出辨证论治为要点、为核心，写得好！既精当又深刻！

提高辨证论治水平应从哪儿着手？

提高辨证论治水平，靠的是坚实理论基础和深厚经典功底，而不是投机取巧，更不是空喊口号。得从中医经典和历代名家著作学习研究入手，从临床实践反复体验、反复历练入手。古今医家有点真本事的，无一例外，都是这么修炼出来的！

因为在这些作品里，所包含的不只是一方一药的简单经验，更宝贵的是包含着前人驾驭中医理法方药的卓越智慧。所以，读古人的书，不仅仅只是捡几个现成医方来用，更重要的是撷取前人智慧来提升自己的智慧。古今中外的一切教育、一切学习都应该是这个目的。

今天要和大家讨论的题目是“经典学习贵求真”。

先交个底。我不是教经典的专门人才，在校本部从来没有教过经典。成人教育学院、自学考试中心等有关部门多次请我承担点经典课，我都谢绝。只有走出学校院墙，我才接这类课的教学任务。所以，严格地讲，我这点经典水平是游击队水平，不是正规军水平。今天到这里来，不是讲课，而是参加大家的讨论，权且充当个中心发言人。讲“走题”了的地方，恳请大家批评指正！

我也好借此机会和大家一起共同提高。

何为经典？

所谓经典，我的理解，就是经世致用、历久不衰的典范性巨著。再说通俗一点，就是既经得起实践检验，也经得起时间检验，学术价值巨大、学术影响深远的经世致用之作，是一个学科中最具权威性、典范性的划时代巨著。

巨著不是指书本体积大，而是学术成就大、价值大、影响大。

经典“家家有”，各个学科都有自己的经典，并不是中医学的“土特产”。

经典的学术价值如何？

关于经典的学术价值问题，是早已形成共识的。把古今医家的观点综合起来看，可以给出这样一个基本评价：经典是中医的理论渊薮；经典是分科发展的起点；经典是学术创新的土壤；经典是名家成长的摇篮；经典是众法之宗；经典是群方之祖。

做个更简要的概括，那就是：奠定基础、继往开来、启发性灵、垂范后世、千古不朽。这就是经典的学术价值所在。

经典的诞生，是中华医药知识修炼成“学”的起点，是原始散碎医药知识素材和系统理论知识体系的分水岭。

中医药经数十万年，乃至百万年的苦修苦练，最终在战国秦汉间完成了由简单经验积累到系统理论形成这一脱胎换骨的巨变，为中华医药学术发展奠定了坚实基础，其标志性成果就是经典的问世。

未成“学”之前，中医药发展有如在茫茫黑夜里摸索前进。那是一个最漫长、最迷惘、最艰难的时期。自经典诞生而成“学”之后，中医药走出盲目实践的漫漫长夜，开始进入理论指导下快速发展的阳光大道。所以说经典具有继往开来的划时代伟大意义。

有了经典，才有了成熟的天人合一理论体系，才有了辨证论治运用原则，才有了由理法方药凝聚而成的经典医方。正是这些充分体现整体恒动认识理念的卓越成就，铸就了中医千古不朽的学术灵魂，至今仍然堪称可与西医媲美的人类光辉医学典范。

有了经典带来的理论指导，才有真正称得上医学家的人才源源不断地产出。在此之前，即便是以采药疗病为职业的人，也不能称为医师，当然就更不能称为医学家了，而只能是医工、医匠。

历代医学家认识问题的思想方法，解决问题的技术手法，都是在经典滋养中逐渐获取，并在经典熏陶下不断提高的。所以说，没有经典启发性灵，也就没有名家辈出。

对经典的价值认识并不统一，近现代以来，众说纷纭，分歧巨大。

就拿《黄帝内经》来说吧，崇尚经典的人认为《黄帝内经》理趣无穷，经纬天地，贯穿人事，是句句真理、字字珠玑的天下第一医学宝典。每一句话，每一个字，都闪耀着圣人的智慧光辉，绝对没有半点瑕疵！谁要敢说《黄帝内经》有缺点，那就是亵渎圣灵。谁要是批评《黄帝内经》的缺点，那就是对中医的侮慢，甚至是对民族的背叛！

有那么严重吗？

书无完书，学无尽善，为什么态度就不能客观点？讨论问题就不能心平气和点？

否定经典的人认为《黄帝内经》无一字不错，无一理不谬，完全是满纸荒唐言，一本糊涂账，信不得，学不得，信了误人性命，学了误人子弟。所以要远离经典，远离中医。

真是这样吗？

完全是不懂装懂，信口雌黄，无事生非的一派胡言！

反对中医的人这样看，很正常，因为他们对中医不是一知半解，而是一窍不通！

令人沉痛的是，接受了系统中医教育，甚至是在中医人才培养基地工作了一辈子的人，也有持这种观点的，还写出长篇大论的文章，说是中医误了他的人生。

可以理解，他讲这话也是发自肺腑的。他把自己的一生都搭进去了，结果却连中医的感觉都没有找到，更不要说保身长全、济世活人了。以宝贵一生换取个彻彻底底一无所获，很失落，很痛苦，很挣扎，也是很正常的。

能有这种体会的人，说明他是珍惜智慧、珍惜人生的人，虽不明医理，但对人生之理似乎已经朦朦胧胧明白了许多。可悲可叹的是，明白晚了一点。其实，他的恨命、恨学，都是在恨己。还是很值得同情的。早知今日，何必当初？你的初衷就不在学术嘛！就像医圣张仲景讲的，一辈子“孜孜汲汲，惟名利是务”，到头来竹篮打水一场空，这能怪谁呢！

在这样众说纷纭、分歧巨大的舆论影响下，你如何看待《黄帝内经》？你如何学习研究《黄帝内经》？

再以《伤寒论》《金匮要略》为例来看，也是分歧巨大！

经方家认为《伤寒论》创建六经分证论治外感病体例，《金匮要略》创建脏腑分证论治杂病体例，两书共同以方证对应模式把整体恒动认识理念所要求的辨证论治诊疗原则全面贯彻落实到了临床运用，堪称治法之宗，群方之祖，各科基石，价值无穷。

“金匮”是个泛用名词，常常和“玉函”“石室”并称。金匮是指用金属铸造的柜子，玉函就是用玉做的盒子，石室就是大山中自然形成的山洞或由人工开凿的洞穴。主要用来形容某些珍宝藏匿之地隐秘，收藏之器坚固，不易发现，不易获取。

以《金匮要略》为书名，这是个特例。单从这个名称上，就透出它非同凡响的学术价值。

《伤寒论》《金匮要略》原本隶属《伤寒杂病论》一书。这部书问世以后，经历过一分为二的演变。具体演变时间和过程，至今还没有定论。

一种说法是：由于社会动荡，战乱频繁，问世不久就被淹没在尘世间了。直到西晋，经过太医令王叔和的苦心寻觅和精心整理，才有了《伤寒论》传世。不幸的是，在《伤寒杂病论》一分为二时，不知何故，“杂病”部分却没能像“伤寒”部分那样成为专辑问世，但不少内容都隐匿在王叔和的《脉经》里。

另一种说法是：剖分时间在宋代，具体剖分工作是由宋代校正医书局林亿等人在整理古籍时完成的。清代官修《医宗金鉴》就持这种见解。

还有一种说法是：《金匮要略》的重见天日，要归功于北宋仁宗朝一位名叫王洙的翰林学士，是他在偶然中发现的。发现地点并不是在名山洞窟中，也不是在古刹密室里，而是在图书馆的故纸堆里。发现时已经是一堆被虫子咬得残破不堪的烂竹片了。

《金匮要略》与《伤寒论》本是同胎所生的孪生连体双胞胎，是外感内伤合论并治浑然一体的，二者共同构成完整的临床医学体系，共同享有一个名称，叫作《伤寒杂病论》。冠以《金匮要略》之名，那是被一分为二之后的事情，反映了后世对此书的高度珍视，说明此书身价不菲，足可以和《伤寒论》比肩。

所以，《伤寒论》《金匮要略》两本书一直被后世绝大多数医家看作是中医从理论到临床的桥梁，是后世临床各科的起点，是价值无穷的医学传世宝典！

否定经方的人却认为：世易时移，时代在变化，时令在变化，自然事物也在变化，像疾病这样的事物也必然随之发生变化。用现代术语讲，就是疾病谱也会随时代、时令变化而发生改变。基于这样的认识，有人提出质疑，在这众多因素影响下，《伤寒论》所讨论的伤寒这种外感病还存在吗？更有性急而又武断的人干脆就宣布，伤寒这个一千八百多年前的病种早就随着时代变迁、时令变化消失了。

再说，《伤寒论》中的六经辨证体系讲得太虚玄了，到底六经的本质是啥？有几个人能说清道明？这样的内容把握起来都那么难，用起来就更是难上加难了。既没有研究的事物存在，又玄妙难明其理，难知其用，这样的作品根本就没有价值可言！

他们对《金匮要略》的看法也是如此，认为《金匮要略》所论杂病，有不少病名在日常生活中都闻所未闻、见所未见，成了完全没有听说过的天书，哪里还能指导临床实践。而且全书几十个病症，各自临床表现不同，治疗方药不同，头绪那么纷繁，天知道怎么驾驭！

所以就断然肯定《伤寒论》《金匮要略》的学术价值早已荡然无存！进而认为，学习研究经典这种老古董，完全是费力不讨好，还不如学几个民间偏方有意义，只有傻子吃饱了没事干，才做这种钻故纸堆的笨事，钻废纸堆的蠢事。

面对《伤寒论》《金匮要略》价值评判的两种截然不同观点，学习继承时又应该如何取舍？

再以温病学来看。

温病学家认为，温病学说是足可补伤寒之未备的新病种新发现，新思维新创建，新体系新方法，生机蓬勃。

经方家，尤其是既以经方家自居，又学术观念保守的极端主义者，认为温病学是理不明《伤寒论》之妙的陋识浅见，是法不知《伤寒论》之用的左道旁门，是方不能登大雅之堂的雕虫小技。

面对这样尖锐对立的观点，又该如何认识？如何学习？如何取用？

大家注意到没有？有关伤寒温病学理、方理这类问题的争论，大多都与“经方家”的态度紧密相关。他们非经方不学，非经方不用。一切后世时方，都不入他们的法眼。他们一看见后世层出不穷的新方，就火冒三丈，就免不了要站出来发些愤世嫉俗的批评意见。就像今天的鉴宝专家一样，似乎就只有他们才能辨识什么是中医的学术真金，什么是假冒伪劣。他们说是就是，不是也是；他们说不是就不是，是也不是。他们俨然就是中医学术是非优劣的权威裁判。

经方家不要生气。这话确实讲得有点绝对，先道个歉。在经方家这支队伍里，也有态度非常客观的一类，另当别论。

是不是凡以“经方家”自居的人，就真的可以当这个学术裁判？这个问题值得大家认真思考。

什么是“经方家”？

所谓“经方家”，原本是指在学习中医过程中，特别重视医圣张仲景的学术思想和诊疗经验，因而倾注毕生精力研究《伤寒论》《金匮要略》，对仲景作品理解深刻，特别擅长运用《伤寒论》《金匮要略》理法方药诊治疾病的医家。

但人上一百，形形色色。有真经方家，也有假经方家。在真经方家里又分开明型经方家和保守型经方家。

所谓假经方家，主要是指既不学无术，又装腔作势以自高身价的南郭先生型“经方家”。他们不理解经方是在什么条件下产生的，是在什么基础上创造的，更不明白各个经方的丰富学术内涵。当然也不懂得经方的运用也必须有理论指导。

无知者无畏，所以这类经方家最热衷发表自己的“高见”。

他们一方面到处夸夸其谈地把经方价值无限夸大，甚至费尽心机地去神话经方。在他们眼里，经方是独一无二的奇效良方，是人类智慧的顶级精品。舍经方则天下无方可用，舍经方则中医生机断绝。另一方面却极力否定经方是理法方药一线贯穿的知识载体，认为一部《伤寒论》就是出自圣人手笔的方药运用经验账本子。一成不变、照搬套用是经方学用的最高境界。还吹胡子瞪眼地批评穷究经方之理是空谈义理，自寻烦恼；灵活加减化裁是节外生枝，没事找事。

他们学用经方的心得体会就八个字：一成不变，照搬套用。这样的运用，碰巧了，收意外之奇效；没碰巧，肇严重之祸端！这样的经方家学到的只是一方一药死教条，而不是圆机活法的圣人大智慧。正是这样的人，他们最喜欢到处自我吹嘘自己是经方家。

真正当得起经方家称号的应是能明《伤寒论》之理、知《伤寒论》之用、执圣人严谨不二之法、用圣人灵机巧变之思的一流高水平中医专家。

就是这样的专家，在对待经方的看法上、态度上也差异很大。有态度偏执的保守型经方家，也有态度客观的开明型经方家。

态度偏执的经方家把《伤寒论》看作应变无穷、至高无上、独一无二的医学万应宝典。把后世中医的一切发展成果看作左道旁门，甚至视为一钱不值的垃圾。

态度客观的经方家把《伤寒论》看作是前人理法方药临床运用的优秀示范，把后世历代名家创造的时方看作是经方影响下的医学发展成果。经方示范于前，时方创新于后；经方是时方的母本、范本，时方是经方的发展、创新。有如花木，一是根本，是主干；一是新枝，是新花。经方和时方交相辉映、互补互用，是学术发展的一脉相承，是学术发展的繁衍昌盛。

其实，只有态度客观的经方家才是真正顶级的经方家。他们是用全部心血在穷经方配伍之妙理，在探经方临床之妙用。他们的心胸最宽广，态度最客观，眼光最独到，见解最精辟。

经典的影响有多大？

《黄帝内经》创建了以整体恒动为基本认识理念的天人合一医学体系，因而在客观上提出了辨证论治的诊疗要求。没有《黄帝内经》这部经典，就没有中医学。这样讲，一点都不夸张。中医告别原始医药的盲目实践，进入理论指导下的科学实践，是以《黄帝内经》为起点的。

经典的影响有多深远？

从中医临床各科分科发展这个角度看，可以说各科都是以《伤寒杂病论》这部经典为起点的。《伤寒论》是专论风寒外感的。“伤寒”就跟《难经》“伤寒有五”中所列伤寒一样，可以看作病症专用名，我在《成都中医药大学学报》发表的“《伤寒论》学术义界辨析”连载文章中已有详细讨论。《金匮要略》则是以病症为纲在论述杂病诊治要义。

有专病研究而后有专科发展，后世中医分科发展正是以《伤寒论》《金匮要略》为起点的。

说几句题外的话：后世临床分科越来越细密，既有利于专科专病的深入研究，也带来了因划界细密而在一定程度上干扰医家整体观发挥的负面影响。

近代不少中医对分科一直在提批评意见，认为分科是求新仿西造成的，主张中医少分科甚至不分科。这种认识和意见也未必都正确。

中医分科不是受近现代创新仿西之风影响的结果。早在两千多年前的周代，中医就有了食医、疾医、疡医、兽医的专业区分。各自的工作范围不同，工作对象不同，职责不同，是明确的医学分科起点。越到后来，分科越细。到十二世纪末叶，中医已经形成了比较稳定的十三科。这种局面一直维持到清末。分科有利于对各种病症的深入研究，是医学发展的必然趋势，谁也阻止不了！

分科并不存在必然的负面影响，负面影响并不是分科造成的。分科并没有说不辨证，专科辨证并没有限定只在某个系统、某个局部去辨，还是强调的整体恒动，怎么会造成负面影响呢？

分科丝毫不限制医生进行全面的学术修炼，也不影响医生在具有通晓各科的全能知识结构基础上去求专求精，怎么会造成负面影响呢？一个真正优秀的专科医生其实首先就应该是旁通各科的通家。

分科负面影响在很大程度上是专科医生学术意识分裂造成的。

中医的整体恒动认识理念是贯穿临床各科，无处不在，无处不用的，我们学校眼科专家陈达夫就是把眼科病症放在六经体系中来加以诊治，才成为眼科泰斗的；妇科专家卓雨农正是把妇科病症放在五脏六腑大环境中来加以诊治，才年纪轻轻就成为成都“卓半城”的；皮肤科钟以泽教授，也是把皮肤病放到五脏六腑大环境中来加以诊治，才成为门庭若市的皮肤科名家的。专科医生如果自觉不自觉地把自己的眼光、自己的思维定格在自己所从事的那个专科狭窄空间里，诊断、辨证、用药都戴上专科的有色眼镜去认识问题，去思考问题，去处理问题，最终被困在一个狭小空间里，一辈子成为管窥蠡测、学术平庸的下工，是自己束缚了自己的灵魂，捆绑了自己的手脚，才成为钻牛角尖、钻死胡同“钻科医生”的，能怪谁呢？这叫作茧自缚！

看看古代的各科名家，内科的李东垣、朱丹溪、喻嘉言、张石顽，儿科的钱仲阳、陈复正、万密斋，妇科的陈自明、傅青主，外科的陈实功、王维德等，他们以自己扎实的学术修炼功底，深厚的临床历练功力，广博的学术见闻阅历，奠定了博中求约、求精、求专的良好基础，因而在学术认识上和临床诊疗上都不受专科约束，只是诊治的病种相对集中在某一科罢了。正是由于长期诊治某种专科病症，所以在专科诊疗和遣方用药上积累了丰富经验，因而具有一定诊治及方药运用特色罢了。

刚才举到的现代名家也是如此，非常遗憾的是，走的走了，老的老了，大家都无缘聆听他们的教诲了！影响及于中外的眼科专家陈达夫教授，那是一流的眼科高手，其影响之大，不只是中医，也不只是中国，而是风靡世界，名满天下。来向他求治眼病的患者，全世界很多国家都有。来向他学中医的西医专家，全国都有，那是中医的骄傲。好在他还留下了《中医眼科六经法要》供大家学习。当然，读他的书还是没有跟他临床学习那么生动，那么有血有肉哦！名家风范真的要在临床中才能生动展示，不能亲聆教诲，能多看点他们的临床案例也很受益。

我曾经见到过不少钟以泽老师的处方，从中受益匪浅。今天举一张对我震撼很大的处方，和大家分享。这种处方，见一次，终生难忘，任何时候回想起来，都记忆犹新。

几年前的一天下午，一位中医界的老前辈因夫人患带状疱疹，夫妻二人也都是中医专家，他们自己不知开了些什么方子，连续治疗了一段时间都没有效果，就去找钟老看。看了回来，正好在半道上碰到我，就给我看钟老开的方。同时用深表怀疑的语气说："干了一辈子皮肤科，带状疱疹怎么竟开这么个方子。"

我一看，生脉散加怀山药，连一味清心泻肝、凉血解毒、活血通络的药都没有，心中很震撼！

震撼什么？

震撼钟老治疗皮肤病，丝毫不为世俗常规、西医新说、现代药理这样一些当代最为"流行"的医界"新知识""新见解""新方法"所惑，处方用药直指病机核心，辨证论治水平真是到了炉火纯青的程度！

因为我比较熟悉患疱疹病的前辈，还不止一次看过她的舌象。她身体素质历来较差，形瘦骨立，舌红少苔，性情急躁，容易发脾气、动肝火，动不动就要给她那位名气远比她大、身价远比她高的老公"打燃火[3]"，是典型的气阴两虚、肝肾亏损、本元不足体质。从辨证角度看这个方，那就是再精当不过的标准答案。见到如此难得一见的宝贵医方，真是暗暗惊叹哪！但一听眼前这位前辈的口吻，我不好直接表露内心的惊叹。只是平静地问前辈："这个方给师母吃过吗？"他拉长语调，一字一顿地说："我怎么会用他这个方呢！带状疱疹是泻心汤证，最起码也要开个龙胆泻肝汤嘛！"我一听这话，知道他不是从辨证角度在思考问题，无法和他沟通，就立即奉还处方，然后知趣地离开了。

回家路上，我一直在思考这样几个问题。

既然是名家，就应该知道中医诊疗走的是辨证论治道路，各种病症都存在不同的多种证型，不同证型有不同的临床表现特点，不同证型有不同的治疗原则，是绝不可以用某个凝固模式作为病性判断标准的，他怎么不朝这个方向去思考问题呢？

既然早已认定是泻心汤证、龙胆泻肝汤证，何必还去另找医生呢？

既然另找医生，想必自己也开过泻心汤、龙胆泻肝汤之类的方了，显然是

---

[3] 四川方言，意为发怒。

效果不佳，才会另请高明，为什么就不反思一下收效不佳的原因何在呢？

既然自己认定的道路没有走通，为什么就不拿别人的处方试一试呢？为什么还要继续回到原来就没有走通的老路上去找答案呢？

既然是名家，为什么不能在别人的处方中受到启示，得到警醒呢？

真是令人难以理解！

真正的好专家绝不是单凭名气大小就可以认定的。今天这种名医满天飞的时代，要辨认名医真假就更难了，假名医比真名医还精神抖擞，还趾高气扬，还粉丝成群。中医自己制造的名医乱象真的不是在给中医增光添彩，而是在败坏中医形象！

大家都知道，带状疱疹俗称“蛇缠腰”，中医称为“火丹”。就因为《素问•至真要大论》篇中的“病机十九条”有“诸病痒疮，皆属于心”之论，就因为在五行学说中“心”归属于“火”，后人对这个病的治疗就多从火热立说、立法、立方。历代医家多以《伤寒论》几个“泻心汤”化裁运用来治疗本病。近世以来又不断有所发展。从火毒论治本病的影响因而越来越大，渐至根深蒂固。

就连陈实功这样著名的中医外科学家，在他的《外科正宗》里也都认定“火丹”是由“心火妄动，三焦风热乘之”引起的，把本病归属“心、肝二经之火”，倡导“治以凉心泻肝”，代表方是由石膏、玄参、知母、连翘、黄连、升麻、牛蒡子、甘草、人中黄、淡竹叶等药组成的“化斑解毒汤”。

临床上有没有化斑解毒汤这个证型？

答案是肯定的：一定有！

除了化斑汤这个证型，还有没有其他证型？

答案也是肯定的：一定有！

任何病症，在临床上都有多种证型！

陈实功见到的是不是以化斑汤证为多？这个情况就无从知晓了，只有陈先生自己才知道。如果在他那个时代，那个地区，那个服务圈子里，确是以化斑汤证最为多见，最为常见，作为个人心得体会，还是正确的。如果客观存在并不只是化斑汤一证，这样的见解就持论偏颇了。说句冒犯陈老前辈的话，在这个病症的认识上，他的眼光就还没有明澈，甚至可以说还存在偏盲。

现实临床所见，化斑汤及同类处方的运用满天飞，刚才讲到的那位老师所推崇的泻心汤、龙胆泻肝汤就属这类处方。近世以来，也是治疗带状疱疹最流行的方。

以钟老这个方的结构看，他是把患者这个病作为气阴两虚的“虚火”在看待，治不当清而当补。诊断、治疗理念都完全不受“带状疱疹”概念的影响，而是严格执行中医诊断标准和辨证论治原则。

“火”从何来？

从气阴两虚中来。阴虚生内热，气虚内郁之虚热不得发越，终成虚火结聚为火毒病症。治疗本该扶正祛邪，双管齐下，而且应当扶正为主，佐以疏解，才算正理正法正治。

以这位专家对钟老处方的态度可以窥见，前期患者自拟方主要是运用清热解毒、凉血活血药物。之所以去找专科专家看，可能有两个疑点在困扰他们的思路：一是认定这个病就是火毒实证，但又久治无功，到底原因何在？是不是认为专科专家清这样的火毒可能另有专方专药？想从专科专家的口袋里掏出点锦囊秘方来。二是自己前期所用清解药是不是量还没够？但毕竟是搞了几十年中医专业且论著颇丰的名家，患者体虚特点那么典型，不会看不到。正是因为虑及体虚，所以又不敢过于苦寒，这个分寸到底应该如何把握？想从专科专家那儿寻求启发。令他大失所望的是，这两个愿望在专家处方里都找不到答案。

大家看看钟老的处方，要想对症状或对病找药，几乎一味这样的药都没有。所以就连中医大专家也看不懂，反倒可能认为钟老是徒有虚名。话虽没有那样讲，其实从他质疑的语气中就可以品出这种味来。

钟老开出这样的方来，既不是老而昏聩，更不是酒喝多了。而是针对患者体质大虚，前期治疗只见其实，不见其虚，不在扶正托邪中求疗效，而在苦寒攻伐中求疗效，因误用过用寒凉，火毒之实虽得到一定缓解，但也不可避免地导致了元气进一步损伤。正气不复，正虚邪恋的状态终不能改善，残余邪毒阻络的病机终不能彻底纠正，疼痛如灼的病症余势必然久久难已。在这个阶段，邪实已微不足道，正虚才是本病的主要矛盾。辨证论治，扶正托邪就成了当务之急。

正是建立在这样的认识基础上，钟老才用人参大补五脏元气。元气充沛则五脏之气自然充沛，机体生命水平自然提升，邪正对比状态自然改善。有了这个大前提，脏腑功能就能强健，气血生化有源，从而收到不补血而血自生、不滋阴而阴自长的良好效果。

机体一旦进入气血俱增的良好状态，邪正势力对比自然就会发生正渐复而邪渐退的改变，虚热也就不会再继续化生，原来已生的虚热邪毒也会因气血渐充，清阳渐升而不药自散。

在以人参大补五脏元气的基础上，再加麦冬滋养肺阴，便能收到肺气渐盛、肺阴渐充的良好效果。肺气肺阴充沛，肺的宣发肃降功能自然正常，气机升降自然有序，这也有助虚热余毒的解散和虚热化生源头的有效控制。

肺气肺阴充沛，还会产生两个方面的积极影响：一是清气流行，滋养五脏，与人参大补元气有相辅相成之妙；二是水精四布，五经并行，对作为先天之本的肾，也会产生母子相生的积极影响。肺肾母子相生的学术本质就是两脏协调共济，发挥良好的气化和聚藏功能。

气化功能良好，则水谷精微、自然清气都摄取充分，有形秽浊也排泄充分，既保证了气血生化源泉不绝，又保证了机体内环境的洁净。

聚藏功能良好，则精血渐充，元气渐复，阴平阳秘状态逐渐恢复，新邪不可干，无论风、寒、暑、燥、火，都难以附着成毒，旧邪也会在机体自我修复的积极状态中不药自去。

还是在人参大补元气的基础上，佐五味子养阴生津敛肺，肺气收敛则表卫固密，气液无耗散之虑。现代药理研究证实，五味子含有人参皂苷，有类似人参的功效，从这个角度看，五味子的功效那就不只是养阴生津酸收了，还能在一定程度上助人参补益元气，元气壮大，阴阳渐复之功倍增。味酸性收的五味子，还能柔肝敛肝，避免疏泄过度而生木火煽动之害。患者舌净少苔，说明机体内环境只有精血亏损，并无浊邪污染，五味子性虽酸收，也不会有闭门留寇的后顾之忧。

还是在人参大补元气的基础上，辅以怀山药平补脾肾气阴，使先后天互济互助，共同实现气血生化无穷、阴阳平衡发展的良好效果。怀山药具有阴虚补阴、阳虚补阳的双向补益功能。加之味甘性平，只要不是典型的六淫邪气所致实证，即便久服常服也不致产生明显的临床副作用，最适合素体阴阳两虚、不耐蛮补峻补的患者选用。

综观钟老全方，用药极其简单平易，似无对症之品，但靶点全在阴阳两虚，元气大亏这一核心病机上。若能大胆运用，待气血渐长，正气渐充，机体生命水平不断提高，邪正对比状态改善，希微之虚热邪毒自然消散于无形，哪里需要干那种为了杀敌八百，不惜自损三千的蠢事！

一切火毒的形成，大多都是无形邪热依附痰湿秽浊类有形之邪而成。如果没有秽浊堆积，区区一点无形虚热，是难以酿成火毒病症的。所以，临床上很多时候，治毒须兼化浊，才能收事半功倍的效果。本案舌净如洗，所谓火毒，皆系虚热郁而化火所致，并非邪毒与秽浊盘结所致，故不必加化秽排浊之品。

真是艺高人洞察幽微，艺高人特立独行啊！

可惜的是，作为中医专业工作者的患者夫妇，竟然都没能理解钟老用药的深意！

十八世纪中叶，出了一本被医界传为奇书的《外科全生集》。该书作者王维德讲得好，他的这部书并不是什么神授仙传的天赐秘籍，而是几代人的智慧总结、心血凝聚。取效要点，既有组方用药灵机巧变的一面，更重要的是：凭经治症，天下皆然；分别阴阳，惟余一家。

“分别阴阳，惟余一家”，天下只有他一家才能贯彻执行辨证论治原则。这话虽然讲得有点骄傲，有点过头，但也客观反映了辨证论治原则实施的不易，真正能辨证论治的医家在各个时代都少之又少。由此也可以看到，辨证论治原则在临床上的贯彻实施是多么不易！

和名家一比就清楚了，学术意识受不受分科影响还是个学术水平高低问题。学术水平高者，从整体求病症诊治之理。学术水平低者，在专科所属的那个局部求病症诊治之理。结果当然就免不了要判若天渊了。

真正的名家，他们最突出的共同特点就是不折不扣地严谨辨证论治！

干专科的朋友一定要有一个明确的认识，中医对各个系统、各个局部、各种病症的发生发展认识，诊断治疗思考，都是整体的、恒动的。千万不要自己给自己戴上辨证空间局部化、选方用药专科化的思维枷锁！一旦戴上这样的枷锁，就会把原本应该放眼全局的学术眼光锁狭窄了，把原本生动活泼的学术灵魂锁僵化了，专科前途当然也就葬送了！这样的专科专家，还能成为真正的专科高手吗？没门儿！

从历代名家成长这个角度看，没有哪一个名家不是在经典熏陶中成长起来的。要想灵魂活泼，眼界开阔，心胸宽广，就得好好学习经典。《黄帝内经》《难经》《伤寒论》《金匮要略》是名家成长的理论营养源泉和临床提高样板，是阳光，是雨露。

刚才举到的眼科陈达夫教授，他借鉴《伤寒论》六经分证体系，创建眼科六经分证体系，正是建立在深刻研究《伤寒论》基础上的，《伤寒论》并不是眼科专著呀！

可以说，后世所有名家在学术上的进步，都离不开经典的阳光雨露滋养。

学术创新也不例外。就连明清之际的温病学，也是在经典启示下发展、突破的。

早在《素问·生气通天论》中就提出了“冬伤于寒，春必病温”之论，已是温病病因研究成果。《素问·六元正纪大论》中“地气迁，气乃大温，草乃早荣，民乃厉，温病乃作”和“寒来不杀，温病乃起”之论，已是温病发生发展与自然气候变化关系的研究成果。《难经》“伤寒有五”中的“温病”已是对温病属于外感病中一个独立类别的确认。《伤寒论》第 6 条：“太阳病，发热而渴，不恶寒者为温病。若发汗已，身灼热者，名风温。风温为病，脉阴阳俱浮，自汗出，身重，多眠睡，鼻息必鼾，语言难出。若被下者，小便不利，直视失溲；若被火者，微发黄色，剧则如惊痫，时瘛疭；若火熏之，一逆尚引日，再逆促命期”的论述，已经对温病的诊断要点，临床表现特点、治疗禁忌、严重危害性有了深刻认识。有关辛寒清解、滋阴清热等方药的运用经验，也给温病治疗提供了宝贵启示。温病学不是创新性产物，而是经典滋养下认识日益成熟的硕果。

从中医治法角度看，经典影响也很大。中医治法丰富多彩，大类有药物内治法、外治法，有针疗法、灸疗法、拔罐法、按摩法，还有气功导引法，以及近似今天心理疗法的祝由法等多种治疗方法。

这些治法从哪儿来的？绝大多数都是从经典中来的。由此可见，早在两三千年前，我们的老祖宗就已有过多么丰富的实践。

专就药物内治法而言，其丰富内涵也是在经典基础上发展而来的。

早在一千四百多年前的北齐，徐之才就有宣、通、补、泄、轻、重、滑、涩、燥、湿十剂之说。

清代程钟龄则通过方药的研究归纳提炼出汗、吐、下、和、温、清、消、补八法，成为治法和方剂分类的纲领。

认真研究一下《黄帝内经》和《伤寒论》就知道，这些成果早在秦汉时期，就已经在实践中生根发芽了。

其他如金代刘完素的辛凉解表，李东垣的甘温除热，元代朱丹溪的滋阴清热，清代王清任的活血化瘀等等，所有这些治法也都能在经典中找到启示。

可以那样说：后世所有医家个人的发现、发明、创造，都受到过经典的深刻启发。这一点是谁也不能否认的！

至于方剂的发展，更是离不开经典的重大影响。《伤寒论》《金匮要略》中去掉重复的方，共有古方近 270 首。可以说大多数方都是解决疑难问题的重要参考答案，有时甚至是标准答案。如麻黄汤、桂枝汤、麻辛附子汤、真武汤、五苓散、苓桂术甘汤、承气汤等方，都被后世奉为治疗某些特殊病症的不二法宝。更重要的是，每个方从药物配伍，到药物用量，到各药比例，都十分讲究，几乎可以说就是一个具有典范意义的组方模式。

今天的《中医方剂大辞典》虽收方十万余首，但如果进行类别研究，恐怕都逃不出这二百多种配伍模式的基本框架。追踪一下这些方的创建源头，恐怕或多或少都不同程度地受到经典方的启示，其中不少方甚至有可能就是经典方加减化裁的衍生品。所以，经典中的医方被誉为群方之祖。

由此可见，经典的学术价值巨大，学术影响深远，是无可置疑的。经典以理解生命为基本认知形式，为中医，也为全人类创建了认识疾病、诊治疾病的独特研究方法。正是这样的研究方法启发了一代又一代名医的成长，铸就了垂两千余年仍生机蓬勃的医学真理。

可以说，没有经典启发性灵，就没有英才辈出。

没有经典垂范后世，就没有中医学术生命的千古不朽。

我们继续讨论中医经典学习问题。

首先想问问：学经典的目的是什么？

大家一定会说："这样的问题，也值得讨论吗？答案再简单不过了——为我所用啊！"

答案没错，但用什么？怎么用？却是值得深思的问题。是用经典中的一方一药？还是用经典中的高人智慧？是一成不变地照搬套用？还是根据患者具体病情灵活加减化裁？用的方式不同，内涵不同，效果有天壤之别！

学经典的目的，我认为主要是两个方面：

一是古为今用，在灵魂中复活高人智慧；

二是学以致用，在实践中用活书本知识。

朋友们！这两个方面，说起来简单，做起来可就没那么轻松。纵观古今，医林之下，有几人能称得上是学好用活经典的苍生大医？屈指可数，寥寥无几！这也正是我们今天要强调经典学习的原因所在。

大家花那么多时间，那么大精力来学习经典，可不是为读书而读书！也不是为背书而读书！更不是为显摆自己经过经典专门培训而读书！读书是学习的方式，是受教育的过程，而不是目的。古今中外学习目的都只有一个，那就是用前人智慧培育今人，用他人智慧启发自己。收获认识问题的真知灼见，提高解决问题的实际能力。

中医经典学习也不例外，那就是在经典学习过程中，把古圣先贤的智慧挖掘出来，武装自己的头脑，提高自己认识问题的智慧和解决问题的能力，更好地指导自己的临床实践，更好地服务社会。

这不是说大话，这是说真话。读书目的只有一个，那就是明理致用！只有明理，书本知识才能指导你的现实工作和生活，书本中所包含的前人智慧才能成为为你所用的活思想，这样的知识才是有价值的知识！

考试考的是功夫，运用用的是智慧。如果读书不能明理，就是科科考百分，就是头戴数顶博士桂冠，也未必是有用之才。

经典的学习也是如此。如果学经典而不明其中妙理，不知如何运用这理去认识问题、解决问题，就是把经典横流倒背，也没多大意义！

在现代中医教育模式下，还有必要学习经典吗？

对经典学习的必要性认识，在古人那儿本来并没有什么分歧，更谈不上争论。经典是入门向导，初学必读！经典是理论源泉，毕生苦研！这是古人学习中医的共识，没有半点争议！

但在今天这个教材替代原著，传承模式革新，思想活跃，认识多元，就连语言表述方式都彻底现代化了的时代，看法就不一样了。

有的主张淡化经典，认为今天的教材内容很多都是从经典中总结提炼出来的，加之语言浅近、知识系统、概念明确、条理清晰，比起经典更加易学易懂。经典文字古奥，读来拗口，听来难懂，学经典不如学教材。

有的主张突出经典。认为经典意蕴宏深，理趣幽微，不是现代白话能够充分表达的，只有通过经典进入中医学术殿堂，才不会把眼学花，心学乱，理学歪，才能找到地地道道的学术正理、学术正道、学术源头。中医人才培养当以学经典为主，学教材为辅。而且强调经典学习要一字不漏地死记硬背，一成不变地照搬套用。甚至主张弃教材而全身心研究经典。

有的主张教材、经典并重，以教材为入门向导，以经典为提高津梁，二者并重。而且主张经典的学习应结合历代名家著作深入研究，潜心证悟，灵活化裁，活学活用。

到底哪种学习模式好？

我是折衷派，主张教材、经典、历代名家原著三者并重。

教材知识分类系统，条理比较清晰，概念相对明确，语言相对浅近，简而易明，是最好的入门向导。经典和历代名家著作都是前人智慧结晶，具有很高学术价值，都值得认真学习研究。

我的这种主张，仅供大家参考，并不要求人人认同。

如何学经典？

有关经典学习方法问题，在百花齐放、百家争鸣、网络助力的现实社会，讨论热烈。什么千奇百怪的见解都有，真的令人眼花缭乱。

其实，答案简单得很，就两个字：求真。

具体体现则是：教材不可少，经典不可废，原著不可轻，三者当并重！

中医学毕竟是两三千年前的生命科学成果，在那个连现实科技梦想都还不曾有过的时代，要破解生命密码，揭示疾病发生发展规律，究明疾病发生发展所以然之理，就得借助多学科知识进行全方位考察研究，通过全息多元求证，才能达成中医学这个超越时代局限的宏愿。正是历史的局限和医学高标准追求的巨大反差，决定了中医学科所涉及的知识面十分广博，学术内涵十分庞杂。除了医药知识之外，其中天文、地理、文学、史学、哲学，无所不包。这就是时代的文化烙印。

今天要解读它，确有古奥难明的问题存在，甚至就连某些文字符号都音义难明。所以，相对师徒授受，原著学习模式而言，先以知识系统化、内容条理化、概念标准化、语言现代化的教材为入门向导，然后再通过经典研习进一步提高，应该是最合理的人才培养模式。

经典学习在中医人才培养过程中时盛时衰，时兴时废，反复折腾了多年。现在倡导学经典，强调学经典，是中医教育的幸事。如果像二十世纪七八十年代那样一直折腾下去，中医就真的有可能被折腾得灵魂丧失，难以救药，还谈什么发展。

如何学经典是个见仁见智的问题，并没有固定的方法模式。你愿怎么学，那都是你自己的选择。但必须强调指出：不同的学习方法会有不同的认知体会和不同的学术收获，而且可能还差异巨大！所以，探究一下经典学习方法还是很有必要的。

把古今中医学习经典的方法简单归纳总结一下，大致可分为四种：

一是死记硬背；二是寻章摘句；三是生搬硬套；四是活学活用。

方法不同，境界不同，收获不同！

死记硬背：读死书，死读书，读书死。今天学经典，也强调背。但背诵不是目的，而是手段，是过程，是功夫。背诵的目的是什么？目的就是陈寿《三国志》里面讲的那句话，“读书百遍而义自见”。求的是“知其义”，也就是刚才所讲的“明理”。在苦读苦背过程中，慢慢去接受熏陶，把作者的思想，作者的见解，作者的智慧，慢慢融入你的灵魂。最终为你所理解，为你所运用。

如果一辈子只会背，不会用，那就是读死书，死读书，最后的结局，必然是读书死！你就是为读书来到这个世界的。书读了很多，书中的故事、人物、章句甚至段落也记住了不少，但就是没有触动自己的灵魂，认识没有提高，能力没有增强。这样读书，意义何在？我看不读也罢！

我在《如何学好中医学》一讲里，举了几位先贤论学的见解，至今对读书学习仍然具有积极的参考价值。其中有一位名叫文子的先秦学者在讨论学习态度、学习方法时指出："上学以神听，中学以心听，下学以耳听"。不同的学习态度决定不同的学习方法，不同的学习方法决定不同的学习效果。

曾经有一位一辈子研究讲解《伤寒论》的老专家，讲起《伤寒论》来，他都可以联系书中的任何条文，任何方证，一口气背诵数十位历代名家注释，一个标点符号都不会错漏。每堂课都这样滔滔不绝始，滔滔不绝终，令学生惊呆。

大家可能不会相信，如此博学强记的名家，竟然不会看病，就连自己的伤风感冒他都从不敢开个处方，连试一试的勇气都没有，全是找别人治。这种学用完全脱节的现象同样也令学生惊呆。

这样的学者讲经典恐怕也不会有任何个人见解，一点运用体会都没有，如何对经典内容提出自己的认识？如何对历代名家观点提出自己的看法？如果这两个方面都不能在教学中有所体现，说句冒犯名家的话，那就不是在讲课，而是在不折不扣地背诵经典和经典集注。是背书的擂主，而不是育人的良师。

"经师易得，人师难求"，这是金玉良言！能原原本本教你书本知识的老师好找，能教你如何做学问、如何做人、如何把书本知识用活、如何用书本知识来开创事业、服务社会的老师就非常难得。这种背功惊人的老师就连经师都算不上，当然更算不得人师了。

背功惊人的中医我也见到过一位，这人比我年长几岁，功夫了得，令人震惊。我是被震惊了一回的，在座各位要是见了可能也都会震惊。随便抽《黄帝内经》任何一个篇章，只要一提篇名，他就能立即一字不漏、滔滔不绝地给你背下去，直到篇章结束。

能这样横流倒背《黄帝内经》的典型人才估计不多，今天在全国中医高校里讲《黄帝内经》的人，能有这种背功的恐怕也没有几个。

但令人诧异的是，这位老先生终其一生，临床水平也只是中工而已。一生下了那么大工夫储存信息，结果储存的信息却没有给他的灵魂带来升级换代的巨大影响，实在有点令人惋惜！

学习经典，追求的就是学术灵魂的换代更新，临床诊疗水平的不断升级，不然还有什么意义？若仅仅是横流倒背，充其量也只能说明自己的刻苦用功，或是夸示自己的记忆惊人。意义真的不大。

学经典要不要背？

当然要背！

我还建议有时间、有精力的朋友下点功夫去背，能背到刚才两个例子那样的水平更好！但你在背的时候，一定要有一个清醒认识：背只是功夫，不是目的，一定要边背边加深理解。这样才能通过背的功夫，达到古人所说“读书百遍，其义自见”的效果，这才是目的。

寻章摘句：求之易，失之易，得之难。

很多人读古书喜欢抄录，分类摘其精粹。是不是好方法？

当然是好方法！

通过这样的方式，把不同类别的精辟见解分类加以整理，可以得到取用方便的系统学术精华，是好方法！

但寻章摘句的目的是什么？首先还是得把这个问题弄清楚。

还是理解嘛！是为了更系统、更深入地理解呀！

如果你没有明确这个目的，成天把时间精力全用在寻章摘句上，积累的资料再多，也没多大价值！今天这个电子信息智能化时代，对这样的资料更是求之极易了，已经不需要手抄了，网络上下载呀！智能程度高的软件还可以自动给你寻找出来，汇集起来，那多快！

这种得来全不费工夫的资料，是不是越多越好？那就不一定了。价值大小关键在于获取资料的人是否理解消化了其中的精神实质。没有理解的知识，永远不属于自己！如果既能轻松获得，又能让你的学术灵魂升级换代，能让你的临床诊疗水平不断提高，天天更上一层楼，那就很有价值，那就是事半功倍的大收获。如果仅仅只是得来容易，却不能为你所用，不能让你的学术灵魂升级换代，不能提高你的临床水平，那样的资料就是堆积如山，也如同废纸一堆。用生命换字纸，那就没有价值，就不是收获，而是损失，并且是重大损失！

给大家举个我亲眼所见的例子：一位已经仙逝多年的老先生，生前几十年如一日，手不释卷，每天静坐斗室，全神贯注地读经典，读历代名家著作。即便有人进进出出，对他也毫无干扰，依旧俨然端坐，目不离书，笔不离纸。

他早已养成一边读一边做笔记，摘录书中精粹的习惯。做完笔记后，还一定要凝思沉吟片刻才会作罢。一辈子不是著作等身，而是笔记等身。还隔三差五地写点灯下笔谈之类读书心得，文思还算敏捷，文笔也还流畅。用力不可谓不勤，用心不可谓不专。那种执着苦修的精神真的非常感人。

从形式上看，这种学习方法可以弃其糟粕，取其精华，最后集腋成裘，应该是很好的呀！但令人百思不得其解的是，看起病来就一个方：龙胆泻肝汤。千真万确！在十多年的交往中，我就没见他开过第二个方。

记得有一个年近不惑的男性鼻衄患者，是干苦力的搬运工，鼻出血频发好几年，反复检查无异常发现，多方求医，百无一效。看了老专家发表在某内部刊物上的笔谈文章，千里迢迢来省城向老专家求治。每次就诊我都在场帮老专家写处方，对患者病情有比较详细的了解。

患者体型高大，面黄神疲，唇淡舌淡，舌面干净，脉细数无力，大便溏，小便略黄。在长达一年多的时间里，患者往返数十次，老专家给他开的都是龙胆泻肝汤。

患者每次服药后，都有立竿见影的近效。但一停药又旧病复发，而且越发越严重，面色越来越萎黄，他自己也感觉精神体力越来越差。

我总觉得不是龙胆泻肝汤证，而是补中益气汤证。但作为在老专家心目中还只是医理未精、临床未深的无名后生，心里那么想，嘴里可没敢说，怕得罪老专家。这老专家对我可好了，经常夸我勤快。

有一次看完病后，出于同情，我就有意识地随患者一起离开，在路上给他提了个建议，建议他到附院另外再找个老师看看，相互参考一下，可能更好一些。

他听了后，犹豫片刻后对我说："那就请你帮我看看行不行？"

那时候才刚刚走出书本两三年，临床历练少，哪敢乱接招哦！

我赶忙说："不行！不行！你都病这么久了，看了那么多医生都没解决，我没这个本事。"

他说："你看嘛！今天都这个时候了，我还必须赶车回去，住不起旅馆。你开个方我回去试试，我只有下次去附院另找医生，今天没时间了。"

每次他赶来都是下午三点多，看完病已经四点左右，只有赶夜车回去，还要去北门买票，还要去吃午饭，确实很晚了。我犹豫了一下，最终还是把他带到我住的宿舍里，麻起胆子给他开了补中益气汤加低剂量三七粉的方。

隔了两周，他来了。直接找到我，说上次回去，他对比了一下那个老师前后开的二三十张处方，药大多都相同，所以他就先服我的方。服药后，这两周没再出过鼻血了，食欲、精神、体力都有明显好转，所以想继续找我看。后来就一直用益气养血补肾类方药，他服了两个多月，收到稳定效果，身体状况有了巨大改善。

他每次都要给我一元钱诊费，我从没收过他的。那时候所有医院的挂号都是几分钱，我不仅没收他诊费，内心里还对他充满了谢意。是患者的信任，给了我解决疑难问题的历练机会。通过实践历练，给自己增添了大胆实践的勇气，树立起了学术认知的信心，这对一个青年中医是极大鼓舞，这不是用金钱能够衡量的。

真的是实践出真知！

读书不能单靠抄录别人的精粹，更重要的还在消化别人的精粹！也不能纸上谈医，而是要学以致用！学经典更是如此！

生搬硬套：形似真，实则假，患在浅。

还有一种人，学经典非常认真，认真背，认真做笔记，还经常找同道讨论学术问题。讲起道理来也还有自己的见解，但一到临床就变了，一切都照搬书本。我有一位朋友就是这样。

他用《伤寒论》《金匮要略》方，强调定量方式都应该恢复仲景书中的方式，重量该称，升斗该量，个数该数，一切都应按原书记载办。很多时候为这样的问题和同行争得面红耳赤。

“火神”运动兴起的时候，他又特别推崇火神。北方有个“老火神”说附子起点量就应该是百克以上，他也奉为神明。病人到了他那里，大多都是阳虚证，大多都要吃大剂量的附子。

有一次，一个再生障碍性贫血患者找他看病。他说：精血同源，再生障碍性贫血患者的造血功能低下更是典型的肾精亏损所致，要补肾精，先温肾阳，因为阳生阴长，只有阳气旺盛才能化育阴血，聚敛肾精，讲得头头是道。初诊就给患者开了 80g 附片。这类患者长期服药，是服出了经验的，对不少药的性味功能还略知一二。看见用了那么多附子，就提醒医生：“附子有毒性，这个量得不得多哦？”医生说：“多啥子！张仲景一次用 3 枚，附子长的像土豆，三个土豆有多重？普通大小的也有四五百克嘛！我都不怕你怕啥？放心吃！”后来造成乌头碱中毒。患者脱离危险后来我这儿看过。形体较瘦，舌苔黄厚腻，脉弦细数，是个典型的阴虚夹湿热的复杂证型，用附子的基本条件都不具备，怎么能大剂量用呢？用滋阴除湿佐以清轻开宣，治疗了相当长一段时间，舌苔才化开，舌苔化开后病情迅速有了明显好转。

我再三强调：各种病症都存在多种证型，千万不要抱成见！也不要一听到西医的某个病名自己的思维就不自觉地钻进西医的认识中，按照西医的葫芦去画瓢。西医一说炎症，就以为要用清热解毒药去抗感染；一说功能低下，功能障碍，就以为一定要大温大补，中西医认识问题、处理问题的思路，很多时候并不相通，千万不要想当然。

朋友们！这是真人真事真教训，不能僵死照搬圣人、照搬名人、照搬他人的现成经验！

仲景用附子 3 枚，在《伤寒论》中有几次？是在什么情况下用的？

在《伤寒论》中，附子用 3 枚就第 174 条这一条，两个处方都在这条条文里。针对的是“伤寒八九日，风湿相搏，身体疼烦，不能自转侧，不呕不渴，脉浮虚而涩”这样的虚弱体质又兼寒湿痹症因感寒邪而复发的复杂病情。

《伤寒论》《金匮要略》中用附子都以枚为计量单位，书中没有对附子个体大小做任何说明。现在的附子，无论从体积还是重量讲，大个的都可能是小个的几倍，甚至十几倍，谁知道当年仲景用的附子体积是多大？这样的定量方式，后人怎么去把握？应该承认，这本身就是经典中的重大瑕疵。既不知道仲景所用附子个体大小，又不思考附子毒性危害大小，就照搬套用，还那样胡言乱语地解释，真是既胆大妄言，又胆大妄为！怎么不出医疗事故呢？

这样的学习方法，毛病出在哪里？

出在“明理”这个关键环节上，是“理没悟透”。所以，表面上好像很有见识，实际上根本就没有知其所以然之理。

以上三种学习方法的人，都是学用两离的书呆子，都不可能有好的效果。关键问题是没把读书的目的弄清楚。

还有没有更好的学习方法？

当然还有，那就是活学活用啊！

要做到活学活用，就得心胸宽广，眼界开阔，思想活跃。

要心胸宽广，眼界开阔，思想活跃，就得见多识广。

要见多识广，就得有读万卷书，行万里路的人生阅历。对医学专业人才而言，就得有博览精思的苦学过程，还得有看万千病症的临床实践历练。

要博览就得穷尽一生，孜孜不倦地学习！学习！再学习！

要精思就得殚精竭虑，思考！思考！再思考！

要活学活用就得反复实践，临证！临证！再临证！

精思是比博览更高的要求，精思不能只是面壁冥思，那是很难思出真理来的。只有和实践相结合，一边学习，一边实践，一边思考，通过实践去对比，去验证，才能思出真理的火花来。所以还得在临床上不断历练。

学习时参考百家，不尽信百家；临证时活学活用，不作茧自缚。始终以整体恒动观为认识问题和解决问题的基本原则，在用的过程中去发现问题，解决问题。

这就是我们今天要讲的经典学习贵求真。

只有这样的人，才能发扬光大中医学术，才能成为真正的“明医”。只有这样的明医，才是运用自如的真国手，真名医！才是永远被患者信任、被患者称颂、被患者由衷感激的好医生。

做学问靠的是踏踏实实地博览精思，而不是靠虚名装点。博览是过程，精思是状态，二者是做好学问不可或缺的要素。中医经典学习尤其如此！只有通过博览，才能有更多机会得到有价值的学术信息。只有通过精思，才有可能提取到精粹的前贤智慧。

听到不如看到，看到不如做到。你临床上没见到，在书本上见到了，那也好啊！由于受学时和教科书空间限制，不少古人的奇思妙想、灵机巧变，教科书中是见不到的。当你读到这样的见解时，你会发生震撼。这样的学术震撼，会让前人智慧牢牢扎根在你的灵魂里，令你终生不忘。这不是一字一句的收获，而是作者智慧的撷取。

当你用心研读中医某一科的书时，读得越多，你就越有机会发现，哪怕是对同一个问题的认识和解决，除了教科书提供的那些标准答案外，前人还有不少新观点、新见解、新方法。你会在读书过程中逐渐醒悟，教材提供的只是学理常法，还有很多视角不同的新见解、灵机巧变的独特方法在教材里是找不到的。真是不读不知道，读后吓一跳！常常会读得你心跳加快，甚至读出一身冷汗来！

读一家你新奇，读两家你震撼，读三家你激动。连续多读几家，你就会慢慢平静下来。哎呀！原来这个问题的影响因素是多种多样的，所以它的解也是多元的，而不是唯一的，教科书不过是言其常而已。这时候你激动的心平静了，你沸腾的血舒缓了，你好奇的视野开阔了，你震撼的灵魂也升华了。对一个真正喜欢读书、又会读书的人来说，这个过程是非常奇妙，非常享受的。

在读书的过程中，伴随你认识水平的不断提高，辨别能力的不断增强，你就能逐渐分清哪些见解最新颖精妙，最具启发意义。哪些方法最富有奇思妙想，最切合临床实际。哪些见解是“乱弹琴”，哪些方法是“胡扯淡”。你才有鉴别真经和垃圾的能力。

有些书读一遍就不想再读了。泛泛而谈，人云亦云，属于学术界的公知公识，和教材差不多，有什么必要浪费自己的生命。

有些书读了一遍你还想再读一遍，连读几遍都觉得意犹未尽，还要时常去翻翻。因为它不仅见解新颖，而且理致深邃。每读一遍，都让你有新的感受，都回味无穷。这就是一个由博返约的过程。

没有这个过程的历练，你就无法鉴别取舍。只有读得越多，理解越深，你才知道你真正需要的是什么。没有博览的过程，就不可能有这样的感悟。

求博是性灵启发的自然过程，返约是智慧提升的必然归宿。

大家认真去学一学前人的脉学著作，就会知道今天还有很高的临床诊断价值！常见脉象有辨别寒热虚实的价值，特殊脉象如微细欲绝的脉、纯刚无柔的脉、躁疾无比的脉、时有时无的脉、歇止频繁的脉，更有预测吉凶的价值。即便是在现代科技检测手段日益精进的今天，仍然不能轻率否定脉诊的这些价值。

读不到，就想不到；见不到，就认不得。所以，博览是必要的。

只有博览的经历，没有实践的经历那也不行。只有通过实践，你才知道古人的那些智慧，那些宝贵经验，是不是真有价值。“实践出真知”，这是至理名言。

你果真那样去读书，那样去运用，最后达到的境界是什么？是理透术精，真正能解决疑难顽怪问题，能挽危救亡的“明医”，是真国手！

中医古籍汗牛充栋，而且都是实实在在做学问做出来的，绝不是今天某些为了升职称、为了晋级、为了评奖而抄袭、拼凑出来的文化垃圾可比的。即便如此，也并不等于各个医家水平相等，每部作品价值相当。所以，读古人书的时候，也要有鉴别能力，好书不厌百遍读。经典就是好书中的好书！

所谓经典，就是经世致用，历验不爽，垂之千古，放之四海而皆准的典范之作。

按照清代伤寒名家柯韵伯的要求，“胸中有万卷书，笔底无半点尘者，始可著书；胸中无半点尘，目中无半点尘者，才许作古书注疏”。

要有学问，有见识，有阅历，笔下表达能力强的人才能著书立说。

有敏锐学术分辨力，有深刻学术洞察力，有精当学术表达力的人，才可以为古人作品做注疏。

要求高哦！以如此功力写出来的作品那肯定是好作品。

大家去读一读柯韵伯的《伤寒来苏集》就知道，他是那样要求别人，也是那样要求自己的。他的作品，那文笔，那见解，那眼光，所表现出的高度和深度，堪称《伤寒论》研究的里程碑级作品！

但是，在编《各家学说》教材时，有些版本的教材还不选收他，居然把他从伤寒学派专家队伍里开除了，为什么会出现这种让人匪夷所思的学术怪象呢？

善意理解，可能是因为柯韵伯的作品里没有医案，编书人怕讲书人举不出实例，讲起来空洞无物，枯燥乏味！所以不得不搁置起来。

还有一种可能，那就是编书人对柯韵伯的书认识深度不够。他读了柯氏的书，却没有读出学术味道来，没有读出感觉来。读不出味道、读不出感觉的原因是什么？可能是学术鉴赏能力不够，临床历练体会不够。是书生读医生的书，是教书匠读临床专家的书，理论和实践之间还隔着一条鸿沟，他跨越不了，才会闹出这样的笑话来。所以，即便是教材这种选精集萃的作品，也都不等于完美无缺。

这就提示我们，读书要心明眼亮，不要机械照搬。即便是经典，也不要机械照搬。尤其是今天的经典教材，千万不要以为那是当代专家锤炼了又锤炼的精品，闭着眼睛拿来就可以了。学习时一定要深入思考，运用时一定要认真体会，千万不能盲崇盲信。

说到经典学习贵求真的问题，前面算是一个总的概括，具体而言，何为求真？

所谓求真，最重要的一点，就是要有指导临床的实实在在真价值。我反复强调，医学是应用科学，无论是研究经典，还是研究历代名家著作，还是研究当代名家学术经验，不能听起来云遮雾罩，想起来莫名其妙，用起来全不可靠。

这不光是指一方一药，理论学习也一样。说一千，道一万，要有实用价值才行。没有实用价值的理，哪怕你说得天花乱坠，到头来，于己无用，于人无助，于世无益。那能算什么？那样的一纸空文，只能算是不着边际的纸上谈医。

讲中医的理就必须讲出运用价值、运用要点、运用标准、运用难点来。只有这样，学者才有章可循、有据可凭、有法可依，学起来才真切，用起来才实在。作为医学科学，只有能解决临床实际问题的知识才是真经！

学经典不仅仅只是为运用经典中的几个现成医方。站在更高的角度看，更是为了提高中医理法方药运用水平。无论是用经方，还是用时方，还是用现代任何新方，都得弄明白各个方的适用范围、运用标准、加减化裁原则。只有这样，才算真正学懂圣人的、古人的、别人的学术经验，才有实用价值，你的临床运用水平才能真正提高。

在中医经典研究方面，历来有一种倾向，那就是尊古贱今。直到今天，遗风犹存，仍然在影响中医的经典学习和研究，随声附和者不少。在他们眼里，学术水平是一代不如一代。学是一代比一代脑子笨，术是一代比一代水平低，用是一代比一代能力差。古代医家在经典研究过程中讲出来的都是真理，一个比一个讲得深刻。而且是越早期的医家讲得越深刻，越精准，越到位；越晚近的医家讲得越肤浅，越粗陋，越离题。近现代医家拾古人牙慧的能力都没有了，讲出来的全都是谬误，是垃圾。

在尊古贱今的抨击中，既表达了这些人对学术滑坡的失望和沉痛，也或多或少带有抬高自己学术水平的嫌疑。因为有资格嘲笑矮子的人，想必就是高个子。能发现时代学术水平低下，不满学术水平每况愈下的人，想必就只有他自己才是站在某个学术峰巅的旷世奇才，才是炼就了学术火眼金睛，可以藐视古今的学界高人。

他们讲这类话的依据是什么？

最具代表性的就是《伤寒杂病论•序》所载“上古有神农、黄帝、岐伯、伯高、雷公、少俞、少师、仲文，中世有长桑、扁鹊，汉有公乘阳庆及仓公，下此以往，未之闻也”的圣人感慨。

张仲景讲这话的依据是什么？

主要是《黄帝内经》《扁鹊八十一难经》及《左传》《史记》等春秋战国以迄秦汉文献中的散碎记录。

《黄帝内经》中的神农、黄帝、岐伯、伯高、雷公、少俞、少师等人物，是真名实姓还是群体化身？《难经》是否为扁鹊所著？扁鹊是否确有其人？至今尚难考定。比较带共性的认识是：黄帝是一个时空跨越数千年的民族精神、群体智慧化身；扁鹊是被神化了的春秋战国时期民间传说名医；只有司马迁笔下的公乘阳庆和仓公师徒等人才可以称得上是真人真事的确指。但遗憾的是，除借司马迁传神之笔留下的散碎医案外，他们并无著述传世。

按照东汉班固所著《汉书·艺文志》记载，有一定学术影响的医籍有医经七家，经方十一家。到了东汉末年张仲景时代，医经、经方类书籍他可能都已无缘尽窥了，所以他能推举的名家也就那么多。只要文献中有点蛛丝马迹的医学人物，他都极力推崇。可见张仲景确是个实事求是的学者，既不嫉贤妒能，也不胡乱吹捧。

仲景在《伤寒杂病论》序言里，是有感叹名医难求、名医难得的情感流露，这很正常啊！因为在理论体系建成之前，医学学术技术的发展都是很艰难、很缓慢的。其原因就在于没有理论统率的原始医药经验积累阶段，一切医药实践就像在没有灯光指引的黑夜行走一样，得摸索着前进，成败得失，都得靠医者一步一步呕心沥血地去探索，都得靠患者一点一滴用痛苦牺牲去换取，想快也快不起来。虽历经千万年，名家不多，也不足为怪。

学术快速发展是在进入理论体系建成的学术阳关大道之后，人们不再需要用无数鲜血和生命去换取点点滴滴的原始积累，而是可以循着理论的指引，意识清晰、目标明确地去破解疑难，去寻求新知，去开创未来。可遵循的原则越来越具体了，可参照的标准越来越清晰了，目的性越来越强了，发展进步自然也就越来越快速了。

在以《黄帝内经》为代表的经典著作理论指导下，中医学快速发展的两千多年里，掰着指头数数，真正有创建、有高论的名家能数到两百个吗？恐怕都难。几乎十年才出一个，数量真的是太少啦！

当然，可以肯定，历代名医的实际数量远不止这么多。不少有真才实学的名家，常常因为门庭若市，一辈子忙于诊务，无暇著书立说，没有把自己的学术经验流传下来，因而湮没无闻，这也是历史的客观存在。还有，那时的交通不便，大多数人一辈子足不出户，终老乡里。信息传播也很原始，全靠手抄心记，十里之外，不知有名家相伴，百里之外，不闻有高人论道，都是常见现象。在这样的历史背景下，有多少能人高人被淹没，今天谁也说不清楚。

以传世的专业著作为依据来评价，总体说来，名医在各个时期所占比例确实不大，说明中医学好不易，成名更难。这或许是仲景悲叹医风颓靡的重要原因。

认真研读一下《伤寒杂病论·序》可以发现，作者并没有按时代先后顺序给医家排座次的痕迹呀！也没有去古越远名家越多、医术越高的明确说法呀！当然就更没有后世子孙会一代不如一代，一个不如一个的预言哪！不知尊经学者是凭什么得出一代不如一代结论的。

虽然子孙渐愚、学术退化论的依据并不充分，但在这类学者眼里，“自上古圣人之后，中医学的发展，就一代不如一代”的看法却根深蒂固。好像中华民族子孙的智慧一直都在退化。果真如此，经过几千年退化，到现在这个时代，岂不都成“瓜娃子”了吗？

是这样吗？

不是！绝对不是！

文化发展，一定是后人站在前人肩上，不断提高、不断进步的。果真如倒退论者所言，那今天数不胜数的现代自然科学高深理论、新奇学说、精湛技术，都是从哪里来的？不都是现代人创造的吗！由此可见，抱“子孙渐‘傻’，后学渐‘瓜’”这种成见的人，是既不动脑筋思考问题，又不用实事求是眼光看世界，自己思维出了毛病的糊涂人！

做学问，态度一定要客观，要用不泥古、不贱今、不盲从、不盲信这样一种态度去研究一切前人成就，他人成就。经典研究也不例外。

在情感上，要感恩我们的祖宗，感恩父母，感恩师长，感恩所有帮助我们不断成长，不断进步的人，这是不能打折扣的！打折扣就是忘恩负义！就是数典忘祖！

但感恩不等于学术上就必须无条件地盲信盲崇！恰恰相反，在学术态度上，应该提倡不盲信盲崇圣人！不盲信盲崇古人！不盲信盲崇任何时代的名人！不盲信盲崇授业恩师！

这不是怀疑一切，更不是欺师灭祖。而是要认真思考一切！要认真对待一切！

只有这样，才能有所发现，有所创新，不断进步，不断发展。

这正是我们的老祖宗、我们的前辈、我们的恩师最殷切期盼的呀！

读前人的书，前人书中字字句句都是真理吗？受老师的教，老师说的每一句话都是真理吗？

没那回事！书无完书，人无完人，是书就免不了有瑕疵，是人就免不了有弱点，有缺点。更何况，知也无涯，生也有涯，用有限的生命去追求无限的知识，就没有人能够做到行行懂，门门通，样样精！

无论什么名家大作，只要是人的作品，都可能存在某些认识上的不足或偏颇。或言有未当，或意有未明，这都是难免的。

无论什么样的时代伟人、科学巨匠，只要他还吃五谷、排二便，他就不可能有那么多真理可吐，他就免不了吐些世俗之见，甚至吐些酸腐的垃圾，给后人留下些清扫的工作、修正的空间，这都很正常。后人的进步一方面得益于前人的智慧精华滋养，同时也得益于在清扫前人垃圾、修正祖宗偏颇过程中的不断警醒。

如果你将来要发扬光大某老师的学术经验，你把他的语录录下来，句句照办，字字照办，一个标点符号都怕动，完全一成不变地照搬套用，那还能发扬光大吗？可以断言，发扬光大就是一句空话！那正是张仲景所批判的“各承家技，终始顺旧”，是不思创新，不图发展的保守学风！

在经典学习传承中，空谈义理也是一种浪费生命的不良风气。有些人讲起经典来海阔天空，把古今哲学、天文、地理、物理、化学、生物等多学科理论中的概念都生拉活扯地拿来解说中医理论，但就是不和临床实用价值挂钩。还洋洋自得，以为自己在创建集百家之精粹、赋古说以新义的宏功伟业。无论是讲课还是著书立说，这样的做法都是没有实用价值的。人家花了宝贵青春来看来听，收获的却是懵懵懂懂和空空洞洞，意义在哪里？一无所有！不仅浪费了自己的生命，而且还浪费了别人的生命。如果从这个角度看，造成的后果就很严重！

三十年前，我们学校办进修班时，我当班主任。学生对一位讲《黄帝内经》的老师意见很大，要求换老师。我和这位老师虽说不上有什么交情，但知道她是表达能力很强，讨论起问题来滔滔不绝，口若悬河的人，可学生意见怎么会这么大呢？为了解决问题，于是我就去隔墙听了她一节课，看看问题到底出在哪里，再找机会和她沟通沟通。

讲课人语音清脆悦耳，口齿伶俐，表达能力无懈可击。但问题就在于一堂四五十分钟的课，除中医学外，还涉及了物理、化学、生物、气象等多门现代新兴学科，时不时地会冒出个时髦艰深的非医学名词术语来，而且每个名词术语的意义都没有讲清楚，绕来绕去，始终没讲清这些名词术语的内涵与所讲内容的学术联系。我都听得云山雾海，不知东西南北，学生怎么不敲桌？讲的人确实很认真，很努力，但就是效果不好。这种深入不够，浅出不能，想从时髦名词术语的拼凑中获得增色效果，恰恰适得其反，结果当然是费力不讨好哦！

教书、著书都是在做学术传承工作。如果听者、读者不认可，只是自认为下了苦功夫的，那不行，那只能怪自己费力没讨到好。只是自认为有新意，那也不行，那只能怪自己感觉错了位。你得让听者听得懂，让读者看得明白，能有收获才行。不然的话，人家带着疑问和兴趣听你的课，读你的书，没听没读之前还少些疑问，少些烦恼，越听越读越是非难辨，越疑窦丛生，越兴味索然，那怎么行！

经典学习不是一阵子的事，而是一辈子的事。听课、读书、临床都是学习，都得讲实效，不能流于空谈。如果学归学，用归用，学用两离，那还有什么意义？

在经典学术传承中，还有一种值得注意的倾向，那就是学术浮夸之风不绝。

具体表现就是，一提到经典，那一定是见解最高深、经验最宝贵、体系最完美的学术真经。反正，一切都要加个“最”字。经典至高无上！经典字字是珠玑，句句是真理，经典无瑕疵！由此引申出把某些见解独具、诊疗心法独特的经方家奉为“神医”。把某种经方效果无限夸大，吹捧为“神术”。

自以为是也是学经典的一大忌讳！有些问题自己理解有偏差，不要轻言唯我是真。有些问题自己没有理解，不要轻言经典有误。

比如：《伤寒论》第7条“病有发热恶寒者，发于阳也。无热恶寒者，发于阴也。发于阳，七日愈。发于阴，六日愈。以阳数七阴数六故也”中的“发于阳”“发于阴”之说，历代医家认识分歧很大。

金代成无己认为“发于阳”是“寒伤阳”，“发于阴”是“寒伤阴”。

明代方有执认为“发于阳”是“太阳中风”，“发于阴”是“太阳伤寒”。

清代程知认为“发于阳”指“风伤卫阳”，“发于阴”指“寒伤营阴”。

清代吴谦认为“发于阳”是“中风之病，发于卫阳者”，“发于阴”是“伤寒之病，发于荣阴者”。

清代尤怡认为“发于阳”指“病在阳经”，“发于阴”指“病在阴经”。

清代柯琴认为“发于阳”“发于阴”，“阴阳指寒热，勿凿分营卫经络”。

真是众说纷纭，是非难定。

最大的麻烦是各家都充满自信，都认为自己的观点是标准答案，没有商量余地。

其实，阴阳是类分事物和说明问题的总纲。凡以阴阳为结点的问题，内涵都很丰富，常常不是从一个视角可以尽窥的，也不是用某个单一元素答案能够深刻揭示的。

上述各家见解并没有正确或错误的区分，可以说都是研究着眼点不同、认识层次不同的真知灼见。今天在研究这个问题时，得全面参考，综合分析。

“发于阳”“发于阴”的学术内涵，既与病理层次相关，也与不同病理层次的气血津液等物质基础相关，还与病症的性质相关。历代名家的自信都无可厚非，他们各自对这样的学术问题研究都有自己的贡献。

正是这些不同见解，拓宽了后世学者的眼界，活跃了后世学者的思维，引领后世学者一步步登上全视野的认识高度，最终达到渐臻完备的认识境界。

再比如《黄帝内经》提出的“体若燔炭，汗出而散”，这是治疗外感病的基本原则，直到今天，仍然是治疗外感病最科学的方法。可临床功力不够的医家就既不敢信，更不敢用。发热都烧到像火炭一样滚烫滚烫的了，怎么还能用辛温药物去发汗呢？《黄帝内经》不是说“寒者热之，热者寒之”“用寒远寒，用热远热”吗？怎么前后矛盾呢？就自以为是地乱下判断，说是《黄帝内经》理论错乱，“体若燔炭，汗出而散”更是古人的无知妄言。这样的医生，遇到这样的病例就只敢大剂寒凉，这也是造成滥用寒凉的重要原因之一。

要想正确理解《黄帝内经》这个治外感病的科学原则，必须弄清这样几个问题。

一是必须明白《黄帝内经》提出用发汗法治疗的发热是有明确针对性的，针对的是外感六淫邪气导致表气闭郁的发热，而不是脏腑内生热毒。这种发热是在人体遭受外邪侵袭后，表卫气机闭郁，人与自然息息相通关系中断或严重紊乱，人与自然息息相通机制不能正常运行，机体内外气机沟通无法实现，体内阳气郁积于表，欲散不能，与邪气抗争而产生的。只有打开体表这道门户，阳气才能正常宣泄，发热才能迅速消散。因此，发汗解表就成了最科学的必要治疗手段。这就是汗出而散的治疗意义所在。

二是能发汗的解表药不等于都是辛温药。辛凉、辛寒、辛香等药物照样可以发汗。风寒用辛温解表药，风热、温热、暑热、湿热的用药则或辛凉，或辛寒，或辛香，或数法并用，都能收到汗出而散的效果。

三是“寒者热之，热者寒之”，指的是“六气”胜复反应太过的处理原则，胜极则郁，郁极则复。在天，则生气候之剧变；在大自然，则生物候之剧变；在人，则生脏腑寒热之剧变。这是针对脏腑生克制化太过产生的寒性或热性急重病变提出的调治基本原则，并不是特指外感而言。即使就外感病而言，也指的是针对真寒证要用温热方药进行治疗；针对真热证要用寒凉方药进行治疗。指的是证性，而不是症状。还有，“热之”不等于大温大燥；“寒之”不等于大苦大寒，也只是个调治大方向、大原则，不能用绝对化眼光看问题。

四是“用寒远寒”“用热远热”，这是《黄帝内经》在讨论运气理论时提出的用药与自然气候运动变化关系。指出用药当考虑气候特点：在阳热之气流行布张的时节，不要轻率运用温热药物或助热助火的治法；在阴寒之气充塞凝闭的时节，不要轻率运用寒凉药物或加重寒凉凝闭的治法。

自然气候的运动变化是有规律的，不同节令有不同的内在特点和外在征象。中华先民通过千百万年的观察、对比、感悟，在这个方面积累了极其丰富的知识，既基本掌握了以六十年为周期的运动变化规律，更深刻把握了以四季为周期的年运动变化规律；既掌握了大自然物候物象变化与气候气象变化关系的基本特点，又把握了在某些运动时间点上可能存在不稳定性的特殊现象。因此，是否执行“用寒远寒”或“用热远热”原则，也不是刻板的，还得视具体情况而定。

更重要的是要明确“用寒远寒”“用热远热”的意义，是强调无论养生还是疗病，都必须应天时而动，顺天时而为。只有这样，才能有助机体的生长发育，有助疾病的治疗康复。这和“体若燔炭，汗出而散”的外感病具体治疗原则并不是一个命题的不同结论。

即便是要把“用寒远寒”“用热远热”作为治疗学原则来进行解读，那也和“寒者热之”“热者寒之”的原则一样，强调的是治疗方法和作为疾病本质的证性关系，而不是治法和症状的简单对应关系。疾病的性质和症状有完全一致的，也有不尽相同的，还有完全相反的，如果对症状治疗，那就有可能经常犯疾病性质和治疗方法出现重大偏差甚至完全背离的原则性错误！

再三强调哦！学经典不是为了在某些场合背几条经文显摆自己以装点门面，而是为了指导临床运用，用经典的见解、方法来为临床诊疗工作服务。

经典的见解是很高明的，同时也是很高深的。你得去临床验证后才会有深刻体会，才能有由衷认知。

《素问·至真要大论》提出：“诸寒之而热者，取之阴；热之而寒者，取之阳；所谓求其属也。”这是解决特殊“发热”“恶寒”问题的治疗原则。今天很多“名医”不要说运用，就连其中妙理也未必能理解。

《黄帝内经》指出的是：如果恶寒用温热药，越治恶寒越严重，是怎么回事？该怎么处理？发烧用寒凉药，越治发烧越厉害，又是怎么回事？又该如何处理？

今天解决这类问题的方法简单得很，叫病人去看西医急诊打点滴呀！这是现实应对这种情况的最常见选择。西医打点滴也解决不了，又怎么办呢？

那就只有听天由命了。这种现状在今天普遍得很。

两千年前《素问·至真要大论》提出的这个原则是解决这种疑难问题的无上妙法！唐代医学家王冰，就以“寒之不寒是无水也，壮水之主以制阳光；热之不热是无火也，益火之源以消阴翳”对《黄帝内经》理论作了深刻阐释：在辨证基本正确的情况下，用寒凉方药治疗发热性病症，越治发热越严重，这是元阴内亏的特殊矛盾造成的，治疗不是进一步强化一般寒凉方药的运用，而是要用滋养真阴的方法才能使机体精血充沛，有效涵纳阳气，阳不浮越妄动，则发热自消。在辨证基本正确的情况下，用温热方药治疗恶寒性病症，越治恶寒越厉害，这是元阳内亏的特殊矛盾造成的，治疗不是进一步强化普通温热方药的运用，而是要用温补元阳的方法才能使机体阳气壮大，阳和敷布，五脏六腑、四肢百骸得以温煦，则恶寒自消。

认真数点一下看看，现实中有几个医生能理解这样的认识？能运用这样的方法？

经典里面有很多方法，确实有很高的学术价值，既是解决常规问题的范例，又是解决疑难问题的法宝。但这个价值能不能被充分发掘出来，是有前提条件的。这个前提条件就是还原作者的学术灵魂。做不到这一点，经典在你的手里就成了死东西。

一位重庆辖区地方行政官员患咳嗽气紧胸闷，数年不愈，每到春夏就加重，秋冬反而减轻。西医西药用过不少，最管用的就是一种含激素的喷雾剂，发作严重的时候一喷就灵，咳嗽立止，真正叫作立竿见影。但他又怕经常使用激素类药会有副作用，所以心理上很抗拒，不愿多用，就改投中医治疗。

1996年夏天，旧病复发时，经患者介绍，来成都治疗。拿出一摞处方来，前面的中医给他吃的大多是止嗽散、定喘汤、苏子降气汤、百合固金汤、清燥救肺汤之类药方，效果都不显著。

患者面色明润，精神饱满，舌质红润，饮食、二便正常，脉象从容和缓，完全找不到辨证依据。搞过临床的朋友都知道，中医治病的难点不在用药，而在识证。识证是用药的前提，是用药的指南。所以，那些真正矛盾突出、性质典型的病症还好办些。是什么证就用什么药嘛！不好办的是那些寒热虚实都不典型、看似无病却有病的问题，因为很难正确把握下手的方向。方向不明就乱作为，那就有可能动手便错！

所以，我曾经在《景岳探病法论要》一文中强调：中医在某些特殊情况下也可以采用“探病法”，西医不是也有开颅、开胸、开腹探病的吗？不过，既然是试探性治疗，诊断性用药，方剂结构就一定要简明，才有利辨明方向。如果用十面埋伏、天罗地网的方子去探，探了半天，就是收到了效果，也方向难明！

我详细询问他的咳嗽多发时间，虽无突出特定时间点，但相对而言，晚上发作稍多一些。凭借这点蛛丝马迹，大致判断他是寒饮郁肺轻证。人体应春夏之暖而气机开放，借天地阳气鼓动，机体排浊布新机制复苏，咳嗽复发大多都是机体排除痰浊废液类垃圾的临床反应。于是试探性地给他开了小青龙汤原方，叫他少量频服。并告诉患者：如果连服三次，咳嗽反一次比一次加重，又没有咳出痰来，而且汗出明显增多，或出现口渴尿热等变化，那就停服。如果咳嗽加重的同时，咳痰也同步增多，自我感觉舒适，那就大胆服用。忌生冷油腻！

原本是带有试探性治疗想法的以药探病，并没有寄多大成功希望，没想到效果非常好。患者服一剂，咳出少量灰黑色果冻状冷痰后，就全好了。

大家学习经典一定要追求实用，不能流于空谈义理，一定要到实践中去体会，去历练。这样才能真正领会经典的价值所在，才算是真正把经典学到手了。无论什么至上宝典，如果学了以后束之高阁，不去运用，讲起理来，头头是道，治起病来，个个无效，那这经典就白学了。

再讲理论求真。

就是求经典中的学术真象、真理。各种经典中的各个学术问题，本质的学术意义是什么？临床如何体现？如何运用？针对这些问题，历代名家在学习研究过程中，由于各自的基础不同，临床阅历不同，领悟水平不同，那就一定有“同读一本书，各自领其妙，同听一堂课，各自得其要”的效果差异，就难免有学术认识上的观点分歧。

后世研究者的学术观点分歧不等于同一命题有多种答案，也不等于观点分歧就一定有是非对错的根本区别，如果他们的见解是因视角不同而分歧，那他们各自的见解有何独到之处？他们的见解互补性又在哪里？这些都得你自己去明辨，很少有人能完整、深刻地直接教给你。

在同一问题、同一视角的前提下，学术真理往往只有一个。如果研究者见解分歧，在分歧的见解中就一定是歪理、假理、真理混杂并见，要想求得真理，你就得有辨伪识真的能力。

我反复强调，这个理不仅要从书本上求，而且要从临床上去求。无论是伤寒、温病，还是杂病，其中的所以然之理，都要弄明白，还要拿到临床中去验证，去重新认识。才算是学以致用，才有意义。

对前人、他人所讲的一切学理，你得有分辨能力。但不能因人取舍，见到无名小辈就不屑一顾，见到名家大腕就奉若神明。如此取舍就可能出大的偏差。

学术无私。不管是谁的见解，其理一定要与中医学天人合一、整体恒动的大理相贯通，相一致。违背了这个基本前提，无论他来头多大，地位多高，就是天王老子说的也不能认。理因人变，那还是自然科学的理吗？那只能是歪理！是假理！是谬论！

学术求真就得擦亮智慧的眼睛，才能不被伪知识、假见解所欺骗。学术求真还得挺直做人的腰板，才能做到无私无畏，不被某些学术名头所蒙蔽，不被某些学术名利所诱惑。

从古至今，研究经典的名家那么多，还有不少针对同一个问题见解不同，甚至完全相反的学术官司，今天在学习经典的时候，到底应该如何取舍？是各家并重？还是独重一家？是择善而从？还是兼收并蓄？这就是考学者水平的时候了。

前几天收到一位青年中医的一则痛风医案。他对案中病情的描述，完全是一个营卫壅滞、气血充盛的病例，他辨证是湿热证，他给的治疗方案却是大温大补方药。患者服药后病情加重了，心存疑问，就发邮件来问我。

他还以《素问•痹论》原文为依据，强调说：理论上不是“风寒湿三气杂至，合而为痹”吗？痛风不也是在广义的痹证范围之内吗？痹症不是应该温通温补吗？为什么用了这样的药反而病情加重呢？

看来，这个医生还是学过经典的，理论上没讲错，不少痹症都是风寒湿邪多因素复杂影响的结果。再深入探究一下，风寒湿三气杂至之所以能合而为痹，除久居湿冷之地，屡受寒湿之邪外，大多是患者体质不好，正气不足，邪气才深入久稽，形成痹症顽疾。治当温补温通，他的理解也没错。

现实所见痛风大多是营卫壅滞引起的，归类仍然应当归在痹症范围内，他的理解还是没有错。

但除了风寒湿三气杂至合而为痹外，还有没有其他原因引起的痹症？

当然有！湿热痹、瘀血痹、痰浊痹，一切原因引起的气血阻滞不通病证，都可以归属中医痹症中。

经典讨论问题是纲领性的、提示性的、启发性的，只能言其大要，不能逐一详指。学习经典的人得有举一反三的能力，不能只背经典，更不能轻率地认定经典讲错了！何况《黄帝内经》自身还有痛痹、行痹、着痹、皮痹、肌痹、筋痹、脉痹、骨痹种种区分呢！

今天的痛风症大多是恣食肥甘厚味导致营卫壅滞造成的，在病因上湿热合邪者多，风寒相加者少。不能以温通温补为治疗要点，而当以芳化渗利佐开宣为主导，不能僵死照搬套用经典治风寒湿痹的原则和方法。

所以我说他的回答只能是基本正确。

最令人难以理解的是，他描述的是一个体型肥胖、舌红苔黄厚腻、脉弦滑有力，一派实证特点的典型湿热痹，他自己辨证也是正确的——湿热证。湿热证得分利湿热才是正法正治呀！怎么用药却全是温补呢？辨证论治理法方药应该是环环相扣呀！怎么会严重脱节到完全相反的程度呢？真是令人不可思议！

我给他回信是“辨证正确，方药有误，治法方药还当慎思”十多个字，没给他提供具体方药。因为我看他分析问题还是很有头脑的，理论功底还可以，就想让他自己动脑筋去思考问题，解决问题。这样可能更有助他收到“纠正一次错误，增长一分智慧”的良好效果。

可他又发信息过来，问“用什么方药呢”？

哎呀！真是拿他没办法呀！只好把要点告诉他：既是湿热证，当然就应当以除湿为主，清热为辅，还要佐一点宣肺通络的药物。这样才有助气液的畅通流行，才能收到更好的效果。

其实，像这么典型的理用脱节问题，深层次原因恐怕出在他经典学习功力不够，灵魂深处根本就没有真正接受中医学理上。讲起教条来，好像很明白，具体运用起来，却东西南北都分不清。其实，这种说来好像全明白，用时才见真糊涂的人，并没有学到真知识，而是一知半解，是不懂装懂。所以他不敢信，也不敢用。

再讲一讲疗效求真。

疗效还有真假吗？

有！中医西医都有！在中医这支队伍里，不仅有，而且在临床上疗效真假不分的情况还非常严重，泛滥成灾，为害不浅，影响深远！

疗效真假不分的情况不可能发生在正确运用辨证论治的医生那儿，而是发生在庸医和患者那儿。

患者求医只看哪里热闹往哪里挤，哪里便宜往哪里挤，哪里速效往哪里挤，哪管它什么真效假效哦！患者的失误无可指责，人家本来就不懂专业知识，总不能责怪人家生错了病或投错了医吧？

疗效真假不分都是发生在庸医那里，因为庸医不懂得只有辨证论治才能动态追踪疾病各个阶段的病情变化，才能与中医整体恒动认识理念相契合。更不懂得中医治病瞄准的靶点是患者机体生命水平、邪正对比状态和机体内环境特点，而且永远是动态靶点。庸医是哪种方法好学就学哪种，哪种方法直观简便就用哪种，体现的是治疼痛全用止痛药，治腹泻全用止泻药，治发热全用寒凉药，治恶寒全用温热药。这就是假效层出不穷的原因所在。

真效到哪里去求？

当然是到辨证论治原则中去求哦！

所以，我说你们的医生誓言写得好！以强调辨证论治为核心，切中要害呀！中医理法方药临床运用的正道只有一条，就是辨证论治！

辨证论治这条中医理法方药运用正轨，就是《黄帝内经》铺就的。

《黄帝内经》所建理论体系的基本特点是什么？

“整体恒动”四个字呀！要把整体观、恒动观落到临床运用的实处，不辨证论治怎么落实？

辨证论治除了诊断学的那个操作流程解读外，我还做了个方法学解读，那就是“具体问题，具体分析，具体处理”十二字方针。这就是辨证论治的方法学本质。

没有辨证论治这个理法方药运用原则，中医临床疗效就真假难辨。有了这样一把检测疗效高低真假的尺子，在行家眼里，真效假效，就一目了然。

在今天的中医临床工作中，假效例子俯拾皆是，这就成了中医学的重大问题。一个学科不能正确贯彻执行自己的学术理念，不能正确运用自己的基本诊疗原则，出现大面积严重偏差，甚至背道而驰，长此以往，是要受到生存考验的！

至今还有不少中医人把辨证论治看作是中医临床工作若干模式之一种，是可以随医家好恶而选择的。真是天大的笑话！凡持这种见解的人，无论他是什么级别的“大师”“大腕”，毫不客气地说，都是不明中医学理的冒牌货！连中医大门开在哪个方向都没弄清的中医门外汉，还充什么大师大腕。

我反复强调：辨证论治是建立在中医整体恒动认识理念基础上的唯一理法方药运用原则，是把整体恒动认识理念落到临床运用实处的不二法宝！离开辨证论治，中医临床工作就失去了灵魂，中医就不可能有发展，更不可能有未来，有的只是死路一条！

有关假效的例子举不胜举！临床上多得很。一见到出血性病证就用凉血止血药，全方位运用，大剂量运用，这是随时都能见到的，这不是夸大其词，在座各位可能也都见到过不少。

所有的出血性病证都是血热证吗？都是火热证吗？

外感风寒，表闭甚者，剧烈咳嗽，可以导致鼻、咽，甚至气管出血。古代医家早就进行了总结，外感引起的某些鼻衄类似于出汗，有些甚至干脆就把它叫作“红汗”。

气虚不能摄血，可导致多部位、多系统大出血。瘀血阻滞，血行不通，破络而出，可导致多器官反复出血，尤以消化道大出血为多见。临床上非血热性出血多得很！

今天还能看到几张以辛温解表方药治疗风寒郁表出血证的处方？少得很！还能看到几张以甘温补益方药治疗气虚出血证的处方？不多见！还能看到几张用活血化瘀方药治疗瘀血性出血的处方？极其罕见！所有出血性病症，全是集寒凉止血药于一方去进行治疗，这就是现状！

风寒郁表的出血还敢毫无顾忌地用阴柔凝敛药物增其闭滞；气虚出血还敢堂而皇之地重用寒凉药物损伐其中气，断绝其生机；瘀阻出血还敢用强力止塞药物阻其通道。这不是逼迫病情向更深层次发展，把人往死里治吗？

难怪大凡“尊经崇古”的医家都说中医一代不如一代。如果是针对这类情况而言，那这话讲得也不过分。

由于今天医患关系紧张，医生精神压力大，即便辨证正确，明知是气虚或血瘀证，也未必敢放弃止血药不用，而用温补药或活血药。但这不能成为不执行中医诊疗原则的理由呀！你要用点止血药也可以，但你首先得考虑病性，止血药的运用不能冲击辨证用药的主体结构！止血药还可以像十灰散那样加工处理，去性存用啊！

如果以责任大、压力大为理由，中医诊疗原则就可以打折扣，甚至就可以放弃，那中医理法何在？把理法都丢了，中医还有什么优势可言？

气虚还生大热呢，对应的治疗措施不是清热，而是甘温除大热。那你还敢用吗？这样一些非常独到、非常具有治疗优势的方法都不敢用，那中医还有疗效优势可言吗？如果中医没有了理法，没有了疗效优势，中医的存在价值又在哪里？

气虚而又全方位用凉血止血药，有没有效果？

答案是：不一定！

有的有近期效果，甚至可能有立竿见影的近期效果，所以才有那么多医生敢一辈子执迷不悟地去用！所以才有那么多患者只要一息尚存就无怨无悔地去吃！气虚出血证而用凉血止血药，近期疗效是假的，远期危害性是非常严重的！因为越用寒凉止血药，越伤元气。伴随元气不断受损，气不统血的矛盾会越来越突出，出血发作的间隔周期自然会越来越短，出血量也会一次比一次多。如果这种破坏性治疗持续进行，到一定时期，要救都没有机会了。

再比如外感发热，是临床常见症状，儿科特别多见。因为小儿处于发育初期阶段，脏腑娇嫩，发育未全，气血未充，阴阳根本未壮，中医称为稚阴稚阳之体。作为稚阴稚阳的小儿，阴阳互根互制关系脆弱，很不稳定，最容易因阴阳波动而平衡失调，引起发热甚至高热。

治疗小儿外感发热，最常见的处方是哪类？

冰天雪地的处方满天飞，占了绝大多数！

外感引起的发热，中医应该怎么去解决呀？

两千多年前，我们的老祖宗在经典里就把最科学的原则告诉我们了："体若燔炭，汗出而散"。已经烧得像火炭一样的风寒感冒，就应该用辛温发汗药去进行治疗，出汗就是表卫门户重新打开的判断依据。这样的治疗可以使由表而入的邪气仍由表而出。邪气一去，人与自然息息相通关系恢复，病就好了，这是一条最简捷、最方便的祛邪通道。不用牵涉到其他与表证无关的系统，所以用药最少，见效最快，患者机体付出的代价最小。

今天还有多少中医敢用辛温解表药去治外感发热？大家都睁开眼睛看看！治外感发热绝大多数情况下是清热解毒处方满天飞！

当然，发汗不等于辛温解表，更不等于全方位用辛温药。辛凉也发汗解表，辛寒也清气解表。是该用辛温？还是用辛凉？还是用辛寒？那得根据病因性质、病证性质来确定，而不是想当然。

现在看到的治发热处方用药特点是什么？不是辛温，也不是辛凉，而是苦寒。所选药物都是经现代药理证实有抗菌、抗病毒功效的药物，体现的是类似于四十多年前一些中医温病临床科研成果的认识，那就是主张把卫气营血辨证中的卫分层次减掉，直接从营分介入进行治疗。说是可防患未然，从更深层次阻断病情发展，而且治疗程序更简单。所以一下笔就是清热凉血解毒，大剂量金银花、连翘、板蓝根之类的药，再加五味消毒饮，还给这种治法起了个时髦名称：阻断疗法。

这见解有没有道理？

我的看法是：一派胡言！

中医治疗外感病的重要原则是什么？是从表浅层次去解决问题，让病人付出最低的代价。要做的工作其实很简单，把表浅层次的门户打开就完了。表病从表解，患者正气未大伤，不需要复杂的后续治疗，后面的康复工作让机体自身去处理就行了。这是最科学的治疗理念。我们的老祖宗张仲景，在《伤寒论》桂枝汤条下提出“若一服汗出病瘥，停后服，不必尽剂”的告诫，就是这个主导思想的具体体现。

按照中病即止的原则，很多感冒病用药量应该都是非常轻的，治疗过程都是非常短暂的。

外感表证的核心病理环节不就是人与自然息息相通的门户关闭了吗？人生活在大气中，跟鱼生活在水里一样。人和大自然就是一种鱼水关系，要治鱼的病，你首先要恢复鱼水相得的生理常态。做不到这一点，就等于把鱼从水里拿出来治，那和拿到锅里去治有什么区别？

你把卫分层次去掉，从营分层次开始治疗，这是阻断疗法吗？这是人为地自毁长城，引邪深入！

如果这样的认识也能成立，那你干脆再阻断得彻底点，直接从血分治疗，后面可能出现的一切问题不是都提前阻断了吗？那多好！

可能吗？那会是什么后果？外而表卫郁闭更甚，内而心阳重创，元气大伤，邪气长驱直入，深陷血分，迅速进入逆传心包的危重状态。

经典学习最要警惕这种高扬着创新的旗帜、高喊着创新的口号！这不是什么理论创新，这是与中医理论认识格格不入的！

药物治疗后的“出汗”，是打开表卫门户的标志性临床反应，所以《黄帝内经》提出“体若燔炭，汗出而散”。怎么背起来朗朗上口，用起来就那么艰难呢？

我带硕士、博士的时候，也时常派学生去医院各个科室见习，因为在住院部才有更多机会见到一些重病、大病的全过程。每次他们出发时，我都再三叮嘱：到了外科，一定要跟钟以泽老师好好学习！我的老师陈潮祖教授对他都刮目相看，不止一次地称赞钟老师辨证能力强，临床水平高。他干皮肤专科几十年，疗效很高！还有不少找他看内科病、妇科病、儿科病的人，效果也很好。患者对钟老敬重有加！因为跟钟老的学生太多，我还请师母王老说情，我的学生才能挤进去。

师母就是眼科的王明芳教授，她带过我的眼科实习，对我这个学生一直非常关爱。为了给我的学生争取到跟钟老的机会，有时我就不自觉，打电话找师母帮忙“开后门”。所以，学生行前我都要再三叮嘱：“机会难得，好好珍惜！”

见习完成后，回来向我汇报学习心得时，我问他们跟钟老的最大收获是什么？

有的学生说是“辨证论治”。有的学生回答是“以皮治皮”。

谁的答案正确？

要我说呀！都正确。

一部分学生看到了治疗的原则，一部分学生看到了用药的巧思，都有收获。说明他们在学习过程中都是用了心的。

如果要再追问一下，谁的收获更大？差别就出来了。

可以肯定地说，当然是学到钟老辨证论治特点的同学收获更大！

这就像战国时期《列子》所讲的那则“九方皋相马”故事一样，经过相马泰斗伯乐推荐的相马大师九方皋，受命去给秦穆公寻找千里马，花了好几个月时间终于找到了，回去报告秦穆公说千里马找到了，是一匹黄色母马。秦穆公派人去验收，结果是匹黑色公马。秦穆公听了很不高兴，就埋怨伯乐把个公母黄黑都分不清的老糊涂推荐来当专家，误了他的选马大事。伯乐听了之后不仅不做荐人不当的检讨，反而惊叹九方皋的相马水平竟然达到了只洞察生命奥秘，完全不被其他细枝末节所干扰的境界，真是太了不得了！结果，把马牵来一看，果然是世间罕见的宝马。

这则寓言说明看问题最重要的是看内在本质，本质才是核心要素！只要抓住了本质，哪怕外在形式千变万化，也没有关系，你也能随心所欲，应变无穷。

体会到“以皮治皮”的同学也不能说没收获，钟老作为皮肤科专家，在治疗某些皮肤病时相对比较注重选用皮类药物，这也是特色呀！

但钟老是在什么情况下注重用皮？是但凡皮肤病都一定用皮？还是在某些特定情况下才用皮？用皮和辨证是什么关系？是用皮前提下的辨证？还是辨证前提下的用皮？你弄清楚了吗？如果这些你都没弄清楚，光看到用皮这一点，那是远远不够的，你学到就只是皮毛！

钟老在某些时候选用皮类药，并不是为用皮而刻意用皮，而是在辨证论治指导下用药时的进一步精选。用皮有他的临床用意，有他的临床体会，更有他的运用原则。这才是他学术经验的灵魂！

有一次，我对一位同学说："只看到钟老以皮治皮是不够的，如果仅以用皮为要点，不以辨证为要点，那就没有收获钟老学术经验精髓，只是收获了皮毛。因为你不知道在什么情况下选用什么样的皮类药才最有意义，把握不到钟老以皮治皮的学术本质和特定条件，就无法继承钟老的学术经验，更不要说发扬光大了。"

我这种直指弱点、缺乏鼓励的教育方式也存在问题。青年人嘛！有面子思想，做青年工作应该多些鼓励，然后再指出存在的问题可能效果会好些。像我那样直来直去，很多青年可能接受起来都存在心理上的抗拒。

学生听了以后，觉得面子上有点过不去，心里不大愉快，但又不好顶撞。过了一会儿，他还是想找回他自己的面子，就对我说："老师，你一直都特别强调辨证论治，但我这次走了很多科室，很多时候其实并不需要辨证论治呀！"

他最后还是忍耐不住，终于把心里话讲出来了。

我说："你举个例子我见识见识呢？"

他说："比如用银翘马勃散治疗咽喉疼痛，在很多科都看到老师用，基本上不用辨证，而且基本上都有效。"

我长叹一声说："我相信你看到的都是事实，但我要问你一个问题，哪些是真效？哪些是假效？你甄别过吗？你思考过吗？"

他没吭声，愣了一下，说："吃了嗓子就是不痛了呀！这还有假吗？"

我给他解释说："疗效真假不仅仅表现在局部症状是不是改善这一点上。有的人局部症状消失了，精神、体能也都随之好转，其他任何问题都没有，吃喝拉撒都正常，这是真效。有些患者始发病灶的症状消失了，可其他部位出现症状了。就以嗓子痛来说吧，嗓子虽然不痛了，可先前没有的脘痞、纳呆、胸闷、咳嗽，甚至腹痛、腹泻等问题出来了呀！这些新问题与前面的治疗有什么联系？那是因为误服银翘马勃散伤了阳气，导致邪气深入，由肺卫之门户而入腑所造成的呀！这是典型的假效呀！这样的效果，不是解决了问题，而是把问题引向了纵深！下一步，病人要付出脏腑功能受损的更惨重代价呀！纠正难度远远大于治咽痛了呀！你想到过吗？"

他若有所思，若有所悟，一下子满脸通红，点头承认"那我倒是没有想到"。

我这可不是故事新编。讲的都是千真万确的研究生培养经历。

无论中医西医，在临床上都一定要追求"真效"。只有真效才能药到病除，才能救死扶伤，才能充分体现医生的人道主义精神，才能真实体现医学的宝贵价值。

学习经典的目的，归结起来就是两句话：

在灵魂中复活高人智慧，促进自己的学术灵魂升华。

在实践中借鉴高人经验，最终创造出自己的经验来。

学习经典真正宝贵的方法就八个字：

博览精思，活学活用。

有关经典的学习目的和方法就讨论到这里，谢谢大家！

《内经》求真

大家好！

很高兴来和大家一起学习讨论有关《黄帝内经》(以下简称“《内经》”)的学习传承问题。

《内经》是中医理论的源头，是中医学术的灵魂，是中医临床智慧的根，是集中医学术之大成知识大本营。

作为中医人，这部书是一辈子都应该不断学习、学习、再学习的。因为它确实太博大精深，太妙理无穷了！

正是这样一部博大精深、妙理无穷的光辉巨著，在现实学习传承过程中，却引来了是非褒贬的轩然大波。

学习中医、研究中医、理解中医、笃信中医的人，骨子里崇尚《内经》。认为这部著作学综百科，理贯天人，光照日月，句句真理，字字珠玑，瑕疵全无。应该深入研究，全面继承，造福苍生。

既不学习中医，更不研究中医，自然也就不理解中医，不信任中医的人，只因恶其言多子曰虚辞，理多天人玄妙，就无端鄙薄《内经》。认为这部著作学术粗陋，理论荒诞，句句谬论，字字垃圾，一本糊涂账，满纸荒唐言。应该彻底抛弃，以免贻误后人，祸害苍生。

二者观点尖锐对立，到了水火不能相容的程度。

到底应该怎么看待这个问题？是弃是取，到底应该如何选择？

学术认知是一个由读书而明理，由明理而知用，由知用而善行，由善行而笃信，由笃信而终身穷究不舍的艰苦漫长过程。并不是喊个“万寿无疆”的口号，《内经》就真能永垂不朽的。宇宙中就没有永垂不朽的事物。就连各个星系，各个天体都有生有灭，何来永垂不朽？《黄帝内经》中的医学思想也是有生命长度的，或不求进取，自身衰竭而亡；或质变腾飞，新旧更替而终。

表态、宣誓、喊口号容易得很，可要真正做到学术认知就不是那么容易了。不能从灵魂深处翻过学术认知这道坎，就不可能做出到底是该弃，还是该取的正确选择。

是弃是取都弄不明白，还能学好经典呀？难以相信。

对这样的人来说，《内经》就是与日月同辉，与天地同寿，也是毫无价值可言的。经典自是经典，庸医还是庸医呀！

学习医学经典，应该首先对作品有个基本了解，这样才不至于迷失在浩繁庞杂的学术内容里。学习天人合一、百科兼赅的《内经》，尤其如此。

《内经》这部大家熟知的中医学传世宝典，它的酝酿、总结、成书，是一个漫长而又艰辛的过程，时间跨度数千年，空间跨度数百万平方公里，作者涉及先秦诸子及众多医学家、哲学家、天文学家，以及当时所有珍视健康、尊重生命、热爱生活的百科专家学者，是一部在数千年历史长河中，由中华民族智慧凝聚而成，至今仍充满顽强学术生命力和无穷学术魅力的光辉巨著。

这绝不是在为《内经》卖吆喝，实实在在的学术成就摆在那儿，成就说明一切！

《内经》的主体内容是什么？

是天人合一的光辉思想，是整体恒动的深邃学理，是至今还在深刻指导中医临床的病因、病理、养生、预防、诊断、治疗等宝贵医学知识，这就是《内经》的主体内容。

有人对作品吹毛求疵地提意见，是好事不是坏事。书无完书，文无尽善，能有明眼人帮助挑挑毛病，指指纰漏，是求之不得的好事情，原本应该欢迎，应该感谢，怎么给《内经》挑毛病的人会和中医闹成仇人相见，分外眼红的局面呢？

这不能怪中医。那些挑《内经》毛病的人，是带着帮助中医更好地认识《内经》，更好地传承《内经》这样的善意来的吗？

根本就不是！

他们是以消灭中医为目的，以口笔为刀剑，刻意寻找中医要害，以求一击毙命，置中医于死地而来的，怎么不闹成水火不容局面呢！

《内经》中的天人合一思想，整体恒动理念，具体问题，具体分析，具体处理的科学思维、科学原则、科学方法是客观存在，怎么能够因为有瑕疵、有缺点、有错误就本末倒置，成了学术垃圾呢！

今天学习研究《内经》干扰因素多，只有心志沉潜、眼光敏锐、态度客观、立场坚定的人，才有可能把这项工作做好。

那些眼睛在《内经》上，欲念在名利得失中的人，怎么可能把心志沉潜到学理中去，沉潜到古圣先贤智慧中去。

那些在学习《内经》过程中，无论是精辟处还是平淡处，都一样的感受，一样的心跳，永远处于麻木不仁状态的人，他的学术眼光怎么可能穿透《内经》灵魂，怎么能洞明《内经》学术真理。

那些在学习《内经》过程中，只要是论出圣贤，语出经典，就视为珍宝，真伪不辨，良莠不分，照单全收的人，怎么可能取其精华，弃其糟粕？怎么可能与古为新，为我所用？

那些一听到赞美《内经》的好话，就手舞足蹈，就认为《内经》句句是真理，字字皆珠玑，甚至奉为神授仙传、瑕疵全无的宝典；一听到批评《内经》的意见，就垂头丧气，就认为《内经》是满纸荒唐言，一本糊涂账，甚至惊为伪科学而全盘否定，掺和着一起给中医挖坑掘墓的人，怎么可能懂得《内经》的医学真理，怎么可能在中医学术的上下求索中勇往直前。

只有真正做到了心志沉潜、眼光敏锐、态度客观、立场坚定的人，才不会在别人一谈《内经》中存在的问题，心里就一片空虚，眼前就一片漆黑，就简单承认否定中医的例证，就不假思索地往垃圾堆里扔。因为他知道，那是非常幼稚可笑的。他也深深懂得：剔除瑕疵是美玉，和氏璧就是这么打磨出来的。

只有在洞察谬误的同时也洞见真理的人，才能在《内经》研究过程中真正做到取其精华，弃其糟粕，使《内经》这部光耀千秋的宝典焕发灿烂学术光辉。

研究《内经》，首先应该弄清《内经》到底是一部什么性质的书。

今天通常都把它说成是基础理论著作。

看看《内经》中讨论的问题，从天文到地理，从气象气候到物象物候，从脏象到经络，从养生到预防，从生理到病理，从体质到发病，从诊断到治疗，从方药配伍到治疗量把握，从调养到康复，从心理到行为，从饮食到环境，几乎无所不包，就知道这个定性虽有一定道理，但并不完全准确。

有人认为《内经》中是没有临床内容的。

这种看法大可商榷。“热论”“疟论”“咳论”“风论”“痹论”“痿论”“厥论”“奇病论”等，不都是病症的专篇专题讨论么？还提出了不少如“体若燔炭，汗出而散”“诸寒之而热者取之阴，诸热之而寒者取之阳”“湿热不攘，大筋软短，小筋弛长”“五脏六腑皆令人咳，非独肺也”等极其高深的诊疗学见解，所缺少的只是临床具体治疗方案，具体步骤罢了。

相对准确一点说：《内经》不是一部简单的纯理论著作，更不是仅限于基础理论的著作，而是一部包罗天地人，理论、临床、养生、预防兼具的综合性医学著作。

我一直心存一种猜想：和《黄帝内经》共成一个完整体系的，还有一部被历史淹没了的《黄帝外经》，会不会就是专门总结各种病症治疗方案的著作？

“内”以明理，“外”以言用嘛！理用兼备才能算是一个成熟学科的完整体现哪！说不定在《黄帝外经》里还有不少内容与《伤寒杂病论》中的内容存在某种亲密关系呢！

猜想不等于事实，更不等于存在。只有在未来的考古发掘中看能不能找回这部宝典，只有找到这部宝典，才能得到印证。

《内经》内容庞杂，又是秦汉文献，这就决定了学习研究《内经》不是一件轻松的事情，而是一项浩大工程、复杂工程、精细工程，是一项艰深而又艰辛的工作。

决定是否能学有所获，研有所得的要素有二：

一是学者自身的学术态度一定要客观，学习方法一定要正确；二是对《内经》作者的学术观念、学术追求一定要弄明白。

首先要把学习研究的基本态度摆端正，才能客观看待其中的许多疑难问题。

我把《内经》学习研究的基本态度概括为这样六个方面。

一是实事求是，不文过饰非。

二是重视本旨，不吹毛求疵。

三是全面探讨，不轻言弃取。

四是深入研究，不浅尝辄止。

五是举一反三，不死于句下。

六是疑难待考，不轻下结论。

实事求是，不文过饰非。

《内经》既称医学宝典、光辉巨著，而且还千古不朽，那在这部书里，还有没有缺点？有没有错误呢？

书都是人写的，世上从来就没有天书！

人是求知欲很强的，想象无边际、追求无尽境、探索无穷期。人又是智慧有限度、思维有广度、生命有长度的，不可能样样精通，事事尽知。所以，由人所著的书，缺点错误一定在所难免！这有什么奇怪的。

世上无完人，天下无完书，《内经》也不例外呀！这是事理之必然！

一部诞生于两千多年前，天人并包，以微妙莫测之生命科学为依托，以奥妙无穷之古天文学为重要组成部分，以精妙无比之阴阳五行哲学演绎方法为纲领的天人合一、整体恒动医学著作，存在点瑕疵、缺点、谬误，有什么值得大惊小怪的！

就是现代科学文献也没有人敢说是字字真理的完书，也可能存在瑕疵、缺点、谬误呀！

任何著作，如果没有瑕疵、没有缺点、没有错误，那才是天大的怪事呢！谁能把学问做到这样的境界？

评价一部学术文献的价值，不是看它装潢时不时髦，不是看它辞采华不华丽，不是看它内容新不新奇，不是看它有没有瑕疵、有没有纰漏、有没有错误，而是看作品主体内容是不是在传播有重大社会价值的学术真理！是看作品所传播的真理是不是具有鲜活生命力！既传播真理，又具有指导现实应用价值的鲜活生命力，就是好作品。传播精妙的学术真理，有重大现实指导价值，就是千古不朽的精品！就是光辉灿烂的经典！

还是那句话，书无完书，得承认精品也可能存在瑕疵，这才是实事求是的评价眼光。得承认经典也可能存在错误，这才是客观科学的评价态度。

大家睁眼看看，备受否定中医者嘲讽攻击的《内经》内容，哪一条不是客观存在？

作为中医理论渊薮的《内经》，连脏腑的数量都没有贯穿全书的定论，这是多大的问题呀！

完全不承认《内经》有瑕疵、有缺点、有谬误，学术态度是不客观的，事理认知也是很幼稚的。

如《灵枢•邪客》篇："天圆地方，人头圆足方以应之。天有日月，人有两目。地有九州，人有九窍。天有风雨，人有喜怒。天有雷电，人有音声。天有四时，人有四肢。天有五音，人有五脏。天有六律，人有六腑。天有冬夏，人有寒热。天有十日，人有手十指。辰有十二，人有足十指、茎、垂以应之，女子不足二节，以抱人形。天有阴阳，人有夫妻。岁有三百六十五日，人有三百六十节。地有高山，人有肩膝。地有深谷，人有腋腘。地有十二经水，人有十二经脉。地有泉脉，人有卫气。地有草蓂，人有毫毛。天有昼夜，人有卧起。天有列星，人有牙齿。地有小山，人有小节。地有山石，人有高骨。地有林木，人有募筋。地有聚邑，人有䐃肉。岁有十二月，人有十二节。地有四时不生草，人有无子。此人与天地相应者也”之类，都是所有否定中医者揪住不放的“小辫子”，人家并没有捏造栽赃呀！

否定中医者正是以这样的瑕疵为证据，大肆渲染，在所有议论中医是非功过的场合不遗余力地攻击中医，说《内经》的荒唐是由它的原始幼稚文化背景所造就的，在《内经》时代，中华老祖宗连地球的基本形态都没弄明白，东西南北都没有搞清楚，怎么可能谈什么天人合一、时空恒动这样高深的问题？

对《内经》中这样的论述到底该怎么看？是愚昧无知，幼稚可笑的机械比附？还是天人合一学说的朴实浪漫表达？

平心而论，两种色彩兼具！

但否定中医者根本不认这个账。白纸黑字的证据摆在书里，这是《内经》作者自己造成的，不是人家栽赃诬陷。

所以，对待《内经》的态度应该鲜明，更应该客观。真理就是真理，谬误就是谬误，一定要实事求是。

这么典型的“过”，这么突出的“非”，无论什么能工巧匠，都是文饰不了的。肚脐眼就是个皱折凹陷的丑陋疤痕，不是个美丽如画的装饰花纹。不如坦坦荡荡承认，这就是《内经》的拙笔，这就是《内经》的瑕疵。以免越“文”越难看，越“饰”越丑陋。以免人家纠缠不休，反而干扰中医学术的正常传承。

首先应该承认，在《内经》中，机械比附的问题是客观存在的，谁都否定不了。就以《灵枢•邪客》篇中的这段内容看，一般人都只能理解为：人的形体特征和组织结构，都是由天地意志来创造的，都是以天地为模板来设计的。天地有什么形态结构特点，人就有什么形态结构特点。天地有什么风雨雷电地震等气象变化、地质变化，人就有什么喜怒哀乐情感表达。这岂不成了大笑话吗？

文字符号的记录就是铁的证据，这么典型的把柄攥在人家手里，怎么否定得了？不要怪人家攻击，单从文字表面看，这就是大瑕疵、大谬误。

是不是《内经》中有了这样的学术瑕疵，《内经》就成了满纸荒唐言、一本糊涂账的文化垃圾？

作为中医人，在《内经》的学习研究过程中，又该如何看待？是把这样的内容当作垃圾简单一扔了事？还是通过深入学习，去用心穷究一下看似机械比附的外壳里，到底包裹着什么内容为好呢？

正确的态度当然应该是后一种。

只有这样，才能避免把机械比附外壳连同内在天人合一妙理一起当作垃圾扔掉，犯下永远无法弥补的历史性错误。

只有这样，才能究明《内经》所论到底是幼稚可笑的满纸荒唐言，还是妙趣横生、天人合一的学术理趣真相。

《内经》原本就是理解生命的智慧集成，理中寓性，理中寓形，所有比附内容都只是一种理喻性说明，遣词用语应该以灵活、圆通为好。最忌讳的就是把话讲得太实、太具体。而执笔这部分书稿的学者恰恰就犯了遣词用语太实的错误。

如果能借鉴《素问·生气通天论》"阳气者，若天与日，失其所，则折寿而不彰"那样的表述技巧，把《内经》中有关天人关系的这类论述调整为言人在前，言天在后，以天论人，以人证天的语序，再在中间加上"若"字，或"如"字，或"似"字，就不至节外生枝，造成误会了。

话讲得太实了，比附就成了写真。这不仅会使内容失去机智幽默的浪漫色彩，还有可能在很大程度上扭曲智慧的认知。

同时，又不能因为刻意追求圆通、灵活而把话讲得太隐晦、太虚玄。如《素问·阴阳应象大论》中的"肝主目，其在天为玄，在人为道，在地为化。化生五味，道生智，化生神"一段论述，就把问题讲得太隐晦、太虚无缥缈，简直到了让人难以琢磨、难以破解的程度。

就连清代研经大家张志聪也没能把这个问题讲清楚。

他在《黄帝内经素问集注》中说："承上文而言，在天之五气，在人之五脏五体，在地之五味五行，皆阴阳变化之为用也。阴阳变化之道，其在天为玄（玄，幽远也），玄生神（神者，阴阳不测之谓），是以在天为六气，而在地为五行也。其在人为道（道者，阴阳五行不易之理也），道生智（智者，五脏之神志魂魄，因思虑而处物），是以人之五脏，生五神，化五志也。其在地为化（物生谓之化），化生万物，而五味之美，不可胜极也。"

这是在用阴阳五行学说解肝"在天为玄，在人为道，在地为化。化生五味，道生智，化生神"的道理，讲了这段经文与上段经文有相承接的关系，讲了"玄"的含义，讲了"玄"与"神"、与"六气"、与"五行"的关系，费了不少笔墨，最终还是没有把"玄""道""化""智""神"到底是如何与肝发生联系的经义讲明白。

说实话，张志聪这段费力不讨好的阐释发挥，给人留下的只是学术遗憾，并无多大参考价值可言。还远不如明代张景岳对这段经文的阐释清晰、深刻。

后世研究《内经》的人，没有不深入学习景岳《类经》的。作为后学的张志聪，怎么见而不察，察而不明呢？真是有点令人费解。

按照景岳的解释：

“玄”是“深微也，天道无穷，东为阳升之方，春为发生之始，故曰玄”。

“道”是“天地之生意也。人以道为生，而知其所生之本，则可与言道矣”。

“化”是“生化也。有生化而后有万物，有万物而后有终始，凡自无而有，自有而无，总称曰化。化化生生，道归一气，故于东方首言之。万物化生，五味具矣”。

“智”是“生意日新，智慧出矣”的意思。

“神”是“玄冥之中，无有而无不有也，神神奇奇，所从生矣”。

他还在后面加了个按语：“在天为玄至此六句，他方皆无，而东独有之，盖东方为生物之始，而元贯四德，春贯四时，言东方之化，则四气尽乎其中矣，此盖通举五行六气之大法，非独指东方为言也，观《天元纪大论》有此数句，亦总贯五行而言，其义可见。”

景岳的注释很准确，按语很深刻。经过景岳的注释，《内经》这段经文至少可以给读者三点启示。

一是要弄明白为什么在讨论东西南北中五方与五脏关系时，只有论东方与肝的关系时才有这六句经文，而在论述其他四方四脏时却没有类似的讨论。

这是因为东方与春天这个时空区间相关联，春天是以年为周期的时空轮回起点，更深层次的原因是东方是年周期轮回过程中，阳气始生，也就是阴尽阳回的起点，所以称为阳生之地。春气东来，是万物发生之始的时节，在这个年周期轮回起点上，天地运动变化与人体肝系统有敏感的信息对接点。春天一到，生机恢复，就拉开了万物新一轮生命演绎故事的序幕。没有春天的到来，就没有生命故事的开始，也就没有生命的后续发展演变。其他季节都是生命故事的续篇。春天对万物的周期性生长发育具有极为特殊的意义，与春天有着信息敏感对应点的肝系统，对人的周期性生长发育也具有特殊意义，所以古今对春天都特别重视。长期以来，民间都有“一年之计在于春”的说法。

《内经》在讨论季节与五脏关系时，特别重视春季和肝系统的特殊生理关系，原因也正在于此。

二是要弄清《内经》这段经文中的“玄”“道”“化”“智”“神”的丰富内涵和本质意义。

“玄”“道”“化”“智”“神”不是在空泛地谈玄说怪，而是在讲大自然的生命演化故事情节和所以然之理。“玄”是指大自然变化无穷的神秘魅力，正是这种神秘魅力导演了年复一年大自然生命轮回的奇妙故事。“道”是指一切大自然生命轮回奇妙故事，都必然受到在大自然玄妙莫测神秘力量推动下所形成的生生不息运动规律支配，并遵循这一规律而演绎发展。“化”是指一切大自然生命轮回奇妙故事，在生生不息运动规律影响下，都以千变万化的微妙情节，展示自己既无穷无尽，又丰富多彩的内涵。“智”是指一切大自然生命轮回奇妙故事，都以自己丰富多彩的内涵，彰显出大自然的无穷智慧。“神”是指透过一切大自然生命轮回奇妙故事，更让人类对大自然生生化化，神秘莫测的无限创造力和无穷智慧感到敬畏。

三是人与自然的关系。

人与自然是母子关系，人为天地万物之一种，和万物一样，都是天地所生。因为有了不同于万物的超常智慧，所以又称为万物之“灵”。

正是因为人以成为万物之灵而骄傲，所以常常无视作为大自然铁律之“道”的严谨性，生出许多自以为是的逆道行为来，最终必然受到自然规律的严厉惩罚。

所以《内经》谆谆告诫：人循道而生，循道而长，循道而终；守道而健，失道而病，背道而亡。千万不要妄自尊大，做任何违逆天道的蠢事。

这就是景岳见解给后世留下的深刻学术启发。

令人不解的是，景岳在前，张志聪在后，作为一代研经大师的张氏，怎么反而越说越浑浊不清呢？这也许正好说明《内经》的学习研究确实不是件可以浅尝辄止的简单事情。

如果不了解中医理解生命的独特研究方法，不懂得中医天人合一的理论特点，不懂得《内经》中的模拟、比喻、引申、演绎类表述特点，仅仅只是简单地从文字表面看，反对中医者所抓住的《内经》小辫子中的这些内容，就成了不可克服的缺陷，就成了无法否认的瑕疵，甚至可以说是错误，是谬论。

在《内经》中，大凡讲得太实和讲得太虚的内容，都有可能成为《内经》中的败笔！

《内经》中出现这样的瑕疵，只能说明《内经》在学术认知、表现手法上都并不完美，还存在不少败笔，甚至是重大失误！

《内经》中出现这样的瑕疵，只能说明工无尽善，书无完书，学术遗憾在所难免。

《内经》中出现这样的瑕疵，只能说明《内经》时代的学者也并不都是“胸中有万卷书，笔底无半点尘”的博学鸿儒。照样有读书死于句下的“方脑壳”混迹学术队伍，冒充名家大腕，他才会犯这种只求简要，不求明达的低级错误。

《内经》中某些内容之所以造成机械比附、幼稚可笑的误会，与行文太实确有不可否认的关系，执笔相关内容的作者有不可推卸的责任。

要正确看待《内经》中这类学术瑕疵，首先得弄清《内经》产生的复杂背景。

以《内经》博大精深的内容看，绝非一时一人之手笔，而是历时数百年，乃至上千年，地跨数千里，学跨百科的宏伟医学工程。这是历代《内经》研究学者们早已形成的共识。透过这个时间长度和空间跨度，就不难理解，在这样一项划时代宏伟工程中，出现点瑕疵，产生点错误，混进几个南郭先生，都不足为怪。

《内经》中出现这样的瑕疵，并不说明《内经》的学术主体都成了谬误，更不说明《内经》是早已过时的文化垃圾。

《内经》中那么丰富而又深邃的天人合一知识，那么鲜明而又精妙的整体恒动特点，这是谁都否定不了的！无论什么样的诡辩大师、抹黑巨匠，也不可能把学术真理说成谬误，把旷世宝典贬为粪土！

我这儿无论怎么强调《内经》的价值，都属空谈，意义不大。只有各位自己去深入学习之后，才会有真切体会。

重视本旨，不吹毛求疵。

单从字面上看，《内经》中确实存在不少机械比附的内容，这是客观存在，这是肚脐眼似的瘢痕。

可不要鄙视这个瘢痕，更不要唾弃这个瘢痕。这个瘢痕真的就像与生命源出紧密关联的肚脐眼一样，是与中医理论特点相关联的先天印记，并不是污秽感染留下的残根，更不是否定中医者所视为的垃圾。

还是以刚才《灵枢·邪客》篇以人体结构功能附会天地形态乃至气象气候特点的内容为例来讨论这个问题，就更有意义。

《灵枢·邪客》中的天人相关内容，真的是在讨论人与天地相关性吗？

答案非常肯定，当然是！

《灵枢·邪客》中的天人相关内容，真的体现在形态特点相似上么？

答案也非常肯定，当然不是！

对这样的内容到底应该如何看待？是满纸荒唐言，一本糊涂账？还是句句真理，字字珠玑？

我给大家提供的建议是：闻贬不怒，闻褒不喜，潜心澄神，追求真理。

我给大家提供的参考意见是：学习这样的内容，贵在去机械比附外壳，求人与自然息息相通的学术本旨。

不能正确理解中医的人，常常把这类内容斥之为荒诞、谬误，幼稚可笑。那是他们根本没有站在《内经》的时代背景去思考问题，更没有站在《内经》作者的立场去理解问题。而是用现代认知简单地去置换古代概念。认为自然自是自然，人体自是人体，天地自是天地，头足自是头足，日月自是日月，耳目自是耳目，相互之间并无关联。怎么能如此东拉西扯，胡拼乱凑呢？

《内经》作者难道连这样的基本天人常识都不具备吗？

如果连这样的常识都不具备，还能担当得起创建医学体系的历史重任？岂不成了痴人说梦的天大笑话！

从事物各自的属性而论，当然毫无关联。但从事物之间的相互联系、相互影响看，那就不一定了。

《内经》中的种种比拟，都是有深刻寓意的。《灵枢·邪客》篇的内容也一样。

比如，“天圆地方，人头圆足方以应之”这句话，它的学术本旨就不是在讲形态上的对应。首先，“天圆地方”就不是在讲天地形态，而是在讲天之大无穷，浩宇茫茫，运动不息，如同圆球体一样，无始无终，无起无止，不知其来，不知其往，不知其始，不知其终，永远都是找不到起点和终点的。地虽大而如同方形体一样，是有向可求，有位可定，有时间周期可数的。

地之所以有向可求，有位可定，有时可数，那是因为地球不是孤立存在的，而是由日月星辰相伴，而且永远运动不息，运行轨迹不变，相互位置关系稳定这样一些要素所决定的。

正是以日月为参照物，原本广袤无垠的大地，自然而然就成了有向可求，有位可定，有时可数，易明易知的天体。

现代人都没有弄清宇宙的形态，更不要说数千年前的古人了。我们的老祖宗聪明得很，也客观得很，会有丰富的猜想，不会有信口开河的胡说八道，他们是不会轻易给天地下形态学定义的。“天圆地方”中的那个“方”字，根本就不是指大地的形态，而是指大地的方向、方位。至于后世历代学者有多少见仁见智的理解，那是另一回事。

后面如果有时间，再简单讨论一下“天圆地方”问题，这儿就不展开了。

《内经》说"头圆"不是在说人头像球体，而是说人的头脑就像无始无终、无边无际、玄妙无穷的天宇一样，包罗万有。一切与思维、记忆、分析、判断、知觉、运动等生命活动相关的微妙信息，都装在人的头脑里。头脑的复杂和神奇就像天宇中蕴藏的妙理一样，是难以穷尽的。讲"足方"也不是在讲脚的形状，而是在讲头脑所产生的认知是可以通过人的肢体去探索，去践行，去揭示的。有了坚实有力而又可以在人的意识支配下取向明确，而不胡乱变换方向的双脚，就可以走遍东西南北，天涯海角，九州万方，去探索无穷无尽的空间知识和万象纷呈的社会知识。

再比如，"天有日月，人有两目"也不是在讲两眼可以像日月那样发热发光，而是说人的双眼就像日月一样，给人带来照见万物、照见内心世界的光明。

同时还在阐明日月与天地万物的复杂联系：日月既是宇宙天体运动的代表，也是阴阳变化的根源和标志物。没有日月，何来光明？何来温暖？没有光明，地球就是一个黑暗的天体，东西南北莫辨，世界一片混沌，何需眼睛？

眼睛和耳朵是人体携带智慧信息量最丰富的器官，所以从古到今，人们总是喜欢耳目并称，耳聪目明就是在强调这两个器官是人体智慧表达的窗口。谈眼睛时，耳也常常暗含其中。没有温暖，地球就是一个冰冷的天体，万物不能衍生，世界一片寂静，何需耳朵？

人体结构是为适应环境而生的，是自然选择的结果，是物竞天择的自然造化产物。

再比如，"地有九州，人有九窍"的本意并不是说因为地有九州，所以人才长出九窍来，而是说生命的结构和功能都是非常复杂的，人的九窍就像大地的九州一样，虽形貌特点、风土人情、物产类别各不同，但却四通八达、相互联系、相互影响、相互调剂。九窍承载的信息量非常丰富。内联五脏六腑，外联四肢百骸，无远不达，无微不至。

又比如，"天有风雨，人有喜怒"的学术本旨也是很质朴的，既是阐明人的情感如同风雨一样变化莫测，难以琢磨。同时还含有人的情感变化与自然气象气候变化存在某种微妙联系的暗示。

还比如，"天有雷电，人有音声"的学术本旨仍然是很质朴的，主要蕴含了两个方面的意义：

一是说人的语音发展，如雷电之有声，如鸟兽之鸣叫，是生物的自然现象。

二是说人类语言的发生发展，每一个音符的产生，就像由阴阳激荡炸响的惊天雷电一样，是由热烈情感所催生，是由智慧火花所引爆。

好了，不必一一列举了，如果能从这样的角度去认识《内经》，《内经》的内容就朴实而又厚重得可亲可爱，可信可敬了。

这样讲，并不是曲意粉饰。果真是幼稚可笑的机械比附，无论什么如簧巧舌，生花妙笔，也粉饰不了。其实，这样的认识在《灵枢》中是有强烈表达的，看看《灵枢》在这段论述末尾的点睛结论"此人与天地相应者也"这句话就明白了，一切生命都与环境相感相应，都是为适应环境而生，为适应环境而变的，人也丝毫不能例外。

文中的种种比附，并不是粗陋的形态比较，而是在讲人与自然的复杂微妙关系。

人是大自然的儿女，大自然是人类和一切地球生物的慈母。人体的五脏六腑、四肢百骸、五官九窍、毛发爪甲，都是为适应自然环境而生的，都与大自然发生着微妙联系。人的行走坐卧、言行视听、歌哭笑闹，都受大自然的微妙影响。

这才是《灵枢》这段论述的基本精神。

以这样的学术眼光去看待《内经》中的这类内容，就不难发现，这类论述表面上带有幼稚可笑的机械比附色彩，骨子里却蕴含着人与自然处处相关、息息相通的丰富学术旨趣。

《内经》中所有这类内容，基本都是天人合一整体观的朴素表达，模糊虚拟。

正因为是朴素表达，模糊虚拟，就不能以 1+1=2 的方式去精确求取完全对应的关系，只能会意求理。弄明白《内经》这些看似机械，甚至可笑的比附到底用意何在，旨趣是什么，就达到目的了。

如果硬要逐一去找对应关系，就会越对应越觉得《内经》幼稚可笑，越对应越找不到《内经》的学术灵魂到底是什么，越对应越觉得《内经》真的是满纸荒唐言，一本糊涂账。

《内经》是讲天人合一之理的经典，天文学和生命科学都是非常深奥的，天难知，人亦难知，天人相关性更是难知。要想把这样的理讲清楚，而且要讲到人人可懂，不要说两千年前，就是放在今天，也是难度非常大的艰深课题。

《内经》采取童话般的寓言故事手法来加以表述，巧妙追求实现人人可读，人人可知，人人可懂，而且还带有一定趣味性的深入浅出效果。历史地看，是非常智慧的表现。其学术效果不是幼稚可笑，而是寓奥理于充满童话般的乐趣之中。只不过某些部分的表述方式欠点笔下功夫的火候罢了。

《内经》的学术要旨是讲人体从结构到功能都与自然密切相关，都是在自然选择过程中，由自然造就的，一切生命都是大自然的杰作，都带有强烈的物竞天择进化论色彩。表面上比附机械，骨子里寓理深刻。

今天学习《内经》，如果不明白这个道理，不从大处着眼，悟其学术本旨，而从文字着眼，求其对应关系，还标榜为严谨的科学态度，那就大错特错了。那就不是《内经》犯了幼稚病，而是学习《内经》的人自己犯了不从文中求理，而从字面求实的幼稚病。

全面探讨，不轻言弃取。

在《内经》研究中，分歧最大，论争最激烈，观点最尖锐对立的，是运气学说，而且由来已久。

对《素问》中主要阐明运气理论的《天元纪大论》《五运行大论》《六微旨大论》《气交变大论》《五常政大论》《六元正纪大论》《至真要大论》等七篇大论的学术价值认识，学者们历来看法不同，见解分歧。

有人认为这七篇大论根本就不是《内经》的原装货，而是唐代学者王冰在整理注释《内经》时塞进去的私货。

这批私货来自哪里？是他自己制假造假的产物？还是他老师留下的秘籍？还是从别的什么地方得来的天书？源头不明。

产出源头不明还不是什么主要问题，最主要的问题是理论上天理幽微，难以捉摸；变化莫测，难以确定；推演复杂，难以掌握。再加上病理千差万别，难以对应，所以主张置之不论。不必冥思苦索地去加以研究，以免徒耗人生精力而最终难得要领，难有实质性收获。

与这种看法尖锐对立的是，有人认为运气理论是以六十甲子为周期的气候运动变化规律总结，六十甲子是建立在星座运行序列应对关系上的，是中华民族经过数千年乃至数万年反复观察验证，反复总结提炼得来的气象气候、物象物候知识，也是人与自然微妙联系的系统知识，确实是有一定规律可循的。

而且具有可预测疾病在各个年份发生发展特点和规律，指导临床治疗的宝贵价值，是中华民族研究认识宇宙运动规律与地球自然相关性的大学问，也是中医学天人合一理论的精华。不仅值得深研穷究，甚至主张按运气理论把各个年份的易发病症罗列出来，再配上预订治疗方药，使医疗活动成为公式化、简明化的系统工程。

宋代就曾经有人试图这么去做。刘温舒的《素问入式运气论奥》就属这类专著。

不少人认为这部书把运气与发病、运气与诊疗完全模块化、程式化了，是以僵化眼光认识运气医学的著作。

其实这种看法并不客观。在一定程度上还存在对这书的误解，甚至曲解。

书中主要篇幅确实是在讨论运气推算方法，讨论不同岁气的气候物候特点，讨论不同岁气对人体生理病理的深刻影响，讨论不同岁气影响下的不同多发病症，以及诊疗用药要点。

这是合理的呀！

既然是讨论运气学说的专著，其主要内容当然应该把运气理论的重要性、实用性、推算运用方法等各个方面讲深讲透讲够，这就是全书的主旨，不然还算什么专著。

但这只是一个方面，作者在讨论这些内容的同时，还一而再、再而三地强调，防病要慎于“修身养真”，只要保持“真元气实”，做到“起居有时”，避免与邪气“相冲冒”，那就完全可以避免受到由运气引起的多种病症伤害。

你去认真读读刘老前辈的书，人家在强调运气影响的同时，也非常强调机体内在生理特点、精神情绪状态、气血盈虚通滞状态才是起决定性作用的要素呀！哪里仅仅是简单强调用僵死凝固的眼光去看待运气和发病学关系呢？怎么可以掐头去尾，断章取义呢！

人家在讨论运气与临床诊疗关系时也反复强调：一定要懂得“四方之气不同，而为病各异”和“形证脉候未必尽为气运所作”的道理，还要通过细心求证，全面合参，做到“得病之情”，才能避免“拘于气运”，浅薄地认识“补泻之误与不误”。

作者告诫我们：千万不要用死脑筋去认识运气理论在医学上的运用价值！对待运气理论的正确态度应该是：从病因、到发病、到诊断、到治疗、到用药，各个方面都一定要具体问题，具体分析，具体处理。只有真正做到了这三“具体”，才能把中医诊疗工作的灵魂落到临床运用的实处。只有把这个原则落到临床运用的实处，才能对诊断是不是正确，治疗是不是科学，用药是不是精当有正确的认知，深刻的把握。

人家哪里是在叫你僵死地去看待运气对诊治的影响而不及其余呢？

对《内经》中有关运气理论的七篇大论，到底应该怎么看？

这可不是三言两语能说清道明的。不要轻率地以一家之说定弃取。而应该深入研究，互证互参，取其可取，置其难知。

置其难知不是束之高阁，永不触碰；更不是丢进垃圾箱，一弃了之。而是以待来者推考，以待明者赐教。

只要认真去学习研究一下这七篇大论就清楚了，运气学说在《内经》中是非常系统的理论，也是非常精深的理论。就其缜密程度、深奥程度看，绝不是一时一人能完成的！一定是经过千年万年甚至数十百万年，对自然现象的反复观察，反复印证，反复总结，对人与自然关系的反复体验，反复思考，反复证悟，由证悟而理解，由理解而洞悉，所创建的以天体运动为背景，以气象气候、物象物候为支撑的天文学知识体系。

说“洞悉”是指了解深刻，而不是指一切尽知，了如指掌。就是神也不敢夸“尽知天机”的海口，何况肉体凡胎的人。

这套复杂而又精妙的理论，是在中华先民的生产生活实践中产生的，对中华先民生产、生活、医疗实践具有广泛运用价值，并不只是特为医学所创建。

当其与医学知识嫁接后，就融入了整体恒动的中医理论体系，成为最独具特色的运气医学知识。

这样的知识在今天的西医学里也有，只不过名称时髦，不叫“运气医学”，而叫“气象医学”罢了。

中医的运气学说不等同今天的气象医学。它远比今天的气象医学要复杂、要深刻、要完美得多！

正是运气学说在中医学中的运用，才把中医天人合一理论从真正意义上落到了临床运用的实处。这是运气学说不可否认的理论价值所在，确实值得高度重视！值得深入研究！

运气学说是地球自然与外层空间运动变化紧密关联的规律体现，内涵丰富、深奥、神秘，所以感兴趣的人不少。有的人为了“洞察天机”，不惜穷尽一生去苦求其中的奥妙，最终仍难免带着遗憾告别人生。

所以提醒大家：天道渺茫，其运动变化规律可以探索，但不可以尽知；可以知其常，但难以尽其变，永远不能尽窥其妙。不要以为学好了“运气学说”，就相当于彻底掌握了宇宙运动变化规律，彻底洞悉了宇宙奥秘，彻底窥破了天机。就成了心与神通，梦与鬼交，可知过去未来的半仙、大仙。

谁要是存了这样的贪念，那不是智慧的表现。那是不知天高地厚的痴心妄想！

天机不可尽窥，古人不能！当代人不能！未来人也不可能！这就是宇宙的奥秘所在。

以可能为追求，以已知为起点，以发现为突破，永不停步地去探索，是可贵的。

以可能为必然，以已知为尽知，以发现为终极，永不警醒地狂妄自大，是愚蠢的。

存在于太阳系这个时空单元的地球自然气候，在地球公转和自转过程中，受来自太阳系乃至更浩瀚宇宙复杂因子影响，所表现出的气象气候特点，虽有以六十年为周期的一定规律性，但这种规律只是在一定程度上的把握，而不是彻底掌握，一切尽知；更不是上帝颁发的宇宙运动周期表。

所以，老祖宗所总结的运气理论确实很有价值。但也必须承认，这类知识也有很大局限性。这类知识的运用迄今至少已有两千多年历史，但却一直没能深刻解答为什么会有“气至而时不至”和“时至而气不至”等“非其时而有其气”的异常现象发生。这就是认识局限的表现。

以人的智慧窥探宇宙奥秘，存在局限很正常。不然，作为智慧博大精深到究极万事万物运动变化之理的老子，怎么会发出“道可道也，非恒道也”的无奈感叹？

老子的感叹告诉我们：体现自然运动变化法则的那个核心规律“道”人人都可以用自己的方式去探索、去研究、去总结、去讲解。但宇宙规律的本质却未必是人们研究探求到的那个答案，未必是通常所讲的那么有序，那么稳态。自然运动变化内涵丰富，没有穷尽，奥妙莫测，难以把握，人类以自己的智慧可以测知其一般常态变化，不可能完全精确把握其本质。

老子这样的大智慧在这个问题面前都如此犯难，更何况一般人。要洞悉幽微，那就更无异于是痴人说梦了。即便是用尽一切现代科技手段，离彻底洞悉宇宙奥秘也还遥远得很。

宇宙运动规律并不像运气理论所讲的那么守恒，根据古文献记载，历史上自然气候变化打破六十年运气规律是常有的事情，还有被长时间打乱的典型例子，如《汉书•食货志》就记载：“尧禹有九年之水，汤有七年之旱。”说明以六十甲子为周期的运气规律总结不是铁律！

有人也许会提出疑问：汉代文献追述尧禹商汤史事，真不真实？

“禹涝汤旱”的文献记录长期以来一直以动人故事情节在民间广泛流传，应该不是汉书作者凭空捏造的，而是以远早于简帛文献的甲骨卜辞为依据的。

据甲骨卜辞记载,“汤旱”发生在商朝初期,一旱就是数年。成汤是一个英明领袖,为了战胜这场天灾,他还率领朝中百官举行了一场盛大的祈雨祭祀活动。甲骨卜辞就对这场活动进行了详细记载。

在祭祀活动中,成汤首先从六个方面来自问自责,向上天作自我检讨。

是不是因为滥用王权,给国家造成灾难,引起了上天不满?

是不是因为管理不善,让百姓受苦受难,导致了上天恨怨?

是不是因为贪官污吏横行,祸害了百姓,激发了上天愤怒?

是不是因为听信小人谗言,造成了冤情,招致了上天反感?

是不是因为女人干预朝政,祸乱了天下,惹来了上天责罚?

是不是因为王宫生活奢侈糜烂,玷污了圣德,冒犯了天颜?

成汤从各个方面深刻反省,向上天祷告忏悔,希望能得到上天的宽恕。

有人建议用人作祭礼来向上天赔罪,这在当时,是常有的事情。

成汤是一位真正的明君圣主,他没有接受这种不人道的建议,而是大义凛然地说:求雨目的是为了拯救人民苦难,怎么能够为求雨去祸害老百姓呢!即便是因为人的过失冒犯了上天,那责任也该由我这个领导者来承担呀!要惩罚也应该首先惩罚我这个一国之君哪!

可贵的是,作为一位威加四海的最高统治者,成汤不仅说到,而且真的做到,他在祭祀之前就沐浴更衣,自己先做好为祭天而牺牲的个人卫生准备,并命令当值官员架好柴堆,然后才向上天祈祷。最后向上天表白:国家有难都是我的罪过,我愿意承担一切上天给予的最严厉惩罚,只要不连累我的老百姓,我愿意以自焚的方式来赎罪。

祈祷祭祀完毕之后,就端坐在柴堆上,等待点火时刻的到来。

无巧不成书,就在点火时辰将到的紧急时刻,突然满天乌云翻滚,狂风大作,大雨倾盆而至,终于结束了这场长达七年的大旱灾。

很显然,这是一次重大历史事件。对这一事件的具体过程,甲骨卜辞都有生动详细记载,怎么可能是后人凭空捏造呢!

在那样一个没有纸笔,没有锋利刻写工具的时代,可想而知,文字符号的记录何等艰难,在那样一个朴素得连最高统治者都可以为天下献身的时代,人们怎么可能如此煞费苦心地在甲骨上去造这样的假来欺世?不要以今天这种造假成风现象去理解三千年前的老祖宗,这样理解真的是在亵渎祖先。

天地间令人震惊的偶合事件确也时或可见,但有没有甲骨卜辞所记载的正要点火就暴雨骤至这个巧合情节?不得而知。

是不是当时研究天文气象的星象家事先通过仰观天象，预测天气某日某时可能下雨，然后特意把祭祀活动安排在某日某时的？也不得而知。

是不是人们在追述古圣先贤的丰功伟绩时，为歌颂德政，为放大神权影响，记录时虚构情节，刻意渲染？还是不得而知。

但有祈雨这么一场盛大活动，而且祈雨没有以人作祭礼，祈雨还获得圆满成功却是肯定的。

通过这一事件的记录可以推知，商初气象气候与运气规律不相吻合，表现为久旱无雨，也是真实的。

为什么会造成这样的气运错乱？

后世对运气学说的研究一直持续不断，直到今天还是不少人痴迷的神秘知识。

金代刘完素是研究运气学说成就突出的医家之一，他对运气理论有深刻研究，善以运气指导临床诊疗。他的所有作品几乎都与运气理论紧密关联，还有研究性专著《素问要旨论》传世。

他跟前面介绍的宋代运气研究专家刘温舒一样，非常强调作为医生必须懂运气，认为这是医生的基本学术素养。

天道那么微茫幽渺，运气理论那么复杂虚幻，用于医学时该如何把握？历代医家看法不一，分歧的焦点是严格按照运气理论列表加以固化运用？还是仅作参考？参考的依据是什么？是理论模型？还是实际气象气候？

有关这类问题，刘完素的见解最具指导意义。

他在《素问玄机原病式》一书中明确指出："所谓四时天气者，皆随运气之兴衰也。"

刘完素这话讲得很明白：运气问题的本质是以六十甲子为周期的气候运动变化规律，各个不同年份，因其气运特点不同，都会直接影响到当年的气候特点和四季气候变化。每年的四季气候特点，就是每年运气特点的具体体现呀！真是一语道破天机。

既然四季气候是运气规律的具体体现，那就不能脱离季节气候特点去研究运气。所以，他在具体论述运气理论与临床运用关系时，更多是通过讨论当年四季气候特点与疾病发生发展关系来加以说明的。这样既化玄妙为浅近，便于临床运用，又真实深刻地把握了当年运气特点，最具实用性，也最具科学性。

他在《素问要旨论》中指出：不能只在运气表上研究运气，刻板地以运气周期为序来论定各个年份运气特点对体质、对疾病发展变化的影响。

这种认识的道理很简单：因为“天下地理、方位、节令、气候不同，及人之老幼男女，脏腑禀受所生，大小高下，前后偏侧，浓薄长短，坚脆虚实，各各不同，岂能世人同日得病，而证候皆同，及宜一法治疗，及同日愈者耶”！

他的话讲得很透彻。疾病的影响因素非常复杂，运气只是影响因素之一种，除运气规律的影响外，还有地理环境、体质、性别、年龄等多因素的影响。更何况气运本身还有异常变化的可能，没有一成不变的气运，也没有一成不变的疾病。处方用药时必须灵活机变，具体问题，具体分析，具体处理，这才是对待运气学说的正确态度。真是一语唤醒梦中人。

运气异常变化是什么原因引起的？古人没有彻底弄明真相，就是借助今天的天文学、天体物理学等研究，恐怕也还很难彻底弄明真相。或许与运气理论中，大运、中运、小运之分有关。

小运是以六十甲子计，中运是以千年计，大运是以万年计。小运中又以十二时辰为日，五日为候，三候为气，六气为时，四时为岁。真是运外有运，运中还有运，层出不穷。

大运制约中运，中运制约小运。小运必然受中运、大运的支配和影响。

具体是哪个环节出了问题才会导致某个层次的气运异常？虽有日月星辰方位变化的依据可凭，但仍然不能尽知其详，只能作为参考。标准答案可能永远都只有上天才知道。

刘氏在运气理论研究中，以四季气候特点为根据，就化玄妙为具体了，可求可知，可验可证。态度客观，方法朴实，是值得今天热心研究运气理论的朋友们认真借鉴参考的。

如果按照运气规律推算，某年、某季当有某种气候特点，这只是研究运气的参照依据。如果实际气候特点与运气规律完全吻合，就应该认真参考运气理论去开展诊疗工作。如果实际气候与运气规律并不吻合，甚至相差很大，那就应该以实际气候特点为参考，去开展诊疗工作，这才是严谨的气运医学思想体现。也才是科学的气运医学理论运用。

所以，总括起来看，对待运气学说的客观态度应该是：天道渺茫，天机难以尽窥；运气微妙，四时可以验证。以四时气候特点为根据指导临床，最为切实可行。

研究运气理论，一定要站在为临床实践服务这个基点上，一切从实际出发，以具体气象气候特点为根据去进行研究，才能收事半功倍的效果。

如果你的理想就是通过精求运气之理来把握天机，成为出神入化的高水平天文工作者，为此立志穷尽一生去做这项研究，那叫献身精神，难能可贵。

如果你的理想是当一个济世活人的医生，而把运气学说研究目标定到“尽窥天机”的“神级”高度，那理想就有可能成为幻想。《庄子·养生主》中有一句名言：“生也有涯，而知也无涯，以有涯随无涯，殆已！”用有限的人生去追求尽窥宇宙奥秘，无论什么大智慧的高人，都很难如愿以偿。

这不是消极人生观，这是实事求是。

所以北宋的政治改革领袖王安石在《上仁宗皇帝·言事书》中说：“使不得成才者何也？夫人之才，成于专而毁于杂。”有些人书读了不少，终其一生，却一无所成，其中一个重要原因就是功力不专一，志趣太庞杂。什么都想学，什么都想干，到头来，却什么都干不好，什么都没干成。这就是今天还广为流行的一句话：“门门懂，样样瘟”。

人生顶多就那么百把年，作为医务工作者，肩负着救死扶伤的学术使命，对绝大多数人而言，能知常达变，把运气理论融入临床实践中，除了患者本身的证性外，同时结合时令特点遣方用药也就可以了。如果把精力耗费在窥测天机上，最终很可能是竹篮打水一场空，既没有学好自己的专业技术，又没能从上天偷窥到成神成仙的秘密，那就很不划算了。

有关运气学说的一般“常识”，并不是凡夫俗子不能窥透的上天秘密，而是源自生活、源自实践的自然运动变化规律知识。老祖宗已经把它明明白白总结出来了，还费尽心机地把它嫁接在中医理论体系中了，后世子孙只管拿来运用就行了，有什么不可知的？如果像刘完素所指导的那样去学习运用运气理论，那就更是人人可学、人人可用的中医常识常理了。

要想“尽知天道”，那就是不切实际的幻想，到老年才来痛悔一事无成，那就毫无意义了。

中华老祖宗在阐发运气理论时，也从没说运气理论是彻底揭示天地运动变化秘密的“天机”，是尽知天道的极限真理呀！

相反，老祖宗实事求是得很。就在《素问·五运行大论》里，学者们已经就这个问题展开了讨论。一位名叫鬼臾区的学者提了个问题，说是“土主甲己，金主乙庚，水主丙辛，木主丁壬，火主戊癸。子午之上，少阴主之。丑未之上，太阴主之。寅申之上，少阳主之。卯酉之上，阳明主之。辰戌之上，太阳主之。己亥之上，厥阴主之。不合阴阳，其故何也？”

那意思是说：有关五运和六气相和主岁气的问题，很多地方不好理解。

就拿五运所主的气候相关性而论，五行配天干，甲乙属东方木，怎么甲却化生土运，乙却化生金运呢？再以六气所主的气候相关性而论，六气配地支，亥子属北方水，怎么亥年之上，却风木主之，子年之上，却君火主之呢？还有，当君火司气时，火本属阳，怎么反属少阴呢？少阴是寒水之地呀！寒水司气时，水本属阴，怎么反属太阳呢？太阳属阳盛之区呀！怎么天干地支配五运六气后，所主气运与自身阴阳属性不相吻合呢？

一位名叫岐伯的学者回答说："是明道也，此天地之阴阳也。夫数之可数者，人中之阴阳也，然所合数之可得者也。夫阴阳者，数之可十，推之可百，数之可千，推之可万。天地阴阳者，不以数推，以象之谓也。"

岐伯的回答，言简而意深，大致讲了三层意思。

一是天地阴阳运动变化之理和五运六气之理的异同。"道"是阴阳运动变化之理，是统括天地间万事万物变化之理的更大更深奥的学问。五运六气之理在本质上隶属阴阳运动变化之理，但它仍然只是人类认识气象气候变化规律的专门知识。相对"道"而言，还算是比较浅近，比较容易理解掌握的学问。

二是阴阳变化之理与五运六气之理不相合的原因。在"道"所统括的天地阴阳变化之理中，蕴含着无穷的宇宙运动变化规律，表现形式非常复杂，或本阳而标阴，或内阳而外阴，或此阳而彼阴，或先阳而后阴，变化形式多种多样，不可穷尽。就某个具体事物，某种具体变化而言，其表现形式归纳起来也许不过几种、几十种，还相对比较好理解，好阐明。如果引申到万事万物，阴阳变化的表现形式可能就有成千上万种，甚至无数种。就不那么好理解，不那么好阐明了。五运六气理论虽属气象气候专门知识，但其核心部分仍然涉及到了宇宙内在玄妙莫测的阴阳运动变化之理，以人的智慧是无法真正透彻了解的，所以在研究过程中，也就无法完全按照阴阳属性去推论，只能以具体气候特点为依据来进行研究总结，这叫据象立论。只有这样，运气规律才可求可知，运气理论才真正具有实用价值。

三是如何使五运六气之理与阴阳变化之理相弥合。象不是人的主观想象结果，而是自然气候的客观表达，这种表达不是孤立的，更不是偶然的，而是由天体运动过程中复杂的相互影响背景所决定的。当人们以象为据掌握了一定时间周期内，不同时空状态对地球自然气候的影响规律后，再在这个基础上通过进一步观测天象去探求所以然之理，就能从更深层次揭示五运六气的所以然之理，从而求得与阴阳运动变化之理的微妙弥合。所以，据象所求得的理在本质上仍然是以阴阳运动变化规律为根据的，而不是以虚假命题在设说“天道”。

在《内经》中，既是这么讲的，也是这么做的。在《素问•五运行大论》里，就是通过反复观测二十八宿在六十甲子中不同年份的时空状态，进一步探求五运六气所以然之理的。

所以，学习运气理论一定要尊重前人见解，信任前人见解，既不盲目肯定，也不盲目否定。运用运气理论一定要以具体季节气候特点为判断依据，既不照搬运气理论，也不背离运气理论。只有这样，才能使运气理论在临床实践中发挥科学指导价值。

有关运气理论，就只能谈这么一点粗浅认识了。认识错误的地方，拜托多多赐教！

再如：《内经》中的“阴阳二十五人”说，也是《内经》中一个争议颇大的问题。

《灵枢•阴阳二十五人》篇中有“阴阳二十五人”之说，通篇以阴阳五行学说为纲，结合形貌、肤色进行分类，并以此为依据，对人的心性、行为，以及对疾病的选择性易感特点，对治疗方法的敏感性特点等进行研究。全篇二千二百余字，内容确实令人费解。

古代学者多认为是值得珍视的中医体质学宝贵研究成果，对医生的临床诊疗工作有重要参考价值，对患者的生活也有一定指导意义。

近现代学者多斥之为“唯心”谬论，主张彻底抛弃。近世以来，一直被打入冷宫，束之高阁。

态度积极的学者则以“医学心理学”来概括这一部分内容，以为冠以一个时髦名称，就提取了《内经》有关“阴阳二十五人”理论的精华，这种认识是非常局限，非常狭隘的。心理学的内容只是“阴阳二十五人”理论中很小的一个支脉，而不是精华结晶。

谁对谁错？很难评判。

在现代中医科研中，还没有针对这个问题的权威性研究成果问世。

我对这个课题做了点文献研究工作，1989 年在《成都中医学院学报》上发表了《中医体质学之滥觞》一文。

文章对这个问题做出的评价是：“《灵枢经》初步建立了以肤色、体态、年龄和阴阳五行为纲的人体体质分类研究体系，系统总结了各类体质的生理、病理和思想意识特点，并阐明了体质与疾病和治疗的关系，为中医体质学的形成和发展奠定了基础”。

《内经》研究“阴阳二十五人”这样的课题，目的是什么？

当然还是为临床服务。老祖宗要想把医学这门学问做深做透，首先就必须做到对人的全面深刻了解，所以，“阴阳二十五人”这样的研究成果，绝不是凭空想象的信口雌黄，更不可能是什么封建等级观念的荒谬产物，而是建立在长期生活实践基础上的中医体质学、心理学、病理学、行为学、遗传学综合性成果。

关于不同形貌举止的人，其体质特点、心理特点、性格特点、行为特点、对疾病的选择性易感特点、对治疗方法的选择性敏感特点等，都是很有研究价值的问题，不应简单否定。

在日常生活中也随时可以见到，长相相似的人，即便生活环境完全不同，受教育程度相差很大，但他们的言谈举止、音容笑貌、待人行为、处事方式，确有很多相似之处，其中的妙理还非常复杂，也非常有趣，希望有兴趣的朋友进一步深入研究。

古人的很多学术成果得来不易，是通过长期观察、穷思极想、反复证悟得来的。虽然在形式上没有今天的科学实验那样正儿八经，那样数据齐全，更没有半点现代学术气息，但却是建立在浩瀚时空跨越过程中的海量标本基础上的，其可信度和科学价值都很可能要高于今天某些时空范围都非常有限的科研成果。值得高度珍视！千万不要当作文化垃圾随随便便一扔了之。

深入研究，不浅尝辄止。

《内经》是医学著作，凡与生理病理相关的内容，都应该有临床运用上的落脚点。但事实并非如此，有些内容，就很难找到运用落脚点，让人很费思索。如《素问·六节脏象论》明确提出“凡十一脏，取决于胆”，此说到底有什么学术意义？有什么运用价值？

清代医经研究名家张志聪，在他的《素问集注》中对这句经论作了如下解释：“五脏六腑，共为十一脏，胆主甲子，为五运六气之首，胆气升，则十一脏腑之气皆升，故取决于胆也。所谓求其至也。皆归始春。”

这个见解是从以年为物候周期的角度阐发胆的重大生理影响。

对植物而言，草木一年一荣枯，春季为每年生长发育的新起点，全年生长发育是否良好，春天萌发状态尤其具有决定性影响。

对动物而言，也是生命过程中的一个繁衍生息新起点，故有一年之计在于春之说。

胆禀少阳春生之气，随少阳春生之气而动，是人体年周期发展变化过程中的第一个气候信息唤醒点。胆气舒则五脏六腑之气自舒，一身精血津液皆畅，五脏六腑无不受益，生长发育自然良好。胆气郁则五脏六腑之气郁，一身精血津液皆郁积而不畅，五脏六腑皆受所累，生长发育自然受到重大妨碍。

张氏见解从深层次揭示了胆对全身各个系统生长发育所具有的积极意义，认识是非常精准，非常深刻的。

阐明生理是为了更深刻地理解病理，更有效地指导临床，最终仍然是为临床服务。如果后世的研究仅仅从生理影响这个角度来理解“十一脏取决于胆”，而且只是点到即止，那就远远不够了，还应该进一步从临床治疗角度进行深入探讨。

金代著名医学家李东垣，以这个认识为指导，创制补中益气汤，方中加柴胡，立意就是以升发少阳春生之气来带动脾胃中气运行。这是“十一脏取决于胆”在临床运用中的深刻体现。

从深层次看，肝胆互为表里，调胆就是在调肝，调肝也寓有调胆的意义在其中。

前人对“十一脏取决于胆”的发挥还远远不够哦！从临床角度看，“十一脏取决于胆”这个论断还可以给临床更多启发。比如，在多种病症的治疗中，都可以考虑通过适当利胆、温胆、清胆来调畅全身气机疏泄功能。

疏泄畅达，则气液流行，浊阴自降，清阳自升，出入无碍，五脏安和，神魂安定，对多种疾病的治疗都有积极增效意义。对浊阴潴留、气机不畅类病证尤其具有特殊治疗意义。这样就把“十一脏取决于胆”的论述落到临床运用实处了。

至于用什么方药来体现，那就得根据疾病的证性来做出选择了。而且得考虑肝与胆互为表里，相互影响微妙，所以，在调胆时，很多时候也当肝胆并重并调。

不少失眠患者，睡到半夜一点左右就要醒，而且还伴有汗出而烦的，即便舌苔并不厚腻，单靠运用镇心安神药、养心安神药、补肾补血药，不仅难以见效，大多还越治越重，必须祛除胆经湿热邪气，才算是真正找到了病本，治疗才能收长治久安的效果。

如果汗出而热，那就是肝胆湿热郁滞证，夜卧不安，烦躁失眠，是由于湿热扰动，肝不藏魂所致。如果不把治疗的着眼点放在胆经湿热上，而是全方位地去镇心安神、养心安神，这个神是安不了的，只会越镇越神魂不安，越补越神魂不宁。治疗当以清利肝胆湿热为着眼点。胆是肝脏气液出入的重要通道，清利胆经湿热，肝经湿热自然顺流而下。湿热一去，气血清灵，不养心而心自静，不安神而神自宁，不藏魂而魂自定。黄连温胆汤、三仁汤、蒿芩清胆汤等方就成了首选方，桑叶、菊花、栀子、藿香、佩兰、茵陈、金钱草、石菖蒲、竹茹、冬瓜子等就成了优选药物。

如果患者醒来一身冷汗，平时还容易脘痞便溏，那就属于肝胆脾胃寒湿郁滞证，胃不和，则卧不安。这样的失眠，是由寒湿阻滞中焦，肝失疏泄，脾失健运，胆失通畅，胃失和降，清浊淆乱，神魂失宁所致。清不能升则元神失养，浊不能降则气血失和，卧岂能安？睡岂能稳？治疗要点当以暖肝温胆，健脾暖胃，化气行水为主。寒主收引，凝滞气机，肝胆得暖则气畅血和，疏泄有度，对脾胃健运有积极促进意义；脾胃得温，则运化有力，清气自升，浊阴自降，再加化气行水之助，则三焦气液流行，五脏六腑气血冲和，不镇心而心自稳，不养神而神自安，不藏魂而魂自定。胃苓汤或理中汤合五苓散就成了首选方，桂枝、茯苓、猪苓、泽泻、红参、炒苍术、炒白术、干姜、小茴香、砂仁、白蔻、藿香、荜澄茄等就是优选药物。

其他脾胃病症的治疗也是如此，不能只见脾胃，不见肝胆。在治疗脾胃的同时，辅以适量调理肝胆药物，可能具有积极增效意义。

胆气虚寒，得寒则呕，遇寒则痛的，得暖肝温胆行气；胆气郁结，情志不舒，胁痛嗝气的，得行气利胆；胆经湿热郁阻，口苦口腻，舌苔黄厚，脘痞纳呆厌食的，得芳香化浊，清肝利胆。

具体证型难以尽举，大家得到临床上去有意识地进行探索，才能有真切体会，真实收获。总之，“十一脏取决于胆”绝非泛泛空谈，理解透了，运用好了，对多种病症的治疗都会有微妙增效意义！

《内经》中的“伏气”理论，也是一个需要长期观察、深入研究的精妙学术问题。没有长期深入的临床体会，你就会感到难以理解。一个时节感受的邪气，怎么可能在下一个时节甚至要隔很长时间才发病呢？这是不是古人毫无根据的一种假想，面壁虚构的一种猜测呢？

不要说一般中医人，就是专门从事中医教育多年的专家教授，都有可能理解不了，认识不清，心存疑虑。

给大家讲一个真实故事。

有一次，我在学校偶然碰上几位青年教师正围着一位和我年龄相近的专家聊天，听那高亢而铿锵的语调，就知道聊得很热烈。一位面对我的青年远远看见我，就和我打招呼，那位正在侃侃而谈的专家也掉头望了一眼，立即收住话题，转身招呼起来。我一看，是讲《内经》的专家。

当我渐渐走近时，他主动告诉我，他们正在讨论有关《内经》中的伏气理论问题。接着兴致勃勃地继续对我说："这些年轻人问到底应该怎么认识《内经》中的伏气理论。我告诉他们，这是古人的一种莫须有假想，对临床实践没有半点指导意义，是《内经》中应该剔除的糟粕。"他还补上一句："宋兄你怎么看这个问题？"

我一下子蒙了，不知如何回答是好。因为他已经给青年人讲了他的观点，"伏气理论是《内经》中应该剔除的糟粕"，我既不好当着那么多青年教师让他下不了台，又不能无原则地随声附和，误导青年。于是沉吟了一下，回答说："这是个紧扣临床的高深理论问题，不是纸上谈医能谈出正确答案来的，最好先不要下结论，大家都带着这个问题到临床实践中去多历练，多观察，多体会，三五年后再来讨论这个问题，可能更有意义。"

那位专家自然听出了我是不赞同他观点的，一下子脸红了，但还是拧着脖子说："我还是坚持这种观点。伏气理论就是《内经》中的无稽妄谈，就是古人凭空想象的糟粕！"然后就匆匆离开了。

那位《内经》专家离开后，青年人继续追着我问："对伏气理论到底该怎么看？"

我说："中医是应用学科，伏气问题又是紧扣临床的高深理论问题，脱离实践，坐而论道，既谈不出令人信服的结论，更炼不出识别真理的火眼金睛。学术辨伪识真的火眼金睛只有在长期实践的艰苦磨炼中才能炼成。《内经》作者朴实得很，绝不会有凭空想象、欺世盗名的杂念！学习经典，不要轻言弃取，一定要到临床实践中去历练、历练、再历练，然后再来讨论这个问题，才有意义，才有收获。"

看他们神情专注，意犹未尽的样子，于是继续说："《内经》的伏气理论不是来自面壁虚构的假想产物，而是来自反复实践过程中深切感悟的客观存在。所谓伏气，并不仅仅是指某种特定理化生物因子的潜伏，可能还包含在某种外因影响下，机体发生的生物物理性状改变久久得不到纠正等复杂内涵。我的看法不等于就是伏气理论的微观真相，也不等于伏气理论的绝对真理，微观真相得有待科学去逐渐揭示，伏气真理得你们自己到实践中去寻找。”

大家看看，教《内经》的对“伏气”理论都持否定态度，这个问题够严重吧？今天到底该如何看待这个问题？

“伏气”理论既然是《内经》提出来的，那讨论这个问题就得先去《内经》中把它的根刨出来，看看它到底是怎么生，怎么长的。

《素问•阴阳应象大论》的“冬伤于寒，春必温病；春伤于风，夏生飧泄；夏伤于暑，秋必痎疟；秋伤于湿，冬生咳嗽”之论，《素问•生气通天论》的“冬伤于寒，春必病温”之论，《素问•金匮真言论》的“藏于精者，春不病温”之论，《灵枢•论疾诊尺》篇的“冬伤于寒，春生瘅热”之论，都是《内经》中有关伏气理论的内容。其中，围绕伏气春温的内容最多，针对其他季节伏气病症的论述只是点到即止。

《内经》伏气理论的学术本质到底是什么？伏气致病的影响到底有多广？这是现代学者最关注的问题。

从文字表面看，《内经》伏气理论的本质是由季节气候特点所决定的不同时令不同性质的“寒、风、暑、湿、燥、火等邪气”此时潜伏，彼时发病，好像简单得很。但用现代病因学眼光看，内涵就没有那么简单了，而是丰富得很，复杂得很！一切理、化、生物因子尽在其中。

在六淫邪气中，只有湿为有形之邪。说湿邪停留在某个层次，某个部位，待时而动，待时而发，成为后续某个时段、某种病症的发作起点、起因，还比较好理解。说其他无形的风、寒、暑、燥、火邪停留在机体某个层次、某个部位待时而动，待时而发，成为后续某个时段、某种病症的发作起点、起因，就不那么好理解了。

对这个问题应该从这样几个方面去理解。

一是伏气影响四时存在，四时可见。“春伤于风，夏生飧泄；夏伤于暑，秋必痎疟；秋伤于湿，冬生咳嗽”，都是伏气影响所致，不能简单局限于春季的温病去进行研究。《内经》重点讨论冬受寒而春病温不过是举隅而已。

二是不同时令的伏气影响导致不同的病症，影响因子与季节气候特点有密切关系，并不仅仅局限于冬伤于寒。

三是风暑燥寒火等中医病因学的“无形之邪”并不等于一无所有，很可能包括今天所知的某种生物、生化、理化因子。正是这样的因子潜藏体内，待时而动，遇机而发，成为未来某个时段某种病症的起点、起因。冬伤于寒，春必病温，就是矛盾演化相关性特点的最好例证。

四是中医病因学的“无形之邪”在某些特定条件下，可能真的并没有什么实实在在病原体，与生物生化理化等有形因子无关，而是寒热温凉的物理因子。正是这样的物理因子改变了机体内外生态环境，甚至有可能给机体某个层次，或某种组织，或某个脏器造成了某种生物物理性状改变，破坏了机体内在阴阳平衡，扭曲了机体脏腑组织的生理常态，为邪气待机而入、遇机而萌创造了条件。

五是从《素问•金匮真言论》的“藏于精者，春不病温”一条看，伏气理论的研究远远突破了六淫七情病因范围，一切养生不慎给机体造成的不良影响都可以被视为伏气影响因子，都可以成为伏气影响因子之一种。大家看看，这话连邪气的影子都没有，怎么也成了伏气理论的组成部分呢？

这正是《内经》理论的深邃处。人与自然息息相通，处处相关，虽无邪气的直接影响，但机体自身养护失调，违逆了时令养生规律，就会进入不良状态，成为导致疾病发生发展的重要原因。

“藏于精者，春不病温”，这是话里有话。反求之则有“冬不藏精，春必病温”或“春多病温”的深意包含其中。冬天天地之气闭藏，由天地所生的万物也当元气内守，精气闭藏，才能为又一个年周期发展准备良好条件。如果逆天地运动变化规律而动，耗散元气，竭夺精气，机体内在的生物物理性状就可能发生重大改变，无法适应年周期发展变化的需要而成为疾病发生发展的基础。

作为清初三大家之一的喻嘉言，正是从这样的认识角度去研究伏气理论，又在《内经》认识基础上，增加“既冬伤于寒，又冬不藏精”之论，提出温病三纲说，使《内经》伏气理论更臻成熟完备。这在其《尚论后篇》中是有专题论述的。

是不是经喻嘉言充实发挥，温病三纲说就尽善尽美，没有任何研究余地了？那也未必。清代医家柳宝诒在《温热逢源》中就对喻氏温病三纲说有不同看法，并做了深刻剖析，精准修正。

他说：“盖喻氏天才超越，笔力清卓，每有议论，无不力破余地，而有意为文，每每虚立门面，创议论以助我波澜，在作文则为高手，而说理则未必皆能精确矣。即如伏气发温之病，惟冬伤于寒故病温，惟冬不藏精故受寒，其所受之寒，无不伏于少阴，断无伏于肌肤之理。其肾气未至大虚者，倘能鼓邪外达，则由少阴而达太阳，病势浅而轻。若肾虚不能托邪，则伏于脏而不得外出，病即深而重。同此邪，同此病，证有轻重，而理原一贯，无三纲之可分也。

喻氏论病，每每骋其才辩，而刻意求高，抑或借作感慨而自抒胸臆，逞笔所之，不自觉其言之过当，学者须分别观之”。

柳氏所论，虽不是什么破旧立新，独树一帜的新创见，但看问题入木三分，使喻氏见解中的理更加透彻，更加深刻，更加精准。这也是善学《内经》，善学前人，善学他人的绝好样板哪！

有关伏气之理，《内经》虽言之甚简，但内涵却非常深刻、非常精妙，而且是有临床实践为依托的，是两千多年前中医对疾病隐潜状态原因的深刻揭示，怎么能说是无稽妄谈，凭空想象呢！

不深究伏气之理，就断然否定伏气理论的价值，就轻言抛弃，这不是做学术应有的态度。如果每个学者都按自己的认识去取舍，动不动就把自己不理解的部分往垃圾堆里扔，从《内经》问世到今天，《内经》会变成什么样子？恐怕早就成为一堆破烂了！

《内经》学综百科，理贯天人，就是一辈子主讲《内经》的人，也有不能破的疑，也有不能解的惑，也有开黄腔的时候，不足为怪。但开黄腔也得守住底线，你不理解，不等于就是古圣先贤无稽妄谈，凭空杜撰；你没弄懂，不等于别人也弄不懂，更不等于学界皆愚，唯你独明。没有充分证据，就不能简单武断地下否定性结论，这就是底线。突破了这个底线，信口开河，就会误导后学，以讹传讹，反而造成难以弥补的不良影响。

在《内经》中，有关“术数”的学术本质，也是有很大难度的问题！最令人头痛的是有关这个问题的参考性见解极少，所以破解这个问题中的疑难就很费思索。

《内经》开宗明义第一篇《素问·上古天真论》就指出：“上古之人，其知道者，法于阴阳，和于术数，食饮有节，起居有常，不妄作劳，故能形与神俱，而尽终其天年，度百岁乃去。”

大家都知道，还有一个与“术数”读音、用字完全相同，只是排序不同的词，叫“数术”。

到底什么是“术数”？什么是“数术”？

“术数”和“数术”又是什么关系？

在古代文献中，这两个词的运用好像随意性很大，并没有严格界定区分，似乎没有深究的必要。但我个人认为，在研究《内经》时，对这样的问题不能浅尝辄止，人云亦云。更不能主观臆断，似是而非。

大多数人都认为这两个词的意义基本相同，可以互换互用。在所有文献和工具书中，也都讲得很含混，全是笼统地、含糊其词地讲个大概，似乎也认为是同义词。

在我国现存最早的目录学文献《汉书•艺文志》中，所载书目分为：六艺、诸子、诗赋、兵书、术数、方技六略，共收书38种，596家，13 269卷。

“术数略”下又分为天文、历谱、五行、蓍龟、杂占、形法等6类，共190家，2 528卷，所占比重相当大。由此可见，“术数”并不是某一个专业的某一种专门知识，而是与天文、历法、占卜、地理、阴阳五行等相关的庞大知识体系。

《汉书•艺文志》还明确指出：“数术者，皆明堂羲和史卜之职也。”

这话的意思是说，有关“数术”的学问不是一般人掌握的。

“明堂”是一个高规格，高等级的特殊场所，比今天的国家科学院等级还高，因为它还兼着国家特殊政务、最高典礼的职能，是上古作为王室宣讲政教，举行典礼的神圣庄严地方。能在那儿工作的，自然都是当时的高级专门研究人才。在那个等级森严的时代，只有精通这类高深学术的奇才，才有资格进入那样的研究平台。

“羲和史卜”是天文历法星象占卜类高级研究人员的统称，在上古时代，都是最高级别的学术大腕。

据文献记载，“羲和”是《山海经》中的远古神话人物，传说她是生了十个太阳的伟大母亲，她每天用车子载着她的十个太阳儿子日复一日地早上从东边出来，晚上从西边回去，骄傲地向宇宙显摆她的丰功伟绩。

根据《尚书•尧典》“乃命羲和，钦若昊天，历象日月星辰，敬授人时”的记载看，羲和既不是什么太阳之母，也不是什么驭日之师，而是上古专门观测日月星辰运行规律，制定历法的天文学家。所有关于羲和的神话传说不过是一种原始浪漫主义的颂扬罢了。表达的是对那些知晓天文、制定历法的伟大科学家的无限崇拜。常言说：“知子莫如母”，能掌握日月星辰运行规律的人，自然而然就被原始先民尊为日月星辰之母了。

“术数”或“数术”在古文献中的运用，涉及的学科很多，引出的解释内容自然也就很丰富。

关乎政治的，就讲成治世治人的权谋之术。

关乎医学的，就讲成强身健体的养生之术。

关乎军事的，就讲成排兵布阵的谋略之术。

关乎天文的，就讲成观天测地的星象之术。

关乎宗教的，就讲成沟通天人的神仙之术。

关乎占卜的，就讲成窥测天机的预测之术。

而且异口同声地说："术数"就是"数术"，"数术"也称"术数"。就连字典词典类工具书也都这么解释，这么认定。

权术就是权术，战术就是战术，相术就是相术，法术就是法术，巫术就是巫术，为什么都统括在"术数"门下，和"术数"建立了斩不断理还乱、撇不清、道不明的复杂关系？

之所以"撇不清、道不明"，所有的解释都存在一个共同问题，那就是始终没有明确指出"术数"这个词自身的本质含义到底是什么。所有见解给人的感觉都是隔靴搔痒，言其表而不及其里。

从"术数"和"数术"的字序组合完全相反看，似乎也并不是同义词这么简单。

到底应该如何理解才能更接近这两个词的本义？才能正确界定这两个词的词义差异？这实在是一件令人深感困惑的事情。

明朝正德年间，一位名叫王玺的医家著了本《医林类证集要》，又称《医林集要》。书中就提出了"数""术"各不相同，却又紧密相关。他在阐述医药关系时说："医治有三：药是数也，器与力是术也。而术中有数，数中有术，相持为用也。"

王老前辈是在讨论医疗技术与医疗工程、医疗工具之间的关系，并不是专门为解释"术数"或"数术"提出的，其具体见解也与"术数"或"数术"没有任何关联。

但从"术""数"分论，而且强调"术中有数""数中有术"看，在他的学术意识里，不仅带有"术数"和"数术"的深刻印迹，而且对"术数"和"数术"是有深刻理解的，因而对帮助我们理解这两个词是有重大启发意义的。

词是由单个文字构成的，构成词的单字也称词素。要想寻求词的本义，最简单的方法莫过于剖析词素，也就是通过对构成词的单字字义进行分析，然后再把字义组合起来进行分析，这也可以叫"望文生训"。

这样的"望文生训"并不是只浅求文字表义，不深求内容实质的意思。而是指通过寻求构成单词中的相关字义来寻求单词的原始本义。这是最朴素、最有效的词解方法。

但得说明一点：这绝不是万能的方法，千万不要把它当作"万能钥匙"来到处乱用！因为语言表述是伴随人类文化发展而不断发展的，几乎所有的词在发展过程中都产生了不少引申意义，词的演变时间越久远，内涵越复杂。同一个词，在不同的语言环境中有不同的含义，分析文献中的词义不仅得剖析词素，还得根据上下语境来进行综合分析，才能做出正确判断。

“术数”一词的本义，当是“术”中有“数”，“术”中求“数”，“术”中知“数”的意思。

“术数”中的“术”字，是“学术”“技术”“方法”“措施”“技巧”“窍门”的泛指，所有权术、权谋、兵法、占卜、星象、巫祝等知识都在其中。

“术数”中的“数”字，就是“数目”“数量”的意思。一切权谋、兵法、占卜、星象、巫祝等术各自所涉及的事物，都必然受时空运动变化的深刻影响而有自身发展规律，规律必然通过时空量变来具体体现。这就决定了“术”的运用是有内在规律性可求的，其规律性就体现在所针对事物的周期性时空量变值上，这个值就是“数”。只要把握了客观事物的量变值，就掌握了决定事物发展变化的规律。以“数”为据，就可以执简驭繁地采用对应的“数”去处理问题，去化解矛盾，去防患于未然。“数”既是揭示“术”本质的依据，又是“施术”“用术”的依据。一切“术”的运用都必须知“数”而后行，才能收到良好效果。

“术数”是为设计解决矛盾之最佳方案提供以“数”为根据的基础性研究工程，理论性知识体系。

《素问·上古天真论》：“上古之人，其知道者，法于阴阳，和于术数。”所表达的就正是这个意思。说得更直白一点，就是人生于自然，长于自然，与自然息息相通，上古那些懂得自然变化规律，遵守自然运动法则的人，一切饮食起居，都会严格地以阴阳盈虚变化为指引，以阴平阳秘为准则，尽量做到与养生方法中的各种具体要点、具体标准相统一、相协调、相吻合，这就叫“和于术数”，也就是合于养生学规律的意思。

《管子·明法解》所谓“明主者，有术数而不可欺也，审于法禁而不可犯也，察于分职而不可乱也。故群臣不敢行其私，贵臣不得蔽贱，近者不得塞远，孤寡老弱不失其（所）职，竟内明辨而不相逾越。此之谓治国。”也是“术数”本义的运用。

《管子》这段政论大意是说：英明的国家领袖，懂得社会发展变化规律，就不会被谎言假象所迷惑；就会建立明确而宽严适度的法律制度，使人民的行为有规矩可以遵循，大家就会安分守己；就会明确各级政府的职能职责职位操守，使官员们各守其职。当所有官员都不敢营私舞弊，所有权贵都不敢欺压百姓，所有领袖身边的近臣都不能瞒上欺下，所有民众都安分守己，全社会弱有所济，老有所养，社会就和谐安定，有序发展，国家就一定能治理得很好。这儿的“术”是管理国家的权谋之术，“数”是社会发展变化的规律，针对社会发展规律，建立种种制度，以驾驭国家机器，这就是术数在国家政治生活中的具体运用。

“数术”一词的本义，当是以“数”为“术”，以“数”建“术”，以“数”驭“术”，以“数”施“术”。

“数”字带有“计算”和“数字”的双重含义。既指“计算”“运算”“测算”的方法，又指计算、运算、测算的内容——也就是揭示事物运动变化周期性规律的“数值”。

数值是用来计算分析问题的具体资料，也是设计解决问题方案的根据。“术”是处理问题、解决矛盾的具体措施、具体方案、具体技巧、具体谋略。

以事物运动变化的周期性数据为依据，通过运算或测算，找出事物发展变化的时空转换关键点，有针对性地设计解决矛盾之有效方法的学问，就是“数术”。

“数术”是实用性研究工程，是运用性知识体系。

《后汉书》中的“极数知变而不诡俗，斯深于数术者也”一语，就是数术本义的取用。大意是说深刻理解事物运动变化周期规律的人，就能正确预见事物的未来发展演变趋势，就不会去自作聪明地玩弄欺世媚俗的伎俩，这才是真正精通“权谋”，无为而无不为的大智慧。

“术数”和“数术”是贯通百科、服务百科的学术、技术，但并不是百科的代名词，而是归属于“九流”中的阴阳家。

其学术内涵和服务社会的方式都很独特，既非儒、道、法、名、墨、杂、农、纵横等与社会紧密相关的实学，也非政、军、农、工、商、医、教那样的实业。而是以阴阳五行学说为理论基础，以易经八卦为解密方法，穷究天人相通奥秘的玄妙之理，破解天人相通奥秘的玄妙之术。因而与权谋、兵法、法术、占卜、星象、巫术有着紧密的相关性。

正是因为长期以来用这种看似诡异的方式服务于政治、军事、医学、农商等社会各个行业，所以被视为可以操纵百科的玄妙之学、神秘之术。

由于长期以来对“术数”和“数术”的浅注浅解，混论混用，因而使得“术数”与“数术”既本质不明，又义界不清。

一管之见，仅供参考。错误之处，欢迎批评指正。谢谢！

举一反三，不死于句下。

《内经》是第一部全面总结中医理法方药经验的奠基性医学专著，涉及面广，内容庞杂，意蕴宏深。在讨论所有问题时，都只能是举述其大要，而不是深入细致，条分缕析。目的在于启发后学的思维，而不是给后人死框架、死教条。在学习研究中，应当精求义理，才能收举一反三之效。

谈到学习《内经》要善于联想，善于发挥，善于举一反三的问题，刚才我们讲到的清初三大家之一的喻嘉言就是个很好的榜样。

你看，《内经》中有关外感伏气温病的问题，只讲了两个方面，一是冬伤于寒，二是冬不藏精。正是《内经》的论述启发了喻氏的学术灵感，使他联想到应该还有既冬伤于寒，又冬不藏精的重大影响呀！这在人们的日常生活中也是很常见，很普遍的现象，为什么《内经》不讲呢？《内经》没有讲到的问题，作为后学可不可以把它补充出来呢？

《内经》是包罗天地的庞大医学体系，不可能把所有问题全都讲完讲透，只能提纲挈领地讲个大意，启发性地提个要。目的就是奠定基础，活跃思维，而不是把各种思维模式，各种运用方法，各种具体诊疗措施都一一罗列出来，供后人照搬套用。

所以，在学习《内经》的过程中发掘《内经》，发扬《内经》，发展《内经》，这不是可不可以的问题，而是目标所在、任务所在、追求所在。

不然的话，学习《内经》还有什么意义？

那种开卷声震屋宇，闭卷一无所知的死读书、读死书，即便最后是读书死，也死得毫无意义呀！

孔夫子说："朝闻道，夕死可矣！"读书追求的是"明理""知道"。只有"明理""知道"，才能经世致用。只有为"明理""知道"而死，才死当其值，死而无憾！

喻嘉言是把书读通了的，把理学活了的。在《内经》的启发下，他半点犹豫都没有，就大胆地进行了补充发挥，在自己的代表作《尚论后篇》里，把《内经》的伏气理论发挥成三大类：

以冬伤于寒，寒邪伏于肌肤，至春发为温病为一类；

以冬不藏精，寒邪伏于骨髓，至春发为温病为一类；

以既冬伤于寒，又冬不藏精，内外均受邪如伤寒两感之证，至春发为温病为一类。

这就是有名的"温病三纲说"。

中医学就是在历代像喻嘉言这样的有识之士不断开拓创新中发展进步的呀！好得很嘛！这才是大家学经典要学习的开拓创新精神，这才是大家学《内经》要学习的举一反三智慧。

不要以为能开拓的前人都已经开拓了，能发展的前人都已经发展了，今天已经没有工作可做了。远不是这么回事。《内经》是一个巨大的知识宝库，其中可开拓发展的内容还多得很。穷尽在座各位的一生，这类工作都做不完。

随便举个例子，比如《素问·水热穴论》的"所谓玄府者，汗空也"之说，到底深不深刻？完不完美？今天的《中医基础理论》教材是完全忠实《素问·水热穴论》见解，把"玄府"讲成"汗孔"的。这几乎可以说就是西医学所说的"汗腺"。这样的解释与经典高度吻合，看起来四平八稳，无可挑剔。

但在金代医家刘完素看来，这样的认识就太狭隘了。他在《素问玄机原病式》说："玄府者，无物不有，人之脏腑、皮毛、肌肉、筋膜、骨髓、爪牙，至于世之万物，尽皆有之，乃气出入升降之道路门户也。"

玄府并不单指人体肤表汗腺，而是人体五脏六腑、四肢百骸处处都存在，是人体各种组织气机出入的通道，用现代术语讲，"玄府"是机体各种脏腑组织进行气机交换的最微小通道，是机体各种组织通透性的体现。

这是一个很大的突破，得有不唯圣、不唯书、只唯实的求真精神才能做到！

他求的什么实？

求的临床运用之实。在临床上，外感病确有初起并不表现为发热、恶寒、清涕、喷嚏、鼻塞、声重、头昏、咳嗽等症，而直接表现为突发腹泻腹痛的。对这种看似杂病，用治杂病法却久不见功的病症，到底该如何理解？不突破认识上的这一关，治疗就找不到正确答案。这是外感风寒邪气内陷，引起的里中之表闭郁，整个消化系统气化功能障碍造成的，类似西医的胃肠型病毒性感冒。治疗要点在辛温发散解表，而不是温中健脾，也不是温肾扶阳。不信去试试，那些看似力量雄峻的温中健脾、温肾扶阳方案却治不了这样的腹泻腹痛。只有辛温解表，才能收立竿见影的奇效。

很显然，刘氏见解正是建立在长期临床证悟基础上的。不然，就不可能对《内经》学理有如此大胆而又深刻的拓展。

这种拓展不是凭空想象的子虚乌有之说，而是在临床实践中用智慧捕捉到的人体微观组织结构特点，是学术真知！正是通过他的拓展，极大地深化了《内经》的"玄府"理论，也极大地拓宽了"玄府"说的临床运用空间，是经典研究的创新性宝贵成果。

发现真理靠洞察幽微的智慧，发表真理靠学术求真的勇气。

我们今天在学习经典时，也得用这样的智慧眼光去认识问题，去思考问题，才能真正做到读书不死于句下。

像“玄府”这样的基本生理概念，不能止于生理认识，还得结合临床病理深入加以思考。不仅要用智慧之眼透过《内经》“汗空”这样的生理结构定义，看到肤表的病理状态特点，还要看到与“汗孔”相关联的内在脏腑病理状态特点。不然的话，对《伤寒论》中的葛根汤，为什么既能治“太阳病，项背强几几，无汗恶风”证，又能治“太阳与阳明合病”的“自下利”证，就很难深刻理解。对喻嘉言逆流挽舟法的理解也难以到位。必须站在表中有表、里中有表的角度去思考问题和认识问题，才能真正掌握其中的学术旨趣。

再比如：《素问·咳论》中的“五脏六腑，皆令人咳，非独肺也……感于寒，则受病，微则为咳，甚者为泄为痛”一段论述，就很值得玩味，就有巨大拓展空间。

尤其是“五脏六腑，皆令人咳，非独肺也”一语，最是发人深思。它给予读者的启示至少也应该有三点。

一是通过这个论断可以悟得：五脏六腑，皆令人泻，不独脾也。五脏六腑，皆令人眩，不独肝也。五脏六腑，皆令人肿，不独肾也。五脏六腑，皆令人悸，不独心也。五脏六腑，皆令人呕，不独胆也……临床所见，每一种临床症状虽都与某个系统有着某种特殊联系，但都并不是某个系统所特有、所专属，因为病根未必就在那个系统。

二是通过这个论断可以悟得：治疗咳嗽不能只是盯住司呼吸的肺系统，同时还得思维开窍，把各个系统之间的生克制化关系联系起来加以考虑。因为临床上很多时候，病位和病根并不在一个点上，一在此，一在彼，从五行相生相克关系看，二者之间还有隔一、隔二，甚至隔三的可能，如果没有辨明病因，没有找准病位，就盲目施治，就不可能收到良好效果！

三是通过这个论断可以悟得：治疗咳嗽不能简单运用止咳方药，而应该治病求本。辨明咳嗽发生的原因，找准导致咳嗽的矛盾归结点，抓住咳嗽的内在病机用药，才是治疗的关键所在。

如果联系本段后面的“感于寒，则受病，微则为咳，甚者为泄为痛”等内容看，还可以悟得两点：

一是咳嗽多因外感风寒而起，而且感邪大多比较轻浅，并不是什么疑难重症，没有某些医生所总结的“咳嗽，咳嗽，医家的对头”“劈柴莫劈疙蔸，医病莫医咳嗽”那么艰难，那么可怕。果真感邪重的，反而不表现为咳嗽，而表现为腹泻或身疼痛，甚至脘痛腹泻。

二是外感咳嗽多为风寒郁表，肺卫失宣引起，诊疗时首先应当注意分辨有无风寒郁表的问题存在，还得辨明风寒郁表的程度如何，这是论治的前提条件。只要有风寒郁表问题存在，一般情况下，治疗时就得考虑以辛温发散为先，首先恢复人与自然息息相通关系。不首先实现这个目标，其他治疗都是徒劳的，甚至有可能是破坏性的。

看看今天的临床现状，是在这样认识问题和处理问题吗？可以肯定地讲：绝大多数都不是！而是一见咳嗽就全方位用止咳药，“止嗽散”自然也就成了绝大多数医生的首选方。

人命至重，贵于千金。奉劝大家不要这样草率行事哦！这样做的危害是令患者表卫门户越关越紧，人与自然息息相通的生理常态恢复不了，咳嗽怎么好得了！

那些咳嗽发病时间不长，舌苔白或微白，口不渴、尿不热、便不结，或先结后溏的患者，这就是标准的风寒郁表，肺失宣发证型，怎么就没有勇气开个小青龙汤试试呢？

如果因为畏麻桂细辛过于温燥而不敢用小青龙汤，那就退而求其次，开个杏苏散或川芎茶调散试试总是可以的呀！怎么就死死盯住一个止嗽散呢？

方名止嗽就止嗽？方名定喘就定喘？方名安胎就安胎？方名还魂就还魂？要是有个名称叫起死回生丹的方，你就以为真的可以把死人医活？

世上哪有这样的好事！任何医方都是有运用标准，有运用条件的。不明标准，不讲条件地乱用，就不是在执行医学原则，而是在瞎胡闹！

这样做不只是把患者坑苦了，同时也把医生自己迷误了。你只知道在止咳方药里寻出路，是永远都走不出学术误区的，是永远都找不到学术真理的。说句得罪人的话，你这医不等于白学了吗？还不如早早改行，既不害人，也不误己。

现在看到的中医处方，大多都是见热清热，见痛止痛，见咳止咳，见呕止呕，滥用寒凉降泻、酸收镇敛类药的方哦！怎么不闭门留寇，怎么不引邪深入，怎么不越治越重！

讲到这里，声明一句。不要把所有咳嗽都理解为风寒，更不是所有咳嗽都用辛温发散药。是不是风寒引起，是不是属于寒郁表闭证，是不是需要运用温散方药来进行治疗，还得通过辨证才能确定。因为六淫邪气都可能导致咳嗽，外感内伤都可能发生咳嗽。

还有，用小青龙汤也是需要化裁的。舌苔厚腻的，无论是白苔还是黄苔，都不适合运用此方。舌体胖大或舌苔水滑的，用本方就得考虑减少芍药和五味子的用量，甚至去掉这两味药。因为这两味药阴柔酸收，非痰湿内盛者所宜。造成痰湿内盛的根本原因还是脾阳不足，所以，应考虑和理中汤合用，才能收事半功倍之效。不信去试试。

不仅如此，这样的论述对读者的启发还大得很。以此类推，治疗任何病症都不能简单对症状用药，都必须找到病根，才算是精准治疗，才算是治病求本，才算是有效治疗！如果没有辨明真正的病因，没有找准病位，就对症状盲目施治，无论用什么奇方异术，无论用多重的药量，除了碰巧之外，绝大多数情况下都是不可能收到良好效果的！这才是学《内经》的巨大收获。

总之，《内经》中这种带启发性的知识点很多，只要认真学习，深入钻研，那就随时都能捡到宝贝，随时都能收获“明理”“知道”的快感。

疑难待考，不轻下结论。

《内经》里的疑难问题也不少，就连《内经》这个书名都是考倒博学鸿儒的难题。

书名常常就是一部作品的主题，但从“内经”两个字里，却看不到它的主题到底是什么。因而成为千古难明，至今未了的一段学术公案。

根据《汉书·艺文志》记载，“黄帝”还有一部名称相对应的书，叫《黄帝外经》，但早已亡佚了。内容不得而知，因而引来历代医家的无尽猜测。

明代医家吴崑在他的《素问吴注》中，把“内经”解释为“五脏阴阳书”“五内阴阳之谓内”。也就是说，《内经》是讨论人体内在脏腑阴阳的著作，所以称“内经”。由此推论，《黄帝外经》就可能是专门论述四肢百骸等相对脏腑而言隶属人体外部组织结构功能特点的书。

明代另一位被后世誉称为“医中柱石”的大家张景岳，他在《类经》一书中，把《内经》释为“内者，生命之道”。用今天的大白话来说，《内经》是专讲生命科学理论的书。

后来也有人认为，“内”是一家之学的要旨，《外篇》其绪余耳。《内经》是讲某一家医学理论要旨的专著，《外经》是补《内经》没有讲完、没有讲透的补充性著作。

当代学者范登脉先生在《黄帝内经素问校补》中考证认为：“内”是秘密的

意思，重要学问古人多秘传。把《内经》解释为不轻易传授的“秘籍”。

现代还有观点认为：“内”“外”是相对为言，与《韩诗内传》《韩诗外传》，《春秋内传》《春秋外传》，《庄子》的《内篇》《外篇》，《韩非子》的《内储说》《外储说》相似，是分部名称，类似于上部、下部，上篇、下篇，并没有什么别的深意。

前面在讲《内经》性质的时候，又加了我个人提出的“内以明理，外以言用”，“《外经》可能是病症治疗学专著”的观点。《内经》是生理、病理、诊理、治理的理论性作品。《外经》可能是临床作品。因为从《内经》中不少高深的治疗学见解看，《内经》时代应该已经是一个临床非常丰富的时代，应该有相应水平的临床成果产出。不然，哪来那么多深刻临床见解？哪来那么多精辟诊疗论断？

没有丰富深厚的临床作基础，完全凭抽象推理，无论有多么卓越的智慧，都不可能产出像《内经》这么系统、深邃、高度成熟的理论成果！

也不可能在《内经》的“生气通天论”“金匮真言论”“阴阳应象大论”“阴阳别论”“移精变气论”“热论”“疟论”“咳论”“风论”“痹论”“痿论”“厥论”“奇病论”“大奇论”“至真要大论”等众多篇章中总结出那么多与病因、病症、诊断、治疗相关的丰富内容！

更不可能提出诸如：“五脏六腑，皆令人咳，非独肺也”“体若燔炭，汗出而散”“诸寒之而热者取之阴，热之而寒者取之阳”等精妙绝伦的临床见解！

所以，我的看法是“内”以明理，“外”以言用，《外经》很有可能是一部临床性作品。说不定仲景的《伤寒杂病论》和《黄帝外经》都存在不少内容上的瓜葛。

就书名这么个简单问题，说来说去，至今都还没说出个定论来，更不要说书中内容的疑难问题了。在《素问》《灵枢》两个部分，都还存在不少类似的问题。

对这类疑难问题，每一个中医工作者都应该关注。有兴趣、有时间的朋友还应该花点精力去考，去证，去探索。在考证探索过程中去提高认识、开阔眼界、活跃思维，这还是很有趣味的工作。

但要记住一点：在考证探索过程中，最好只谈自己的观点，不要轻易下谁是谁非的结论。这样的结论谁下也不管用，因为不赞同的学者心里自有他的看法，谁也强加不了。

再如：《素问·生气通天论》中有“因于寒，欲如运枢”一语，其中“欲如运枢”四个字考倒了不少古今名家，各自都有不同理解。

我当学生的时候，一位讲《内经》的名家，讲到这个问题时，处理方式最干净利落。他把这句经文用“文字有误”四个字画了个句号，完全避而不谈，省了许多口舌之争。

这样处理疑难，类似快刀斩乱麻，非常干净利落，但却未免过于草率。如果对所有疑难问题都采取这样的方法去处理，那搞学术就成了做手术，经这么轻率切割之后，学术的本来面目可能就会严重失真，严重变态，严重畸形。如果对整个作品中的疑难问题都采用这种手术式处理，大刀阔斧切割下来，剩下的可能就真的成了一本糊涂账。

那时我就心存疑问：“欲如运枢”一语存在于“阳气者若天与日，失其所，则折寿而不彰，故天运当以日光明。是故阳因而上，卫外者也。因于寒，欲如运枢，起居如惊，神气乃浮。因于暑，汗，烦则喘喝，静则多言，体若燔炭，汗出而散。因于湿，首如裹，湿热不攘，大筋软短，小筋弛长，软短为拘，弛长为痿。因于气，为肿，四维相代，阳气乃竭”一段经文里。讲授者首先应该对全文有一个总体的认识分析，然后是联系上下文对“欲如运枢”一语提出自己的见解，就是致误也应该参照上下文，探讨为什么会致误的原因，哪怕是猜想性分析也可以，怎么能够“文字有误”四个字就结案了呢？于是就去文献中请教先贤。

第一个请教对象是明代医家张景岳，很想听听他对这个问题是怎么解说的。在后世众多研究《内经》的医家中，还是景岳思维活跃，见识高人一头。他的《类经》，是迄今为止研究《内经》成就最大的里程碑作品。我一读《类经》，就被他的很多独到见解吸引住了。读过《类经》之后才知道，今天讲《内经》的老师，其实在很大程度上讲的就是景岳见解。

通过学习《类经》，所找到的答案并不令人满意。景岳的解释是：“言阳气不固者，四时之邪，皆得以伤之也。运枢，如天枢之独运于中也。如惊，谓举动卒暴，不慎重也。凡因于寒者得冬之气，冬宜闭藏，当使精神常运于中而身无妄举妄动，若起居不节，则神气外浮，无复中存，邪乃易入矣。”

景岳的阐释，讲的是外感病理机制，强调阳气对维护人体健康的重要性。如果起居不节，损伤了阳气，神气就会外浮而不能内守，邪气就容易侵入。

这样看待外感病的发生，眼光是很深邃的，见解也是很独到的。但实话实说，我认真学习，反复推敲后，总觉得这种解释与《内经》原文的上下文有点脱节，难以融会贯通，仍然感到失望。

再去请教清代研经讲经大师张志聪前辈，他的解释是："由枢转而外出，风寒之邪，皆始伤皮毛气分，是故因于寒，而吾身之阳气，当如运枢以外应，阳气司表，邪客在门，故起居如惊，而神气乃浮出以应之，神气，神藏之阳气也。"

把"欲如运枢"讲成阳气"当如运枢以外应"的病机反应特点，和景岳见解大同小异。

说实话，这个答案还是不能令人满意。不满意的原因还是觉得与《内经》原文的上下文内涵不协调。

当代学者范登脉先生在他的《黄帝内经素问校补》中提出："运"读若圜，指太阳；"枢"同蓲，是温煦的意思。"欲如运枢"意即像太阳照着一样暖和，也就是恶寒喜暖。欲如运枢成了"恶寒喜暖"的临床症状代名词。

通过向古今学者请教之后，又联系自己患病的切身感受，反复推敲，反复揣摩，获得的认识是：

二张的解释都存在一个认识上的共性问题，那就是和上下文联系起来反复咀嚼，认真比对不够，因而不能把全段主题贯通，一叶障目，顾此失彼。因而最终落得个读书死于句下的遗憾结果。

本段经文前面的"阳气者若天与日"到"卫外者也"一小段，讲的是阳气对于生命的重要意义。在"因于寒"到"阳气乃竭"大半段中，讲的是暑、湿两种邪气影响下的病理变化和临床症状，有的还涉及治疗原则，唯独"因于寒"成了讲阳气的生理意义和寒邪作用下的病机反应特点。

在同一段落中，同样的句式，讨论同类别的六淫邪气影响，针对其他邪气，都是谈病理变化，临床症状，怎么围绕寒邪，却只谈生理意义和病理反应，而丝毫不谈临床症状特点呢？这种在同一个段落中，句式相同、内容完全不同的表述方式，不像是《内经》的文体风格和叙事手法。果真按照二张的解释，这段文字内容就显得东拉西扯，杂乱无章，与《内经》的学术水平也是很不匹配的。

范先生虽讲的是症状，但却是刻意从文字古音义变迁上去辗转求得的。这种求取本来是很可贵的，但从《内经》遣词用语都非常朴实浅近这个基本特点看，对寒温喜恶这样的普通意义表述，在《内经》中比比皆是，少有用语如此隐晦的。和同段中的文字内容一比较，就可以清晰看到，这种考证，看似严谨，实则是附会曲说。

我看法是："欲如运枢""起居如惊""神气乃浮"也都是在讲"因于寒"所产生的临床自觉症状，患者自苦自知，医者难查难验。

“欲如运枢”是患者自我感觉头脑晕晕乎乎，摇摇晃晃，不知东西南北的眩晕症状。《内经》的学者们就用“运枢”来加以形象描述，说像转轴一样，一会儿旋转过去，一会儿旋转过来，令人晕头转向，甚至一动还可能引发恶心呕吐。这个比喻朴实、生动、准确。

“起居如惊”是患者静卧病床时，只要稍微动一动，或外界有什么突发的声响，就有神魂一惊一乍、瞬间即逝的感觉。与此同时，脑子里还常常伴有一闪即过的“喳！喳！”或“吱！吱！”类令人很不好受的杂音。

“神气乃浮”是患者自觉神志不安，晃晃悠悠，飘飘荡荡，好像神魂飘浮在脑子外面，不能内收，意识都有些模糊混乱，自己却无力控制似的。

“神气乃浮”这句话除了症状描述内涵外，或许还隐含对“欲如运枢”和“起居如惊”病理解释的深层意义。似乎是说这些症状都是感寒较重，寒邪郁阻，气机闭塞，津不化气，浊阴不降，清阳不升，扰动元神，神气不能内守造成的。

这样理解，《素问·生气通天论》这段论述就词畅义顺，全文贯通了。而且描述非常生动，说理非常深刻，哪里用得着附会曲说呢！

这是感受寒邪比较深重的临床表现，除了《内经》所描述的上述症状，常常还会出现头身疼痛、高热寒战、厌食厌油等症状。

出现这类症状的外感病大多病情较重，治疗这种寒郁表闭外感重证，轻描淡写的辛温解表剂用上去常常力不从心，无济于事，麻黄附子细辛汤才是对证之方。当然，是不是一定要用麻辛附子汤，具体运用时各药用量比例如何搭配，还得根据患者的年龄、体质、舌、脉、形、症等具体情况斟酌确定，而不是刻板照搬，僵死套用。

可以推测，这些症状的总结提炼，应当既是从众多病家的生动描述中得来，同时也是从众多医家本人的切身体会中得来。只有亲身多次经历，反复体验，才能描述得那么细腻，那么生动形象。

医生也是人，也有患病的时候。医生患病时，特别关注某些特殊症状的表现，病愈之后也常常会用心去和临床上某些患者的描述相比对，相联系，并加以归纳总结。今天我们在学习《内经》时，对类似症状有过亲身经历的医生，更能深刻理解这段经文的含义。

有朋友也许会问：老师你有过这样的经历和体会吗？

问得好！我的回答非常肯定：多次经历过！反复体会过！没有这样的体会，我就找不到这个答案，也就不敢发这个言。

我的童年是在三年困难时期度过的，每天只能喝点没有一粒粮食的野菜汤，人瘦得皮包骨头，家离学校不到五十米，都走不去了，在床上整整躺了四天。就在奄奄待毙的时候，是班主任老师把我背到她的宿舍，给我吃了一碗从她嘴里省下来的米饭，才把小命捡回来……一言难尽哪！

我童年时期吃过大量树皮草根烂红苕，在树皮草根都采不到的情况下，烂红苕也就吃得最多，所以对我的伤害也最大。不是今天看到那种好一块坏一块的烂红苕。而是完全烂得像稀泥巴一样的东西，晒干了打成粉末蒸粑粑吃，又苦又臭，比药渣还难下咽。

这种东西吃多了，不仅胃肠功能会受到严重破坏，而且全身各个系统都会受到严重伤害，体质虚弱就是这么造成的。所以抵抗力极差，动不动就腹泻，动不动就感冒，而且来势不轻。

每次重感冒初起，在发热、身痛、厌食等症状出现的同时，还最容易产生眩晕症状。躺在床上，稍微动一动，就晕晕乎乎的，甚至天旋地转，恶心呕吐，冷汗淋漓。这就是《内经》所说的"欲如运枢"呀！

这种时候，一个人躺在床上，既不想动，也不敢动，只要稍微动一动，就脑子里一惊一乍的，还伴有一闪即过的喳喳或吱吱类金属声。这就是《内经》所说的"起居如惊呀！"

同时感觉神魂飘飘荡荡，好像游离在脑子外面不能内收似的，自己完全处于漠然状态，完全没有一点精神意识的自控能力，这就是《内经》所说的"神气乃浮"呀！

学到《内经》的"起居如惊，神气乃浮"，却找不到对这段经文的合理答案时，是过去的患病经历警醒了我，启发了我，让我自然而然联系这段经文的内容认真思索，最终豁然开朗。真是踏破铁鞋无觅处，得来全不费功夫！

我相信，凡是体虚而又患过重感冒的人，都有过类似的切身体会，并不是只有某些特殊体质的人才能体会到。在座各位今后要是遇上患重感冒，可以有意识地去体验一下，看看《内经》的这段论述是不是讲"因于寒"的临床症状？

以自身体会去理解《内经》这段经文，就会知道《内经》讲得非常细腻，非常生动准确！这样理解，和《内经》上下文也就一气贯通了。《内经》描述的确实是临床病理表现特点，而不是在讲阳气的生理意义和病理机制。

再如《内经》中的"七损八益"说，也是《内经》中的一个见仁见智的疑难问题。在1974年长沙马王堆《天下至道谈》一书出土之前的近两千年中，已经有了多种理解。

有直接浅解为男女生长发育特点的：男女生长发育衰老过程中各有损益，合之为七损八益。

有以男女生命运动变化节律周期作解的：女性的生长发育以七岁为节律周期，二七而“天癸”至，也就是性功能发育成熟，月经来潮，具有了生殖能力。大多数女性在经历七个周期后，也就是四十九岁左右，“天癸”竭，月经终止，生殖功能消失。每次月经排泄，对女子即是“损”，此为“七损”。男性的生长发育以八岁为节律周期，二八而“天癸”至，也是指性功能发育成熟，精气溢泻，具有了生殖能力。大多数男性在经历八个周期后，也就是六十四岁左右，“天癸”竭，精少，生殖功能消失。精满而溢，“溢”就是“益”，这就是男子的“八益”。

有以男女生命运动变化节律和治法要点作解的：女子以七为生命运动变化节律周期，月事以应时而下为顺，在临床上可以用活血行气类破散方药进行调治，所以称为“七可损”。男子以八为生命运动变化节律周期，精气以保持充盈为佳，故在临床上应当以养血填精壮骨生髓类补养强壮方药进行调理，所以称为“八可益”。

有以保养肾精为养生要点作解的：七为女子生理变化节律周期，其数阳，代指阳气；八为男子生理变化节律周期，其数阴，代指阴精。七损八益是针对人体阳常有余，阴常不足的体质特点。强调养生要重视损有余而补不足。也就是女子月经当按时排泄，男子阴精当保持充盈，勿使亏损。七损八益是男女的不同养生要点。

有以保养阳气、祛散阴寒为养生要点作解的：七指阳气，是生命的根本；八指阴寒，是死亡的起点。保养阳气、驱散阴寒是健康长寿的保证。

有以保养阳气为养生要点作解的：具体见解是七为少阳之数，八为少阴之数，七损者言阳消之渐，八益者言阴长之由。意思是说从有生就有灭这个角度看，每个人的生命长度都是有限的，人一出生，主导生机发展壮大的生生之气，就在生命发展过程中日渐消减，活一天，生生之气就少一分。同样的道理，人一出生，主导生机消退萎缩的萧索之气，就在生命发展过程中日渐增长，活一天，死亡的危机就加大一分。这是不以人的意志为改变的。既然规律如此，那人能做的，就是尽可能地延长生命的长度，要延长生命长度，最重要的，就是养生要重视保养生生之气。

有以阴阳并重为养生要点作解的：具体见解是女得七数，男得八数，使能知七之所以损，则女可预防其损而益自在也。能知八之所以益，则男可常守其益而损无涉也。意思是说既然懂得了女子月经，男子肾精都是先天生殖功能的体现，意义就是传宗接代，那男女的性行为就应该以此为主导，而不能恣情纵欲，伤伐根本。

有以清泻温补治疗要点作解的：认为七为阳数，代指阳热实性病症，故可清泻以损之。八为阴数，代指阴寒虚损病症，可温补以益之。

有以男女性生活过程中男子“采精炼气”作解的。

……

可谓见解各异，分歧巨大。

《天下至道谈》中的“七损八益”讲的却是房中养生术，也就是男女性生活技巧，是性知识。此前历代医家、养生家的注释发挥虽也有所涉及，但只是从大的原则上提出了一些宏观见解，与《天下至道谈》中的具体房中养生术相去甚远。

大多数学者认为，用《天下至道谈》中的内容去解释《内经》中的“七损八益”说，无不文从义顺，群疑冰释。《天下至道谈》的出土，不仅极大地丰富了传统房事养生和性保健内容，而且为《内经》中有关“七损八益说”的长期论争画上了圆满句号。

中医的很多学术问题确实是见仁见智的。就在大多数专家学者都认为“七损八益”说可以画上句号的时候，还是有人不认这个账。

至今仍有学者认为：《内经》中的“七损八益”说与《天下至道谈》中的“七损八益”说，理义并不完全相同，认为《素问·阴阳应象大论》主旨是讨论人体阴阳变化与自然界阴阳运动变化相对应，是强调人体的一切活动应与自然界的阴阳运动变化保持协调一致。历代医家的注释大多是与这个主题相吻合的，分歧主要在七和八的理解上。理解之所以分歧，是因为把“七”“八”简单理解为了一般数字，而《内经》中的“七”“八”是“象”不是“数”。七是兑卦，为阴；八是艮卦，为阳。

同时提出：《内经》中的“七损八益”说隐含着五运六气之理。还循着这样的思路，做了很深入的研究。把中医学三阴三阳开阖枢图与洛书九数图和太极图相合，得出八位于东北方，相应于初春的“太阳为开”处，八之后阳气渐升渐旺，“八益”讲的是上半年“阳生阴长”的气运特点。七位于西方主秋之位，七之后就是“阳明为阖”处，七之后阳气渐收渐藏。“七损”讲的是下半年“阳杀阴藏”的气运特点。

还联系上下文作了文义连属分析，认为以《天下至道谈》的“房中术”解释《内经》中的“七损八益”，带有狭隘偏见缺陷，并不圆满。而有关“七损八益”说的种种见解，从多视角阐明了中华先民的养生观，全息解读了人体阴阳盛衰与健康关系的要义，深刻揭示了人体阴阳运动变化与自然气象气候微妙而又复杂的联系。

这种倡导学习研究《内经》时站在更高的角度，用更广阔的视野去看待问题、思考问题、理解问题的意见，对学习研究《内经》学术思想，破解《内经》中的学术疑难，还是具有宝贵启示价值的。

在《内经》中，有关天圆地方、左东右西上南下北、左肝右肺这三个既独立存在，又紧密关联的问题，也是需要深入探讨的重大疑难问题。

这类问题也是否定中医者强烈攻击的靶点，在他们看来，这些都是中医文化背景愚昧落后的铁证，中华先民在对大地形态都没弄清楚，对东西南北方向都彻底错位的情况下，怎么可能创建天人合一、整体恒动的理论体系。

对这类问题到底应该怎么看？

否定中医者在所有议论中医是非功过的场合，都会极尽讥讽之能事，振振有词地说：《内经》的荒唐是由它的低级幼稚文化背景所决定的。在《内经》时代，中华老祖宗连地球的基本形态都没弄明白，东西南北都没有弄清楚，怎么可能创建有价值的医学体系！

他们还常常以极其尖酸刻薄的语言批评中医：在今天，全世界的人都知道，地球是球体，地图方位是左西右东上北下南，人的肝脏在右边，肺的位置在胸腔。可中华老祖宗却认为“天圆地方”，画出的地理图表却是左东右西上南下北。

他们认为：更为可笑的是，《内经》还公然大讲左肝右肺的道理。其荒谬可笑，简直到了“脑残”的程度！强烈抨击中医还是先把“球”找回来，把“北”找回来，再来讨论“左肝右肺”这样的学术谬论吧。

这类话真是要多难听有多难听。

其实，讲这种话的人，他们自己也未必真的就那么“脑健”，那么“脑精”。

以地理图表而论，在现代绘制技术和方法诞生以前，不同时代，不同地域，都有可能绘制出取向方位不同的图表来。因为地图方位是由坐标取向来决定的，而不是上天特定的。所以，地理图表的定位定向，与绘图人的方向选择有直接关系。就是同一地理区域，取向不同，绘制的地理图表方位也可以完全不同。

地理图表的定位定向不同，也不是东西方文化所决定的。据文献记载，西方的古代地图还有东方在上的呢！英国赫勒福德郡就有这样的古老地图。

中外古今地图方位不同不是对错问题，而是绘图者方位选择异同问题。取向不同并不影响图示的正确表达和正确判识，只要找到图本上的坐标取向参照物，就能看懂图标。有什么可奇怪的呢？

把图表绘制方法统一成上北下南，右东左西，极大地方便了世界各国各地地理图表流通使用，当然是一大进步，但并不等于不合这个规矩的古代地理图表就是错误的。真正具有现代意义的地图制作体系，是直到19世纪末叶才建立起来的。怎么能以此为据，说老祖宗连东西南北都没弄清楚呢？

没关系，局外人爱怎么说尽可让他说去，学习研究《内经》，免不了有许多疑难需要破解，破解疑难是为了"明理"，是为了"知道"，而不是为和局外人的闲言碎语较劲。不能以争强论弱的心态去学，更不要希望把原本就一知半解甚至一窍不通的局外人，教成通晓学术的"明理""知道"者。存了这样的心态去做学问，那就是在自寻烦恼。

既然是讨论中医学术，那就先从中医的"左肝右肺说"说起。

这个《内经》中的学术命题，讨论了近两千年，至今仍有不少中医学者认为这是《内经》中的荒唐言，是《内经》给中医留下的笑柄，应该坚决果断地从《内经》中剔除！以免给中医学术带来负面影响。

应该说，这种追求真理、明辨是非的态度是难能可贵的。但这种简单武断的做法却是轻率的。建议在没有辨明学术真相前，可以存疑待考，把问题留给后人去研究，留给别人去解答，千万不要轻率地对《内经》进行阉割，随随便便下刀子。随意阉割是古文献研究最大的忌讳！如果一遇到难解之谜就采取阉割的方法去解决，造成的后果就可能是令原著面目全非，真伪莫辨。

"左肝右肺说"源出《素问•刺禁论》，篇中明确提出"脏有要害，不可不察。肝生于左，肺藏于右。心部于表，肾治于里。脾为之使，胃为之市。鬲肓之上，中有父母。七节之傍，中有小心。从之有福，逆之有咎"的见解，从此便有了"左肝右肺"一说。

这一见解在古代医家那里并没有引起学术上的争议，历代研究医经的学者，针对这个问题，常常都是各自发表各自的见解，客观摆在那儿，供后人学习时参考选择，心态平和得很，少有激烈论争的。更没有动不动就要切割，就要抛弃的。

其实，有关这个问题，早在隋唐时期，杨上善、王冰两位前辈就基本解答清楚了，只是后世学者望文生训者多，深研精求者少，大多未能深刻领会罢了。

隋朝的杨上善在《太素》中明确指出："肝者为木在春，故气生左。肺者为金在秋，故气藏右也。肝为少阳，阳长之始，故曰生。肺为少阴，阴藏之初，故曰藏也。"

唐代的王冰在《素问注》中的见解与杨氏相类，其曰："肝象木，王于春，春阳发生，故生于左也。肺象金，王于秋，秋阴收杀，故藏于右。"

隋唐两位前辈的理解是很到位的，只是没有像今天的大白话那样充分展开，层层深入，条分缕析罢了。沿着他们的指引，用大白话进一步阐扬发挥一下，意思就更明白了。

他们的意思是说：肝在五行学说中归属于木，"木"是草木的代称，草木伴春风而萌生，而蓬勃向上。春风自东方来，风向是由日地月运动变化过程中的天体位置移动所决定的。东风的始发点也是天地阴寒之气盛极而衰，阳和之气衰极而盛的时空转换点。

过了这个时空转换点，就是东风送暖，阳气回升，万物生机萌动，地球自然进入主生主发的季节。正因为时令特点主生主发，草木闻风而动，对春天的气象气候变化最为敏感，所以木是春天的标志物。

任何时代地理方位定向都是有条件的，《内经》时代地理方位定向是人体面南而立，左边是东，右边是西，前面是南，后面是北。春气自东方来，所以一切与春气相应的事物都与人面南而立时的"左"这个方位相关联。故有"肝生于左"之说。

单从中医理论角度讲，肝与胆相表里，肝属厥阴，为阴尽之处。胆属少阳，少阳为阳气初升之地，是阴升极而降、阳降极而升的人体阴阳升降变化转换点。作为人体生理，那就是气血运行渐渐趋向于上，趋向于外的起点。所以说，肝是人体阳气始萌始升始发之处。

站在更高的视角看，天人合一，人与自然是息息相通，人体一切生命活动都受自然运动变化规律支配，人体一切生命活动也都必然与自然运动变化同步。

肝系统在人体生命活动中，就像春天万物生机应时而萌动一样，也是感春季阳升之气而动，以萌、以升、以发为基本生理特点的。萌则生机复苏，新的生命状态被全面唤醒；升则阳气向上向外，全身气机渐渐活跃，渐渐开张；发则成长壮大，机体阳气日盛一日。这样的发展趋势和生理状态，有利于机体除旧布新，迎接新的演变周期到来。

除旧布新是有所确指的，不是一句空话。除旧是指排除去岁秋冬蓄积在体内的痰湿秽浊等代谢垃圾。所以，除旧则体内痰湿秽浊排泄，气机运行无碍，百脉畅通，脏腑清灵，有助布新功能的更好发挥。布新是指五脏六腑得天地阳和之气的温煦化育而欣欣向荣，展开又一轮生命年周期的蓬勃发展。

这就是“肝生于左”的积极生理意义。

这理讲得很透嘛！不应该有歧义产生呀！

同样的道理，肺在五行学说中归属于金，“金”是金石的代称，相对其他自然物质而言，金石原本就结构致密，胀缩性小，永远处于收敛状态，且水湿难透，永远保持相对干燥特点，在秋气收敛中更显冷峻，所以用来象征秋天收敛肃杀萧索的气象气候、物象物候特点。

秋风自西方来，风向是由日地月运动变化过程中的位置移动所决定的。西风的始发点是天地阳和之气盛极而衰，阴寒之气衰极而盛的时空转换点。

过了这个时空转换点，就是西风萧瑟，阳降气收，万物生机内敛，地球自然进入主收主敛的季节。正因为时令特点主收主敛，万物感秋气而收敛，如金石之紧缩致密，如金石之生机萧索，如金石之水湿难浸，所以金是秋季的标志物。古代地理方位定向是左东右西，秋气自西方来，所以说“肺藏于右”。

单从中医理论角度讲，肺与大肠相表里，肺属太阴，大肠属阳明，太阴主开，阳明主阖，是阳盛极而衰，阴衰极而盛的人体阴阳盛衰变化转换点，为阴气萌动初升之处，燥气蓄积之地。作为人体生理，那就是阳气内收，精微内藏的起点，所以说肺是人体阴气始萌始发始升之处。

放开眼界看，人体一切生命活动都是受自然运动变化规律支配的，因而决定了人体一切生命活动也都必然是与自然界运动变化同步的。肺系统在人体生命活动中，就像秋天万物气机应时而降而敛一样，也是感秋季阳降之气而动，以肃降敛藏为基本生理特点的。肃降则气机清宁，而少气逆咳喘之患；敛藏则表卫固密，而少六淫侵袭之忧，有助于机体及时抗御气温天天向下的风寒侵袭，保护阳气蓄积涵养于内，以推进机体气血阴阳向隆冬潜藏之机发展，用更长远的眼光看，也是在为来年生发之机的重新启动作准备。

这就是“肺藏于右”的积极生理意义。

这理也讲得很深透呀！也不应该造成歧义百出、认知混乱嘛！怎么会引发学术上的激烈论争呢？

导致学术论争的最主要原因是紧接着讨论针刺禁忌的下一段内容："刺中心，一日死，其动为噫。刺中肝，五日死，其动为语。刺中肾，六日死，其动为嚏。刺中肺，三日死，其动为咳。刺中脾，十日死，其动为吞。刺中胆，一日半死，其动为呕"。这就很自然地给读者造成了严重错觉，认为这段论述与上一段是一脉相承的整体。

如果是一脉相承的整体，上一段就应该是论述五脏位置，紧接着才是讲针刺应避开五脏，否则就会造成严重后果。这样才顺理成章呀！

读者的惯性思维和《内经》的实际内容却并不吻合。这不必争论，看看本篇原文就再清楚不过了。"肝生于左，肺藏于右。心部于表，肾治于里。脾为之使，胃为之市。"这是在谈脏器位置吗？肝主疏泄，是人体生命活动信息的启动控制中心，应春生之气而升而发，以唤醒机体各个系统生命活动信息的全面复苏，以有助渐升渐发渐长；肺主宣降，是人体生命活动信息的闭合控制中心，应秋收之气而降而敛，以提示机体各个系统生命活动信息的全面减速，以有助渐收渐敛渐藏；心主血脉，是人体气血的输送中心，应夏长之气而蓬蓬勃勃灌注到包括五脏六腑、四肢百骸在内的外层空间，配合机体从自然界充沛的阳气中吸收更多能量，以有助机体各个系统、各种组织的发展壮大；肾主藏精，是人体精微物质的储备中心，应冬藏之气而聚敛全身精微物质充盈于包括五脏六腑、四肢百骸在内的内层空间，以备又一个年生长周期的到来之需。脾主运化，是气血精微的化生源泉，气血精微是五脏六腑生长发育的物质基础，永远都扮演着为五脏六腑所驱使的苦力角色；脾所运化的水谷是由胃来接纳承受和传送的集散地，所以把它比喻为百物汇聚流通的市场。

大家认真看看，这哪里是在讲五脏位置呢？一点生理结构的影子都没有嘛！与施针时会不会刺中五脏，一点关系都没有嘛！

还是明代研经大家景岳前辈头脑清醒，眼光独到，他在《类经》中明确指出："上文八者，皆人生神气之所在，顺之则福延，逆之则咎至，乃所谓脏之要害也。"

景岳把话已经讲明白了，那意思就是说前面这段论述中的肝、肺、心、肾、脾、胃、父母、小心这八个脏器，是人体生生不息的动力源泉所在，也是机体生命活动所需精微物质灌注输布的区域所在，必须慎于养护，顺应它们的生理特性，机体才能健康发展。如果不慎于养护，甚至违逆它们的生理特性，就会造成灾难性的后果。

景岳还明白告诉我们:“此下”,也就是这段论述之后的论刺中五脏死期等内容,是“言刺害也”,都是讲的扎针时误刺造成的恶果。也就是说,上下两段文字完全没有脏器与“此下”误刺误伤部位的连属关系,不可误读误解。

但遗憾的是大多数读者却失于详察深究,把二者看成了一个位置连属性整体。因而产生了“左肝右肺”是指脏器生理位置的误解。

或许正是由于这种误解现象早在明以前就已经很普遍了,所以景岳还特意在《类经图翼》中针对《素问·刺禁论》的“肝生于左”之说,引元代滑伯仁《十四经发挥》中的“肝之为脏……其治在左。其脏在右胁下,右肾之前,并胃着脊之第九椎”的见解,来进一步说明《内经》的“左肝右肺”说不是指脏器生理位置,而是与时令相关的生理特点。肝的生理位置不是在左,而是在右。

值得注意的是,滑伯仁这段话并不是针对《内经》“肝生于左”之说提出来的,而是在阐述肝经经脉循行走向及穴位分布时提出来的。

其中,“其治在左”一语最为关键,也最为模糊不清。

那个“治”字到底是指肝的生理治理功能呢?还是指治疗肝病时施针用灸的方位呢?对为什么会“其治在左”或为什么要“其治在左”的所以然之理,更没有明白阐述,因而成了难以确认的学术疑点。

但有一点却是非常明确的,那就是肝的位置绝不在左!而是“其脏在右胁下”。

由此可见,古人对肝的解剖位置认识历来都是非常清楚的。

其实,认真研读一下《素问·刺禁论》全文就知道,后世不少读者之所以产生误读误解,问题并不全在读者认知水平上,《内经》这个篇章的行文也存在不少问题,给读者也造成了一些学习理解上的困扰。

一是逻辑混乱。讨论学术问题,理应由浅入深,层层递进,本篇第一段既然强调“藏有要害,不可不察”,那就应该首先指出五脏各自的要害在哪里,紧接着讲针刺禁忌,再指出误刺危害嘛!怎么成了泛泛地讲五脏在不同时令影响下的生理意义呢?

不仅叙事文字不严谨,而且涉及的内容也不严谨,突出表现是“杂乱”,至少涉及四个方面。

一是与“左肝右肺”相关的心肾脾脏生理功能特点;二是“胃”的重大生理意义;三是“父母”“小心”的位置;四是“从”“逆”的影响。

在后面谈刺禁的具体内容里也是如此,在讨论误刺误伤某处产生的后果内容还没有结束,中间突然冒出“大醉”“气乱”“大怒”“大劳”“新饱”“大饥”“大渴”“大惊”之人不可刺的内容来。逻辑非常混乱。

二是概念不清。就是讲五脏在不同时令影响下的生理意义也应该概念清晰呀！怎么讲完五脏在不同时令影响下的生理意义后，突然又冒出个本属于六腑的“胃”来呢？甚至还冒出“父母”“小心”等组织结构指向不明的生理位置来呢？

如果说胃因功能特殊，生理意义重大而不得不提，也还勉强说得过去。后面的“父母”“小心”到底为何物？对精气神的布运流行有什么影响？经文却只字不提，后文也形影不见，这就有点说不过去了。要么不提，既然提到了，那就应该讲清楚所提为何物。言而不明，不如不言。

有关这样的问题，就连解经大家张景岳都难以说清道明。所以他在强调“上文八者，皆人生神气之所在，顺之则福延，逆之则咎至，乃所谓脏之要害”时，却指不出“父母”“小心”到底为何物来。只能笼统敷衍说是“鬲肓之上，心肺所居，心为阳中之阳，肺为阳中之阴，心主血，肺主气，营卫于身，故称父母”。心肺位居上焦，心主血运，肺司呼吸，统领一身之气血，所以比喻为父母。“人之脊骨……自下而上是为第七节，其两傍者，乃肾俞穴，其中则命门外俞也，人生以阳气为本，阳在上者谓之君火，君火在心，阳在下者谓之相火，相火在命门，皆真阳之所在也，故曰：七节之傍，中有小心。”心火主导一身之真阳，为五脏六腑之大主；相火主导生殖，决定生长发育，所以称为“小心”。

绕来绕去，“父母”“小心”不过是心肺肾三脏重大生理意义的强调性复指。

既然“父母”“小心”属心肺肾三脏重大生理意义的强调性复指，那就不能算是独立的脏器，文中所论就只有五脏加胃，共为“六者”呀！哪里来的“八者”呢？

《内经》本篇中的“父母”“小心”真的如景岳所解，就是心肺肾三脏重大生理意义的强调性复指吗？恐怕还得打一个天大的问号！是不是另有所指？果真是另有所指的话，会不会早在《内经》时代，中华老祖宗就已经发现了肾上腺、甲状腺、胸腺之类的腺体？会不会对这类腺体的重大生理意义已经有所知晓？所谓“父母”“小心”会不会就是指的这类腺体？现在也无从考求，只能猜想。

三是表述风格不统一。这个问题《刺禁论》全篇都很突出，第一段谈五脏之要，主要是讲五脏在四时气候影响下的重大生理意义。肝肺是以方位论脏腑与四时的关系及其生理意义；心肾是以精微敷布的表里层次论脏腑与四时的关系及生理意义；脾胃是以功能特点论与其他脏腑的关系及生理意义；“父母”“小心”是以存在部位论隐含的生理意义。差异巨大！

下文在讨论刺禁内容时，体例也很不统一。

同样是讲误刺的影响和后果，有的详指刺伤某处，造成某种病理影响，引发某种病理后果；有的只讲刺伤某处引发某种后果，而没有病理影响环节。

同样是讲哪些情况下禁刺，有的既指明不可刺的情况，又指出误刺的影响；有的只是指明不可刺情况，而不言误刺的影响。

一句话：全篇表述风格是极不统一的，就连详略都大不一样。

这些问题的存在说明什么？

说明书无完书，即便是像《内经》这种经典中的经典，也难免存在败笔，《刺禁论》就是典型例子。说明《内经》作者并非十个指头一般齐，个个都是医林高手、文坛巨匠，其中也优劣混杂，良莠不齐。

但败笔的存在丝毫不影响读者对“左肝右肺”的正确理解，与否定中医者攻击的方位东西南北不分，脏器生理位置错乱也毫无关系。是他们自己不明事理，信口雌黄，闹出了中国学者不懂中国文化的笑话。

影响读者正确理解“左肝右肺”含义的，还有一个重要因素，那就是清代著名医经学家张志聪对这段经文的注释。

他在《素问集注》中的解释是：“肝主东方乙木，肺主西方辛金，圣人南面而立，前曰广明，后曰太冲，左东而右西，是以肝左而肺右也。曰生曰藏者，谓脏体藏于内，脏气之从左右而出于外也”。

这是一个对前人见解的综合性阐发，综合了哪些前辈的见解？

张氏见解可以看作是对杨上善、王冰两位前辈见解的综合，并有可能参考过滑伯仁在阐述肝经经脉循行走向及穴位分布时的相关见解。

张氏在这个问题认识上的贡献主要是进一步强调性阐明了左肝右肺说是建立在肝属木，肺属金，木应春气而生，金应秋气而敛，春气始于东，秋气始于西，古人认识方位的坐标取向是南面，所以方位定向是左东右西。左肝右肺就是这么来的。把问题讲得更清楚，更明白，更浅近了。

令人遗憾的是，张氏的这个综合总体上是非常糟糕，非常失败的！这不是贬低名家、非议大腕。这是真理面前人人平等。

自己的见解摆在自己的书里，谁能替他遮掩得了？就像我们今天的专题讲座一样，如果讲错了，录音在机，视频在网，铁证如山，是没有人能替讲解人掩饰的。

果真是谬种流传，掩饰只会是欲盖弥彰，对学术传播，对学者进步，都没有好处。相反，倒是人人都应该站出来纠正才对。及时纠正，可以减少谬种流传的不良影响，也可以帮助作者或主讲者避免同样的错误重复再犯，有什么不好呢？好得很！谁能一辈子不说错话，不做错事，不犯错误？圣人、神人都做不到。说了错话，做了错事，犯了错误，能及时觉悟，及时纠正，那就是好事。能得到别人的及时指点，及时帮助，那更是幸运。对提供帮助的人应该由衷感谢！

张氏见解的“曰生曰藏者”之前部分，都在杨、王二位前辈所论的正理上。在“曰生曰藏者”之后的内容，就严重脱轨了。是不是或多或少受了点滑前辈“其治在左”论的影响？这个结论还不好下。

前面已经讲过，滑氏的“其治在左”这句话，既不是为解“左肝右肺”提出，又指向模糊不清，虽也可以看作是表述缺乏严谨性的一个学术纰漏。但“其治在左”说和张氏“脏体藏于内，脏气之从左右而出于外也”说还不一样。

滑氏并没有把话讲得那么具体，“其治在左”一语中的主题词就一个“治”字，义涵相当笼统，也相当宽泛，还给后学留下了见仁见智的广阔思维空间。

张氏见解就不一样了，他是清清楚楚，明明白白把肝“生”肺“藏”说讲成了脏气循行路径，是没有任何辩解余地的。这说明张氏尽管在前面讲了不少“左肝右肺”说与五行学说的关系，但最终自己却没有真正理解“左肝右肺”说与五行学说不可分离的紧密学术联系，而是望文生训，既浅解又误注地把“左肝右肺”说学术本质完全讲砸了。

张志聪是清初有名的医经研究家，他的见解因深入浅出而流行广泛，影响巨大。不知是偶然还是必然，正是在他误解误注之后，有关“左肝右肺”说的阐发才渐入歧途，论争才渐渐展开。这会不会与张氏的误注误解有某种联系？可以作那样的猜测，但不可以下那样的结论。

有关“左肝右肺”说的论争，是伴随西学东渐，传统文化衰落，现代文化勃兴而展开的，尤以当代论争最为激烈。

近现代某些不明阴阳五行学说之理的学者，把“左肝右肺”说作为中医不明解剖基本常识的把柄，对中医极尽嘲笑攻击否定之能事。殊不知，自己却在不知不觉中扮演了炎黄子孙完全不懂炎黄文化的至蠢至愚角色。

在当代激烈论争中，影响面最广的见解是把“左肝右肺”说讲成“肝从左升，肺从右降”，在中医药大学的讲台上大多也都是这种见解。这个见解虽然言之过简，义涵朦胧，但恰恰正是这朦胧的义涵赋予了它广阔的解说空间，使之具有了更接近真理的学术价值。如果再把句读改断为“肝从左，升；肺从右，降”，那就与隋唐杨、王二家所论肝应春气而主升，肺应秋气而主降的学旨趣相吻合，不偏不倚，直指本义，无懈可击了。

可惜的是，在今天的中医讲台上，却没有人那么去讲。

更多的人是循着肝气左升，进一步详加分辨，因而产生了不少现代版的新见解，致使“左肝右肺”说歧义百出，笑话连篇。

有在肝、肺后加个“气”字，以为更清晰，更明白。岂知这个“气”字却不是龙眼上的睛光，而是蛇身上的足爪，一加上就成了笑话。

有从“左肝右肺”不是针对自身脏腑位置，而是两人对面而立时，针对面对者的脏腑位置立说的，这样的解说更是令人替中医汗颜。

有从“左肝右肺”是指肝居下焦，肝气运行由身体左侧上升；肺居上焦，肺气运行由身体右侧下降，共同构成人体气机循行路径立说的。很显然，这是肝肺气机运行路径说的翻版。

有从“左肝右肺”不是解剖脏腑，而是功能脏腑立说的。

有从“左肝右肺”是指左主升为阳，阳气行于上；右主降为阴，阴气行于下立说的……这两种见解立言虽巧，却纯属诡辩。

这些见解虽主观上想要曲意成全，把“左肝右肺”的道理讲通，表面上似乎也越说越具体，越说越生动，越说越深刻。但认真思考一下就会明白，客观上却仍不脱脏腑气机循行路径说的窠臼。这种和学术本旨完全风马牛不相及的解说，只能是越说越混乱，越说越离谱，越说越笑话百出，越说越给中医抹黑添乱！

积极参与学术讨论是好事不是坏事，但参与之前得把研究的功课做够，不然的话，就会效与愿违，既浪费自己的生命，还授否定中医者以口实。

中医是理解生命的研究方法，最重要的是深刻理解学术本旨，而不是以实证的思维方式去揭示学术本旨。以实证思维去揭示学术本旨就常常把很多问题讲得太实，表面上看起来好像很生动，很真切，实际上却讲得越实，离题越远。

“左肝右肺”说虽只四个字，看起来极为简单，实际上内涵却非常丰富，牵扯的内容还相当广泛。所以，要弄清“左肝右肺”说的学术本旨，首先得找到“左肝右肺”说的理论根据。

“左肝右肺”说的源头在《内经》里，“左肝右肺”说的理论根据也在《内经》里。

《素问•阴阳应象大论》关于“天有四时五行，以生长收藏，以生寒暑燥湿风。人有五藏，化五气，以生喜怒悲忧恐”。

以及“东方生风，风生木，木生酸，酸生肝……南方生热，热生火，火生苦，苦生心……中央生湿，湿生土，土生甘，甘生脾……西方生燥，燥生金，金生辛，辛生肺……北方生寒，寒生水，水生咸，咸生肾……天地者，万物之上下也；阴阳者，血气之男女也；左右者，阴阳之道路也；水火者，阴阳之征兆也；阴阳者，万物之能始也”。

《素问•天元纪大论》关于“五运阴阳者，天地之道也，万物之纲纪，变化之父母，生杀之本始，神明之府也……左右者，阴阳之道路也，水火者，阴阳之征兆也，金木者，生成之终始也。气有多少，形有盛衰，上下相召，而损益彰矣”等论述，都是“左肝右肺”说的理论根据。

《内经》的这些篇章都是通过阴阳五行学说在讲人与自然的关系，在阐明天人合一之理。人体从结构到生理功能，都是在自然气象气候、物象物候等特定环境条件下形成的。无穷大而又永恒运动的宇宙，注定为每一个地球生命提供一个完全不同的星空背景，从而给各个生命体深刻打上特定时空烙印，为每一个生命铸就了与时空状态相契合的自然编码，使一切地球生命从形成的那一刻起，就和大自然建立了复杂而又微妙的联系。人也丝毫不能例外。

人与自然的微妙联系，在人体生命活动中表现为应时而升，应时而降，应时而发，应时而收，应时而张扬于外，应时而闭藏于内。这种随四时昼夜风雨阴阳而变的规律性特点，都是由日地月天体运动所决定的。站在更高的视角看，是由宇宙运动变化法则所决定的。

正因为人与地球自然是一个统一体，地球自然和宇宙是一个统一体，而且都是由宇宙中的基本元素构成的。正是这种同源异构，同质异象关系，决定了上天所制定的运动变化规律必然直接影响地球自然变化，也必然直接影响人体内在脏腑功能活动和生命信息活动。决定了人与地球自然，人与宇宙具有运动节律共振，变化规律同步的微妙关系。

正是这种节律共振，规律同步关系，决定了机体不同脏腑与不同时令有某种微妙感应关系，有相对应的敏感共振点。这不是假想，这是在数十百万年生产生活实践和人与疾病斗争过程中，人对自然界时空变化的感应性认知，也是人对自身脏腑功能活动与时空变化对接点的理解性洞察，智慧性把握。

肝旺于春，冬去春来的时令信息变化首先复苏肝的时空信息感应点，进而传递给全身各个系统，引导机体年周期发展机制全面复苏。

肺旺于秋，夏去秋来的时令信息变化首先复苏肺的时空信息感应点，进而传递给全身各个系统，引导机体年周期敛藏机制全面启动。

"左肝右肺"就是讲的肝肺与天地阴阳升降，气机开合相关理论。而不是讨论肝肺的解剖位置，也不是讨论肝肺两个系统的气机运行路径。这就是"左肝右肺"的学术本旨。哪里是在讨论脏腑结构位置？哪里是在讨论脏腑气机运行路径？一点影子都没有！

在《素问·天元纪大论》中，还用"金木者，生成之终始也"这句话，特别强调了"金""木"两行在自然变化中所具有的重大意义。

木行蕴含的是春气升发对生命复杂影响内涵，是阳气降极而升的时空转折点，也是地球自然万物年周期变化规律中每个新轮回的复苏起点。

金行蕴含的是秋气降敛对生命复杂影响内涵，是阳气升极而降的时空转折点，也是地球自然万物年周期变化规律中每个新轮回的敛藏起点。

《内经》是医学著作，讨论时空运动变化与机体生命活动的内在联系，研究肝肺两大系统对春秋两个时空转换点的特殊敏感性，以及这种转换对人体生命活动周期性发展变化的特殊重要性，都具有深刻用意，都带有明确目的性。立意全在通过知天地人而找到生命的源头，找到人与自然息息相通的信息对接敏感点。目的是指导人们用这些知识去养生防病，指导医生用这些知识去诊治疾病。

找到了时空运动变化过程中阳气始升始降的转折起点，就把握了自然事物的未来发展趋势，也就掌握了人体阴阳盛衰变化的重要转折点，以此指导饮食起居，就能更好地顺应自然，更科学地掌握养生防病要点。这正是《内经》为什么特别强调重视"木""金"两行所指春秋时令起始点的原因所在。这才是《内经》讨论"左肝右肺"说的学术意义所在，哪里是在谈肝肺解剖位置呢？和机体脏腑气机运行确有密切关联，但并不是在简单地谈脏腑气机运行，概念不容混淆。一混淆就成了弯弯绕，什么问题都可以拐弯抹角绕到某个节点上去，不是论理，而是诡辩！

重复了这么多遍，在座各位是不是人人都理解了？恐怕未必！没有完全弄明白，没有真正理解的可能还不是少数，而是多数。因为时间太短了，反复地在左右上绕来绕去，真的会把人思维绕乱，脑袋绕晕。

没关系，过耳不忘、闻之即悟的人毕竟是极少数，生而知之更是古今未见。我自己对这个问题的认识，也是下功夫学习之后得来的。

学习《内经》是中医工作者一辈子的事。学习不能满足于一知半解，浅尝辄止。对各个知识点都得追求义明理透。义不明则理不透，理不透则不能为用。学而不能用，那还学啥呀？岂不是白白浪费生命吗？

好了，有关“左肝右肺”的问题就讨论到这里了。

下面接着讨论“左东右西”的方位认识问题。

这也是一个《内经》学习中需要解决的疑难问题。

前面已经简单提到了，这个问题还长期和刚才讨论过的左肝右肺说纠缠在一起，斩不断，理还乱。否定中医者就一直抓住“左肝右肺说”中的方位与现代方位认知完全不同说事。他们强调：就算是左肝右肺说指的是肝应东方之气而主升，肺应西方之气而主降，那也不对呀！仔细看看地图吧，明明右东左西呀！怎么在中医学里，东西方向完全颠倒了呢？

不把东西南北的方位问题讨论清楚，对“左肝右肺”说的认识就还没有真正从源头澄清。

这个问题的核心是：到底应该如何定向定位。

以地理图表的绘制来看，今天的任何地图都是左西右东上北下南，中国古代地图在宋以前几乎都是左东右西上南下北。宋代虽有多种定向定位不同的地图，但仍未产生深远影响，这到底是怎么回事呢？

是我们的老祖宗太笨？连左右和东西南北都分不清？

哪里是那么回事哦！

千万不要用愚昧无知去看待老祖宗！千万不要以为他们的定向、定位是没有任何定位原则，没有任何取向标准的随心所欲行为！

要知道，人类对地球方位的测量确认，其目的意义也是在不断提升的。早期的原始定向定位可能仅仅是用于判断方向、位置，以便于渔猎采集出行，以便于逐水草而居的迁徙。

随着生产生活实践的不断深入，尤其是农耕畜牧经济替代了采集渔猎生产方式之后，定向定位就逐渐和气象、气候、物象、物候发生联系，成为时序、节令的确认依据，进而发展为天文历法的创建依据。目的性也由简单指导出行向指导生产生活的复杂内涵发展。

今天连小学生都知道：早上起来，面对太阳，前面是东，后面是西，左手是北，右手是南。

这是以日出为特定时间点，以太阳为特定参照物，以肢体为定向标的定向定位法。掌握起来，最为简单，传授起来最为生动，所以一直作为儿童自然知识的启蒙教育内容。

如果老祖宗们真的连这种儿童常识都不具备，怎么可能放眼世界去研究天人关系！怎么可能完成远隔重洋的洲际大迁徙！怎么可能建立高深精妙的天文历数知识体系！

从这个作为儿童启蒙教育的定位法中也可以看到，方位的确定得有自然参照物，还得有定位时间点，这在我国现存最古老的天文地理测绘著作《周髀算经》里，就已经讲得非常明确了。

《周髀算经》卷下指出："以日始出立表而识其晷，日入复识其晷，晷之两端相直者，正东西也。中折之，指表者，正南北也。"

这就充分证明，中华先民对东西南北的方向方位确定，早就找到了客观认知标准，早就掌握了科学测量方法。日出是东，日入是西，这是标准。用日晷进行测量，记录日出日入的投影点，当日出日入时日晷投影成一条直线时，线段两端所指的方向就是正东方和正西方。以这条线段的中点作垂直于东西线段的直线，所指就是正南方和正北方。

《周髀算经》是西汉时期的作品，但全书主体内容却是追述距今七八千年前的伏羲、神农时代有关天文地理历法的测绘、计算、创建史事，何其悠久！何其辉煌！

正是从《周髀算经》这部伟大的天文历法测绘计算著作中，深远地照见了中华民族的惊人智慧，照见了中华民族的悠久历史。

书中有关东西南北的定向方法和今天的方位定向一毫不差！定向的基本原则，基本方法，至今也没有太大的改变。所不同的，只是今天的工具更加精巧罢了。这就是事实的真相。

中国古代地理图表上的方位为什么正好与今天的方位完全相反呢？

那正是因为绘制地理图表时坐标分区和定位方向选择不同造成的。

绘图方向的定位差异，既是时代差异，也是东西方定位坐标选择不同的差异。

时代差异早在宋代就已经表现出来了。从三皇五帝的上古到唐代，地理图表的绘制，坐标取向基本都是以朝南方向为纵坐标定向定位的。在中华文明史上，这种定位取向也并不是亘古不易，一成不变。

宋代就出现过一反老祖宗制图规矩的地理图表，据文献记载，早在南宋景定二年（公元 1261 年）的《建康志》中，就附有近二十幅方位定向分歧巨大的地理图表。把东、西、南、北摆在正上方的都有。很显然，这是绘图时坐标分区定位选择不同造成的。

这说明什么？

说明地理图表的绘制，坐标定向定位是人为选择的，制图者可以根据自己的习惯随心所欲地去进行绘制。严格意义上讲，这样的做法只有流传方不方便的影响，并不存在对错的问题。统一起来的好处是避免了因制图取向混乱造成的识图困难，极大地减少了识图上的麻烦。

古今定位差异发生在明末清初，西方经纬制图法传入我国之后，而不是发生在今天。

西方经纬制图法主要是通过观测北极星高度来测量地球纬度，以经线方向作为坐标纵轴，以赤道为坐标横轴，以正北方为纵轴上方来绘制地图的。正是北向经纬制图法奠定了地图右东左西上北下南的全球定位统一标准。今天全世界的定向定位都是遵照这个标准。

中国古代制图的定位定向标准是什么？

从《素问•阴阳离合论》在讨论经脉起止循行概念时提出的“圣人南面而立，前曰广明，后曰太冲”看，以面南为定向定位标准的主导思想是非常明确的。这可能是中国古代先民定向定位的基本原则。古人的左东右西，上南下北定向定位认知也充分证明了这一点。

为什么要选择以背北面南为定向定位标准？这还是个很费思索的问题。明代研经大家张景岳认为：“南面而立者，正阴阳之向背也，广，大也，南方者，丙丁之位，天阳在南，故日处之；人阳亦在南，故七窍处之。”景岳的意思是说，选择取向标准并不是随心所欲的，而是有原则的，这个原则就是阴阳的向背，取向得背阴面阳。

为什么要背阴面阳？

这是问题的核心所在，最值得思考。因为生活实践揭示出阳气隆盛的方向有利于万物生长发育，阴气隆盛的方向不利于万物生长发育的自然真相。有了这样的认识，面南取向就很好理解了。

北方是阴寒聚积之地，越靠近北极，阴寒之气越盛，越生机萧索，越不利身心健康，所以谓之“主杀”。“主杀”就是克伐生机的意思。南方为阳气隆盛之处，越靠近赤道，阳气越充沛，越生机蓬勃，越有利身心健康，故谓之“主生”。“主生”就是助长生机的意思。包括动物、植物、微生物在内的一切地球生物，其繁衍发展，都大致遵从这一自然法则。植物向南而长；飞鸟向南而巢，走兽向南而穴；人则向南而居。

向南而居是人类懂得了地理方位与健康的微妙关系后，在条件允许的情况下，做出的智慧选择。

从穴居野处到上栋下宇，从简陋茅庐到豪华宫殿，及至圣人座位，都自然而然选择了背北面南取向。这是合乎阳生阴长、阳杀阴藏自然之理的最合理选择，最科学定向定位。

是这种朴素的法自然生活习惯选择，决定了人们包括地理测绘和图表制作都以背北面南为取向标准吗？

这当然是一个重要影响因子，但问题可能还没有这么简单。

有人认为圣人坐北朝南，是森严的等级制度体现，呈送给圣人阅览审查的一切资料文本，都必须遵从这个取向原则，所以，给圣人制作的图本就得与圣人的坐向一致，必须是左东右西，前南后北。这样的图表挂起来自然就成了左东右西，上南下北。

这样的解释既符合一切以圣人行为为标准的森严等级理念，又简单明白，似乎很有道理。但稍加思考，又觉得幼稚可笑。其中的所以然之理绝不会那么简单。

当人类智慧发展到以研究天体运动来创建历法，以服务人类生产生活的高度时，其定向定位内涵应当是非常丰富的，而且可能具有惊人的科学性！

古文献所载“圣人南面而立”，意义到底何在？是定向定位的标志？还是立威立信的象征？

在人类发展史上，上古圣人是氏族社会的杰出代表，他们在文献追述和民间流传中常常被神格化民族象征所包裹，并不是某个具体人物的实指。《黄帝内经》中的“圣人”就正是这样的角色。

同样的圣人行为，在不同的时代，具有不同的社会象征意义和影响力。氏族社会虽然已经进入了理性发展时代，但圣人威信主要还是自然形成的。谁力气大，谁拳头硬，谁爪牙锋利，谁就可以称王称霸。

当然，在智慧生命群体里，单凭拳头硬、爪牙利还是不够的，还得有善待自己同类的美德，有引领自己种群走向繁荣昌盛的能力，才能受到拥戴而统领氏族。

可以肯定地说，这一时期的圣人，绝不是财富独霸的贪欲狂，也不是生杀予夺大权独揽的淫威狂，更不是九州四海归咱家，咱家独统万万年的妄想狂。

什么时候一个新的王者闯入，什么时候就结束了他的首领生涯。上古史并不存在人为渲染烘托、放大神圣的成分，圣人自身在言行视听上也少有刻意摆谱立威的狡诈权谋心态。

在这一时期，虽然已经出现了那么几个以设说天命为能事，代表“知识精英”的“巫师”活跃在世人生活中，但他们所宣扬的，并不是后来封建时代那种王命天赐、王权神授之类的骗人鬼话，而是对导致灾变、疾病等重大苦难之神秘力量的猜想。

巫师们还时常以哀告祈祷方式企图换取神秘力量的同情和帮助，以拯救众生。

在哀告无果，求助无门，忍无可忍的情况下，他们甚至还会勇敢地用愤怒诅咒方式企图去为众生讨回公道。

他们已经开始了对医药知识的收集总结，还不辞辛劳地跋山涉水，采集药材，作为日常医疗活动需要的基本工具。无论历经多少艰难险阻，为氏族生产生活服务的初衷却是执着不改的，也是始终赤诚的。

渲染天命，烘托神圣，摆谱立威，那是封建社会的事情，因为封建帝王在人类智慧所创造的文化成果熏陶下，帝王思想比氏族首领思想复杂得多。最大的区别就在于皇命与日月同寿，江山如天地永恒。在他们的智慧里，潜入了贪婪这个魔鬼邪念。他们强烈地希望普天尽归我所有，皇权永属咱一家。

要想实现这样的宏图大愿，单靠个人或家族的诚实、勤劳、拼搏都是不够的，还得借助精心包装的谎言讹诈和血腥残酷的武力镇压。鼓吹皇权神授、设说天命所归就是这一时期的产物。

人算不如天算，社会自有其发展规律。无论什么欺世枭雄，使用何等骗子伎俩，无论什么吃人魔头，吞噬多少无辜生灵，都挡不住历史巨轮的滚滚向前！尽管历代帝王一个个机关算尽，最终还是免不了一个个土崩瓦解，乱纷纷你方唱罢我登场，金銮宝殿轮流坐，生灵涂炭换庄家。

所以，“圣人南面而立”的定向定位意义，并不体现在圣人权威的特殊需要上，而是体现在取向定位的标志性意义上。

以南面取向为标准绘制地理图表的原则是不是就建立在这一标志性意义基础上？答案还不一定。以南面为定向定位绘制图表标准可能还有更深层次的意义。

面南绘图的横坐标和纵坐标与现代经纬制图法的纵横坐标方向正好相反。也就是说，中华老祖宗不是以赤道为横坐标底边、北极为纵坐标顶点定向定位，而是以北极为横坐标底边，赤道为纵坐标顶点定向定位。

从《周髀算经》的日晷测向定位法看，并没有特定的制图定向要求，南面定向应该是带有某种特殊用意的刻意选择。

决定这种定向定位选择的更重要原因，似乎只有一种，那就是人类在长达百万年的洲际迁徙中，早已掌握了地球是一个圆形球体的知识，以球体表面任何两条相对应的经线把球体展开，看作平面图形，再以赤道为分界线加以折叠，南北两半球气温、气压、湿度圈是大致重合的。

我们的远古祖先可能正是掌握了以赤道为分界线的南北两半球，都有春夏秋冬四季的气象气候和物象物候变化特点，而且掌握了南北两半球尽管地形地貌差异巨大，但在相同纬度带内，具有相同或相近的气象气候、物象物候特点，只不过季节正好相反罢了。这就意味着研究半球气象气候、物象物候特点，就相当于研究了全球气象气候、物象物候特点。

中华老祖宗们很可能早在三皇五帝之前，就已经认识到以赤道为分界线，以气象气候、物象物候分布区域为标志，一圈一圈地向极地测量，至极点而终的研究探索，更具有全球性的普遍意义。这或许正是他们执着选择以南向坐标定位法测绘地理图表的原因所在。这样的选择也许还包含从近到远，从易到难的工程安排意义在其中。因为那时的人类大多生活在靠近赤道的区域。越靠近冰天雪地的两极越少有人居住。

以这样的定向定位标准绘制出来的地理图表，理所当然就是左东右西，前南后北。把这样的地图从平面竖立起来挂在墙上，前南后北，自然就成了上南下北。

这样讲并不是毫无根据地凭空想象，在我国现存最早的一部测绘计算专著《周髀算经》里，就有关于老祖宗们对南北两极了解相当丰富，而且还进行过实地考察测绘的记载。

《周髀算经》记载了极地的范围、自然地理景观、气象气候特点、物象物候特点，还分析了形成极地物象物候特点的原因所在。

据《周髀算经》卷下："璇玑径二万三千里，周六万九千里，此阳绝阴彰，故不生万物。"

什么是"璇玑"？

后世天文学家、文学家、史学家都众口一词，认为"璇玑"是指北极星。这个认识可能具有广泛代表性，但不等于是"璇玑"的全部含义。

反复推敲《周髀算经》里的这句话，似乎并不是这个意思。字词的表意都与它所在的语言环境密切相关。如果不详审语境，就简单抄袭经典注释，照搬他人见解，往往误入歧途。

从"径""周"长度和"阳绝阴彰，不生万物"等内容看，这句话是在讲北极的范围大小和气候物候特点。“璇玑”一词和天上的星星根本就没有半点联系。

“璇”指美玉，“玑”指明珠，用来比喻终年冰雪覆盖的北极圈地貌晶莹洁白，有如美玉明珠，非常生动贴切，哪里攀扯得到天上的星星呢！

《周髀算经》明确记载了他们所获得的极地知识是：北极圈直径为二万三千里，周长是六万九千里。还以“阳绝阴彰”深刻阐明了“不生万物”的所以然之理是阳气希微，阴气隆盛。

老祖宗们如果没有去过北极，能把话讲得这么肯定？

至于北极圈的直径和周长可能与现代掌握的数据存在差异，甚至差异很大，这不奇怪呀！在度量衡工具都还未发展成熟的数千年前，长度单位能和现在的长度单位一样吗？数千年前的北极冰盖厚度、广度能和今天一样吗？测量工具不同，长度单位变化，自然地貌改变，都是影响古今测绘数据的重要因素，历数千年时空悬隔的测量数据，没有误差那才真正是怪事呢！

《周髀算经》还明确记载：“是以知极下不生万物，北极左右，夏有不释之冰。”这儿的“极下”就是极地。“左右”不是指方位，而是指距极点不远的“周边”而言。说的是极地万物不生，极地四周终年都有不化的冰雪。

《周髀算经》还明确记载了极昼极夜的特殊现象。“凡北极之左右，物有朝生暮获。”在极点附近，太阳升起后半年才落，太阳落下后半年才升。也就是说，极圈内虽年周期时长与其他地方的365天相同，但日出日落却只有一次，半年为昼，半年为夜。这就是极昼、极夜。所以，极地植物的生长就像是早上长出，晚上就结束了它的年周期轮回一样。

《周髀算经》还进一步精确指出：“春分之日夜分，以至秋分之日夜分，极下常有日光。秋分之日夜分，以至春分之日夜分，极下常无日光。”从春分的子夜到秋分的子夜是极昼，从秋分的子夜到春分的子夜是极夜。极昼、极夜和老祖宗们当时已知的节令时间点还有密切的关联。

大家看看，记载多么详确。

这也许是人类对极昼极夜的最早、最精确记录。

《周髀算经》不仅记载了极地气象气候和物象物候特点，还明确记载了赤道带的气象气候、物象物候特点。

《周髀算经》明确指出：“中衡左右，冬有不死之草，夏长之类，此阳彰阴微，故万物不死，五谷一岁再熟。”

“中衡”是中国古天文学“盖天说”中，为太阳周日视运动画出的运行轨迹，

“中衡”对应的是今天所称的赤道。

指出赤道带上没有冬天，永远表现出“阳彰阴微”，也就是阳气隆盛，阴气稀微的夏季气候特点。在这个特殊气候地理区间，万物蓬勃生长，农作物一年两熟。“阳彰阴微”是赤道热带地区气候和物候特点的内在根据，也是万物但荣不枯的根本原因。

如果没有进行过极地和赤道考察，能有这么深刻精准的认识吗？所以，千万不要低估了老祖宗们的探索勇气、献身精神和惊人智慧！

有人可能会用现代国界来划分上古民族文化归属空间，认为考察北极应该是俄罗斯人才可能做的事情，考察赤道应该是马来西亚人、印度尼西亚人才可能做的事情，这类成果理所当然只有他们才能创造，怎么会轮到中国人呢？

以后世的空间归属为上古的空间归属，那就犯了既不知古，也不明今的幼稚认识错误。连国家概念都没诞生，哪来疆域？那时的世界只有种群生活圈，根本就没有疆域。

不要被今天熙熙攘攘，人满为患，国旗林立，争斗不断的状态迷惑了心智。数千、数万年前，全世界人口总量才多少？全球有多少无人区？中国人怎么就不可能创造考察北极、踏勘赤道的文明？

探索道路是艰险的，探索空间是开放的。谁有探索的欲望，谁有探索的勇气，谁有探索的智慧，谁有探索的毅力，谁就可能在探索中收获成功，在探索中创造奇迹。

由此可见，南向定位制图法具有很高的科学性和实用性。由此产生的左东右西、上南下北图表不仅丝毫没有荒诞的成分，而且是以半球气象气候、物象物候特点概括全球气象气候、物象物候特点的伟大成果。

但有人却说，《周髀算经》中有关天文地理类知识可能是源自古印度的舶来文化。提出这种观点的理由有两点：一是在那么古老的时代，不可能有那么辉煌的成就；二是与古印度的天文地理知识比较相似。

同样在那个没有任何先进工具可用，只有凭借人体感官和智慧进行研究的时代，为什么研究成果不能相似或雷同？

同样在那个古老时代，为什么印度人可以翻越喜马拉雅或远游重洋做成的事，中国人在更便捷的地理位置上却一定不行？为什么不可能是中国文化成果注入印度的证据？

这是什么性质的论据？

这是别国月亮永远比中国月亮圆的典型民族虚无主义论据！

不是一定要给老祖宗争知识产权，更不是给不同观点的人扣帽子。这在《周髀算经》中是能找出创造这类文化成果的中华学术依据来的。相反，在《周髀算经》中却找不到印度文化的丝毫痕迹。

一部《周髀算经》所运用的天文地理测绘方法，主要是勾股定理知识。在这部作品中，通过中华老祖宗的人物对话，不仅有对勾三股四弦五的确认，而且对勾股定理的证明方法和运用方法都讲得非常具体，这就是很有说服力的证据。

但令人惊异的是，在现代文化传播中，却很少有人说勾股定理和中国人的智慧有什么关系。

不信，去做个关于勾股定理创造发明知识产权的社会调研，看有几个中国人知道西周的数学家商高和勾股定理的关系？有几个人知道三国时吴国数学家赵爽和勾股定理的关系？

肯定少得可怜！绝大多数人都只知古希腊数学家毕达哥拉斯。

中华民族是一个历史悠久，文化灿烂，智慧卓越的民族，中国人真的还是应该多点文化自信。不然，就连老祖宗留下的世袭衣钵，你都不敢相信是不是真的能够果腹御寒，是不是真的能够强身护体。果真发展到那一步，这个民族就没有指望了。

有关东西南北的定向定位问题，我就只能谈这么一点肤浅可笑的猜想了。这种猜测有可能把中华先民的智慧史上推很长一段距离，与文献不能合拍。严格地讲，脱离文献的猜想是不能成立的，其合理性是很值得怀疑的，欢迎批评指正。

关于《内经》中的“天圆地方说”，也是一个遭受否定中医者诟病的文化重灾区。

《灵枢·邪客》篇中“天圆地方，人头圆足方以应之”的内容，是备受否定中医者嘲讽攻击的内容。

可以肯定地说，《灵枢·邪客》篇的这种比附完全没有了《素问》中天人合一的浪漫主义色彩，是非常幼稚可笑的！

《内经》中出现这样的瑕疵，说明什么？

说明中华先民在秦汉时期还把自己居住的这个天体看作是有棱有角的方形体？

笑话！当然不是啦！

这是典型的以近视眼光和狭隘心态在看人类文化发展历程，明于近而昧于远！

看历史不能用近视的眼光看，要用望穿星空的长镜头和包揽宇宙的广角镜看。

要知道，地球上的第一条路径绝不是任何车轮碾压出来的，而是人类赤裸的双脚在荆棘遍地、野兽成群的莽莽荒原中一步一步踩踏出来的。

人类的自然地理知识，是在长达数十百万年的洲际迁徙播散过程中，借助日月星辰的指引，从自然发现到有意识探索寻找，勘察总结，不断发现，不断积累起来的。

中华老祖宗聪明得很，也勇敢得很。他们凭着坚忍不拔的顽强意志和不达目的誓不罢休的执着精神，一边披荆斩棘，与毒蛇猛兽搏斗，一边用血肉的双脚，一步一步地丈量着这个在崇山峻岭、惊涛骇浪中涌动着生命洪流的天体。还一边用智慧的双眼，不知疲倦地审视着神秘莫测、遥不可及的灿烂星群。还不断迸发出强烈的好奇心和探索欲。

正是在强烈的好奇心和探索欲驱动下，老祖宗们通过百折不挠的艰苦实践和殚精竭虑的苦苦思索，使他们在数十百万年自身进化的艰辛历程中，从蒙昧的恐惧，到神话的猜想，到智慧的拷问，积累了远比现代人想象要多得多的天文地理知识。

把地球看作方块或看作地理模型似的台板，在三皇五帝很久很久之前的原始蒙昧时期可能曾经有过。在越靠近三皇五帝时期，这种可能性就越来越小了。从教民稼穑、教民渔猎、教民上栋下宇以避风雨的三皇五帝之始，这种可能性就几乎不存在了。到了社会体系建立健全，农耕、畜牧已经成为主要经济模式的夏商周时代，就完全没有可能了。到了学科林立、百家争鸣的战国时期和文化荟萃、百家归一的秦汉之际，那就根本不可能了！

如果以为战国秦汉间老祖宗们还没有把地球家园的基本形态弄明白，还以为天如圆盖，地似方块，那就不是老祖宗太愚昧，而是今天的子孙太愚蠢。

有不同观点的朋友听了莫生气，一管之见，仅供参考，哪里值得生气伤身呢！

根据《周礼•春官》记载："冯相氏，掌十有二岁，十有二月，十有二辰，十日，二十有八星之位，辨其叙事，以会天位。冬夏致日，春秋致月，以辨四时之叙。"

“冯相氏”是干什么的？

根据唐代学者李善的注释“《周礼》曰：春官宗伯冯相氏，掌日月星辰之位，辨其灾祥，以为时候”可知，“冯相氏”是专门负责观测天体运动，掌管天文历法的专职官员。具体观测内容是十二年绕天一周的太岁岁星在天区中的十二个停留位置，一年十二次盈亏的月亮，一天中斗柄所指的十二时辰，一旬的十天等时间节点上日月和金木水火土五星所在二十八宿的位置，并以与日月五星等天体运行位置相对照为根据，辨别和排列年月日时及朔望等历法内容，来精确定位季节的交替时间点。

由此可见，远在距今三千年前的周王朝初期，人们对天体运动有了多么丰富的了解。在这样的文化背景下，老祖宗们怎么可能对天地的形态没有一个基本正确的认识。

有人一定会以《灵枢经》中有“天圆地方说”和“头圆足方”说作为依据，来否定我的看法，说我是睁着眼睛说瞎话。

近世不少研究者都认为“天圆地方说”最早并不在《黄帝内经》中，而是从《尚书•尧典》的“光被四表”一语中引申出来的。这个看法有一定道理，但未必就是真理。

《尚书•尧典》的“四表”虽并不是方位或形态的确指，而是指各处各地，无远不及。“光被四表”这句话，是在赞颂尧的盛德善行远播天下，与确切的方向、方位并没有关联，与物体的形态概念更是毫不沾边。

但有一点不能忽视，那就是“四表”里已经隐含了“东西南北四方”的意义，这就与“天圆地方说”发生了联系。

“天圆地方说”真正有据可凭的源头看起来似乎是在西汉时期的《周髀算经》中。该书在记录西周初期周公和大臣商高的对话时有“方属地，圆属天，天圆地方”这么一句话，这话和《尚书•尧典》中的“光被四表”一语正好形成时间上的呼应。“光被四表”在前，“天圆地方说”在后，所以在讨论“天圆地方说”时，被很多人引用。

在《周髀算经》卷下里，还干脆把“天圆地方说”改述为“天象盖笠，地法覆盘”。

“覆盘”就是倒扣着的盘子。这原本是站在球形大地上看天地的局部视觉效果形象描述，大地被赋予了球面概念。解说的人却把“覆盘”说成地球本身的形状如同一只盘子，这是后世的愚人之见，而不是老祖宗对地球的认知还停留在板片状。

绝不是要给老祖宗争地球形态确认权，而是为了弄清“天圆地方”说的真相。从“方属地，圆属天，天圆地方”这句话的语意上看，并不是针对具体形态而言。

果真是针对形态而言的话，那么，“天圆地方”四个字的语意就已经很完整，很清晰了，不需要做任何解释性说明。为什么还要加上“方属地，圆属天”这样的解释性说明？

在用语以简朴著称的汉代，这样讲话就成了典型的啰嗦先生。尤其是那个“属”字，更是让人费解。如果是针对天地形态而言，那就应该换成“为”字或“是”字，才更贴切。用“属”字就真的是在对“天圆地方”进行解释性说明。

到底想要解释什么？

要找到这个答案，得认认真真地去看看《周髀算经》原文，靠参考别人的见解，看别人掐头去尾的只言片语是远远不够的。任何脱离语境的只言片语，都难以客观反映文献内容的真相。如果偏听偏信，常常误入歧途。

《周髀算经》是一部古老的天文地理测绘学著作，既有丰富的天文地理知识，也有精妙的数学、几何学测绘计算知识。

有关于周公和大臣商高的对话，是在讨论地球绕日运动过程中，如何测定年周期历法问题时提出来的。

原文并没有讲到地球绕日运动这种话。我这样讲是为了方便理解。

周公问商高：“窃闻乎大夫善数也，请问古者包牺立周天历度。夫天不可阶而升，地不可得尺寸而度。请问数安从出？”

翻译成现代大白话就是：我听说商大夫你是精通测绘运算的，请问早在伏羲时代，我们的老祖宗就计算出了年周期历数，天那么高，没有阶梯可以爬上去测量，地那么大，不可能一尺一寸地去丈量，这些数据到底是怎么求得的？

值得注意的是，在“包牺立周天历度”这句话里，已经明白告诉后人，早在伏羲时代，就已经能够计算“周天历数”，揭示地球自然的年周期气象气候、物象物候变化规律，创建以年为周期的历法了。

天文历法是人类早期最灿烂、最高精尖的文化成就，其中包含着日月星辰运行过程中位置变化关系的复杂内涵。历法的创建，既是华夏祖先智慧高度发达的体现，也折射出这一时期农耕文化的蓬勃发展。因为农耕生产得掌握农时，才能保证收获。所以历法就成了迫切需要。

无论是站在“庖牺立周天历度”的辉煌天文学成就基础上看“天圆地方说”，还是站在数十百万年洲际迁徙的漫漫征程上看“天圆地方说”，都无法想象战国秦汉时期的中华先民还处于把天看作圆形盖子，把地看作方形平板或圆形盘子，对天地基本形态完全蒙昧无知的状态。

伏羲所在是什么时代？距离今天到底有多远？

伏羲是点亮中华文明第一支火炬的民族始祖。有关他的传说，正史留下的寥寥无几，民间流传的丰富多彩。

近世有关这个问题的学术研究，见解分歧较大，无论是历史学家还是考古学家，都只能给出个大致的推断。

比较趋同的看法是：伏羲属旧石器时代中晚期的人文始祖，距今约有八千年到一万年。至少在八千年前，由于农耕文化的需要，老祖宗们就开始创建历法了。

农耕文化是以教民稼穑为起点的。有关“教民稼穑”的故事，从史书到民间流传，版本很多，伏羲、神农、炎帝、黄帝、后稷等都是这类故事的主人公。史书记录有凭有据，民间流传活灵活现。虽风格不同，情趣各异，但源头都出自上古传说。

教民稼穑到底始于何时？史书记载大致可考，距今五千年到八千年左右。民间流传不可考，都在“很久很久以前”这句大多出自爷爷奶奶讲故事的温馨话语里。

从1993年中美联合考古队在湖南道县玉蟾岩发现的栽培稻谷粒，距今已有大约一万四千年到一万八千年这一珍贵文物实证看，先前的文献文物考证都远远没有追溯到这个时间点上去。

过去所得“距今五千年到八千年左右”这个结论并不绝对可靠，而且可能离实际的史实还相去较远。倒是“很久很久以前”这句时空包容量极大的民间故事用语可能更接近历史真实。

庖牺创建“周天历度”，也就是历法，必须掌握时令变化的规律，找准时令变化的节点，这是必不可少的关键环节。而时令变化规律和节点都是由天体运动变化过程中的位移所决定的。所以，创建历法首先得有丰富的天体运动知识。

从这个角度去看“天圆地方说”，也不会相信在战国秦汉间的《黄帝内经》时代，其本质内涵还停留在天是圆形盖子，地是方形板块或圆形盘子的幼稚可笑认识水平上。

还是回到周公和商高的对话上来讨论。

商高给周公的回答是："数之法，出于圆方。圆出于方，方出于矩。矩出于九九八十一。故折矩以为勾广三，股修四，径隅五。既方之，外半其一矩，环而共盘，得成三四五。两矩共长二十有五，是谓积矩。故禹之所以治天下者，此数之所生也。"

商高拿出一把矩边等长，夹角 90°，专供工匠制图和计算的矩尺，对周公一边解说，一边演示。详细讲解了计算的方法是从求方解圆中产生的。圆形是从方形中演变出来的，方形是用矩尺画出来的，矩尺上的刻度是根据九九乘法运算倍数原则刻写出来的。

还讲了勾三股四弦五的求证方法，讲了什么是积矩，讲了求方解圆的运算关系，讲了矩尺在测绘中的具体运用方法和广泛运用价值。

还讲了"天圆地方说"的本质含义并不是天地形态，而是天统地，如圆之无始无终而难知，向不可求，位不可定，终始起止不可得。地参天，也就是以其他天体为参照，地就如方形一样有向可求，有位可定，有边际可测。

这与《大戴礼记》中所载孔子学生曾子追述孔子对天圆地方的认识是"天道曰圆，地道曰方"，"天道"中蕴含着圆的道理，"地道"中蕴含着方的道理是一脉相承，完全吻合的。

还讲了如何以地测天的方法和所以然之理。

商高还推断：夏禹王之所以能英明地治理天下，与自然数的产生和由此衍化而成的数学测算方法广泛运用是分不开的。

这两段对话透露的信息非常丰富：

既告诉我们早在西周初期就有了精于天文历法运算的数学家；又告诉我们早在伏羲时代，中华先民就已经掌握了运用勾股定理进行天文测量，创建周天历法的方法和技术；还告诉我们原始形态"天圆地方说"早在夏商时期可能就脱胎换骨，就被赋予了崭新内涵，就不能望文生训，简单直解了。

《周髀算经》中商高所讲的"方属地，圆属天，天圆地方"这话，更像是在讲方圆计算方法的适用范围。求圆是属于计算天体运动变化的方法，求方是属于测量大地的计算方法。这样理解，对"方属地，圆属天"的解释性说明就情理相贯，很好理解了。

在先秦文献《吕氏春秋》中，也有关于"天圆地方说"的解释："何以说天道之圆也？精气一上一下，圆周复杂，无所稽留，故曰天道圆。何以说地道之方也？万物殊类殊形，皆有分职，不能相为，故曰地道方。"

作者认为：

“圆”是指天地间精气升降相因，循环不已，无休无止，无始无终的基本特点，这正是天的内在运动变化规律体现，也是宇宙运动变化的基本属性，所以称天道圆；

“方”是指地球自然万物品类各殊，特性各异，不能混淆，不能替代，不能改变，这正是大地万物分殊的基本特点，也是地球自然的客观存在，所以称地道方。

由此可见，早在战国时期，人们对“天圆地方说”就已经有过非常深刻、非常复杂的思考了。当时的见解就已经彻底告别“原始形态猜想”了。

岁月流逝，人类探索宇宙的梦想和思考却从未中断。五百年后，三国时吴国数学家赵爽还在苦苦思考这个问题。他在给《周髀算经》作注时，提出了他对“天圆地方说”的认识。

他说：“物有圆方，数有奇偶。天动为圆，其数奇；地静为方，其数偶。此配阴阳之义，非实天地之体也。天不可穷而见，地不可尽而观，岂能定其圆方乎？”

赵爽讲得很明白：天地间万物形体变化无穷，多种多样，都可以用阴阳来进行分类掌握。天动如圆之无位无向，无始无终，属阳。所以，天与一、三、五、七、九所有奇数相配，奇数归属阳数类。地静如方之有位有向，有始有终，属阴。所以，地与二、四、六、八、十所有偶数相配，偶数归属阴数类。天圆地方是为阴阳分类的性质特点体现，而不是天地的形态特点描述。

在赵爽还看来：天宇浩渺无穷，大地广阔无边，以远古、上古的研究手段，根本就无法确定天地的形态，老祖宗提出的“天圆地方说”怎么可能是在讲天地形态呢！应该说与天地自身形态一点关联都没有。

赵爽的见解虽未必是“天圆地方说”的标准答案，但说理简明，确有重大参考价值！

那些想拿“天圆地方说”开刀，以动摇中医理论根基的人，却一口咬定，这就是《内经》时代幼稚可笑的宇宙观，这就是《内经》的天人合一理论基础，还认为这是铁证如山。如此张冠李戴，能说明什么？只能说明持这种见解的人幼稚可笑。

即使硬要不顾事实地说《周髀算经》中的“天圆地方”四个字里包含着天地形态原始本义，也不能说“天圆地方说”是《周髀算经》成书时代的见解，更不能说《内经》时代还盛行这一学说。

文献源头不等于学说发端的实际历史源头。《周髀算经》是追述周公和商高对话的历史，周公和商高的对话是在追述伏羲创建“周天历度”的历史。按照这个追述去推论，就算《周髀算经》中的“天圆地方”是指天地形态的原始宇宙观，所反映的也是伏羲时代之前的认识呀！

按照历史学家和考古学家们的断代，伏羲时代是旧石器时代中晚期，离西汉至少还有七八千年，更不要说真正的历史源头可能比书中追述的故事还要早得多。怎么能说在《内经》诞生的秦汉时期还有原始“天圆地方说”盛行呢！怎么能说《内经》中的“天圆地方说”和以天地形态为本质的原始“天圆地方说”相同呢！

当然，《内经》时代，在众多非专业天文研究工作者的认识观念里，可能仍然存在这种愚昧认知。这不奇怪，在今天这样的科学昌明时代，说不定都还有这样的人存在。因为他们根本就不关心这类与自身生活遥不可及的问题。

围绕“天圆地方说”的后世争鸣，观点最多，分歧最大。

有人附会古人见解，认为“天圆地方说”是指如圆如方的动静变化特点，或指天地精气如圆之往复循环和大地万物如方之品类各异，并不是指天地形态。

有人认为“天圆地方说”是历史局限条件下朴素自然观的认知产物。“天圆地方说”，是原始智慧对于天地结构的一种直观的、朴素的想象。而且讲得有声有色，说是我们的老祖宗看天穹，感觉有如一个倒扣着的锅，大地是四方形的。这种直观感觉就是“天圆地方说”的提出根据。因为对用“方形”解“地方”引起了学术上的激烈论争，所以还特别说明“地方”并不是指地的形态是正方形或长方形，而是说大地是平平正正的。真是不说还好点，越说越离谱。不补充说明只错一次嘛！一补充说明就错上加错，笑话越闹越大了。

有人说“天圆地方说”来源于《易经》，《易经》中先天八卦所演示的天地运行图，也就是天圆地方图。外部圆环排列的卦象，代表天的运转规律，中间方形排列的卦象，则代表地的运转规律。天和地的关系是主从关系。天是宇宙的代名词，是宇宙中众星的主宰，地是众星中的一员，依存宇宙而生，依存宇宙而动，依存宇宙而变化发展，和宇宙的关系永远处于从属地位。天为阳，地为阴。两者相互感应，生成了天地万物。阐扬发挥得很好，对正确理解“天圆地方”说确有深刻启发意义。

有人认为，“天圆地方说”是中华先民对天文的愚昧，对地理的无知，造成的谬种流传，是学术笑话，是文化垃圾！

有人认为，在“天圆地方”说中，问题关键点集中在“地方”上，“地方”是指方向、方位，与形态毫无关联。“天圆地方说”一开始就是非常科学的认知成果。以形态解“地方”才是无知妄言。

客观而论，在肯定性见解里，不少都是对前人见解的进一步提炼总结，很有思想，也很有深度。

所有否定性见解都是望文生训，很草率，很轻浮的。他们存在一个共性问题，那就是没有站在古人的立场上，用历史的眼光去认识问题，去研究问题。

要想深刻理解这样的古老命题，最重要的一点，就是得站在中华老祖宗的时代文化背景上去理解老祖宗，在时空悬隔中找到神会的共同点，才能真正有所收获。

“天圆地方说”是谬种流传，是学术笑话，是文化垃圾吗？

如果不给“天圆地方说”断代，笼统地把“天圆地方说”看作是中国古代的宇宙观，简单地用现实科学标准去考评“天圆地方说”，这种结论并没有错。

能用这样的态度、这样的标准去考评吗？

当然不能！这种脱离历史大背景的“科学考评”，最容易把人的认识引入误区。

讨论这个问题的先决条件是断代。前面已经讲了，直观形态“天圆地方说”应该是早于伏羲时代的原始蒙昧史前认知理念。那时是什么认知基础，是什么认知条件？后世是什么认知基础，是什么认知条件？现在是什么认知基础，是什么认知条件？能同日而语吗？能用一个标准去要求吗？

简单地用现实认识标准去要求史前古人，去要求上中下古的所有古人都是有问题的，那样的要求就犯了脱离客观历史环境，以今证古，苛求祖先的错误。

人类对一切客观事物的认知都有一个由浅入深、由表及里、由粗到细、由模糊到清晰、由幼稚到成熟、由荒诞到理性、由粗陋到精深的漫长过程。脱离了这个过程去评判人类文化成果，就会有意无意地割断人类认识思维伴随人类发展历史而不断发展的链条，犯主观主义的错误。

同一种提法在不同时期有不同解读，这很正常。因为伴随人们生产生活实践的不断深入，认识也在不断深化，所以不同时期注入不同的认知内涵，正是人类认识不断进步的体现。

早期的蒙昧认知不是笑话，而是人类认识自然的起点，是人类从本能过渡到智能的好奇心表达，想象力体现，是近乎神话的智慧火花闪耀。没有这个起点，就没有后世的不断发展进步。

人类的群体发展进步就跟个体成长一样，不可能生而知之，不可能从娘肚子里一钻出来就成为伟大科学家、文学家、哲学家、政治家，必然有一个成长、教育、历练、自省、自悟、不断提高的过程。

原始人类对客观事物的认知，就像婴儿的蹒跚学步、牙牙学语一样，虽步态不稳，口齿不清，十分幼稚可笑，但却是人生踏出的第一个带着强烈行走欲的清晰印迹，是人生吐出的第一个带着强烈表达欲的美丽音符！

“天圆地方说”也一样，不管初期认识多么蒙昧，多么幼稚，多么可笑，都丝毫不会淡化人类在对宇宙认知过程中留下的伟大印迹，都丝毫不会贬低人类放飞灵魂、遨游宇宙的伟大想象。

人类对地球自然以及超越地球之无穷浩宇的了解，当然是从直观理解，到神秘猜想，到精细考察，到深刻理解，到入微洞察这样一个漫长过程中一步步艰辛走来的，这个过程的艰难曲折程度是后人永远无法想象的。

最早，我们的祖先在昼拾橡栗，暮栖木上，茹毛饮血，泥食生吞的那个阶段，对环境的认知是非常有限的。可能对昼则红日彩霞，夜则朗月繁星，既多风云变幻，又多雨雪纷飞，时或湛蓝静谧，时或雷电交加的天穹，与繁衍生息形形色色生命的大地，到底是什么形态？从来就没有思考过。因为他们还没有获得以智慧方式去思考的能力。

当人们开始思考天地形态时，就已经完成了从动物本能过渡到人类智能的质的飞跃了。在早期的“天圆地方说”里，可能确实承载着远古先民天如圆盖，地似板块，天地不相连接，天像盖子一样高悬大地上方，大地周边有柱子支撑着天盖的丰富梦想，因而才有“共工怒触不周山”和“女娲炼石补天”的中华原始神话诞生。

但当人们已经可以放飞灵魂，超越人力无法到达的遥远天际，去追逐夜空中的星群运动变化，甚至可以根据星体在天穹的位移来划分季节、划分月份、划分时辰，并找到不同季节、不同月份、不同时辰气象气候与物象物候变化相关联的时空敏感点，人类的认知就不再那么幼稚可笑了，人类的天文地理知识就已经相当丰富了。

中华老祖宗是什么时候开始以自己的智慧和星空交流的？

根据《周髀算经》中周公和商高对话的追述，早在远古的庖牺氏时代就已经开始了。据《周礼》记载，应该是在距今三千年前，这样的交流就已经相当丰富，相当深厚，相当成体系了。

西周时期，国家已经设置了掌管天文星象历法的专职官“冯相氏”“保章氏”。

前面讲过，“冯相氏”是负责观测天体运动，掌管天文历法的专职官员。具体观测内容是年月日时的天体位置变化，以此来确定节令时间点和校正历法。

“保章氏”的具体工作在《周礼·春官》中也有明确记载，就是“掌天星，以志星辰日月之变动，以观天下之迁，辨其吉凶。以星土辨九州之地，所封封域，皆有分星，以观妖祥。以十有二岁之相，观天下之妖祥。以五云之物，辨吉凶水旱降丰荒之祲象。以十有二风，察天地之和命、乖别之妖祥。凡此五物者，以诏救政，访序事”。概括而言，就是通过观测星象变化来预测地球自然的风雨灾害和吉凶祸福。

古今中外，百科的学术发展都一样，没有强烈的生产生活需要，就没有高水平的学术发展。没有高水平的学术发展，就没有专职研究机构的产生。

任何一项科学研究，重要的不是普通民众怎么认识，而是专业研究工作者怎么认识，是专业研究机构怎么认识。就是在“浑天说”“宣夜说”盛行于世的时代，也一定有不明天地方圆之理的人存在。甚至不排除在今天这样一个科学昌明的时代，仍然有这样的人存在。因为他压根儿就不关心这种与自己生活相距太遥远的事情。难道能以这样的现象为评判标准，去认定某个时代的某种学术水平吗？去界定某种见解是某个时代产生的吗？

在这样一个以窥测天机为目的的高水平星象研究时代，怎么可能连自己居住的天体形态都没有合理的猜想，都没有基本了解。

可以推测，《内经》中的“天圆地方说”绝不是简单的天地形态说内涵，而是天如圆而恒动，地如方而恒静的天地动静之理。

还有一种可能，那就是我刚才讲到的，“天圆地方”是“求圆属于计算天体运动变化的方法，求方属于测量大地的计算方法”的概括性用语。

有学者统计，在《内经》中，像前面所举这类字、词、概念等疑难问题就有近五百处之多。由此可见，研究《内经》不可不深思穷究，不可不态度客观！任何主观臆测、简单取舍，都可能差之毫厘，致谬千里！

今天学习《内经》到底学什么？这是个大问题，也是学习研究《内经》应该首先弄清的大前提。

作为应用学科的综合性著作，《内经》在全书所概括的各个方面，都是有自己的核心学术价值观的。学习《内经》除了应该具有前面所讨论的认知态度外，还应对《内经》的基本学术观念有所了解。如：整体观、恒动观、养生观、疾病观、预防观、治疗观、唯物观等，这些观念在《内经》中都是客观存在，而不是现代人用现代术语粉饰出来的。

是不是提炼出几个什么“观”来，《内经》就时髦了？就身价倍增了？

没有那回事！

如果《内经》空话连篇，无论你冠以什么新兴概念，什么时髦术语，也都毫无意义。任何新兴概念、时髦术语，都不可能无中生有地给空壳中注入真经。就像某些学术论文、某些科研报告一样，名称堂皇、概念新颖、文字华丽，但就是没有实实在在的内容。这样的东西，是没有任何学术价值可言的！

《内经》的整体观。

概括而言，就是天人合一认识理念。这个理念贯穿全书，总体上囊括了三个部分，即：天地大系统，人身小系统，天人合一同系统。

《素问·生气通天论》所说的“天地之间，六合之内，其气九州、九窍、五脏、十二节，皆通乎天气”，《素问·六节脏象论》中的“天食人以五气，地食人以五味。五气入鼻，藏于心肺，上使五色修明，音声能彰。五味入口，藏于肠胃，味有所藏，以养五气，气和而生，津液相成，神乃自生”，以及《素问·阴阳应象大论》中的“阴阳者，天地之道也，万物之纲纪，变化之父母，生杀之本始，神明之府也，治病必求于本”等类似的很多论述，都是讲这方面的道理。

这些论述清晰地表达了中华先民对地球自然万事万物的认知理念，即天人合一全方位认知。一切地球自然事物都生于自然，长于自然，属于自然，与自然是统一的整体。

地球不是孤立存在的，它是宇宙中的一分子，与宇宙相联系。从这个角度看，地球自然万物也就与宇宙有了必然联系。这就是《内经》的大整体观。

对于疾病的发生发展诊断治疗，《内经》极力主张把人放到天人合一的时空大平台上去进行研究，主张立足大整体观去思考问题，解决问题。只有这样，才能从根本上把问题理解透，把问题解决好，最终突破微观研究手段不足的束缚，创建理解生命、全息求证的独特医学体系。这就是整体观在中医学中的具体运用。

《内经》的恒动观。

概括而言，就是运动不息，生命不止。

这种观念在《内经》中的体现是很充分的。其中《素问·六微旨大论》中有一段论述是最深刻的，那就是“出入废则神机化灭，升降息则气立孤危。故非出入，则无以生长壮老已；非升降，则无以生长化收藏。是以升降出入，无器不有。故器者生化之宇，器散则分之，生化息矣。故无不出入，无不升降。化有小大，期有近远，四者之有，而贵常守，反常则灾害至矣”。这是最典型、最有临床意义的恒动观表达。

升降出入是自然万物的基本运动形式，任何生命体内在的生命活动都在以这样的形式永远不停地运动变化着。生物界的生命运动也是如此，没有升降就没有出入，没有出入也就不可能有升降，任何一种运动方式的紊乱，都意味着生命功能的失调；任何一种运动方式的破坏，都意味着生命的崩溃；任何一种运动方式的停止，都意味着生命的消亡。人也丝毫不能例外。对人体而言，也是运动不息，生命不止；运动停止，生命终止。

任何疾病的发生发展，都必然影响到患病机体的气机升降出入。所以，研究疾病的发展变化，诊断治疗，也得以深入研究人体气机升降出入为立足点。从《伤寒论》到后世历代名家著述，凡讨论疾病病理、诊断治疗，乃至处方用药，无不从气机升降出入着眼，而其理论基础正是由《内经》所奠定的。

《内经》的养生观。

《内经》的养生观说来简单得很，三个字：法自然。说得更浅近明白一点，就是仿效自然，顺应自然。但做起来就没有那么简单了。人的饮食、起居、动静，乃至一呼一吸，都要和大自然的运动节律、运动幅度保持一致。谈何容易！再加上人世间种种欲望的干扰，大多数人都很难正确仿效，都很难准确把握，都很难完全顺应。

《素问·上古天真论》说：“上古之人，其知道者，法于阴阳，和于术数，食饮有节，起居有常，不妄作劳，故能形与神俱，而尽终其天年，度百岁乃去。今时之人不然也，以酒为浆，以妄为常，醉以入房，以欲竭其精，以耗散其真，不知持满，不时御神，务快其心，逆于生乐，起居无节，故半百而衰也。”

法阴阳，和“术数”，都是指遵守自然法则。要遵守自然法则，首先就应懂得自然法则，这就必须先“知道”。“知道”是一个从实践中了解自然、认识自然的学习研究过程。有关这方面的内容几乎贯穿《内经》全书。我们今天学习研究《内经》的目的，也就在于“知道”。

大家看看，即使是在上古物质生活和文化生活都还非常简朴，没有那么多欲望干扰，没有快节奏生活影响的时代，既真正懂得自然规律，又真正能自我控制、自我调节，严谨按照自然规律生活的人，也只是少数。正是这少数能做到在饮食、起居、劳逸等各个方面按照自然规律去安排、去选择的人，才有可能健康地活到百年以上。而大多数人还是“半百而夭”，“古来稀”的愿望都难以实现。

百岁老人不是现代生活方式、现代科技造就的，上古时代就已经有人实现了这样的长寿愿望，这不是文献的夸张，这是写实。

能不能活得健康，能不能活得长久，首先取决于先天禀赋，然后是看自己的生活理念、生活态度、生活方式。

成天怀抱富贵、名利、食色等种种欲望，殚精竭虑地苦苦谋划，躁动不安地疯狂追求；成天恐惧死亡，千方百计地滥补、恶补，精神战栗地食不甘味、卧不安枕，想入非非地把自己投进精神深渊里苦苦熬煎，生命怎么可能长久！

所以《内经》告诉我们：只有恬淡虚无，精神内守，才能做到真气从之；只有真气从之，才能无病无灾无痛，也才能生命久长。直到今天，《内经》的养生观仍有很高科学性，仍有巨大实用价值。但在各种欲望膨胀、传统理念颠覆的今天，有几个人能做到啊！

《内经》的疾病观。

概括而言，疾病之所以发生，就是正气亏虚，邪气相加。正气亏虚是基础，邪气相加是条件。《素问遗篇·刺法论》说：“正气存内，邪不可干。”《素问·评热病论》说：“邪之所凑，其气必虚。”就一般情况而言，没有正气的亏损，疾病就很难发生。这就是中医的疾病观。当然，某些意外创伤、虫兽伤、理化伤等特殊影响除外。

《内经》的疾病观是邪正并重，而且是把正气放在首位的，这个问题就复杂了。学习中医，该怎么去认识病因的重要性？该怎么去摆正邪正关系？在两种医学并存的时代，这是必须解决好的学术理念问题，如果这一关过不了，就很难建立正确的发病学观念，就很容易被西医的病因学认识所左右，就很容易被包装精美的“主因论”这种虚假创新型产品所欺骗。

深刻理解《内经》疾病观，对日常养生和临床治疗都具有积极启发意义。就以普普通通的外感病为例来说吧，最容易遭受六淫邪气侵袭的人，大多是身体素质相对较差的人。治疗这类人的外感病，不能只着眼祛邪，而应在祛邪的同时，辅以扶正。这样才能收事半功倍的效果。《伤寒论》中桂枝汤的配伍就是个优秀范例。

《内经》的预防观。

概括而言，就四个字：保元避邪。这就是《内经》的预防观，也是中医的预防观。

保元的具体方法就是《素问·上古天真论》所讲的“恬淡虚无”“精神内守”。

要做到“恬淡虚无”“精神内守”，就得看淡名利得失，看淡悲欢离合，看淡儿女情长。人生一世多磨难，需要进取，需要拼搏，但绝不能为名利拼命！拼命常常导致前功尽弃，得不偿失。更不能不择手段，杀身求名，舍身取利。那样就是自作孽不可活，哪里还谈得上什么长生久视。悲欢离合是生活常态，不可遇悲痛断肝肠，遇欢欣喜若狂，而当泰然处之。过悲伤肺，过喜伤心，只有泰然处之，才有利身心健康。儿女情长是人之常情，但不能痴迷，不能自困，应当保持几分克制，几分清醒。痴迷会让人变得愚蠢，自困会让人变得昏乱。只有清醒克制，才能冷静对待，既不伤人，也不伤己。无论面对什么喜怒哀乐的情感冲击，都能保持内心平静，都能泰然处之，绝不大悲大喜，极恨极怒。无论面对多大的名利得失诱惑，都能非分不取，无功不受，视有若无，不贪不恋，这就是恬淡虚无、精神内守的基本内涵。

《内经》还告诫我们，仅仅做到恬淡虚无，精神内守以养正气还不够，还需要认真做到“虚邪贼风，避之有时”，对一切伤害因素随时保持几分警惕，随时远离，寒不当风，热不贪凉；逸不耗精，劳不伤气；渴不饮冰，饥不暴食……才能有效减少不必要的伤害。这才是中医预防观的完整体现。

现代人有几个能按照这样的原则生活？太难找啦！很多人的生活方式正好相反，情感追求狂热，精神追求亢奋，生活追求刺激。为了活出精彩，还专门要与虚邪贼风共舞，冬天穿一层，三餐都吃生，凉茶还加冰，反复进医院，从不找原因。这能怪谁呢？

《内经》的治疗观。

概括而言，就八个字：治病求本，中病即止。

中医的治疗学思想是高度成熟的，具体体现在治疗总原则是治人为主。正如《素问·至真大要论》所强调的，中医学的治疗理念是“谨察阴阳所在而调之，以平为期”。疗效最终是以人体阴阳是否达到平衡为终极评价指标。从这个角度看，阴阳的落脚点是人体，是指人体内在的机体生命水平、邪正对比状态、机体内环境特点。

但对于一个患病机体来说，不能只谈治人，更不能空谈治人，治病就是治人。以治人为明确目的，把人作为主体对象来考虑，在这个前提下来设计具体的治病方案，来实现治人的终极目标，这就是中医的治疗学思想。

中医治疗学思想中还有一个原则，那就是强调不能饱和治疗，更不能过度治疗！对多种病症的药物、针、灸、拔罐、刮痧、按摩等一切治疗，都应该“中病即止”，而不是矫枉过正。只有这样，才能真正达到“以平为期”的良好效果。

病好了，不等于邪正对比状态、机体生命水平、机体内环境特点都达到健康标准了。机体要重建健康标准还得有一个休养生息的过程，这个过程叫作“康复”。

临床痊愈后剩下的康复工作还要不要做？

当然要做！

如何做？

中医提倡更多地采用饮食、药物、运动、精神等调养方式帮助机体自身去完成修复，让机体自身为维持平衡稳定发展，永远处于一种积极状态。

《素问·五常政大论》还以“有毒无毒，服有约乎”为题，对药物疗法的治疗量控制问题作了专题讨论。

答案是：“病有久新，方有大小，有毒无毒，固宜常制矣。大毒治病，十去其六；常毒治病，十去其七；小毒治病，十去其八；无毒治病，十去其九。谷肉果菜，食养尽之，无使过之，伤其正也。”就是寻常的无毒药运用，也只能“十去其九”，而不主张饱和治疗，更不主张超饱和的过度治疗。

中医谈药物用量，既指复方中每味药物的用量，也指不同病症治疗全过程的总量。科学的治疗量，是以病情轻重和药物性质为参考来确定的，而不是想当然，更不是以某家某派的经验特色为标准。

单就药物性质而言，《内经》提出的见解是：性质越剽悍、毒副作用越大的药，用量应相对越小，治疗饱和度也相对越低。不能大剂量、超饱和治疗！

中医向有药食同源之说。在中药里，所谓“无毒药”，大多是近于食物属性的极平淡之品。就是这样的东西，中医也主张不要超大剂量运用，超饱和治疗。

由此可见，中医对待药物用量的态度是多么谨慎，对治疗量的控制是多么严格。

今天对待药物用量问题，正处于无约束、无秩序的混乱状态。无论中医西医，都存在严重的超大剂量用药，超饱和度治疗的情况。比较起来，老祖宗们两千多年前的认识是非常理性、非常科学的！

要想真正做到治病求本和中病即止，那就得有科学的治疗原则、精妙的治疗措施。而中医学在这方面，正好具有不可替代的独特优势。如："正者正治，反者反治""诸寒之而热者取之阴，热之而寒者取之阳""从内之外者调其内，从外之内者治其外；从内之外而盛于外者，先调其内而后治其外；从外之内而盛于内者，先治其外，而后调其内；中外不相及，则治主病""体若燔炭，汗出而散"等等，举不胜举。

正是有了这样一些西医所缺失和不理解的科学治疗原则和精妙治疗措施，中医在药物内治法方面才优势独具，从而为中西医互补互用开拓了广阔空间。

《内经》的唯物观。

主要体现在反对迷信这一点上。

《素问·五脏别论》提出"拘于鬼神者，不可与言至德"。不能和迷信鬼神的人讨论医学这种崇高的科学理论。

天下之大，无奇不有。在生活中，很多天象与人事，机缘与命运，征兆与祸福的偶合、巧合现象，有时可以达到惊人的程度，似乎隐微玄妙地昭示着遥不可及的彼岸世界是存在的，昭示着人类灵魂深处的宿命观念也是一种合理认知。所以，千万年来，才有那么多人去迷信鬼神。

但有一点却是非常肯定的，那就是至今没有一个人鬼或人神沟通的实例作为见证。从驱鬼求神以疗病这个方面看，也没有一个疗效肯定的成功病例作为见证。恰恰相反，在历史和现实中，更多的是迷信鬼神的人最终都落得人财两空的可悲结局。作为沟通人鬼或人神的大仙们，也大多被揭露出或属骗子或属精神病者的真实面目来。这样的例子举不胜举。

作为自然科学的医学，在面对这样的现象时，到底应该抱什么态度？这是个关系到学术本质的原则问题。科学和神学是永远对立的，科学讲究客观存在，神学讲究宿命依托。

《内经》严肃提出：信医药就不要信鬼神，信鬼神就不要信医药！可以肯定地讲，《内经》的态度是非常科学的，是彻底唯物的。有了这个信念作指导，中医学才能一步一个脚印，坚定不移地走在不断进取、不断发展、不断创新的学术发展道路上，历数千年而毫不动摇。

如果一会儿讲人与自然的关系，一会儿讲人与鬼神的关系，这个理是谁都无法讲通的。

如果以这种混淆不清的理论去指导临床，病好了也不知是鬼神显灵还是医药取效，病歹了也不知是鬼神作祟还是医药惹祸，最后反倒给故弄玄虚的小人留下可钻的空子。

如果中医学成了那样的学术体系，就绝不可能在今天这个科学昌明时代走向世界！

《内经》除在学术观念上有自己突出的特点外，在学术上还有自己的理想追求。

人性是可以古今中外相通的。古代学者也和今天的学者一样，著书立说时，想要达成什么愿望，实现什么目标，也有自己的追求。但由于时代学术环境的限制，有的实现了，有的却心有余而力不足，虽经努力，最终却没能实现。

我们今天在研究《内经》时就要弄明白，到底哪些追求实现了？有什么学术价值？有什么现实意义？哪些追求没能实现？留下了什么遗憾和影响？

《内经》的结构定位追求。

《内经》时代，已经有了建立结构定位医学体系的追求。尽管没能成功，但那种勇于牺牲、大胆尝试的探索精神还是非常可贵的。

古今中外，所有的人做事都有一个共同愿望，那就是想做简单易行，形象具体，既好把握，又好操作的事。就像今天用手机一样，越傻瓜，越人人可用，则传播越快，流行越广。它之所以迅速成为全人类的日常生活必需品，就是因为通讯方便，就是因为操作简单。

中医从原始积累中一路寻寻觅觅，艰苦走来，经历的是理解生命的漫长过程，并在这一过程中积累了极其丰富的天人合一感性认识。令人惊讶的是，在创建理论体系的初期，他们还做过真正意义的人体解剖，而且进行了细致的统计。

《灵枢•经水》篇中的“若夫八尺之士，皮肉在此，外可度量切循而得之，其死可解剖而视之，其脏之坚脆，腑之大小，谷之多少，脉之长短，血之清浊，气之多少，十二经之多血少气，与其少血多气，与其皆多血气，与其皆少血气，皆有大数”一段记录就是铁证。

人体解剖与早期积累的感性认识有什么关联？几乎没有！

既然没有多少关联，在灵魂崇拜的那个时代，他们竟冒天下之大不韪，去割裂承载灵魂的肉体，到底想要干什么？仔细想想，这样的行动正好发生在理论体系创建的时代，会不会和创建理论体系有关？

很可能，我们的老祖宗在创建医学理论体系的初期阶段，是有过一段犹豫徘徊和激烈思想斗争的。理解生命太过微妙，可以心知肚明，难以准确表述、真切把握、系统阐明。既不方便运用，也不方便传承。所以他们最终果断地进行了人体解剖的勇敢探索。

探索的目的是什么？

很显然，是想要通过对人体结构的真实了解，闯出一条有别于理解生命的新路子来，想要建立一个看得见、摸得着，一切以实证为依据的理论体系。除此之外，还很难从其他方面做出更合乎常理的解释。

由于时代学术技术水平的限制，他们的努力没能成功。只好放下解剖的刀子，重新回到理解生命的艰苦证悟道路上去，最终以百折不挠的精神和沟通天人的智慧，创建了以整体恒动为基本特点的天人合一医学体系。

这是《内经》的遗憾，也是《内经》的幸运。

在神权至上、肉体崇拜的神圣时代，要用解剖的刀子划向自己同伴甚至可能是自己亲人的尸体，这需要多么强大的意志，多么惊人的勇气哟！可在冲破一切精神桎梏去完成了这一壮举后，却完全没有什么突破性的收获，这是多么沉重的失落和遗憾！

当祖先们从失落和遗憾中重新振作起来，重新回归到度天审人的研究道路上，重拾神会自然、参悟生命的复杂而又微妙的研究方法，继续呕心沥血，艰难探索，虽百折而不挠，历百世而不悔，最终用理解生命的研究方法创造出垂万世而不朽，置四海而皆准的天人合一、整体恒动中医理论体系。这又该是多么巨大的收获和幸运！

直到今天，这仍是中西医学互补互用无可替代的鲜活灵魂。放开眼界看，毫不夸张地说，这也是人类医学的天大幸运！

《内经》的形象化追求。

主要体现在内容的形象化表达上，《内经》常常采用比喻手法，尽可能通过抽象概念具体化、生僻概念通俗化、普通概念典型化、枯燥概念趣味化、深奥概念生活化的表达技巧，把要表述的内容讲得更生动，更形象，更有感染力，更贴近大众生活。这在《内经》中俯拾皆是。凡是以日月星辰比喻人体结构的内容，都是形象化追求的例证。作为学术著作的形象化追求，并不是追求赏心悦目的艺术效果，而是为了加深印象，让人易学易记，易懂易用。

《内经》对很多病症的阐发，也常常采用这种形象描述手法，如《素问•生气通天论》在讨论感受不同六淫邪气后的不同临床表现时所提出的“因于寒，欲如运枢，起居如惊，神气乃浮。因于暑，汗，烦则喘喝，静则多言，体若燔炭，汗出而散”。其中的“欲如运枢”“起居如惊”“烦则喘喝，静则多言，体若燔炭”等，都是非常形象化的表达。

《素问•阴阳应象大论》在讨论不同体质特点的人，阴阳盛衰变化所造成的影响时所讲的“阳胜则身热，腠理闭，喘满为之俛仰，汗不出而热，齿干以烦冤腹满，死，能冬不能夏。阴胜则身寒汗出，身常清，数栗而寒，寒则厥，厥则腹满，死，能夏不能冬”等内容里，有关“喘满为之俛仰，汗不出而热，齿干以烦冤腹满……汗出，身常清，数栗而寒”等内容，也都是非常生动形象的表达。

在《内经》中，凡涉及临床症状的内容，基本上都采用的是这种表述手法。

正是这种视之不见、思之可得的形象化表述，最大程度地有效弥补了中医形象化诊断手段的不足。

《内经》的具体化追求。

主要体现在《内经》无空论，一切内容都力求切实可凭，把生理、病理、诊断、治疗都落到实处。

就连讨论人的生长发育都是非常具体的，如《素问•上古天真论》的“女子七岁，肾气盛，齿更发长；二七而天癸至，任脉通，太冲脉盛，月事以时下，故有子；三七，肾气平均，故真牙生而长极；四七，筋骨坚，发长极，身体盛壮；五七，阳明脉衰，面始焦，发始堕；六七，三阳脉衰于上，面皆焦，发始白；七七，任脉虚，太冲脉衰少，天癸竭，地道不通，故形坏而无子也”。

女子生长发育是以七年为周期，男子生长发育是以八年为周期，而且各个周期的生理变化特点都讲得非常确切，非常具体，一点苟且敷衍的痕迹都没有。把《内经》的认识拿到现实生活中去加以对比，全都可以得到印证。

由此可见，《内经》的研究没有半点假想推测的成分，全是在生活实践中神会自然、参悟生命，并从长期生活实践中认真观察总结得来的。这种男女生长发育周期的研究，在那样的时代，那样的条件下，简单笼统地画个粗线条，朦朦胧胧敷衍一下，也无可厚非。但《内经》却没有一丝一毫的苟且，而是一切落到可解可知可察可数的实处。

《素问·六节脏象论》的“心者，生之本，神之变也，其华在面，其充在血脉，为阳中之太阳，通于夏气……”是论生理的。心与生命的关系，与元神的关系，与肢体的关系，与自然的关系，都有确指，并不空泛。对这种关系的认知，不是凭空想象，而是通过长期生活实践的观察、体验、理解得来的，并不神秘。

《素问·五脏生成篇》关于色诊的具体化论述，如“凡相五色之奇脉，面黄目青，面黄目赤，面黄目白，面黄目黑者，皆不死也。面青目赤，面赤目白，面青目黑，面黑目白，面赤目青，皆死也”，是论病理的，仅面目的望色诊断就分为青黄赤白黑五种。不同颜色的出现，预示不同的后果，都讲得很具体，在诊断上是有据可凭的。

《素问·六节脏象论》的运气理论具体化论述，如“五日谓之候，三候谓之气，六气谓之时，四时谓之岁，而各从其主治焉。五运相袭，而皆治之，终期之日，周而复始……不知年之所加，气之盛衰，虚实之所起，不可以为工矣”，可以说是天人合一内容的具体化表达，是运气学理论的具体运用。

《内经》中的运气学说是中医理论体系的重要组成部分。该学说通过对自然界阴阳二气在不同时空聚合点的不同运动状态描述，生动展示了大自然的运动变化规律，深刻揭示了天地大系统与自然万物密切相关、息息相通的所以然之理。人属自然万物之一种，所以，人与自然密切相关、息息相通的所以然之理也在其中。

没有运气学说，以天人合一为基本内涵的整体恒动观就无法落到临床运用的实处。作为医学理论，如果最终却不能为临床所用，那就意味着毫无价值可言。所以说运气学说是《内经》中非常重要的组成部分。用于指导临床实践的天人合一整体恒动观不能流于空谈，病理、诊疗都必须纳入以气候变化周期为研究主题的运气学说中进行研究。《内经》是这样设计的，也是这样体现的，尽量让这样的知识具体化，使运气理论的讨论尽量做到可学可用可把握。

专讲运气学说的七篇大论，更是把这类问题的讨论落实到了各个时空对接点上，因而赋予了整体观以鲜活的临床运用生命力。

运气学说涉及到大量古天文气象专业知识，要学好这部分内容不是件容易的事情，有兴趣的朋友可以花点功夫深入研究一下。没有兴趣的朋友也不强求，只要把握好一年四季的气候变化特点，也就基本可以满足临床运用需要了。

《内经》的标准化追求。

中医诊疗预后都有共同理论基础，都有客观标准。无论何派何家，都不能例外！

很多人都说中医讲的全是很虚玄的理论，没有切实可凭的依据，没有客观标准，就连不少中医同仁都那样看。真的令人无法理解。中医的标准明确得很，只不过不是现代理化生物类标准，只不过不是具体的精确数字标准，并不是没有标准。

望诊以颜色、形质、动态、神情为标准；闻诊以声音、气味为标准；切脉以脉体粗细、脉位浅深、脉力强弱、脉动速度、脉动状态为标准；切体以肢体温度、湿度、软硬度、润燥度为标准。神情、举止、肤色、饮食、二便、舌质、舌苔、呼吸、咳喘、痛痒、肿胀、冷热、润燥……，都是中医的标准。怎么自己学而不用，见而不识，反怪中医呢！

长期以来，不少中医同仁都认为中医诊疗是没有客观标准的，医生是凭着“眉头一皱、计上心来”的灵感在作判断、作处理。甚至还说这就是“医者意也”的具体体现。

各位都来自临床一线，中医诊断到底有没有标准？中医真的可以没有标准就眉头一皱，计上心来吗？果真如此，那中医也就不必学了，因为学了也白学呀！标准都没有，全凭的是灵感嘛！能学出什么结果来呀！像我们这样的肉体凡胎，就是把眉头皱裂，也未必能皱出一条救死扶伤的妙计来呀！还不如早早改行，去神学院做上帝的门徒为好，因为在神学里，人类灵魂都皈依在上帝脚下，一切灵感都来自上帝的指引。有了无所不能的上帝指引，做任何事情都不再需要客观标准了，只要有对上帝的虔诚就足够了，就可以“眉头一皱，计上心来”，心想事成了。

真是这样吗？

就连傻子也不会相信世间真有这样的好事！

中医是有标准的，这不是某个人信不信的问题，这是客观存在。你信，标准在那儿摆着；你不信，标准还是在那儿摆着。而且非常客观，非常具体。一部现代中医诊断学教材汇集的全是中医标准，怎么能说没有标准呢？完全没有标准还装模作样地给人诊病，岂不成了睁着眼睛说瞎话，神志清醒说胡话吗？完全没有标准还胆大妄为地给人治病，岂不成了草菅人命！

如果硬要说中医没有标准，作为局外人，那是瞎说，不知者不为过。作为中医工作者，那是医理未通的谬论！把“医者意也”解释为不要任何标准的

“拍脑袋”行为，那更是既不通文理，又不懂医理的胡说八道！

什么是“医者意也”？

“医者意也”讲的是“理解生命”的中医独特研究方法。只有在深刻理解人与自然息息相通之理的基础上，才能深刻理解人体生理、病理。只有在深刻理解生理、病理的基础上，才能正确进行四诊综合分析。只有正确进行四诊综合分析，才能正确认识疾病本质，只有正确认识疾病本质，才能设计出科学治疗方案，才能有效解决临床疑难问题。要达到这样的要求和水平，医生除了要有扎实的学术功底和丰富的临床阅历外，还得有较高的个人智慧才行。

曾经听到一位大专家在不少场合都大发感叹：“哎呀！我们中医的现代科技含量太低啦！这是最大的弱势哦！”公众场合，不好反驳，还得给名家留点面子。我听得太多了，实在有点不能接受，有一次在其他人都退场后，就对这位专家说：“前辈！您可不能这样讲哦！正是为了克服这个弱势，中医才通过无数代人的呕心沥血，创造了理解生命的研究方法，创建了天人合一的学术体系，您在讲弱势的同时还应该强调中医自己的强势，才能给大家鼓劲，也才客观公正。”

他满脸不悦，严肃地问我：“中医的强势在哪里？”

我说：“个人智慧含量要求很高呀！”

他沉吟半晌，转怒为笑说：“嗯！这话还是有点道理！中医对个人智慧含量确实要求很高。”

前面我们已经讲到了，中医标准是明确的、共同的、客观的。但标准是死的，疾病是活的。同样的标准可能发生在多种病症中，可能发生在不同体质、不同年龄、不同性别的人身上。看似相同的表达特点，就有可能存在某些临床诊断的差异。如同样颜色、同样厚薄的白苔，发生在儿童、壮年、老年三种不同年龄段的人身上，虽然反映的都是寒邪伤人特点，但儿童可能既外感寒邪，又内伤生冷；壮年可能只是外感寒邪；老人可能既外感寒邪，又兼有一定程度的元气亏损。诊断意义有差异，治疗方法自然也就不完全相同。

中医标准的临床运用，是一个标准加智慧加经验的精细比对、综合分析、深入思考鉴别过程。必须要有扎实的理论功底，有丰富的临床经验，再加上敏锐的洞察力，才能深刻解读四诊资料，作出对疾病本质的正确判断。这就是“医者意也”的体现。那个“意”字的含义，既不是随心所欲的胡思乱想，也不是心血来潮的奇思妙想，而是深思熟虑的智慧发挥。

这个过程不仅中医有，其实西医也有！血压高不等于就是心血管系统的毛病，病根还有可能在肺脏、在肾脏、在肝脏，在神经系统、在内分泌系统。水平不同的医生可能做出完全不同的诊断，可真理只有一个。谁有扎实的理论功底，有丰富的临床经验，再加上敏锐的洞察力，谁就能深刻解读检验的数据，谁就能正确认识疾病的本质。其中就含有“医者意也”的成分。

“意”是见识，是智慧，是境界，是学术水平加临床经验加分析判断能力的综合体现，不是毫无根据的胡思乱想，更不是想当然的胡说！只有以中医理论为基础，严格执行中医共同标准，才能在临床上收获中医的真效。如果从这个角度去理解“医者意也”这话的内涵，那么可以说在所有中西医工作者身上都是有所体现的。

《素问·玉机真脏论》在讨论形色脉相互关系及其与时令、病情、病程等关系时指出：“凡治病，察其形气色泽，脉之盛衰，病之新故，乃治之，无后其时。形气相得，谓之可治；色泽以浮，谓之易已；脉从四时，谓之可治；脉弱以滑，是有胃气，命曰易治，取之以时。形气相失，谓之难治；色夭不泽，谓之难已；脉实以坚，谓之益甚；脉逆四时，为不可治。必察四难，而明告之。所谓逆四时者，春得肺脉，夏得肾脉，秋得心脉，冬得脾脉，其至皆悬绝沉涩者，命曰逆四时。未有脏形，于春夏而脉沉涩，秋冬而脉浮大，名曰逆四时也。病热脉静，泄而脉大，脱血而脉实，病在中脉实坚，病在外脉不实坚者，皆难治。”

《素问·五脏生成篇》在望诊病理肤色时指出：“色见青如草兹者死，黄如枳实者死，黑如炲者死，赤如衃血者死，白如枯骨者死，此五色之见死也。青如翠羽者生，赤如鸡冠者生，黄如蟹腹者生，白如豕膏者生，黑如乌羽者生，此五色之见生也。”

讲得多么具体！多么明确！多么生动！这就是中医工作者人人可用的标准呀！至于张医生能用好，李医生用不好，那不是中医自身标准可不可靠的问题呀！那是标准运用水平高低的问题呀！

中医的标准客不客观？

当然客观啦！

可不可信？

当然可信啦！

不是只有检验报告单上的才可信。中医有中医的判断标准！中医标准在提示疾病病因、病位、病性的同时，还深刻揭示机体生命水平、邪正对比状态、机体内环境特点等要素，是非常有临床意义的！

但也要承认，有标准不等于标准化，中医有标准化追求，也不等于真正实现了标准化运用，这是完全不同的概念。中医至今还停留在标准化追求阶段。最突出的表现就是没有统一的、精确的、可数字化的四诊指标。因而常常导致不同医家在程度判断上发生较大分歧。

谈到诊断标准问题，必须强调指出：中西医诊断各有特点，各有优势，应该互补互用。中医不仅要充分运用自己的标准，还应该随时参考西医学的诊断标准。

我积极提倡“五诊合参”，就是在中医四诊基础上，再加上西医的诊断，这样才更有利于很多疑难病症的明确诊断、早期诊断。完全排斥参考现代诊断是不对的，是容易漏诊误诊的。漏诊误诊是会给患者造成重大损失的！

说到互补互用，有的朋友可能会暗暗发笑，中医诊断能给西医提供有意义的参考借鉴吗？

这样的认识太保守啦！西医在今天有没有诊断不明的病症？再大的专家也不敢说没有！西医诊断不明，或虽诊断明确，但却治疗无效的时候，中医常常能按照自己的认识方式和评判标准做出明确诊断，给予有效治疗。

比如，不少心律失常的病症，西医找不到原因，治疗无从下手。对这样的病例，中医却有可能从舌脉两个方面做出明确判断。如果患者舌胖苔白，就属寒湿内盛证，如果再加脉搏沉弦数则为寒水凌心证；舌苔黄厚腻，就属湿热壅盛证，如果再加脉伏如绝则为湿遏阳伏证，中医的诊断就是标准答案！就是终极答案！

为什么这样说？

因为以中医的诊断去设计中医的治疗方案，这类西医因诊莫能明而治莫能为，或久治无功的病例，绝大多数都会收到良好效果。这就是中医诊断的宝贵价值所在呀！这就是中西医学互补性的客观存在嘛！在无可辩驳的疗效面前，不少西医名家都会惊叹：哎呀！中医认识问题和解决问题确有独到之处啊！

尽管如此，我还是再次强调：医学只有是非短长之分，并无高低贵贱之别，更无国界地域之限。只要对服务人类健康有益，就应该采取拿来主义，为我所用。在今天这个高科技时代，中医还是应该积极参考西医诊断。我把这叫作“五诊合参”。

在西医极尽现代科技之能事仍无所发现，无能为力时，中医从宏观象变窥探生命内在变化，所找到的认识依据，只要对指导治疗有效，就应该算是人类认识疾病的终极证据！终极真理！科学结论！这样的方法就应该算是人类认识疾病的另一个可靠窗口！另一种优选方法！还需要什么微观证据呢？这种已经突破人类现阶段微观认识尽境的病症，能拿出微观证据来吗？这种以阶段性微观发现为认识尽境的思维其实是对微观理解很肤浅的思维，这种以认证为科学，以理解为荒诞的认知理念其实是很不科学的！是非常愚昧的！

即便是这种西医查无所见，中医诊治有效的病症，尤其是重病大病，我仍然强烈主张"五诊合参"，辨证论治！舍弃西医之诊，如何知道病情的特异性？如何知道病情的严重程度？不辨证论治如何能补西医诊断之失？纠西医治疗之偏？在今天这个科技精进时代，五诊合参势在必行！在今天这个学术昌明时代，辨证论治必不可少！

我之所以强调五诊合参，在临床上是有过警醒的。

三十多年前，刚刚大学毕业没两年，我看到过一个典型例子。

一位四十多岁的中年男性，是地方行政干部，偶然摸到右边脖子上有个半颗花生米大小的疙瘩，不痛不痒。开始没有重视，后来慢慢长大，一年多以后体积增大了将近一倍。生长速度虽然并不算迅速，但他内心深处的阴影却在迅速扩张，就来成都请我帮忙看看。

我看他体型、肤色、舌象、精神都好；问他饮食、二便、睡眠也全都没有任何异常。摸摸那个小疙瘩，和周围软组织似略有粘连，但也并不明显。想开个涤痰、导痰、温胆之类的方先让他试试。

转念一想，人家千里迢迢来一趟也不容易，就建议他既然那么远都来了，干脆先去华西做个检查，既看了中医，又看了西医，一举两得。即使西医毫无异常发现，那也是天大的好事，买个吃得香，买个睡得稳嘛！

他接受了我的建议，去一查，鼻咽癌中期！

后来这个患者以放疗为主，辅以化疗，再加上长程中药治疗，效果很好。又活了三十多年，八十岁才因老朋友聚会时暴饮暴食去世。

当时看了西医的诊断报告，我大吃一惊，心想：这么严重一个问题，怎么从中医四诊的角度就找不到蛛丝马迹的诊断依据呢？于是又仔细地四诊详审一遍，还是没有特殊发现。

就在满怀疑虑与患者对坐相望的时候，总觉得哪儿有点不对劲，但一时又没有醒悟，于是站起来围着患者转了一圈，突然惊异地发现，患者头发枯槁，完全没有光泽！

这不是很重要的证据么？怎么就忽视了呢？

临床望诊大多数时候主要是在望形、舌、色、动、态、精神、毛发、二便。二便的望诊大多是患者自己完成然后转述的，望毛发时精神专注在量和颜色上，很少集中精力去审视毛发的光泽、枯润。这个患者肤色白净，精神不衰，头发茂密无白发，哪里还想到去详审毛发荣枯。仔细审视，才发现他的毛发一点光泽都没有，真的如同枯草。

这次经历对我的震撼很大，并不是完全没有中医诊断依据，而是证据明明白白摆在那儿，我自己却视而不见，见而不察，察而不精审详辨。这是个诊断水平还远远没有修炼好的大问题！从此以后就提醒自己，诊断一定要仔细！各个环节都要高度留意！稍有疏忽，就可能把某些重要诊断指标放过了。

即使当时注意到这个环节了，也未必能做出他身患癌症这样的诊断结论，充其量做出精血亏损兼痰浊凝滞的诊断。这么重大的疾病，仅仅施以填补精血和化痰散结的中医药治疗，会不会收到中西两法并用那么好的治疗效果？不得而知。这个患者的良好治疗效果证明，中西两法并用确有相辅相成之妙。

我在《中医优势在哪里》一讲中已经指出，中西医诊断也是具有互补意义的，不只是西医诊断可补中医诊断的不足，中医诊断同样可以补西医诊断的不足。

《内经》的系统化追求。

天地大系统、人身小系统、天人合一同系统。这就是《内经》系统化追求的具体体现。

天地大系统是讨论人与自然关系的总原则、总纲领。在《内经》构建的中医理论体系中，人体五脏六腑、四肢百骸、生理病理、诊断治疗、养生康复，无不与时空相联系，无不体现天地大系统、人身小系统、天人合一同系统的紧密相关和微妙影响。

正如《素问·五运行大论》所指出的，“夫变化之用，天垂象，地成形，七曜纬虚，五行丽地。地者，所以载生成之形类也。虚者，所以列应天之精气也。形精之动，犹根本之与枝叶也，仰观其象，虽远可知也。”

宇宙的天体分布和运行都是有序的，地球自然的无限生机和无穷变化，都是由宇宙运动变化规律所主宰，所决定的。太虚充满无形的精气，大地长满无数的生物，有形的自然物和无形的自然精气是相互转化的。太虚的精气赋予大地不同的影响，大地就产生不同气象气候；物象物候的不同变化，生成形形色色的不同生物。精气是根本，自然物是精气运动变化的具体体现。这不是玄学，而是实实在在的天地造化之理！

人身小系统是讨论人身脏腑肢体互通互济，各自既相对独立，又紧密联系的小系统。

在动则生阴阳这个前提下，宇宙形成了一气化阴阳，阴阳具三态，三态演四时，四时孕五行，五行生万物，万物发展变化而复归一气的循环往复运动变化规律。自然万物都是在这一自然循环中形成的，人身小系统也是在这个规律影响下形成的。

《素问•五脏生成篇》说："心之合脉也，其荣色也，其主肾也。肺之合皮也，其荣毛也，其主心也。肝之合筋也，其荣爪也，其主肺也。脾之合肉也，其荣唇也，其主肝也。肾之合骨也，其荣发也，其主脾也。"

《灵枢•本藏》说："肺合大肠，大肠者，皮其应。心合小肠，小肠者，脉其应。肝合胆，胆者，筋其应。脾合胃，胃者，肉其应。肾合三焦膀胱，三焦膀胱者，腠理毫毛其应。"

《素问•调经论》说："五脏之道，皆出于经隧，以行血气。"

中医学把人体结构分为心肝脾肺肾五大系统，通过五大系统之间的通道——"经隧"相联系，以气、血、津、液、精、神的生生化化相互影响，这就是人身小系统的具体内容。

天人合一同系统是讨论人与天地关系的内容。

人赖天地生，复归天地中。在人的生长壮老已任何一个阶段，都必然受到大自然的深刻影响！

深刻到什么程度？须臾不可相离！从饮食营养到水，到空气，没有哪一种生命所需要的基本物质不是大自然提供的。大自然是世间一切生命真正的母亲。

《素问•六微旨大论》说："上下之位，气交之中，人之居也。故曰：天枢之上，天气主之；天枢之下，地气主之；气交之分，人气从之，万物由之。此之谓也。"

《素问•六节脏象论》说："天食人以五气，地食人以五味。五气入鼻，藏于心肺，上使五色修明，音声能彰。五味入口，藏于肠胃，味有所藏，以养五气，气和而生，津液相成，神乃自生。"

《素问•阴阳应象大论》说："东方生风，风生木，木生酸，酸生肝，肝生筋，筋生心，肝主目。其在天为玄，在人为道，在地为化。化生五味，道生智，玄生神，神在天为风，在地为木，在体为筋，在脏为肝，在色为苍，在音为角，在声为呼，在变动为握，在窍为目，在味为酸，在志为怒。怒伤肝，悲胜怒；风伤筋，燥胜风；酸伤筋，辛胜酸。”

一部《内经》，以长期生活实践为认识基础，把五方、五气、五色、五味、五脏、五体、五官、五音、五志相联系，阐述人体生理病理。其中最具核心价值的成就，就是讲天地运动变化之理，并在这个大框架下去讲人与自然关系之理，然后进一步去讲人体疾病的发生发展诊断治疗与自然气象气候变化微妙影响之理。

《内经》花那么多笔墨讲这些内容，讲得那么细致，那么具体，那么深入，目的是什么？无非是想要告诉我们：人在天地气交中生，在天地气交中长，在天地气交中回归自然。生于自然、长于自然的人，生老病死都受到大自然的深刻影响，都受到大自然的主宰。大自然是一切地球生命须臾不可离的特定环境。任何时候，只要脱离这个环境看问题，脱离这个环境解决问题，那都是非常可笑的，都是极其错误的！就像研究鱼而不研究水一样可笑，一样愚蠢。所以，对疾病的认识、诊断、治疗，我们的思路都不能脱离大自然。

落到临床运用的实处，那就是同一种病症，发生在不同季节、不同地域，常常都存在不同的差异，不同的表现。在同一地域、同一季节的不同时日，乃至同一时日的不同时辰，都存在微妙的变化。运动不止，生命不息，变化不断。在诊断的时候，要能懂得差异存在的所以然之理。在治疗的时候，要能设计出针对各种差异的精准方案，中医治疗学优势才能得到充分体现。

这就是《内经》的追求。

《内经》所有的追求，都指向一个目标，那就是一切为临床运用服务。这才是《内经》最根本的意愿。

要想实现《内经》的这个意愿，就必须以辨证论治原则为指导，去驾驭中医理法方药的运用。只有辨证论治才能真正把由《内经》所建立的整体恒动观落到临床运用的实处。这正是中医临床强调辨证论治的原因所在。

《内经》内容博大精深，学习研究确实耗时费力，而且还未必能收到知要明理的效果。针对这种情况，明代医学家李中梓在研究《内经》时，对《内经》做了一项很有意义的工作，那就是对其内容进行辑要精注。最终形成一本名叫《内经知要》的导读性著作，是一部学习研究《内经》的重要参考书。这也算是他一生研究《内经》的心得体会。在此，推荐给肩上挑着工作、家庭两副重担的在座各位朋友读一读。

我读那个小册子时有一点体会，写了首小诗，也奉献给大家：

知要知要，要在明道。道法自然，然后至妙。

妙理幽微，微若神造。造化在天，天拥地抱。

抱朴归真，真元通窍。窍开理透，透则奇效。

效验昭彰，彰显医道。道在于一，一言知要。

有关如何求实求真研究《内经》的问题就讨论到这里。我不是教《内经》的，《内经》那么博大精深，再加上时间所限，这种蜻蜓点水似的发言，非常肤浅，误解、曲解恐怕都在所难免，欢迎在座各位朋友批评指正！

《伤寒论》求真

各位好！

今天讨论的题目是《伤寒论》求真。

“求真”是讨论的目的，是不是能求到“真”，那就是另一个问题了。

今天来这里，不是以传道、授业、解惑的角色给大家讲《伤寒论》，而是以潜心向学的角色和大家一起学《伤寒论》，我就充当个中心发言人。要论《伤寒论》的学习运用功力，在座不少人都比我背得熟，都比我用得好，我的发言只是自己学习《伤寒论》的一点粗浅体会，偏颇在所难免，诚恳欢迎在座各位纠偏改错，多多赐教。

从总揽《伤寒论》全书的广角看，《伤寒论》学习研究要点主要有七。

一是有辨伪之能，但不计较内容真伪。

二是知条文之义，但不纠缠条文数量。

三是综前人之说，但不盲崇前人见解。

四是明六经根本，但不拘执六经用途。

五是辨外感内伤，但不死守外感内伤。

六是求方药之理，但不划定运用疆界。

七是求辨证本源，但不另寻理论源头。

有辨伪之能，但不计较内容真伪。

想必大家都看过《三国演义》，知道那是一个皇权衰微、军阀割据、战乱不断的动荡时代，人民过着食不果腹、衣不蔽体、终日颠沛流离、惶恐万状的悲惨生活。然而，正是在这样一个民不聊生的特殊时代，却催生了第一部有系统理论指导的中医临床著作《伤寒杂病论》，真是令人震惊，科学文化技术的发展应该是以社会安定、经济繁荣为基础的，怎么医学却成了例外呢？

其实，看似例外，并不例外。生当乱世，对民族来说，那是不幸，是苦难，可对这部光辉医学著作来说，却是一种幸运。因为从学术研究需要有特定学术环境这个角度看，没有这场民族的大悲大苦大难，很可能就没有这部伟大著作诞生的时代背景条件。《伤寒杂病论》可以说既是一件记录中华民族疾病史、灾难史的客观物证，同时也是一座沟通中医理论和临床运用的桥梁，还是一座奠定后世临床各科发展基础的医学丰碑。

生逢乱世的《伤寒杂病论》，在颠沛流离中孕育，在颠沛流离中诞生，还在颠沛流离中经历离合悲欢。这部医学宝典刚刚问世不久，就在兵荒马乱中亡佚了。在国家重归统一安定之后的西晋，作为太医令的王叔和，在当时可以说是占尽读天下一切医药秘籍优势的第一人，就已经无缘见到《伤寒杂病论》原本了。

《伤寒杂病论》作者张仲景，大约生存于公元 150～219 年；西晋太医令王叔和，大约生存于公元 201～280 年，在生存时间上可能与仲景有将近二十年的重叠。也就是说，在仲景渐入晚景时，正是王叔和风华正茂的青春时期，在仲景辞世前后，王叔和可能已经开始进入中医门庭了。真是老少同世不相识，学术结缘两不知啊！

由于改朝换代，天下纷争，时局动乱，文化淹沉，《伤寒杂病论》就遭遇了这样的不幸，作为里程碑级的医学巨著，问世可能还不到半个世纪，一不留神，就踪影难觅了。这是多么令人痛心疾首的一件事情。

导致《伤寒杂病论》在离乱中散失的最主要原因，可能有三。

首先是社会动荡不安。半个多世纪的兵荒马乱，大家都是活一天算一天地惶惶不可终日，还有几个像张仲景那样处变不惊，依旧醉心学术的人。人人都安危不保，谁还关心典籍存亡，把书看得比命重要。得到了这部书的，成天东颠西跑，也容易丢失。没见过此书的，也无心去寻觅什么宝典，吃饭的家伙都朝不保夕，哪里还有心思读书。社会动乱无疑是《伤寒杂病论》亡佚的最直接原因。

其次是文化传播方式落后。一切文献都完全靠毛笔书写在竹片或木片上的方式交流传播，和今天的文化传媒方式相比，真是天壤之别。建议大家去长沙旅游时，参观一下马王堆博物馆，看看那时精湛的手工技术，纺织品、漆器都堪称世界一流，但作为文化传播载体的简牍医书，却又是那么原始落后。一支长近 30cm，宽近 2cm 的竹简或木简，顶多也就写十来个字。按一根书简重 10g 算，一部十来万字的书，在座各位可能就没人能背得动。由此可见，文化传播何其艰难！

还有一个原因，那就是私心占有。有幸得到《伤寒杂病论》的医家，一旦获得，就珍藏起来，视为自己取用不绝的生财金钵，技压群雄的镇宅宝典，不会轻易让人看到。授受传承都传子不传婿，更不要说让外人借阅传抄了。所以，一般人都很难见到。

还算幸运，王叔和以太医令的有利地位，苦心搜求，总算找到了一些残本。经过他的用心修补、整理、拼接、复原，总算让《伤寒杂病论》中的伤寒部分得以完整保存下来，这就是垂留后世，直至当今的《伤寒论》。这是王叔和一生的最大功绩！

但问题也来了，后世不少医家说王叔和在整理编辑《伤寒论》时，趁机塞进了一些自己的私货，还说他在整理时有意无意把原著顺序搞乱了。正是这样的观点，引来后世不少医家花毕生精力和王叔和较劲，要把他塞进去的私货一字一句地甄别出来，要把他搞乱的顺序一条一款地重新理顺。还疾言厉色地强调：如果不这样做，《伤寒论》的学术尊严就会受到损害！《伤寒论》的学术价值就会大打折扣！

有关这类问题，在学习研究《伤寒论》时到底应该怎么看？

今天还有不少人在拧脖子红脸地争论，哪些篇章是《伤寒论》固有的篇章，哪些篇章是叔和自作主张新增的篇章，哪条哪段哪几个字是原文，哪条哪段哪几个字不是原文。这类问题牵涉的具体内容很复杂，不是三言两语能说清道明的，而且时空悬隔近两千年，能彻底说清吗？历代那么多智慧卓越的高人说清楚了吗？哪一家是绝对正确的标准答案？谁敢做出明断？谁能做出明断？千万不要轻信。正确的态度应该是：既充分参考前人见解，又不盲目信奉前人见解。其中，也包括对权威的见解，都不能盲目轻信。

话又说回来。和叔和较劲是好事不是坏事。说明后人不仅对《伤寒论》有深厚学术感情，而且有深厚研究功底，不然是不敢去较这个劲的。更可贵的是有求实求真精神！正是在这种勇敢而又执着的精神鼓舞下，通过一代又一代学者的执着较劲，常常能较出是非真相，较出学术真理来。还常常能较出新观点、新见解、新方法来。

鼓励那些有兴趣，有精力，有时间，还有一定研究基础的朋友，像前人那样，继续为究明《伤寒论》中的是非曲直，去与西晋的王老头较劲。但对大多数医生而言，这样的追求未必有意义。没有金刚钻，别揽瓷器活。如果既没有良好条件，又没有充沛精力，还硬要咬紧牙关去做力不从心的事情，其结果，只能是浪费生命。还有，作为临床医生，如果把主要精力用在同文献的文字版本较劲上，而不是用在理法方药的活学活用上，那这个劲就较得没有多大意义。你的主观愿望也许是想较出点闪光的成果来，但在环境条件有限，又成天为生计奔忙的情况下，脱离实践，面壁虚构似的较劲，多半也较不出什么新思想、新观点来。还不如踏踏实实把自己的临床工作做好，积累到一定时候，把自己的临床心得总结一下更有意义。

学习《伤寒论》，对其中的学术疑点、难点问题，前人的种种见解，包括较劲的观点，都可以参考，但最忌讳的是被别人牵着鼻子走。最聪明的选择，就是做老实事，做笨事，自己先踏踏实实地去学习研究一遍。不要有捡现成、捡便宜的投机取巧心理，以免上当受骗。到底是顽石还是璞玉，得自己凿开来认真鉴别。

在自己踏踏实实学习研究的基础上，再带着问题去参考前人见解。只有在后世历代名家见解指引下，循着后世名家提供的线索，不断在理论上向纵深掘进，不断在实践中历练总结，你才会一天比一天进步，你才会越来越心明眼亮，你才会最终明白：经叔和整理的《伤寒论》确非仲景原本，确有叔和见解掺杂其中，确有简错文乱，甚至简脱文断的问题存在。这些问题和瑕疵都与叔和的整理工作密切相关，这不是后世学者吹毛求疵专挑他的毛病，而是事实俱在，无法否认。

只有通过深入学习，你才会最终理解，王叔和整理《伤寒论》意义重大，功垂千古。你才会真正理解，后世有关版本优劣的各种见解，都只能算是《伤寒论》研究心得，根本就不可能是高于叔和本的新版《伤寒论》。

从客观历史条件讲，毕竟是王叔和离《伤寒论》诞生时代最近，所得残卷最接近原版旧貌。虽有简错文乱或简脱文断等问题存在，整理本还是最能朴素反映原版旧貌的权威版本。

清代伤寒名家柯韵伯对这个问题的看法态度最客观，最值得大家参考。他在《伤寒来苏集·凡例》中明确指出："叔和序例，固与仲景本论不合，所集脉法，其中有关于伤寒者，合于某证，即采附其间，片长可取，即得攀龙附骥耳。"

柯氏认为，王叔和在整理《伤寒论》时，塞进点私货并不要紧，要紧的是看他塞进的东西有没有实用价值。以叔和整理本中的序例所集脉法内容为例来说，只要与伤寒相关，只要与某证相吻合，就可以拿来附在那个证下供学习运用时参考，只要有一星半点长处，那就能成为名家见解之一助。对学习《伤寒论》、诊治伤寒病都是有帮助的，都应该珍视。

柯氏见解还启发我们，对后世一切否定或肯定叔和成就的见解，都应采取客观态度去对待：有用的，就拿来为我所用，没有用的可以暂时搁置不论，有空再继续学习钻研，说不定哪天还能从中悟出点什么名堂来。

这种实事求是的态度，才是学问做通了的名家风范、大家眼光。

中医学里有争议的学术问题不少，提倡潜心研究，提倡学术争鸣，但态度一定要客观，千万不能以偏概全地去否定一切或肯定一切！

知条文之义，但不纠缠条文数量。

大家学习《伤寒论》的时候，是不是常听老师提到397法，113方问题？刚刚听到的时候，心里是不是很佩服？哎呀！这老师学问做得踏实啊！书中的方法数量都那么认真统计过呢！

再深入学习才知道，这不是讲课老师统计出来的，而是宋代校正医书局那些专家在整理《伤寒论》时统计出来的。再后来去读前人的书，才知道对这个统计数据大有争议，否定这种提法的人证据充分。

《伤寒论》不是397法，更不是治伤寒只有397法！397法一说并不是通过严谨甄别，从《伤寒论》中一法一法提取出来的，而是对应条文数量简单概括出来的。

中医界代代都有认事认理不认人的“牛人”。元末明初就出了一位名叫王安道的“牛筋”专家，他著了一部名叫《医经溯洄集》的书。他在书中就讲了，他学中医也跟我们今天一样，从启蒙时得到的信息就是《伤寒论》397法，而且暗暗佩服：噢哟！《伤寒论》里的治法好详细、好丰富！

后来去读金代成无己的《注解伤寒论》时才发现，成老头都从没讲过这话呀！他感到很吃惊，因为在他看来，只有成老头对这个问题最有发言权，因为成无己可不是一般的中医老头，那是《伤寒论》研究史上牛气冲天的“牛人”。为了给伤寒论找出理论根据来，他以毕生精力研究《伤寒论》和《黄帝内经》之间的关系，把《伤寒论》中的每条、每方、每药都比对《内经》做了深入细致的研究。他应该是对《伤寒论》研究最深入、了解最精细的人，怎么就从来没提到397法这个问题呢？是成老头疏于总结？还是397法这种提法根本就不成立？

王安道感到大惑不解，于是又去其他研究《伤寒论》的医家那里另寻线索。结果发现，大多数医家除了把宋代校正医书局林亿他们的话捡来当经念以外，没有哪个真正去深入追究过。因为在众人眼里，那已经是最权威的书局、最权威的版本、最权威的学者了，他们讲的话，就像银行拿出来的票子一样，还会有错有假吗？说多少就是多少，没人置疑，没人认真点验。

说王安道“牛筋”，那是因为他做学问的脾气既认真得很，又倔犟得很。他就偏要当个不信大机构的“牛人”，亲自点验一下。

这一点验，还真点验出问题来了。通过多种统计方式去进行计算，都不对。不是少了，就是多了，怎么也验证不了397法这个数据的正确性。

他还是不敢轻易否定宋代官方书局的数据。于是又古今搜求，终于发现在元代医家中还有一位名叫程德斋的“犟拐拐[4]”，学术上也是很较真的人。他在泰定年间（1324—1328）研究整理《伤寒论》治法，撰成《伤寒钤法》一书。书中对“397法”之说进行了逐一考辨，而且还把各个篇章的治法数量分别作了统计。

王老头激动万分，暗暗惊喜，心想：哎呀！总算遇到高人了。就在以为终于找到了一个比自己老辣精明的高人，以为程先生的统计方法比自己更有眼光的时候，一看程老头得出的结论也是397法，与林亿他们的说法完全吻合，这让他大吃一惊。

冷静一想：不对呀！他自己在核对林亿他们的397法之说时，确是反复做过精细统计，而且是经过逐条研究的呀！怎么自己就无论如何也数不出这个数来呢？怎么程老前辈的统计就能与林亿他们的统计吻合呢？到底是自己太笨，还是程先生的统计有误？心里越想越不踏实。不行！得先把程先生的统计账单也拿来核查一遍，然后再去反省自己到底错在哪里，这样心里才能踏实。

于是，他赶忙把程先生自己在各个篇章下统计的数据拿来相加。不加不知道，一加吓一跳！加出来的结果才318法，离397还差许多，他顿时就懵了。哎呀！这程老夫子到底是怎么回事？是喝醉了？还是老糊涂了？做事怎么这么不靠谱，真是让人一头雾水！

通过核查程先生的账单，查出分笔记录和总和都可能存在错误的新发现来了。王老头真是既大失所望又大喜过望！失望的是这么个条文数量问题，又不是什么玄妙的学理问题，居然查遍名家著作都找不到一个正确答案。高兴的是更增强了自己研究的自信心，并由此联想到林亿他们所做文献整理工作那么庞大，会不会也存在这种统计错误的问题呢？他赶忙找来林亿他们校注的《伤寒论》，把书中各个篇章中标明的数据重新加一遍，看会不会也发生

[4] 注：四川方言，指脾气很倔，固执不听劝的人。

像程德斋那样的低级错误。

原以为代表国家水平的研究机构，一大群代表最高学术权威的研究学者，根本不可能出这样的低级错误。哪知这侥幸一查，还真是无独有偶，宋代校正医书局的统计跟元代程先生的统计一样，也有错误。就按宋代所出《伤寒论》各篇章下标明的数字，加起来也只有 391 法，离 397 法还差 6 法。作为国家校正医书局的成果，经过了那么多顶级专家学者的手眼，他们自己做的细目标注，自己进行的统计，统计结果和细目都不相合，这下心里总算明白了，就连权威机构公布的数据也不一定靠得住，也不能盲目相信。

所以我说书无完书，文无尽善，人无完人。古人做学问一般情况下是不会弄虚作假的，但并不等于就没有粗心大意出点差错的时候。

到这时候，王老头才醒过神来，才大胆地在自己的《医经溯洄集》写下了“三百九十七法辨”一篇纪实性感想。明确指出：“纵使三百九十七法之言，不出于林亿等，而出于亿之前，亦不足用。此言既出，则后之闻者，必当核其是非，以归于正，而乃遵守听从。以为千载不易之定论，悲夫！余今于三百九十七法内，除去重复者，与无方治者，只以有方治而不重复者计之，得二百三十八条。并以‘治’字易‘法’字，而曰二百三十八治。如此则庶或可通也。若以法言，则仲景一书无非法也，岂独有方者然后为法哉！且如论证论脉，与夫谆谆教诫，而使人按之以为望闻问切之准则者，其可谓之法乎？其不可谓之法乎？”

作者在这篇感想中表达的见解很深刻，一部《伤寒论》，可以说是处处示人以法，怎么能说是有方才算有法呢？有证有方的条文，是治法的具体体现，法当然在其中。但证治相关的条文不只是原则性的法，更是理法方药融为一体的临床治疗示范，所以他就在这篇感想中干脆把“法”改成了“证治模式”的“治”。

你看，《伤寒论》中的二百多种理法方药临床运用模式，被国家级研究机构统计成了将近四百种“法”，真是天大的笑话。这也说明一个问题，古今雷同，集体大会战进行文献研究，可以出鸿篇巨制的大成果，未必可以出理致细密的精品。

王老前辈这段见解深刻、结论精辟的论述，给后人留下的启示是什么？

是学习研究《伤寒论》的时候，不要把功夫花在数治法这样的问题上，这样的研究意义不大。数也是那么回事，不数也是那么回事，法的数量并不是伤寒病特定的临床证型数量，更不是伤寒病以数为节律、以数为限制、以数为根据的特定发展变化规律。病无定体，法无定法，这才是整体恒动理论特点下的认识观和治疗思想。

是有关《伤寒论》中方法数量问题这类研究成果，无论出自何种权威研究机构，无论出自何种名家大师之手，都不能完全相信，都应该以严谨的态度去核对一下，这样才能避免以讹传讹。

是像《伤寒论》这样的经典研究，着眼点不在治法方药数量的统计上，而在具体方法中所包含的运用标准、运用原则、运用智慧上。

即使是397法精确无误，作为救死扶伤的医生，成天把这样的数据默念在心也毫无意义。如果这397法都用不上，难道就束手无策，让患者坐以待毙吗？那还当什么医生！

站在更高的角度看，《伤寒论》全书处处都在示人以法，而不是有方才有法。严格地讲，法无定法，法不可数。

只有这样去思考问题，去研究学问，才算是真正深刻理解了《伤寒论》的学术本旨！这样的高远认识，精辟见解，仍然是今天学习研究《伤寒论》的要点。

综前人之说，但不盲崇前人见解。

有关《伤寒论》的研究，名家如云，著作充栋。对同一条文、同一方证的认识，都可能存在重大分歧。今天在学习研究《伤寒论》时应如何对待？

同学们！对这个问题的态度特别应该慎重，应该客观，绝不能盲崇盲信！盲崇盲信常常是因为受傍大腕潜意识影响造成的。傍大腕的潜意识又常常是因博通程度不够造成的。读书不够，用功未深，你就不可能从学术专长的广角去发现：从漫漫历史岁月中熬出来的大腕，绝不会是形单影只的一个两个，而是高矮胖瘦年资不等，音容笑貌趣好不同的浩浩荡荡一支队伍。他们在学术上各有造诣，都值得后学尊重。但同时应该明白，没有哪个大腕能读遍天下各科著作！

如果能从学术专长的广角去看待大腕，你就会清醒地发现，不同大腕有不同建树，有不同风采。全能学术大腕几乎是没有的，不能以傍某一个大腕的狭隘心态对待大腕。凡是某个大腕说的就照单全收，那不行！带着这样的偏见就最容易误听误信，误入歧途，而且沉迷难返！

做学问，学经典，既要有尊重大腕的谦虚态度，又要有不盲崇大腕的自信和傲骨！

清代《伤寒论》研究名家柯韵伯，可以说是看问题角度高远，讨论问题视野广阔的名副其实《伤寒论》学术研究大腕。他的见解有没有失误？有没有偏颇？在一般人看来，像这样的超级学术“牛人”，他的见解应该是字字珠玑，句句真理，不会有什么失误和偏颇的。

这个认识太幼稚了，要想在自己的研究工作中做到处处缜密无憾，全无半点疏漏；学术讨论一针见血，滴水不漏，全无半句错话；著书立说字字珠玑，句句真理，全无片言谬误；临床诊疗百发百中，效如桴鼓，不出半点偏差，无论什么级别的名家大腕，恐怕都做不到哦！

举个简单例子来看，大家就知道这绝不是在贬低名家大腕，而是实事求是地在看待名家大腕。名家大腕也是人，是人就不可能全能，更不可能完全正确，难免有百密一疏，看走眼，说错话，做错事的时候。

在关于《伤寒论》397 法问题上，柯韵伯在《伤寒来苏集》中对金代成无己的批评就存在重大失误。他说：“如三百九十七法之言，既不见于仲景之序文，又不见于叔和之序例，林氏倡于前，成氏、程氏和于后，其不足取信，王安道已辨之矣。”

很显然，“林氏”指的是宋代校正医书局的林亿，“成氏”指的是金代《注解伤寒论》的作者成无己，“程氏”指的就是我们刚才讲到的元代《伤寒钤法》作者程德斋。

这个笑话就闹大了，王安道在《医经溯洄集》里根本就没说成无己在“三百九十七法”一说上“和于后”。恰恰相反，人家说的是“及考之成无己注本，则所谓三百九十七法者，茫然不知所在”，指出成无己书里根本就没有关于“三百九十七法”的只言片语。

柯韵伯既说成无己附和“397 法”之说，又说王安道已经指正了成氏的错误。这话就完全成了信口开河，栽赃抹黑。由此可见，大腕也有“读书跑马观花，发言张冠李戴”的时候。

从其作品看，柯氏是学问功夫非常扎实的人，怎么会无凭无据信口开河呢？

其实柯氏讲这话并不全是毫无根据的信口开河，而是失于深究的捕风捉影。因为关于 397 法的问题，在成氏书中还是有浮光掠影可见的。在《注解伤寒论》前面的序文中，就提到过“其三百九十七法之内，分析异同，彰明隐奥”的话。你看，不是有 397 法一说吗？

可你看清楚了，人家前面还有“昨者，邂逅聊摄成公，议论赅博，术业精通，而有家学，注成伤寒十卷，出以示仆”这样的话。也就是说，这序根本就不是成无己的自序，而是其朋友严器之的捧场之作。严氏这话的依据是从哪来的？显然是从林亿校注本中来的，而不是从成氏著作中来的。

古今任何作品的序文，都不是谁想写就能写的，首先得作者礼聘，请到谁了谁才有给人家作品写序的资格。由于时代不同，世风不同，礼聘的条件大多也古今不同。现代作者选择的是地位，社会影响是首要条件；古代作者选择的是品位，道德文章是首要条件。能受到成氏这样的学界高人青睐，严氏想必也是当时当地学界德高望重的人物。能给高人的高质量作品作序，对严氏来说，也是件值得骄傲和喜悦的事情。作品序文就是作品的嫁衣裳，做这种工作，既要量体而为，做得合身合体，避免夸张失实，又要锦纹丽质，做得漂亮鲜艳。为了不负作者厚望，顺便也显摆一下自己的博学多识，文笔挥洒间，就把体现《伤寒论》研究深度的 397 法一说卖弄到序文中来了，这也是情理之中的事情。

成氏著了两本关于《伤寒论》研究的书，另一本是《伤寒明理论》，也是严氏作的序，也提到过 397 法。而在《伤寒明理论》中，成氏自己也只字未提 397 法一事。可见，397 法一说全是严氏序文中即兴发挥的话。

柯氏在批评 397 法一说时，失于细察详究，就认为严氏既然在序文里都那么讲，成氏书中想必也是这样在提，犯了想当然的错误。

由此也可以看到，柯氏对成氏著作，要么是泛览而非精究，要么是求其神而忘其形，要么根本就没有通读过成氏《注解伤寒论》。所以我说名家大腕也未必能精研各科名著。

再举个关于伤寒“三纲说”评价问题的例子来看，同样是发生在柯氏笔下的，其中把不同时代的其他三个学术大腕都纠缠进去了，最后的是非仍然没有说清道明。这就更能说明对大腕只可尊重、不可迷信了！

作为《伤寒论》研究大腕的柯韵伯，话语权和影响力都是很大的。他在《伤寒来苏集》里狠批伤寒“三纲说”：“以麻黄汤主寒伤营，治营病而卫不病；桂枝汤主风伤卫，治卫病而营不病；大青龙主风寒两伤营卫，治营卫俱病。三方割据瓜分……曲成三纲鼎立之说，巧言如簧，洋洋盈耳，此郑声所为乱雅乐也。夫仲景之道，至平至易，仲景之门，人人可入，而使之茅塞如此，令学者如夜行歧路，莫之指归，不深可悯耶？”认为“三纲说”完全是附会曲说，巧言惑众，反而扰乱了后人对《伤寒论》的理解，迷失了正确的研究方向。他的这个批评意见直接针对了两个中医“牛人”，那就是敢于挑战《伤寒论》第一权威整理人王叔和的明代医家方有执，和号称“清初三大家”之一的喻嘉言。还间接牵出了一个唐代超级中医“牛人”孙思邈，再加上他本人，一共就涉及了四个中医大腕。

这见解有没有道理？

从活学活用《伤寒论》理法方药学术经验这个主张看，不仅有道理，而且见解深刻，当然是正确的！不同病因有不同发病学影响，不同病症有不同发展规律，各种病症的不同阶段都有不同特点，针对不同特点有不同的治疗方药，这是带有普遍意义的中医诊疗理念。

由于体质、年龄、感邪轻重等影响因素不同，任何病症的任何阶段，也都存在特殊演变的可能。就伤寒而言，有起病就直入三阴的，这叫“直中”。也有长时间停留在某个层次的，这叫“久在一经不移”。这两种情况都有别于按照六经顺序依次传变的规律性变化特点，所以，都属于特殊演变。

无论是常规演变也好，特殊演变也罢，都不影响中医辨证论治原则的实施。因为中医论治一切病症，都只针对证性。病情表现出什么“证”，就用什么法，配什么方，选什么药，永远都只强调辨证的客观标准，而不是针对病因一成不变地运用某法某方某药。

无论何种病因引起的何种病症，对其发展过程中的证性判断和治法拟定，都得以临床症状为依据，而不是以病因为依据，辨证论治才是第一位的。不能绕着圈子把简单问题复杂化，让人难以捉摸。更不能把原本生动活泼的问题说死了，说死了就很容易背离中医学“有是病即有是药，病千变，药亦千变”的科学治疗理念。

伤寒“三纲说”最得力的宣扬者可不是一般角色，他是清初三大家之一的喻嘉言！“有是病即有是药，病千变，药亦千变”这话就是他在《寓意草》中讲的。这可不是一般的个人心得体会，这是中医整体恒动观灵活运用于临床实践的智慧结晶！

用灵活的眼光去看待问题，用灵活的思维去认识问题，用灵活的方法去处理问题，这是中医治疗学思想的精髓！

能把这样的精髓凝练成这样通俗而又精辟的见解，那一定不是纸上谈医的书生，而是门庭若市的高水平临床专家哟！

具有这等学识智慧和临床阅历的人，在宣扬伤寒“三纲说”时，不会不明白这个道理。可以肯定地讲，喻氏在倡言“三纲说”时，绝不会置辨证于不顾，把自己一再强调的活思想讲成简单从病因求方治的死套路！

任何病因，作用于机体后，在什么阶段形成什么证型，当用何法治疗，都得看机体的具体反应是什么，才能最后认定疾病性质，拟定治疗原则，设计治疗方案。这样的学术常识喻嘉言岂能不懂！

柯氏在《伤寒论》研究中，时时处处都强调活看活用，这是高人的眼光，高人的见识！柯氏的见解在这一点上与喻氏如出一辙，是“明人”所见略同。

柯氏把“三纲说”批得一钱不值，而且定性为影响学术健康发展的谬论，观点未免过于偏激。

认真考察一下，三纲鼎立说的源头并不在明代方有执那里，更不在清代喻嘉言那里，而是早在唐代孙思邈那儿就隐约可见了。

孙思邈在《千金翼方》第九卷中第一次提出：“夫寻方之大意，不过三种，一则桂枝，二则麻黄，三则青龙。此之三方，凡疗伤寒，不出之也。”孙氏这个见解虽没有“三纲”之名，其实已经具有了三纲的性质。治疗伤寒的基本要义，尽在麻桂青龙三方之中，不出麻桂青龙三方之外。这不是纲是什么？

孙真人可不是一般医家，他是历经北周隋唐三朝的百岁以上老寿星，对中医药学的研究内妇儿外眼各科无所不及，一生遍历华夏名山大川，有近百万言的著述《千金方》传世，既备受皇家恩宠，又备受民众爱戴，医林奉为“药王菩萨”，后世医生家家供奉。享受香火之盛，不在医圣张仲景之下。

他年过花甲才见到《伤寒论》。那时的他，人生阅历、学术眼光，都已经历练得炉火纯青了，绝不会轻率乱发议论！他把麻桂青龙三方提到那么重要的地位去看待，自然有他的临床体会和学术心得。遗憾的是，他没有进一步阐明三方治伤寒重要性的所以然之理。

明清方、喻等医家对这三方的深入研究，一定和孙氏见解的启发有深刻内在联系。他们在这个课题上所做的工作，是进一步在理论上阐明麻桂青龙三方的治疗机制及其运用要义。

方氏在《伤寒论条辨》中说：“如中风，一也，伤寒，二也，兼风寒俱有而中伤，三也。三病不同，以皆同在太阳，故皆发汗……发中风之发，发之以桂枝汤；发伤寒之发，发之以麻黄汤；发兼风寒俱有而中伤之发，发之以大青龙汤。”

这是从病因学角度对麻桂青龙运用要义的阐发，强调感邪不同，病位层次不同，病情轻重不同，是麻桂青龙运用的基本前提。

喻氏《尚论篇》中重新“以风伤卫为上篇，寒伤营为中篇，风寒两伤营卫为下篇”，对《伤寒论》“太阳病篇”进行了分篇论述，提出：“风则伤卫，寒则伤营，风寒兼受，则营卫两伤，三者之病，各分疆界。仲景立桂枝汤、麻黄汤、大青龙汤，鼎足大纲，三法分治三证。风伤卫，则用桂枝汤；寒伤营，则用麻黄汤；风寒两伤营卫，则用大青龙汤。”

这是从病因学角度阐明形成麻桂青龙汤方证的所以然之理。至此，才有“鼎足大纲”的明确提法。

两家所论虽是以病因为主线，其实落脚点都在病情轻重区分上。

“三纲说”者从病因解说麻桂青龙三方的运用，受到不少伤寒家的批驳。措辞最严厉的是柯韵伯，讲得最具体最深刻的是尤在泾。

尤氏在《伤寒贯珠集》大青龙汤下针对“三纲说”指出：“桂枝主风伤卫则是，麻黄主寒伤营则非。盖有卫病而营不病者矣，未有营病而卫不病者也。至于大青龙证其辨不在营卫两病，而在烦躁一证。其立方之旨，亦不在并用麻、桂，而在独加石膏。”

这话讲得朴实而深刻。寒邪伤营，必经卫分，如果卫分不伤，邪气怎么能够入营呢？入营的门儿都没有！

再换个角度看，就算邪气入营不干及卫分，但既然营分都已经病了，表里气机都不能通过营这个层次了，表里宣通的机制如何建立？表里不通，卫分能不病么？这是无论从哪个角度都讲不通的。

至于大青龙汤证，哪里是什么营卫俱病的问题，而是因为里有伏热而烦躁，所以才用石膏！果真只是风寒俱中伤营卫，那用麻桂合方就是标准答案，何必要用石膏？如果内无热邪而加性大寒的石膏，徒伤脏腑阳气，岂不成了自毁长城的至蠢至愚之举吗？尤在泾对这个问题的认识才是火眼金睛。

尽管对“三纲说”提出批判意见的不少，而且批得很深刻，但我还是主张从积极的角度去寻求“三纲说”的现实临床价值。我一再强调，经典的学习研究必须落到临床运用的实处才有意义，如果完全流于空谈，无论多精辟的理论，都如同虚构；无论多宝贵的经验，都活力难现；无论多神奇的方药，都不值一钱！

伤寒“三纲说”对现实临床而言，到底有什么启发意义？

从唐到清，对麻桂青龙三方在《伤寒论》中的重要性认识虽提法不同，但强调麻桂青龙在伤寒初期阶段的重大治疗意义却是一致的。这对提示当代学者，在伤寒治疗中高度重视这三方的研究运用，具有不可忽视的积极意义。再放大点看，对一切外感病的治疗，都有积极意义。

概括起来，意义有三。

一是强调治外感病当重视在初起阶段的时机把握。因为过了这个阶段，或邪正剧争，或气液两伤，矛盾有可能进一步复杂化。严格地讲，就不再是一个标准的外感病了，治疗起来也就没那么简单了。所以，机不可失！要想抓住这个宝贵“治疗时机”，对寒性外感而言，就得重视麻桂青龙三方的适时运用，过了这一村，再没这一店！

二是强调伤寒初期的治疗当以散寒解表为主。这是与《内经》“体若燔炭，汗出而散”治疗原则高度吻合的。表证有虚实的不同，还有单纯表证和表里两兼的区别。作为伤寒的表里两兼病证，还有表里俱寒、表寒里热的不同。其中，尤以表里俱寒最重、最险，以表寒里热最难辨而又难治。表里俱寒虽重虽险，但矛盾性质相对单一，辨识不难，只要治疗力专，常常可收挽危救亡奇效。表寒里热病症表现形式复杂，诊断稍有不慎，就容易误判误认。治疗稍有不当，就容易误温误清，误汗误下。如单纯辛温发汗，就有可能导致液随汗泄而里热炽盛，阴津告竭，形成阳明腑实的急下证；如单纯寒凉清里或过早攻下，就有可能导致表郁不开，正气徒伤，邪机内陷，形成误治坏证。

三是伤寒初期阶段的治疗，最常用的方就是麻桂青龙三方。因为这三方指向的是病情轻重不同的三大证候群。这三大证候的形成，与患者体质、感邪量，都有密切关系。所以治法方药各不相同。体虚而寒郁表闭较轻的用桂枝汤；体实而寒郁表闭较重的用麻黄汤；寒郁于表，热盛于里，寒热矛盾错综交织的用大青龙汤。平心而论，这难道不是积极启发意义所在么？

这样理解不是要通过附会曲说为大腕们文过饰非，而是要想换个角度看问题，力求尽可能地把大腕们弘扬学术、济世活人的慈心善愿和他们的智慧闪光点挖掘出来。

学术无隐私，论辩无虚礼。伤寒“三纲说”，仅从邪气性质所伤层次不同来讨论麻桂青龙三方的运用要义，确实存在偏颇，这正是受到其后众多伤寒家批驳的原因所在。

要把这个问题讨论明白，就得析方求理。只有析方求理，才能以理服人。

打开三方以后就会发现有下面这样一些问题需要回答。

为什么作为主治风伤卫的桂枝汤中却没有针对卫分这个最表浅层次的药？

为什么作为主治寒伤营的麻黄汤却以开表卫之功最强的麻黄为主药？

为什么主治风寒两伤营卫的大青龙汤用药不是表里俱温，而是治表以热、治里以寒？

对《伤寒论》的研究，尽管前人已经做了那么深厚的工作，很多问题还得今天的学者用自己的智慧，从多视角去审视，去研究，去解答。

要回答这些问题，首先得从伤寒太阳病的证性说起。

太阳病就是伤寒初起阶段的病症。既是因感寒而起的病症，那么，在桂枝、麻黄、青龙三方证中，太阳病正证是哪一个？有没有标准答案？

针对这个问题，严格地讲，绝对的标准证型是没有的！放宽点看，相对的标准证型是存在的。

为什么没有绝对标准证型？

因为患者年龄、性别、体质各不相同，决定了临床反应性差异的客观存在，所以就不会有绝对的标准证型。针对不同个体而言，又可以说都有相对标准证型。

为什么会有相对标准证型？

那是以伤寒太阳病基本性质和方剂用药特点为标准去人为认定的。这样认定的结果，麻黄汤就成了相对标准证型。

伤寒不是寒邪束表的外感病么？太阳病不是初期病证么？外感风寒初起，矛盾刚刚展开，还没有经历复杂演变，是一个标准的外感病。麻黄汤主药麻黄、桂枝，都是强有力的祛风散寒药物，正是针对寒邪选用。至于杏仁、甘草，一在利十二经之气，表开气顺则内外阴阳自和；一在和中缓急，中气和谐安稳则正气内守，此外并没有别的强大功能和深意。全方的作用趋势是向外发散，治疗目标是明确的散寒解表，使寒邪束缚造成的表闭得辛温发散而自解，使从表而入的邪气还从表而出。

以单纯的祛风寒药去化解单纯的风寒郁表矛盾，这就是可以视为标准证型的理由。

这种针对标准证型的治疗方案并不等于具有普适性，而是和桂枝汤、大青龙汤一样，具有很强的选择性特点，只适合体实而又外感风寒较重的初起者，并不是所有外感风寒的人都是表实证，都可以用麻黄汤。

《伤寒论》为什么不把麻黄汤放在首位，而把桂枝汤放在首位？这不是以风伤卫、寒伤营之理就能说服人的。要理解仲景把桂枝汤放在首位的深意，就得站在临床的角度去思考问题。

临床上患外感病以哪类体质的人最多？当然不是宇航员、运动员、特种兵所代表的体质强壮型人群，而是气血不足体质的人群，就是老百姓形象比喻的“破坛烂罐”这样一个群体。这种体质的人，稍遇风雨变化即病，甚至没有风雨变化，洗个澡，换个衣服都要吃几次感冒药才能保得平安无事。这种人一年四季药罐子就没歇过空，药杯子就没离过手。

谁喜欢喝药？正常人都不会喜欢。人的嗜好很多都是相近的，香的甜的笑眯眯地就接受了，苦的臭的一闻到就皱眉头、捂鼻头。只有在生了病，想要解除痛苦，想要活得轻松点，无可奈何的情况下，才自己强迫自己咬牙皱眉往下咽。

这个群体的人，小病小痛都扛不过去，都得靠药物帮助才能脱困。他们很多时候也很希望能像体质强壮的人那样去以扛代治，但却一扛就加重，再扛就扛倒。所以桂枝汤的配伍主导思想不全是针对什么风伤卫，更主要的是针对气血虚弱体质特点而设计的。一般情况下，风寒二气都是相伴而行的，很难截然区分，所以临床上，日常生活中都常常风寒并称。除了某些历经风暴的特定情况外，很多时候“伤风”一语是指感寒轻微，而不是邪气性质的清晰界定。“卫”指病理层次表浅。正因为气血不足的人有触之即病的特点，所以每次微感风寒就发病。“风伤卫”应该正是从邪气强弱，感邪轻重这个角度来认定的。

气血不足的人，表卫不固，平常就动则汗出，甚至不动都容易汗出。所以，营卫相争于表时，多有自汗出的表现。其实，“自汗出”也可以从感受风寒邪气轻微，作为人体内外气机交换通道的“玄府”并未完全关闭，只是气机不畅，而非气机不通去理解，所以称之为“营卫不和”，而不是“营卫闭塞”。桂枝汤正是针对虚人外感风寒的临床表现特点设计的。

如果把桂枝汤证的感邪量施加到体质壮实的人身上，是打不倒他们的，顶多打几个喷嚏就解决了。所以在日常生活中，这样的人小病小痛，扛扛就好。稍重一点也无妨，喝碗热汤，捂着被子睡一觉就好。只有感邪量很大，又没有及时纠正，出现大烧大热时，他们才会承认自己真正病了。

如果把麻黄汤证的感邪量施加到体弱者身上，那问题就大了，那就不是桂枝汤证了，也不是麻黄汤证了，而是麻辛附子汤证。

桂枝汤证群体是外感病的一个最大群体，也是用药特别需要讲究技巧的一个群体。如果能把这个群体的问题解决好，治疗其他类型的外感病自然也就不在话下了。

从桂枝汤的运用空间、运用频率、运用技巧多方面综合考虑，桂枝汤就自然而然排在了第一位。

由此可见，医圣张仲景是个非常重视实用性的人，也是一个用心极精微的人。

《伤寒论》桂枝汤是由桂枝三两(去皮)、芍药三两、甘草二两(炙)、生姜三两(切)、大枣十二枚(擘)组成，各药的用量旗鼓相当。

认真看看，桂枝汤中与辛温发汗直接关联的药有多少?

就两味药，一是桂枝，二是生姜。桂枝既有发散之功，更有温通心阳而行血脉之力，作用层次相对较深，不是在卫，而是在营。

最值得思考的是，如果以今天的桂枝为讨论标本，那么桂枝去皮就是刻意去掉了最具发散成分的部分?如果去掉的不是发散部分，那又是去掉的哪个部分?

因为在《伤寒论》中，桂枝的运用全都是去皮的，而不是某些方去皮，某些方不去皮。这就说明《伤寒论》所用“桂枝”是一个必须去皮的特殊中药品种，或者是说《伤寒论》所用桂枝是需要进一步进行特殊加工处理的品种。

这是在讨论桂枝汤临床运用时，必须首先回答的问题。

历代研究这个问题的专家学者一大群。经不少学者考辨讨论，认为《伤寒论》中的桂枝不是今天的桂枝，而是今天的肉桂。去皮是去的肉桂表层粗糙老皮，而不是韧皮。去皮后的药物名称叫“桂心”,“桂心”是肉桂最优质的皮心部分。

在《伤寒论》中，还有一项佐证，那就是:厚朴的运用也都是“去皮”的。厚朴的药用部分原本就是皮，用皮还去皮，那一定是对皮的进一步加工处理。在这个处理过程中，显然，所去是表层的老死枯朽部分。以此类推，桂枝的“去皮”二字就很好理解了，显然也是指去外层老死无用表皮而言。

研究者们由此推断:《伤寒论》中所用桂枝，和厚朴一样，用的也是“皮”,《伤寒论》中的桂枝就是后世的肉桂，而不是今天临床所用的桂枝。桂枝不过是肉桂在秦汉时期的另一个名称罢了。

不仅学者们这样推断，就连历代官修、私修本草专著大多也都持这种观点。也都认为桂枝、肉桂、桂心原是一药，只不过加工不同，质量也不尽相同罢了。从本草文献资料看，这种认识已经成了难以动摇的铁案。

但令人费解的是:如果按照桂枝就是桂皮去皮栓层后的皮心，也称桂心，就是今天所称的肉桂，那桂枝、桂心、肉桂就是一物而三名了，为什么后世医药作品中桂枝、肉桂、桂心分书分用各是一药呢?是药物认识在临床实践中不断深化的结果，还是桂枝、桂心原本就有枝、皮、心三种不同认识的三个不同品种?桂枝去皮后到底是枝内的木质部分，还是肉桂的皮心部分?

无论是什么权威专家、权威作品的研究结论，都还远远没有把这些问题澄清。想必在座诸君也包括我在内，都很难对这些见解做出正确的选择判断。医药发展是有很强传承性的，如果肉桂就是桂枝，怎么在现实运用中一点反映历史运用特点的蛛丝马迹都没有呢？文献记载和现实运用的差距怎么那么巨大呢？

有的朋友可能对这个问题很感兴趣，想要去探明究竟。有这种求真想法是好的，但我奉劝作为临床医生的在座诸君，不要把精力花在这样的考证工作上，而应把精力花在经典的临床运用上。

有人也许会说，药用部位都没有弄清楚，怎么用？

答案简单得很，现实临床怎么选择，你就怎么选择；现实临床怎么用，你就怎么用。

因为医药知识都是在实践中不断发展进步的，尤其是在中医药理论体系诞生两千多年后的今天，不少历史疑问、疑案，都在临床实践中逐渐澄清，逐渐破解了。中医理法方药都在临床实践中不断发展，不断进步，人们对桂类药物的认识和运用想必也不例外。

在第一部中药学著作《神农本草经》中，就只有“牡桂”和“菌桂”之分，除开可能是作为品类区分的“牡”“菌”概念外，并无其他与“桂”相关的商品药材名称。当时的“桂”类药材似乎都可以统称为“桂”。

自《伤寒论》问世以来，就不断有学者对桂枝去皮问题进行考证研究，大多认为：《神农本草经》中的牡桂是桂枝，菌桂是肉桂。如果这样的研究结论成立，那“桂枝即肉桂”说又该如何理解呢？仲景在《伤寒论》中为什么不直接写名实相符的菌桂，却偏要写成最容易让人混淆的桂枝呢？

也有研究者认为牡桂中也有肉桂这个商品药材，《伤寒论》中的桂枝是牡桂不是菌桂，《伤寒论》中写桂枝正是在强调所用的“肉桂”并非“菌桂”之“肉桂”，而是“牡桂”之“肉桂”。果真如此，直接写“牡桂”多简单明白，为什么偏要拣个让人拐弯抹角去猜去想的桂枝呢？

要知道，早在西汉时期，许慎在《说文解字》中对植物的根干枝叶皮等概念就做了清晰界定，把明明是用皮的肉桂写成桂枝，是最容易产生疑义的，这岂不成了故设迷局，自找麻烦吗？这样的疑问真的让人百思不得其解。

南北朝时期的梁•陶弘景，在他的《名医别录》里对《神农本草经》中的牡桂、菌桂分别做了注释性说明，明确指出：牡桂“生南海”，菌桂“生交趾、桂林岩崖间，无骨，正圆如竹”。很像是对两个不同药物品种原生植物的阐述。而当时的“桂”类商品药物名称只有一个：桂。《名医别录》的记载似乎正好可以说明《神农本草经》中所列牡桂、菌桂是“桂”因物种不同而质分两种。

有的学者认为“无骨，正圆如竹”是对不同于牡桂的另一个物种的形状描述。有的学者认为是对卷曲成筒状的肉桂商品药材形状描述。有关这类文献资料大多都是简单记录或直接转引，基本没有详加说明的。所以，到底哪种见解正确，也很难做出定论。

宋代《经史证类本草》的作者唐慎微认为《神农本草经》中所载“菌桂”是《新修本草》中的“筒桂”，“菌”字是“筒”字之误。

唐代《新修本草》还认为桂枝、肉桂、桂心异名同物，都是以皮为材质的肉桂。这与今天一桂三药品的区分大不相符。

有关《伤寒论》所用“桂枝”的名实区分问题看似简单，真要彻底澄清，麻烦还不小。这类研究资料多得很，辗转考求，不胜其烦。要扯到医学药学上去，要扯到古典文学上去，要扯到古文字学上去，要扯到古代地理学上去，要扯到神仙方术上去，要扯到宋代校正医书局上去，要扯到历代临床运用上去，要扯到现代药理上去……从周代的《周书》，到战国的《山海经》《仙经》《楚辞》，到汉代的《说文解字》《神农本草经》《伤寒杂病论》，到晋代的《蜀都赋》《抱朴子》，到唐代的《千金方》，到历代官修、私修本草，到现代文献研究、实验室研究……相关文献和研究资料累积起来可能得用大卡车拉。

我原来对这个问题的研究难度缺乏足够认识，以为查几本文献就能解决。钻进文献里才知道，这个洞深得很，从晋唐到当代，学者们钻了一千多年还是没有钻到底，以个人的智慧和力量，就是耗上三年五载甚至更长时间，也未必能钻深钻透，未必能从迷局里钻出来。

一旦钻进去，你所面对的文献资料里都是：桂就是桂枝，桂枝就是肉桂，肉桂就是桂心，桂心就是桂枝，桂枝就是牡桂，牡桂就是木桂，木桂就是肉桂，肉桂就是菌桂，菌桂就是筒桂，筒桂就是肉桂，肉桂就是桂枝，桂枝就是桂，绕来绕去，哎呀！简直就成了学术绕口令。任何人都会被绕得晕头转向！

既古今名实不符，又学界众说纷纭，还现实痕迹无存，这种历代文献矛盾冲突处处存在，历史争议与现实运用大不相符的学术官司，是很难打出结果来的。

医学是应用科学，像这种对现实应用并无多大影响的学术官司，就是呕心沥血打出明明白白结论来，价值也不大。不值得把宝贵生命耗费在这种学术官司上。

真要想给这个问题做个简单结论也很好办，从现实中去寻找证据呀！现实中还在为这样的问题扯皮吗？还在被这样的问题困扰吗？没有啊！一星半点的影响都没有！桂枝、桂心、肉桂早就成为三种完全不同的商品药材，临床运用也早已分得清清楚楚了，这样的存在状态至少恐怕都已经保持了两三百年。这就是学术发展的现状，学术发展的结果呀！

最重要的是：临床疗效证明一桂三药品的分类是非常正确的，这就是答案呀！有这种实用性强的答案就足够了，你还拿自己的宝贵生命去折腾什么，有这个必要吗？

何况，早在唐代，《千金方》中对“近世用药，相承其谬”现象提出严肃批评时，针对“桂心”的运用，就已经指出“桂心盖取其枝中之肉”。“桂心”取“枝中之肉”到底是“相承其谬”的错误做法？还是“桂心”这个药原本就是取“枝中之肉”而得？对这样的做法是肯定还是否定？孙真人没把话说透。从对“用药承谬”的不良世风进行批判这个主题看，似乎是在否定。

无论孙真人对晋唐时期以取“枝中之肉”为“桂心”的做法是肯定还是否定，都不重要，重要的是这条史料把话讲得非常清楚明白，“桂心”就是桂枝的“枝中之肉”。正是从这条信息中，清晰透露出了其他几条与桂枝、桂心鉴别确认相关的信息。

一是“取枝中之肉”得“桂心”一说言“肉”而不言“木”，证明早在晋唐时期就已经明确了桂枝为桂树末梢嫩枝的定性定义，这与现实临床所用桂枝、桂心品质基本相同。

二是早在晋唐时期，就已经有桂枝去皮而得桂心的临床运用和药品名称了。

三是作为桂树末梢嫩枝，只有嫩肉皮可去，并无枯皮、朽皮可去。

四是由此推测，汉末所用桂枝也应当是桂树嫩枝，而不是从老干上剥取的“肉桂”，也不是从嫩枝上剥取的嫩皮。

五是早在晋唐时期，桂心的运用就已成风气了，距晋不远的《伤寒论》中所用去皮桂枝也应是桂心。

这或许是《伤寒论》中“桂枝”去皮即“桂心”的有力佐证。

大多数人还是不会同意这种看法，因为长期以来，大家都把桂枝、肉桂、桂心看作是一药三名的定论，坚持认为“枝中之肉”就是肉桂的“皮中之肉”。

这不像是在讨论学术，倒像是在绑架学术。

怎么明明白白的“枝中之肉”，为了圆桂枝即肉桂之说，在没有任何依据的情况下，就硬要强行认定桂枝和肉桂就是一物，“枝中之肉”就成了“皮中之肉”呢？这不是学术绑架是什么？

今天大家在探讨这个问题时，也还可以从以下几个方面去思考。

一是从学术发展的传承性方面去思考。学术发展是有很强传承性的，即使在传承中可能发生一些变异，也应当或多或少留下一些印记。《伤寒论》中桂枝即肉桂、桂枝即桂心、桂心即肉桂之说，怎么在近几百年的临床运用里就没有留下蛛丝马迹的印记呢？

二是从肉桂的性味功能去思考。肉桂性大热，最容易引起眼、耳、口、鼻、舌、牙龈等器官组织充血肿胀，甚至出血。患者吃到胃里也会有明显的烧灼感。至于给内在脏腑会造成什么不良影响，还缺乏这方面的文献记载和临床报道。但现代药理研究已经表明，仅其中已知的“桂皮醛”一种成分，大剂量使用，就会引起呼吸迫促，肌肉经脉强烈痉挛，甚至导致死亡。正是肉桂大温大热的个性，决定了它的常规用量仅 3～5g。而《伤寒论》中桂枝用量大多都是二两三两，还有用到四两五两的。按汉代一两约合 13.9g 计，就以中间值三两来折算，也是四十多克。就算去皮再去三分之二，也是十多克，一般人喝下去也受不了。

三是从历史传承去思考。从唐代取“枝中之肉”为桂心作为临床运用的一个药物品种，到今天的桂枝剥皮即桂心，大致可以推断：《伤寒论》中的桂枝可能并不是肉桂！去皮桂枝更不是肉桂的精品，而是嫩枝的木心部分。这或许正是长期以来，临床医家们都不宗肉桂即桂枝之说，不以肉桂代桂枝之用的原因所在。

四是从临床效用去思考。桂枝所长在辛温发散，有突出的发汗解表之功，主要用于外感风寒表证。桂心所长在温热助下焦之阳，而非辛散发表，主要用于温通心肾元阳。

《伤寒论》中所用去皮“桂枝”，应该是“桂心”才具有更大合理性。作者言而不明，这恰恰可以说是人无完人、书无完书、文无尽善的表现。经典也免不了存在瑕疵。孙思邈所批评的医界不规范操作运用现象才是学术发展的正常现象，朴实表达。

所以，《伤寒论》中所用桂枝就是“肉桂”的见解，千万不能轻信！

我们今天在这里讨论桂枝品质和效用问题，附带也牵扯到桂心、肉桂的品质和效用问题，对这些问题的讨论，到底应该以什么为根据？是以历史文献为根据，还是以现实运用为根据？

我的态度是学术研究必须为现实服务。今天讨论桂枝汤运用问题，有关桂枝、桂心、肉桂的品质认定就不能以前朝文献为根据，而应当以现实运用为根据。最简单的办法就是看现实临床用的桂枝是“桂”的哪个部分？最重要的判断标准，是看现实运用有没有效果，有效就认账，无效就拉倒。把疗效作为判断真理的标准。

现行的桂枝、桂心、肉桂用法，延续了多少年了？远的不说，就从清代算起，至少也有三百年了吧？是三百年的实践认识更可靠，还是文字游戏式的文献考证结论更可靠？每个中医人都应该好好想一想。

本人的这些浅陋看法，本来可以不讲出来，以免贻笑大方。但关注这个问题的人很多，而这个问题的本质还远远没有澄清，还需要积极思考和大胆探索。不怕发杂音，就怕不发音。就是开黄腔也比寂然一堂、死水一潭好。所以还是大胆讲出来，既供大家参考，也给大家提供一个批评的活靶子。没有关系，在批评中求上进，在批评中长见识，是好事，不是坏事。

今天我们来这里讨论中医学术，只有老少之别，并无尊卑之分。我坐在这儿纸上谈医，把自己的认识分享给大家，如果对大家还有一星半点启发，那我是老师。在座各位来自临床一线，中医理论的学习和运用比我深刻，大家能开诚相见，对我的发言提出批评意见，谁批评得中肯，谁就是我的老师。

唐代文学大师韩昌黎先生在《师说》中讲得好，“生乎吾前，其闻道也，固先乎吾，吾从而师之；生乎吾后，其闻道也，亦先乎吾，吾从而师之。吾师道也，夫庸知其年之先后生于吾乎？是故无贵无贱，无长无少，道之所存，师之所存也。”有知识的存在，就有老师的存在。谁先掌握某种知识并把这种知识无私传授给别人，谁就是老师。师生没有长幼之分，也没有职位高低之分。这话讲得深刻，讲得透辟。

接着前面的桂枝汤临床运用问题继续讨论。

前面讲了，桂枝汤中真正具有散寒解表功效的药只有两味：一是桂枝，二是生姜。桂枝既有发散之功，更有温通心阳而行血脉之力，作用层次相对较深，不是在卫，而是在营。用今天的时髦术语讲，那就是作用靶点不在主宰表卫气机的肺，而在统血运、通血脉、壮元阳、主宰一身之阳气的心。

桂枝汤中所用生姜，除有辛温发汗功效外，更是温脾化饮要药，作用层次也相对较深，作用靶点也不在主宰表卫气机的肺，而在主宰中焦运化的脾。

对这两味既温脏腑之阳，又兼具发汗解表功效的药物，在理解上可能还要多转个弯去思考，才能更深刻地揭示其丰富内涵。那就是它们的发汗解表之功可以从温阳托举之功中得到更好的发挥。

芍药养血敛阴，不仅不解表，还有碍表卫的开宣；大枣甘温益气养血，炙甘草温脾益气。补养气血的药在味数上就占了五分之三。

桂枝汤的煎法也很值得思考，加水七升，煎至三升，这是久煎。久煎过程中药物有效成分损失最大的是芳香成分，而桂枝汤中仅桂枝一味药具有芳香成分，而且还去掉了含芳香成分最多的皮，再经过这样的长时间煎煮，桂枝还有多大发散之功？可以说是微乎其微。

很显然，这是因为治疗目的并不是追求直接发汗，而是希望通过益气养血托邪，达到汗出目的。所以对发汗成分并无大的需求，仅仅凭借桂心和生姜中可能或多或少存在的那点微弱发散成分就足够了。更何况，作者还巧妙地借用了服药在前、服粥在后、药食互济来求汗的方法。

透过桂枝汤的药物组成可以看到，这不是一个典型的解表方，而是一个扶正托邪的方。作者的用意非常明确，所重不在表而在里。本方对于体实外感之人是绝对用不上的！用于体虚患者则恰到好处。

体虚患者正因为抵抗力差，不耐风雨寒暑侵扰，稍有不慎，触之即病，常常受邪不重。气血不足，腠理空疏的人，本来就表卫不固，作为人与自然息息相通的门户——“玄府”，随时都处于疲乏消极状态，从来就没有过良好的护卫状态，所以不必强力发汗，更不必全力发汗，稍加托散，就可以达到发汗目的。如果强力发汗或全力发汗，反而容易造成过汗而气液两伤，带来越治越风雨飘摇，越治越虚不胜邪的破坏性后果。所以用桂枝的意义不在发汗解表，而在“调和营卫”。

体虚患者正因为内在气血不足，外在表卫不固，虽受邪不重，邪气却极易深入，所以治当温心脾之阳以托邪而攘外，资气血之源以守中而安内，安内与攘外并举并重，才能收事半功倍的良好效果。

像桂枝汤这样的方案，没有辨证论治的指导和规范，怎么可能设计出来？要么清热，要么止汗，要么清热止汗双管齐下，很难运行到桂枝汤的思维轨道上去。只有在整体恒动理论认识基础上，在辨证论治原则指导下，才有可能产生像桂枝汤这样的优秀治疗方案。

即便是仲景已经做出示范快两千年了，今天还有不少人不理解，不会用，还在简单运用清热、止汗这类方法错误地进行治疗。真的很可悲哟！如果是针对这样一个群体而发“中医一代不如一代”的感叹，那还是有道理的。

再次强调，不能因为清代徐忠可讲过“外证得之解肌和营卫，内证得之化气调阴阳”的话，桂枝汤就可以无原则地到处乱用。桂枝汤的运用和别的方一样，也是有条件限制的，必须是气血虚弱又兼阳郁气滞或微感风寒的病症。

运用技巧上也是很有讲究的，不能一成不变，生搬硬套。

后世用桂枝汤和《伤寒论》用桂枝汤，最大的差别在哪里？

就在桂枝的用量上。

《伤寒论》所用是“去皮桂枝”，也就是后世的“桂心”，后世所用是“带皮桂枝”，所以《伤寒论》“桂枝”用量相对更大，后世“桂枝”用量相对较小。

舌体胖大者，水湿内盛，芍药不可用，用之则湿邪闭滞，易生胸闷气紧甚至咳喘类变端。不仅芍药不可用，就连大枣也以换成炒白术更好，还应在去芍药后辅以茯苓、泽泻类淡渗之药，使湿去而痰浊自消，气机自畅。

舌苔厚腻者，秽浊弥漫，芍药、大枣、炙甘草均不可用，用之则壅脾碍胃，导致中焦气郁气滞而变生脘痞腹胀、二便不畅诸症。不仅芍药、大枣、炙甘草不可用，还应在停用补益酸收药物的同时，辅以芳香宣化药物醒脾化浊，才能紧扣病机，共建奇功。

至于大青龙汤，针对的就是另一类体质特点的患者了。素体里热炽盛的人，感受风寒邪气后，最容易因表卫气郁而激化里热壅盛的矛盾，所以才有《伤寒论》第 38 条的“太阳中风，脉浮紧，发热恶寒，身疼痛，不汗出而烦躁者，大青龙汤主之”一证。

烦躁是表气郁闭、里热壅盛的重要症状，脉浮紧而且还应该是相当强劲有力，所以要麻桂辛温发越而石膏直清里热。

仲景在同条中强调指出：“若脉微弱，汗出恶风者，不可服之，服之则厥逆，筋惕肉瞤，此为逆也。”这是类似桂枝汤证的临床特点，桂枝汤证是绝对不能服大青龙汤的，如果服了大青龙汤，就会外因汗出太过而气液两伤，内因阳气受损而阴寒凝闭，变生肢厥筋惕肉瞤种种不测，成为因误治而造成的逆证、坏证。

由此可见，“三纲说”是有积极临床意义的，具体体现在强调治疗时机、证型、方药的选择认定上。

一定要重视抓太阳病这个初期阶段的宝贵治疗时机！

一定要重视对表里俱虚、单纯表实、表里俱实（准确地说是表寒里热）三类证型的区分！

一定要重视对麻桂青龙三方的及时运用，正确运用！

遗憾的是，对这些要点，孙氏未言，方、喻“三纲说”言而不明，费了很多笔墨，却没能产生点睛的效果。

其实，除了三纲说所论三类病证外，还有一个常常出现在伤寒初起阶段的证型值得引起大家重视，那就是表实里虚证。

《伤寒论》中有没有这个证型？

有！答案是非常肯定的。只不过，答案不在太阳篇，而在少阴篇。

麻辛附子汤证就是这个证型。

麻辛附子汤证并不是要经过若干时日才演变而成的三阴里证，而是绝大多数都出现在伤寒初起阶段。这是一个典型的太阳表实、少阴阳虚的表实里虚证。

为什么不放在太阳篇而要放在少阴篇？

因为虽太阳少阴证象俱在，此证的病本却不在太阳而在少阴。换句话说，少阴阳虚才是使得病情如此严重的根本原因。放在少阴是为了突出病本，以引起后学的高度重视。因为在这样的情况下如果误认误治，是有巨大风险的！这或许是圣人示人以明的良苦用心所在。

这也正是柯韵伯所说的“六经各有伤寒，非伤寒中独有六经”的典型例证。

一家之言，仅供参考。

由于时间关系，有关伤寒“三纲说”，就只能讨论到这里了。其中，麻桂青龙三方的运用，牵涉的问题还多，时间关系，不能再展开了，将来有机会再和大家一起讨论。

明六经根本，但不拘执六经用途。

以六经论伤寒，以脏腑论杂病，这是中医人都知道的常识。但《伤寒论》中的六经本质是什么，却不是个简单问题。

对《伤寒论》六经辨证体系中的“六经”，其学术本质到底是什么？认识分歧很大。经络的六经、病症的六经、运气的六经，只要能与六经沾得上关系的，都被引入到了六经认识讨论中。

有人说六经就是中医的经络，而且是足三阴三阳经，宋代朱肱就是持这种见解的第一人。他在《类证活人书》中还声明：伤寒只传足经不传手经并不是他的创见，而是《素问·热论》中就只提到足三阴三阳受病，他的见解不过是对《内经》的有限发挥罢了。

《素问》还真是这么讲的：“伤寒一日，巨阳受之，故头项痛，腰脊强。二日阳明受之，阳明主肉，其脉侠鼻络于目，故身热目痛而鼻干，不得卧也。三日，少阳受之，少阳主胆，其脉循胁络于耳，故胸胁痛而耳聋。三阳经络皆受其病，而未入于脏者，故可汗而已。四日，太阴受之，太阴脉布胃中络于嗌，故腹满而嗌干。五日，少阴受之，少阴脉贯肾络于肺，系舌本，故口燥舌干而渴。六日，厥阴受之，厥阴脉循阴器而络于肝，故烦满而囊缩。三阴三阳，五脏六腑皆受病，荣卫不行，五脏不通，则死矣。"讲得很具体，有经络名称，经络循行部位与病位点关系，还有三阳经络受病而"未入于脏者，可汗而已"的治疗原则，还有"三阴三阳，五脏六腑，皆受病，荣卫不行，五脏不通，则死矣"的预后发展趋势论断，与仲景《伤寒论》所论伤寒的治疗原则和发展趋势非常吻合。

从这个角度看，还不能说《伤寒论》所论伤寒与《内经》所论伤寒全无关联，而是关联紧密。只不过《内经》所论只是点睛提要，还没有形成《伤寒论》那样的理法方药一线贯穿的完整体系。朱肱以《内经》为依据论说六经归属是非常朴实、非常有道理的。

但后世医家却并不完全赞同朱肱的见解，而是各抒己见，另生枝节，新说层出不穷。既极大地丰富了伤寒研究内容，发展了伤寒学理，给我们今天学习研究运用《伤寒论》提供了更丰富的借鉴，也给后世研究这个课题带来了更大的麻烦：《伤寒论》中的六经本质到底是什么？从此再难求定论。

明代张景岳只赞同朱氏伤寒六经病证是以经络为基础的见解，不同意言足不言手的说法。景岳的眼光也是很深邃的。本来嘛！人身小宇宙，是自成各系统微妙联系的统一整体，外邪伤人是对人的整体性伤害，怎么会在患病时只涉及足经而不涉及手经呢？所以，他在《类经》中讨论《素问·热论》及伤寒治法时提出："盖伤寒者，表邪也，欲求外证，但当察于周身，而周身上下脉络，惟足六经则尽之矣，手经无能遍也，且手经所至，足经无不至者，故但言足经，则其左右前后，阴阳诸证，无不可按而得，而手经亦在其中，不必言矣。"他的看法是手经足经都包括在内，只不过足经循行分布面广，遍及全身，讨论足六经就必然牵涉到手六经，手六经自然而然也就包括在内了。

有人认为《伤寒论》六经并不是经络六经的确指，而是六经经气覆盖的区域，代表性见解就是柯韵伯《伤寒来苏集》中的六经地面说。

从伤寒的临床表现看，症状分布并不是循经线性分布，而是区域性散在分布的，这和柯氏见解是吻合的。所以，他打了个比方，说"六经犹列国也，腰以上为三阳地面，三阳主外而本乎里。心者三阳夹界之地也。内由心胸，外自巅顶，前至额颅，后至肩背，下及于足，内合膀胱，是太阳地面。此经统领营卫，主一身之表症，犹近边御敌之国也……腰以下为三阴地面，三阴主里，而不及外……若经络之经，是六经道路，非六经地面矣”。

换成时髦的现代术语讲，柯氏笔下的伤寒六经本质是以经络为基础的机体生命信息覆盖区域，而不是具体经络的分布实指。

还有人说《伤寒论》中的六经，是指六经气化状态对伤寒发生发展的影响。

气化学说创始于《素问》的七篇大论中。这七篇大论是唐代医家王冰在注解《素问》时，意外发现了早已丢失的第七卷，刻意增补进去的。

这七篇大论都是专门阐述运气理论及其在医学领域中的具体运用的。其中有关气化问题是在《素问·六微旨大论》中提出的，主要是阐述自然界阴阳消长变化规律对气候变化的影响，进而论及其对人体生理病理的微妙影响。

后世医家进一步与临床诊治联系在一起进行阐述发挥，使气化理论有了更具实用性的价值。

清代医家张志聪在研究《伤寒论》时，最早从天人相应角度将《内经》的气化学说用于阐释六经病。他在《伤寒论集注·凡例》中指出：“三阳三阴谓之六气。天有此六气，人亦有此六气。”

为什么天有六气的运动变化规律，人也就具有相应的运动变化状态存在？

对这个问题，他在《侣山堂类辩·伤寒论编次辩》中做了明确回答，即“天有六气，地有五行，人秉天地之气而生，兼有此五行六气”。

张氏见解是有道理的。天地大宇宙，人身小宇宙，天有天的基本气候变化特点，地有应天而生的物候运动变化规律，人感天地之气而生，机体内自然也存在与天地相应的信息感应机制，自然界六气五行的运动变化特点也必然在人的生理活动中得到体现。这是大自然赋予的，谁都不能索取，谁都不能拒绝，但谁都可以用自己的态度和方式去处理与大自然的关系。

能顺应自然的，就健康成长；不能顺应自然的，就会生病。生病之后的诊断治疗，还得以六气五行的运动变化表现特点为参照，才能收到更好的效果。这是大前提，是不能背离的基本原则，这就是六经气化学说。

气化学说是《伤寒论》研究中一个最别开生面的切入点，提出之后，立即在学术界产生了震撼性的巨大影响。陈修园、陆九芝等医家对张氏的这一学说极为赞赏，于是又竭尽全力地进一步阐述了六经病病理特点和治疗大法。使气化学说融汇于六经辨证中，成为很有影响力的新见解。

从此，凡倡导气化学说的专家，都把气化学说的学习研究，提高到“如果不懂得气化理论，就不可能读懂《伤寒论》”的高度来加以强调。

气化学说也是最抽象、最难理解的一种见解，所以也受到后世，尤其是近现代不少学者的排斥，就连唐容川这样博古通今的学者也不完全认同。他在《伤寒论浅注补正》中指出，气化学说“力求精深，于理颇详，而于形未悉。不知形以附气，离形论气，决非确解”。仅仅以气论气，不与脏腑经络相联系，就存在艰深虚玄、难明难用的问题。任何高明的见解，精妙的理论，如果高明精妙到虚无缥缈、难以把握，甚至无人能知、无人能用的程度，价值也就无从体现了。

正因为这个原因，对气化学说的研究早已热烈不再，现在已经近于无人问津的程度了。

这种一会儿高烧、一会儿寒战的学术研究现象，也是值得深刻反省的。

我再三强调，中医采用的是理解生命的研究方法，这就决定了其中很多概念必然存在一定的模糊性，甚至抽象性。讨论中医概念，太实了不行，要想处处都从今天的微观角度找到物证，常常会让人无功而返，叹莫能为。太虚了也不行，把实用性学科的学术理论讲得过于虚无缥缈，常常会让人难以捉摸，叹莫能知。

其实气化学说也是通过理解生命的方式解读伤寒学理，所以显得相对虚玄一些。再加上气化学说的理论基础是古天文学、古气象学、古物候学，现代中医对这些领域的知识近于一张白纸，学习研究的难度自然也就更大。

但也并不是就难到高深莫测，无人能及的程度了，而是因为在越来越追求功利的现代学术环境下，还有谁会为这种毫无经济效益可求的学问去沉神静气地清修苦求？

对待前人的不同学术见解，态度一定要客观。不要简单否定，也不要简单肯定，只要有一星半点有启发意义、有借鉴意义的东西，都应该尽力去挖掘，然后为我所用。

对待前人的不同学术见解，态度还一定要谦虚，要有勇气承认自己对某些问题的无知，不能因为自己无知，就断言古人也是无知妄言。

不能否认，六经气化理论确是人体生理病理与自然气候变化相关联的一个精妙切入点，不能因为难懂难解难把握就断然否定。有兴趣的朋友还可以继续研究，尽可能把标本中气讲得更浅近明白一点，讲到人人可知，人人可用，那就有价值了。

针对中医某些玄妙高深的理论，在中医界有两种不同的反应。

有的人一个劲地热烈鼓掌喝彩，真要问他为什么鼓掌，为什么喝彩，他却结结巴巴讲不明其中的妙理来。既然不能示人以法，昭人以明，那“彩”喝得再热闹也没有意义。

有的人一个劲地横眉怒目斥责，真要问他斥责的内容谬误在哪里？荒唐在何处？他却常常支吾其词，讲不出斥责的所以然之理来。这样的指斥贬责，不能明人之失，正人之误，于学术无补，也是毫无意义的。

近现代医家对《伤寒论》中六经的认识越来越贴近实用性，强烈主张不要把原本是为临床服务的学术理论人为地搞成别人不能懂，只有自己懂，越发挥越繁，越发挥越难的玄学似理论。积极倡导要以具有普适意义的实用性为追求，要尽量把理论讲得浅显明白，通俗易懂，平实可用。针对应用学科的医学概念而言，这样的主张和倡导还是很有道理的。

当代人更多认为《伤寒论》中虽用六经之名，却并不言经，而言病，这是最确凿的证据。“经”与“病”概念有本质区别：六经疾病症候类型划分法，是六类病症的代称，无病则“六经症候”不复存在，六经与“经络”一点关系都没有。

也有人认为伤寒六经辨证是病理阶段划分法，六经辨证是以伤寒病理发展过程中不同临床特点为依据，区分不同阶段，不同层次，不同性质，不同治疗方法，从而使理法方药成为一个完整辨证治疗系统的方法。

这样的浅近认识，虽然并不着眼于伤寒学理的深入挖掘，但还是很有新意也很有实用价值的。尤其适合当代中医力求通俗易懂的要求。

总之，对六经辨证的认识，几乎每个研究者都有自己的见解，都有自己的六经，但没有一种见解是得到学术界公认的带普遍意义的结论性观点。

今天学习《伤寒论》的时候，对前人研究成果需要了解，以拓宽我们的视野，活跃我们的思维，提升我们的智慧。但不必花太多时间去冥思苦索地追究到底哪家是标准答案。严格地讲，个个都有自己的标准答案，却个个都并不是标准答案。最重要的是个个都有自己的学术智慧，个个都能启发后人的学术性灵。

中医是哲理医学，求理重于求实。与建立在现代自然科学基础上的西医学有重大区别，最突出的区别点就在研究方法不同，中医是理解生命的研究方法，具体的研究工具是人的感官和智慧。研究过程是用感官去对天地人全方位反复观察，反复验证，反复思考，反复推敲，直到深刻理解。最后的结论大多是功能定位的求理性结论，而不是结构定位的求实性结论。这与现代自然科学的微观实验求证，结构定位求实性结论有着天壤之别。完全用物化的眼光去看待中医、理解中医，是难以行通的。中医学的很多概念如果刻意求取物证，反而会因终不可得而陷于迷惘。更何况中医“经络”至今还没能找到物质实证依据，在讨论伤寒六经时，以虚为实地苦苦探寻，自然也不会有什么结果。

在我看来，《伤寒论》六经辨证体系中的“六经”，并不是一个如同 ABC 一样简单抽象的疾病证型分类编码符号，而是确有机体内在生命信息状态、气血盛衰状态根据的。而且机体内在的任何状态，都不是机体自身孤立存在的，而是在天地之气的影响下存在的，也是在天地之气运动变化规律支配下运动变化的，离开了天地之气，则人体六气的存在和变化都无从谈起。所以，六气在本质上归属于天地阴阳二气由始萌，到盛极，到衰竭三态变化。是天地阴阳二气运动过程中三态变化对一切地球生物生命活动影响的必然结果。而且，伴随天地阴阳之气盛衰出入的周期性变化，人体生命活动中所表现出的六气运行浅深层次和运行状态，与人体五脏六腑、四肢百骸的生命活动状态、生命水平，乃至机体内环境状态，都有着千丝万缕的微妙联系。

正是这种复杂微妙联系，既维系着人体生命活动的持续稳定进行，也深刻影响着疾病状态下的病情发展变化，因而对治疗具有难以言说的复杂影响。如能洞察幽微、深刻理解，因势利导、巧妙运用，则能有助疗效的积极发挥，必收事半功倍的良好效果。如蒙昧无知、视作虚幻、倒行逆施、胡乱蛮干，则疗效必然大打折扣，事倍功半，还不知问题到底出在哪里。所以，六经的研究绝不能为图省事而追求简单化，以现代某些看似浅显实用的见解为标准答案。很可能一简单化就名存实亡，六经真的就只剩下代码式的躯壳了。更不能为图形象而追求实证化，用某些现代概念去进行置换。很可能一置换就面目全非，六经的本质就丢失了，六经的灵魂就死亡了。

辨外感内伤，但不死守外感内伤。

一部《伤寒论》，其学术本旨到底属广义伤寒还是狭义伤寒？其中又包含两重含义，一是指《伤寒论》到底是治疗外感病的专书还是通治外感内伤的全书？二是指《伤寒论》到底是专论感寒所致寒性外感病专书，还是兼论“六淫”邪气所致一切外感的专书。长期以来，围绕这两个问题一直争讼不休。

大家知道，《伤寒论》和《金匮要略》原本是一部书，全称叫《伤寒杂病论》，经后世整理剖分才成为《伤寒论》和《金匮要略》名称各异两部书的。所以有不少医家认为仲景在自己的临床工作中并没有把外感和杂病截然分开，而是以相互紧密联系、复杂影响的整体思维来对待的。《伤寒杂病论》对外感、内伤是合看活解，兼论并治的，因而把剖分之后的《伤寒论》也视为可以统括杂病的全书。

也有不少医家认为,《伤寒杂病论》的一分为二,虽是后人自作主张所为,但绝不是随心所欲,自有他可分的理由。一旦剖分之后,伤寒自是伤寒,杂病自是杂病,二者性质不同,不可混论混治。

直到今天,这两种观点仍然在影响着《伤寒论》的学习和运用。

清代柯韵伯对这个问题的认识站得很高,他在《伤寒论翼·自序》中说:"原夫仲景之六经,为百病立法,不专为伤寒一科。伤寒、杂病,治无二理,咸归六经之节制。六经各有伤寒,非伤寒中独有六经也。治伤寒者,但拘伤寒,不究其中有杂病之理。治杂病者,以《伤寒论》为无关于杂病,而置之不问。"他在《伤寒论翼·全论大法》中还说:"按仲景自序言'作《伤寒杂病论》合十六卷',则伤寒、杂病,未尝分两书也。凡条中不冠伤寒者,即与杂病同义……盖伤寒之外皆杂病,病名多端,不可以数计,故立六经而分司之;伤寒之中最多杂病,内外夹杂,虚实互呈,故将伤寒杂病而合参之。"

他以精辟的见解告诉我们,学习《伤寒论》一定要思考这样几个问题。

《伤寒论》中的六经辨证是仅仅适用于外感呢,还是外感、杂病都适用?

《伤寒论》中的六经辨证哪些针对外感,哪些针对杂病?如何区分?

《伤寒杂病论》为什么要把外感病和内伤杂病放在同一书中讨论?

柯氏在《伤寒论》中提出的六经"为百病立法,不专为伤寒一科"见解,是非常切合临床实际的。

在辨证论治原则指导下,无论是外感还是杂病,都得遵循辨证论治的原则。哪怕是极其特殊的病种,如天花、梅毒、地中海贫血、埃博拉出血热、艾滋病、严重急性呼吸综合征等等,都不能例外。既要考虑病因的特殊性,又要考虑不同个体差异所决定的不同反应性,中医都得从整体动态的角度去进行评价,进行治疗。所以说"治无二理"。

所有病症都存在一定病位、病性,有病位、病性的客观存在,就有六经的一定归属,都受六经所在那个层次、那个部位生理特点的深刻影响,所以说"咸归六经之节制"。

再深入一层讨论,外感病的发生发展,可以是循经演变而层层递进,也可以因体质水平不同、感邪轻重不同、就诊时机不同,而直接呈现六经病证中任何一经的病证。所以说要反过来看,不是只有伤寒中才有六经,而是六经中各有各的伤寒。所以说"仲景之六经,为百病立法,不专为伤寒一科"。

柯氏告诉我们,如何区分六经病证哪些属伤寒,哪些属杂病?方法简单得很:《伤寒论》中早已标示得清清楚楚，条文中标明了“伤寒”二字的，那就是讨论的伤寒。所论理法方药也都是针对伤寒的。凡是条文中没有标明“伤寒”二字的，就是讨论的杂病。相关理法方药也都是针对杂病的。

值得注意的是：柯氏所讲的，只是个概略性认识原则，并不等于条条都是如此。只能作为参考，不能刻板看待。

有的条文中未冠“伤寒”二字，但讨论的却是伤寒，如第 49～54 条，条文中根本就没有“伤寒”这两个字，而是以“浮脉”为主线在讨论“兼数”“兼紧”等不同伤寒证型的临床特点和治疗方法；53、54 条是在讨论以营卫不和为内在病理基础的伤寒轻证调治方法。

有的条文中虽冠以“伤寒”二字，但讨论的却并不是伤寒，如第 67、73、78、80 条就是如此。第 67 条讨论的是伤寒误吐、误下后造成的变证；第 73 条讨论的是伤寒治疗后，表证虽解，但津液损伤，又兼寒饮停聚，侵凌心阳的矛盾没有得到解决的后续治疗问题；第 78、80 条，讨论的都是伤寒误用强力攻下，导致的变证救治法。

由此可见，在学习《伤寒论》时，条文中讨论的到底是伤寒还是杂病，得具体条文具体分析，不能被名家见解束缚了自己的思想，蒙蔽了自己的智慧。

仲景原著《伤寒杂病论》是有意识地把伤寒、杂病合起来放在一起加以讨论的。表面上看起来好像体例混乱，很不合理，实际上作者那样安排是有深意的。那是因为外感、内伤虽截然不同，但在发生发展上却有着千丝万缕的复杂联系。俗话说，苍蝇不叮无缝的蛋，包括伤寒在内的所有外感病，都是欺弱不凌强的，都首先伤害体质基础薄弱的个体。所以“伤寒之中最多杂病”。

在治疗上，外感、杂病更是难以截然两分的。杂病体质患外感者，治外感当以治杂病为依托，里和表自解。只有在里和的基础上去解表，才能收事半功倍的良好效果。单一发散，只会越治表而里越虚。不仅外邪去而复来，而且病情也会更加复杂多变。外感引发内伤杂病者，治杂病当以治外感为先导，表解里自和。只有表解里和，人与自然息息相通关系得到恢复，才能着手进行杂病的康复治疗。

时令外感和内伤杂病，二者关系是非常密切的，很多时候到了难分难解的程度。这就是仲景要把外感和杂病合起来讨论的原因所在。

今天还有不少学者认为伤寒六经是伤寒特有的分证体系，只能隶属伤寒；离开伤寒，六经就不复存在。这种把某种辨证模式简单归属某类病证的认识，即便理论上讲得头头是道，临床上也没有多大实用性指导价值。这样的见解，其实带有浓厚书生味，缺乏临床家的眼光，是临床历练未深的浅见。

针对这个问题，我在《成都中医药大学学报》上发了四篇连载文章，标题是《伤寒论学术义界辨析》，谈了些个人的认识，有兴趣的朋友可以参考。

从“百病都必须方证对应，以辨证论治为基本治疗原则”角度看，遵循有是证便用是药的准则，全书运用可以拓宽到没有任何科别病种等限制的广度，唯一受到的严格约束是运用标准。中医的诊断是有标准的，治疗是有原则的，任何一方一药的运用都必须受到运用标准的严格约束。

因为中医不是一病一因贯穿始终、矛盾斗争恒稳不变的主因论，而是活看病证的发生发展，因证恒动、多因错杂，矛盾斗争不断演变的多因论、动因论。不是一病一模式，而是一证一模式。不是一病一治贯穿始终，而是一证一治不断调整、不断切换。一切疾病的内在矛盾斗争，都可进入证性相同、病机相同的某个时空凝聚点，所以才有异病同治之说。同一种疾病的内在矛盾斗争，可因体质、年龄、病程、治疗多因素影响，演化为证性不同，病机不同的多种时空凝聚点，所以才有同病异治之说。

但从学习的角度看，外感、内伤不能混淆。要分别学明白，学细致，学深学透，那是基本功。只有学明白了才能认明白，只有认明白了才能用明白，只有达到明理知用的境界，才能在治疗过程中辨疑解惑时做到明明白白。

就像武林高手一样，他首先必须是扎实训练一招一式的基本功，只有在基本功非常扎实，元气充盛，筋骨强劲，本力强大，耐力超常，反应敏捷的基础上去追求手眼身法高度娴熟，直到融为一体，才能应变无穷，才谈得上无招胜有招，这是无招胜有招的前提条件。不能说一开始就学无招胜有招，更不能说不要基本功训练过程，一无所知地乱打乱撞，就是最高化境的无招胜有招。那是疯子的死缠烂打，是外行的信口胡说，绝不是行家的精妙见解，更不是武林高手的绝顶功夫！

关于寒性狭义外感和兼赅“六淫”的广义外感问题，我的观点很明确：单就已经从王叔和刀笔下剖分出来的《伤寒论》内容看，属狭义，是外感风寒病证的专题研究著作，是诊治外感风寒病证的专书。而不是兼赅“六淫”的广义外感。明清温病学成就是中医外感病研究过程中又一里程碑性质的成果，虽在学理上受到伤寒研究的深刻影响，但二者阴阳两分，寒热迥殊，诊断标准截然不同，治疗用药判若水火，是绝对不能混认混治的！

谈到这个问题，就牵涉到“寒温合流”这个话题了。“寒温合流”是近二十年来研究的一个热门课题，目标是创造统一外感热病学诊治体系，目的是想要通过这样的模式来使中医外感病辨证化繁为简，用一种诊疗模式来解决由六淫邪气引起的所有外感病诊疗问题。

这个想法确实用心良苦。果真能有这么一种化繁为简的体系，那该多好！但做起来却工程复杂，我的智慧不够，至今还难以理解，不知从何下手。

中医早在两千多年前就已经明确而又深刻地认识到，外感病因是多种多样的，因而用季节气候特点的六气来加以粗略概括。不同病因有不同属性，有不同伤人途径，不同致病特点，引起病变后有不同临床表现特点，不同内在病理本质，因而决定了诊有不同标准，治有不同原则和方药。这些都是需要分门别类，逐一说清道明的。不逐一说清道明，如何理解？如何分辨？如何治疗？

用什么统一的方法可以把完全不同的事物发生发展之理说清道明？不解决好这个问题，“合”就无从下手！用什么方法来合？是万能胶，还是搅拌器？合为什么状态？是六气属性各异的大拼盘，还是六气合为一气的水乳交融统一体？六气各异的大拼盘本质上还是六气分论，和寒温统一完全不是一回事！六气合为一气后属什么气，基本性质是什么？果真六气都能合为一气了，外感病因还有多样性存在吗？如果外感病因原本就不存在多样性，而是中华老祖宗人为强分出来的，那岂不是说中华老祖宗硬要挖空心思给子孙制造一大堆文化麻烦才善罢甘休？那岂不是说天之六气、地之五行对病因根本就不存在复杂影响吗？再站高点看，岂不是说包括人在内的一切地球自然物候物象，与以天体运动为根据的气候气象全无半点关联吗？这样推论下去，天人合一的整体恒动观都被彻底动摇了。果真如此的话，中医理论的合理性在哪里？我的智慧实在是太低了，真的百思不得其解！

如果换个角度看问题，化繁为简的临床诊疗工具中医老祖宗早已为我们创造了，不仅可以化寒温为一体，而且可以化万病万法为一体，那就是“有是证用是药，证千变药亦千变”的辨证论治原则。但这个原则的运用前提，还是得把风寒暑湿燥火六气引起的不同病症来龙去脉弄清楚呀！这些是基础的基础，如果连这样的基础知识都不具备，在中医方面就等于还是一张白纸，离辨证论治那就还隔着十万八千里的距离。如果连这些基础知识都不讨论，中医临床工作就无法进行，中医辨证论治原则就无法运用。

能提出“寒温合流”这样的“创新性见解”，真的是太敢想了！

求方药之理，但不划定运用疆界。

伤寒方是仅仅只适合治伤寒？还可不可以用于治温病？还可不可以用于治杂病？还可不可以用于治今天的临床各科病证？这个问题历来争论激烈。

有的认为伤寒方百病可用，疗效最优，智慧含量最高，后世医方要和伤寒方相比，都近似学术垃圾。

有的认为伤寒方只能用于伤寒病，误用则有可能造成严重的临床医疗事故，甚至伤人性命！后世医家所创造的众多温病杂病医方也有不可忽视的宝贵价值。

其实有关这类问题的答案，在上面一个问题的讨论中就已经回答了：六经为百病立法。伤寒方的运用是没有病种选择，只有证性限制的，无论用于哪一科病症都不仅是可以的，而且是必然的，关键在于是不是那个证！

任何名家验方的运用都是如此，只要进入同一证型，也就是说，只要具备相同或相近的机体生命水平，相同或相近的邪正对比状态，相同或相近的机体内环境特点，就可以运用相同或相近的方药进行治疗。用这样的标准去看待任何医家的任何医方，都具有广阔的临床运用空间。

至于古今医方的优劣问题，更难评说，不能以产生时代分优劣，医方的优劣只能在同类方中去区分。在解决同一个问题的众多不同医方中，结构上是有优劣之分的，但这种优劣也只能是相对的，不是绝对的。

以金匮肾气丸和左、右归丸为例来说，哪个结构更优？

当然是肾气丸。肾气丸之优，不优在产生时代上，也不优在是圣人创造上，而是优在作用机制上。从阴阳互根着眼，既用附子、肉桂温补心肾阳气，又大剂量使用熟地、山茱萸、山药以养血填精补肾；因阳虚必然气化不力，气化不力大多水湿潴留，故用茯苓、泽泻以利湿；水湿潴留则有碍气血运行，日久恐有留瘀隐患产生，故加丹皮通络以防微杜渐。各个已然、未然环节都考虑到了。其作用机制是阴阳双向调节。以阴虚为主的，提高养血填精补肾药物的用量即可；以阳虚为主的，提高温补心肾药物的用量即可。明白了全方配伍用意，你就不能不佩服圣人智慧的卓越。其思维的细密，着实令人叹服！

左、右归丸的作者也非等闲之辈，他是号称医中柱石的明代医家张景岳。读过景岳《类经》和《景岳全书》的人都知道，那眼光之独到，见解之深刻，理致之细密，文笔之犀利，不是一般功夫。但透过左、右归丸的药物配伍可以看到，其作用趋势都是比较单一的，用于典型病例药专效宏，用于非典型病例则远不如金匮肾气的构思细密周全。作用机制也相对比较呆滞，暂用力专，久服碍气。

从这个对比中看到的，似乎是经方结构优于后世医方。

其实，这样的比较本身就存在一定问题，脱离前提条件的结论更是没有说服力的。仲景方是一个阴阳双补的结构模式，在示人进退之法；景岳方是补阳补阴的独立结构，在对病偏颇之专。各自都体现了阴中求阳、阳中求阴的治疗理念，用于典型的阳虚或阴虚，效果又比金匮肾气更优。只能说各有各的配伍特点，各有各的治疗优势，各有各的临床针对性。

后世优秀的医方也很多，古人盛赞《伤寒论》方为群方之祖，那是站在作为后世医方源头，作为后世医方组方原则范式，作为后世医方基本支架这样一些角度在评价它，颂扬它。并不是说它的每一个方的配伍都是最具巧思的科学结构，每一个方都具有超越后世同类方的临床效价，更不是说后世方就没有创新，没有发展，没有卓然独立的千金不易良方。温病学的许多看似平易的方，如桑菊饮、银翘散、三仁汤、藿朴夏苓汤等，都是很了不起的创新，都有难以取代的临床价值。至于李东垣的补中益气汤、王维德的阳和汤、王清任的补阳还五汤，也都是思路新奇、寓意精深、疗效卓著的难得精品！

不要轻信什么独门绝技！大多是骗人的谎言。世上没有脱离医学理论指导，无条件运用而又用无不效、包医百病的秘方神药，奇技异术！这样的“独门绝技”是不存在的！

中医的“独门绝技”就是辨证论治！舍此而求独门绝技，则独门绝技终不可得！舍此而用独门绝技，则独门绝技疗效难期。

这不是否定中华民族的医学智慧，也不是鄙薄中华医药宝藏！恰恰相反，只有深刻阐明中华民族医学智慧的所以然之理，严格界定中华医药宝藏的运用条件，使世人明理知用，更好地服务当代社会，才是对前人智慧的尊重，才是对中华医药宝藏的珍视。

大家看看，从《伤寒论》到历代名家著述，哪一部仙传神授的天书传授过类似万应灵丹的知识？哪一部仙传神授的天书记载过效验无穷的成果？就是今天开发的种种名药、新药，也没有一种是包医百病的，而是各有各的适应范围，各有各的运用条件，滥用误用都容易造成不良后果！

世上果真有包医百病的秘方神药，奇技异术，中西医学根本就不可能诞生，诞生之后也早就消亡了。有那么简单有效的方法，谁还去研究医学！岂不成了没事找事吗？

任何奇方异术，任何灵丹妙药，都不是万能的，都有它的适应证，运用都得讲标准。只有在严格掌握标准的前提下，才运用空间不限！在严格掌握标准的前提下，中医的每个方都有自己独特的价值，都堪称奇方异术，都堪称独门绝技！

很多人把经典方看作是万能的，可以非常肯定地回答，这种认识也是错误的！

有人不同意我的看法，还举桂枝汤“外证得之解肌和营卫，内证得之化气调阴阳”，怎么不是万能的？不是故事新编，真有人和我这么讨论过。

“外证得之解肌和营卫，内证得之化气调阴阳”，是说桂枝汤这个原本用来治外感的方，结构很特别，是着眼气血不足外感病患者的配伍结构。只要深刻理解了桂枝汤的组方要义，桂枝汤的运用空间是可以拓宽的，稍加化裁，不少内伤杂病也可以用。

这话并不等于桂枝汤可以无条件运用！更不等于桂枝汤可以包医百病。这是两码事！和万应仙方更是一点关系都没有！前面已经再三强调过了：一切医方，都有明确的运用标准，严格的运用条件。桂枝汤也丝毫不能例外！

就连它的原创者在《伤寒论》中都明确指出了多种禁忌证，如：“太阳病，下之后，其气上冲者，可与桂枝汤，方用前法，若不上冲者，不得与之”“太阳病三日，已发汗，若吐，若下，若温针，仍不解者，此为坏病，桂枝不中与之也。观其脉证，知犯何逆，随证治之”“桂枝本为解肌，若其人脉浮紧，发热汗不出者，不可与之也。常须识此，勿令误也”“酒客病，不可与桂枝汤”“凡服桂枝汤吐者，其后必吐脓血”等。说得够清楚了呀！怎么不认真看看呢？如果都认真看过了，怎么读书反倒把人读糊涂了呢？

与经方运用相关的问题还多，经方运用可不可以加减化裁？经方用药有什么配伍禁忌？经方药物用量是不是越大越好？等等，都是至今困扰很多朋友的问题。

针对这些问题，有没有标准答案？不仅有，而且要找标准答案，方向很明确，标准答案就在《伤寒论》里！寻找标准答案的方法也很简单，那就是：读书。

这类问题，不是三言两语可以明白概括的。就是给你概括出来，你也未必信得过，未必真正理解，心里还是不踏实。只有自己通过认认真真全面学习，才能真正理解。

通过读书，去看看原作者在运用他自己所创的医方时，加不加减？化不化裁？看看原作者遣方用药的原则是什么？有没有配伍禁忌？看看原作者对药物用量的主张是什么？是越大越好？还是越小越好？认真读读书，所有问题不就都清清楚楚了吗？哪儿用得着日思夜想，做梦都梦见幽谷访异人，古刹拜神仙！

在《伤寒论》中，由桂枝汤衍生的方就有二十多个。怎么产生的？这还用说吗？加减化裁来的呀！还有其他很多方都进行过加减，这儿就不一一列举了。

作者自己都加减化裁示范在前，后人为什么不能加减化裁仿效于后？

仲景什么时候说过只有他可以加减化裁，别人不许染指的话？什么时候说过只有他的加减化裁才是中规中矩，别人加减化裁全都离经叛道的话？从来没有！

仲景在其序里严厉批判“各承家技，终始顺旧”的保守风气，就是为了鼓励后人解放思想，活学活用嘛！怎么越学越找不到方向了呢？

再看看《伤寒论》遣方用药的原则是什么？那就是喻嘉言所说的：“有是证用是药”！证简单方药当然也简单，证复杂方药自然也就应该复杂！

不少人夸耀自己干了一辈子中医，开出的方个个都是结构很纯的，一眼就可以看得清清楚楚。散寒方中全是散寒药，清热方中全是清热药，补虚方中全是补虚药，去实方中全是攻邪药，全无杂质。贬斥别人“干了一辈子中医，开个方出来，寒热杂投，攻补并用，哪里像个中医嘛”！

这话听起来很有道理！尤其是刚刚走出校门的人，一听肃然起敬，哎呀！真是名家高论！

是名家高论吗？

是不是名家高论，有鉴别方法。那就是看这话体现的是不是“有是证用是药”原则，这可是论方的大前提，体现这个原则就是高论，偏离这个原则就是浅论，背离这个原则就是谬论！

如果要强调这样的见解是名家讲的，那我就说句冒犯名家的话：这是无知妄言！

一个方用什么药，能不能寒热同施，攻补并用，升降同体，完全取决于医生面对的病情需要。看看小柴胡汤是什么结构？大青龙汤是什么结构？半夏泻心汤是什么结构？乌梅丸是什么结构？金匮肾气丸是什么结构？不都是寒温补泻升降敛散同在一方中吗？

一个看似结构简单、平平常常的小柴胡汤，既有升发阳气的柴胡，又有降气化痰的半夏；既有补益肺脾元气的人参、大枣、炙甘草和温胃散寒的生姜，又有清泻肝胆热邪的黄芩。就是一个典型的寒温合用、升降并行、补泻同施的方。

这种寒温补泻升降同体的医方，除所举经方外，后世时方中更是数不胜数。而且不少都是非常有影响的名方，如阳和汤、仙方活命饮、丹栀逍遥散、清暑益气汤、局方消风散、龙胆泻肝汤等等。

处方中的药物配伍只有该不该用的原则，没有寒温补泻可不可以同在一方的禁忌！原则就是有是证用是药。具体药物选择只受辨证论治原则下的治法规范，治法是以病机为根据的，病机简单，治法就简单，治法简单，用药就简单；病机复杂，治法就复杂，治法复杂，用药就复杂。一切方剂的配伍都是以病证需要为前提条件的。

临床用药有没有其他原则性禁忌？

当然有！

因为中医处方用药特别强调一定要分清矛盾主从，辨明是非真伪，针对核心病机！这就决定了禁忌有三。

忌主从颠倒！

忌真伪混淆！

忌无的放矢！

至于处方中的药物用量问题，在中医理论指导下近两千年的运用过程中，从来没有像今天这样分歧巨大。很多人认为：教材、《药典》规定的用量不是小了，而是太小了！甚至有名家愤然发话，怪罪到明代伟大药物学家李时珍头上去了，说“就是李时珍的《本草纲目》把中药用量定低了，把中医的药物用量搞乱了”！有关这个问题，我在“如何看待中药临床用量问题”的专题讲座中已经讨论过了，这儿就不再啰嗦了。

只是提醒三点。

一是《本草纲目》所定药物用量是中医理论指导下经实践反复验证的有效量、安全量、科学量，不能轻易否定！

二是疗效确与药物用量相关联，但并不等于用量越大，疗效越好。决定疗效的核心要素是治疗方向！只要方向正确，执行现行《药典》量是一定有效的！

三是无原则地大幅度突破药典量，是有重大风险的！这样的做法，也是严重违犯国家医药管理法律法规的！奉劝大家，在法治时代正在到来的今天，不要盲目听信邪说，胆大妄为，以免害人害己！

求辨证本源，但不另寻理论源头。

在《伤寒论》的学习研究中，还有一种观点认为，《伤寒论》并非理从《黄帝内经》的著作，而是术宗《伊尹汤液经》的作品。其学术体系、学术渊源都与《内经》截然不同，而是与《神农本草经》一脉相承的另类医学作品。全书内容特点是：不必精求义理，只需方证对应。因而学习更为简明，取用更为便捷，疗效更为可靠。

在今天的《伤寒论》学习研究中，对这种观点到底该怎么认识？也是一个不可忽视的重大问题！

这种观点并不是现代学者为求简单便捷，胡猜乱疑，凭空假想出来的；更不是有意要和《黄帝内经》分庭抗礼，恶意编造出来的。而是源远流长，有根有据。

早在《汉书·艺文志·方技略》里，就记载了“医经七家”“经方十一家”。在“经方十一家”里就有后世无缘窥见的《汤液经法》三十二卷。西晋学者皇甫谧在《甲乙经·序》中也有“伊尹以亚圣之才撰用《神农本草》以为汤液……仲景论广伊尹汤液为数十卷，用之多验”之说。宋刻《伤寒论·序》也明确指出《伤寒论》《汤液本草经》《神农本草经》三者之间的关系是“仲景本伊尹之法，伊尹本神农之经”。

近世以来，更有以新发现“敦煌古本”《辅行诀脏腑用药法要》一书中有“汉晋以远，诸名医辈，张机、卫汜、华元化、吴普、皇甫玄晏……皆当代名贤，咸师事此《汤液经法》”一说，及“依《神农本草经》及《桐君采药录》上中下三品之药，凡三百六十五味……商有圣相伊尹，撰《汤液经法》三，为方亦三百六十首……今检录常情需用者六十首，备山中预防灾疾之用耳。检用诸药之要者，可默契经方之旨焉……外感天行，经方之治，有二旦、六神、大小等汤，昔南阳张机依此诸方撰为《伤寒论》一部，疗法明晰，后学咸尊奉之”等记载为据，认定这就是《神农本草经》《汤液经法》《伤寒论》三者的学术内在联系。

大家看看，证据确凿吧？这哪里是无中生有，瞎编乱造呢！

所谓敦煌古本《辅行诀脏腑用药法要》一书，传说为梁·陶弘景所著，学术界也有从版本、语言、内容等不同角度深入考注后的激烈论争，认为这是彻彻底底的伪书，是欺骗了学术界几十年的弥天谎言。

姑且放下古本真伪论争不谈，即便一切都是史实，《伤寒论》与《内经》在理论上全无渊源关系的见解也是大可商榷的。

首先得承认，《伤寒论》的撰著是参考了当时可见的其他临床作品的，这一点作者本人也不否认，《伤寒论·序》不是就坦诚地讲，这书是因为“感往昔之沦丧，伤横夭之莫救”而著。是“勤求古训，博采众方，撰用《素问》《九卷》《八十一难》《阴阳大论》《胎胪药录》并《平脉辨证》”而撰成《伤寒杂病论》共十六卷的。

作者已经把这书的来龙去脉讲得那么明明白白了，后人再替他另寻源头，意义何在？

表面看，毫无意义，而且还有点胡搅蛮缠。但往学术深层次探究，却具有刨根问底，弄清《内经》前时代和《内经》后时代中医药发展学术面貌的积极意义。

可以肯定地讲，在《黄帝内经》前时代，中医药发展不仅已经脱离以药试病的原始蒙昧状态，而且对不少病症的认识和治疗已经达到了很高的理论认知水平，已经蕴含了丰富的天人合一认知思想，甚至可以说，已经进入了既有高水平临床运用，又有高水平临床著作的空前繁荣阶段。不然的话，《汉书·艺文志》中怎么可能有“古医经七家，经方十一家”的丰富文献记载？《素问》中怎么可能有“五脏六腑皆令人咳”“体若燔炭，汗出而散”等精辟而又深刻的见解。如果没有这样的医药智慧涌溢，根本就不可能催生《黄帝内经》的问世！

有人可能会问：在理论体系还没有建成之前，怎么会有高水平的临床？既然已经有了高水平的临床，为什么还要建设中医理论体系？这不是没事找事吗？

这两个问题都问到命根子上了。在理论体系尚未建成之前，高水平临床是建立在什么基础上的？是理论成熟在前？还是临床成熟在前？这可不是个简单问题，而是类似鸡生蛋还是蛋生鸡的复杂问题。

要讨论这两个问题，首先得明白界定具体问题的理论认识和学科理论体系之间的关系。

任何理论都不是突发奇想就能从脑细胞里蹦出来的，而是针对一个个具体问题，在漫长实践中通过反复观察，反复验证，反复思考，渐至深刻理解，而后归纳总结提炼而成的。针对理论体系而言，各个具体问题的成熟理论认识都只是构成理论体系的理论片段、理论素材。

具体问题的理论片段成熟，并不代表学科整体理论体系构建的完成。各个具体问题理论片段中包含的理论要素是相对简单的，学科涉及的理论要素是由众多具体问题理论片段集合而成的。所包含的理论要素非常庞杂，非常密集。

理论体系的构建并不是简单地把具体理论片段捆绑在一起，简单理论捆绑不等于理论体系构建，只能算是理论素材堆积。这种缺乏有机联系的理论片段简单堆积是难以互证、互参、互用的，因而缺乏强大学术生命活力。只有把理论片段按类别有机整合成具体内容因果联系，不同内容相互联系，整体内容系统联系的严密体系，才能形成互证、互参、互用的生动活泼理论体系。

要完成这一复杂工程，单靠中医散碎理论素材是不够的，还需要有一个能有效兼容万事万物性质特点，能深刻揭示万事万物运动规律，能深刻阐明万事万物复杂联系的工具性系统作为理论纲领，才能使医学理论片段成为有机联系的完整体系。应运而生的阴阳五行自然哲学体系正好满足了这一需要。中医学天人合一、整体恒动的理论体系就是在引入中国古代阴阳五行自然哲学思想，运用阴阳五行归纳法建成的。

中医理论从哪里来？

标准答案就是一句现代大白话：实践出真知。

各个学科的理论都源于实践、高于实践、指导实践，同时又在实践中通过不断去粗取精，汰旧扬新而升华。实践发现理论，创造理论，并不断对理论进行纠偏改错，推动理论发展；理论指导实践，引领实践，推动实践进步，并不断在实践的沃土中升华。医药理论的发现、发展也是如此。

人类早期的知识积累，是以人类智慧超越动物本能，进入智能飞跃为起点的。其标志性特点就是神秘幻想能力的获得。这是人类真正摆脱动物本能束缚，迈上智能创造台阶的起点。

中医药的演进从以药试病的原始状态，到默验自身，到仰观俯察，到证悟天人合一之理，到形成以整体恒动为基本特点的系统理论体系，是一个由点状突破，到片段联结，到严密构建的艰辛、痛苦、漫长过程。

第一次啄破原始认知外壳，放飞理性认知灵魂是最具革命性意义的。第一个突破性理论知识单体的发现，是引爆理论性思维的灿烂火花。由此而始，理论性知识单体就会源源不断地喷涌而出，进而联结成理论知识片段。《内经》前时代的高水平中医临床作品，可能正是这种医药理用知识片段集合体。

在这样的集合体成果里，除大量一般医学理论知识片段外，还有不少蕴含划时代价值的理用知识精品。如“体若燔炭，汗出而散”“五脏六腑皆令人咳，非独肺也”“诸寒之而热者取之阴，热之而寒者取之阳”等，放在煌煌中医学宝典《内经》中，也都是熠熠生辉、光耀千秋的学术瑰宝。

《内经》前时代产生这样的瑰宝级知识片段，并不代表《内经》前时代的中医整体理论认识和整体临床水平高于《内经》后时代。也不等于中医理论体系建设没有意义。更不等于《伤寒论》和《内经》没有理用相关的内在联系。

《内经》前时代的高水平临床知识片段，绝不只是纯粹的医药知识，一定包含了天人合一，整体恒动的丰富认识！这些认识是在人们对疾病这一客观事物潜移默化认知过程中逐渐形成的，长期处于不自知而自用状态。《内经》正是把这些理论性医药知识片段放在中国古代哲学知识框架中加以整合，使之成为具有逻辑性、系统性、条理性的知识体系。

仲景在撰著《伤寒杂病论》时，借鉴他人成果，采摭前人资料是必然的！但绝不是不求义理地简单照搬前人方证对应经验。简单以药对病是不可能收到良好效果的，很多时候还潜在巨大风险。就以“体若燔炭，汗出而散”这个知识点来看，如果不能深刻理解这种发热是外因影响下表气闭郁，卫阳不得宣通而热的所以然之理，不能深刻理解治疗要点在恢复人与自然息息相通关系，不能正确判断表闭性质，众人一律，全都用辛温或辛凉发汗药去进行治疗，那就很可能经常都要犯抱薪救火或雪上加霜的严重错误！只有究明了“体若燔炭”的所以然之理，掌握了正确运用汗法的标准和原则，才能收汗出热解病愈的良好效果。

可以非常肯定地讲，《伤寒论》和《神农本草经》《伊尹汤液经》《内经》等著作绝不是脱离理论指导的简单方证对应模式联系！而是有深层次理用相关性微妙联系的！

还是重复那句话：无理不言医，无理不言法，无理不言方，无理不言用！无理不言效！天人合一，整体恒动之理是联系《伤寒论》和《内经》以及《内经》前时代一切医学理论片段的“血”“氧”纽带！脱离了这条纽带，一切前人经验都是活力尽失、灵魂全无的僵尸！

《伤寒论》是在广泛参考《内经》前时代临床资料基础上撰著而成的，这种见解确有很大合理性。如果由此引申为《伤寒论》另有师承，另有源头，与《内经》全无瓜葛，那就大错特错了！

研究中医学术发展渊源必须明白的最高宗旨：理论是根本！研究《伤寒论》必须明白的最高宗旨：辨证是灵魂！《伤寒论》的不朽价值，正是建立在《内经》整体恒动理论特点所规范的辨证论治原则基础上的！如果怀抱强烈猎奇心态，始终沉迷于在《内经》前时代成果中寻求简单方证对应模式，否定《伤寒论》与《内经》的理论联系，否定方证对应必须以理论认识为前提，那就是不折不扣的舍本求末，那就是学术方向迷失的痴人说梦！

这就是《内经》前时代理论片段和《内经》后时代理论体系与《伤寒论》斩不断的复杂内在联系。

要澄清混乱认识，还得弄清《汉书·艺文志·方技略》所载“医经七家”“经方十一家”以及《神农本草》《伊尹汤液经》《内经》之间到底是什么关系。

从作品类别看，简单望文生训，这就是早期中医学著作类别区分，并不是源出各异，门派各别的同类作品。

从作品产生看，是医经孕育了经方？还是经方孕育了医经？看不到原著，就无法对内容进行深入研究，也就无法做出明确判断。既有可能是理论总结在前，临床总结在后，从理论指引下收获临床丰硕成果的关系；也可能是临床总结在前，理论总结在后，从实践素材中提炼理论的关系。在王权崩解，诸侯纷争，缺乏统筹规划的战国秦汉间，更大可能是学术发展各行其是，临床总结、理论总结齐头并进，产出时间却参差不齐。

从作品存亡看，“古医经七家”仅《内经》独存，经方十一家不见于后世，都不是偶然的。更大可能是学术发展过程中优存劣汰的选择所致。黄帝学术体系中仅《内经》独存，而《外经》亡佚现象恐怕都不是偶然的。我有过一种猜想，那就是“内”以言理，“外”以言用，按照这种猜想，说不定它的亡佚可能与《伤寒杂病论》问世都有一定关系。或许正是《伤寒杂病论》的严密系统性、严格辨证性使《外经》黯然失色，才在孤寂冷落中亡佚的。《内经》前时代的《汤液经法》可能也遭遇了同样的命运。

《伤寒论》是不是真的撷取了不少《汤液经法》内容，现实无法考辨，姑且看作确有其事，但并不等于全书精神实质、运用原则一脉相承！也不等于和《内经》整体恒动理论特点相背离！更不等于和辨证论治原则异轨！所以，可以放开眼界，敞开胸怀去看待《伤寒论》与《内经》前时代医学成果的关系，但不必为《伤寒论》另寻理论源头。那样做不仅徒耗心血，浪费生命，而且容易误入歧途！

有关《伤寒论》研究的问题还很多，时间关系，今天只能做这些简单讨论。

我正在撰写一本有关《伤寒论》学用体会的小册子，书名暂定为《伤寒新视角》，有兴趣的朋友将来可以参考。

好！有关这个题目的讨论，我的发言就到这里。

谢谢大家！

《金匮要略》求真

大家好！

今天讨论的题目是：《金匮要略》求真。

《金匮要略》是一部奇书！名称奇，身世奇，内容也奇。

说《金匮要略》一书名称传奇，那是因为“金匮”是一个专门用来收藏宝物的特殊器物名词，而且常常和“玉函”“石室”并称，用来形容某些宝贝收藏极其坚固隐秘，以托显所藏之物身价的无比珍贵。你看看，收藏之器精美坚固，藏匿之地隐秘难寻，不易被人发现，更不易被人获取，一听就知道所藏绝非等闲之物，不是天地神品，就是国之重器；不是术之宝典，就是学之秘籍。以秘藏珍宝工具箱“金匮”为学术专著命名的，这可能是中华文化宝藏中绝无仅有的“独一份”。一听这名称，就会让人两眼放光，心灵骚动，肃然起敬。

传说中华老祖宗十分珍视若干代人用智慧创造的文化精品，对精妙学术是不轻易传人的。不是因为自私，而是出于对祖宗智慧的崇拜，对祖宗心血的珍爱。生怕被传的人智慧不够，德行不好，误读误解，以讹传讹，欺世盗名，玷污绝学，危害天下，既歪曲了学术真理，误导了学术方向，又败坏了社会公德，祸害了天下苍生。所以就打造个金属匮子，做个美玉匣子，把这样的作品先放在玉匣里，再放到连锁孔都不留的金匮中，然后选择一个伸手不见五指的万籁俱寂月黑夜，或秘藏深山洞窟里，或深埋古刹地穴中，以等待天降大任于斯人的大智大贤者，在某个天缘巧合的机会，得到这份宝贵文化遗产，然后布道天下，以广流传，普救众生。这类传说真是神乎其神，玄乎其玄。

古人以金匮、玉函、石室、幽窟秘藏术之宝典、国之重器，并不只是虚无假想，更不是神话传说，而是真的有过这种做法。看看西安法门寺地下宝藏的收藏就知道，这绝不仅仅只是言事记事手法的夸张，其中确有历史的写真。

但不见得凡与金匮、玉函名称相关的传说全都是历史的真实体现，更多还是故弄玄虚。当年的王洙就并不是从深山石窟或宝刹地穴的金匮中获得这部书的，而是从国家图书馆的垃圾堆里翻拣出来的。

从刚刚发现时的书名可以窥见，这书现世时，确实就像传说中讲的那样，不仅穿着“金”，而且还戴着“玉”，名叫《金匮玉函要略方》，真是金贵到了极致！也传奇到了极致！宋代校正医书局在整理时，又做了一次脱玉存金的修饰，并从文字到内容，进行了全面整理修复，《金匮要略》从此成为光辉灿烂的经典巨著横空出世。

在汗牛充栋的中医典籍里，名不与病症、诊治、方药相涉，而以金玉之器名为标识的，极其少见。以《金匮要略》为书名，是前无所闻，后无所见的特例。单从这个名称上，就透出它非同凡响的学术价值。

说《金匮要略》一书身世奇，还真有一段经历不凡的传奇故事。

这部书刚从娘胎里生出来时，原本不叫《金匮要略》。说得更准确点，根本就没有这部书，也没有她的姊妹篇《伤寒论》。因为二书同为一体，是个外感杂病同论的连体双胞胎，名叫《伤寒杂病论》。

由于文化传播手段落后，加上社会剧烈动荡，《伤寒杂病论》问世不久，就莫名其妙地失踪了。西晋太医令王叔和千方百计查找拯救，历尽艰辛也没能找到完整善本，只好以各种残卷为依据，整理了个以六经分证为纲的外感病分册。这是第一次对这个连体双胞胎所做的分离手术。原来那个连体双胞胎的《伤寒杂病论》从此销声匿迹了，传世的只有《伤寒论》叔和整理本。有关杂病部分的内容，则支离破碎地半隐半现于晋唐时期其他医药文献中。

幸运的是，在北宋仁宗朝时，亡佚已久的杂病部分，才被一位学富五车、官高三品，长期任天章阁侍讲、太常博士，名叫王洙的官员，无意间在国家图书馆的蠹简堆中扒拉出来，终于结束了这场旷日持久的中华医学宝典迷藏游戏。这么珍贵的文献，自晋唐以迄北宋，经近千年颠沛流离，糊里糊涂地现身于宋代国家图书馆的残编蠹简堆里，真是令人瞠目结舌。或许，先前就一直在晋唐的国家图书馆里待着，只不过一直没有被人发现罢了。文献管理如此马虎粗疏，实在让人难以置信。

这也说明一个问题：那就是“大锅饭”误人、误事、误国！试想，要是这书不是放在一群吃皇粮、领国家俸禄管理者经营的国家图书馆里，而是放在私人藏书楼中，会发生这样的荒诞事情吗？多半不会！正是这不该发生的疏漏，使宝典数百年失于施云布雨，滋养医林饥渴学子，误人何其多也！正是这不该发生的疏漏，使宝典尘封近千年，屡受虫蚀鼠咬，险些化为尘土，误事何其甚也！正是这不该发生的疏漏，使宝典数百年既不能服务天下苍生，又不能推动中医学术发展进步，误国误民何其深也！

刚刚扒拉出来时，一查验身份，那名称就把人吓了一大跳，既不是先前的《伤寒杂病论》，也不是后来的《金匮要略》，而是穿金戴玉的《金匮玉函要略方》。所以说这书的经历确实很具传奇色彩。这名称是谁命的？至今无人考辨明白。

《金匮要略》最传奇的还在内容上，可以说是今天四大经典中最奇的奇书。

一是奇在此书体例和内容经历了三次巨大演变，每次演变前的真实面貌都无从查考。

首先是西晋王叔和在《伤寒杂病论》中整理出《伤寒论》时，杂病部分的内容到底缺损到何种程度，早已无从查考。

其次是北宋学者王洙所发现的上卷论伤寒、中卷论杂病、下卷收载方药和妇人病症的外感杂病兼论本《金匮玉函要略方》，与西晋王叔和所见《伤寒杂病论》残本，到底有多大区别？还是无从查考。只知道伤寒部分的内容是经过删节的，比王叔和整理本《伤寒论》简略。

再其次是经宋代官方书局整理后的新颜，与王洙所发现的《金匮玉函要略方》，到底有多大区别？也已无从查考。

至于王洙所发现的是谁家藏本？《金匮玉函要略方》书名是谁所命？那就更是难以破解的宝典经历之谜了。

可以肯定的是：虽久经沧桑淹沉，屡遭社会离乱，名称变异诡秘，简牍伤痕累累，但实质未改，体例未变，核心内容基本保存完整，学术价值和影响并没受伤筋动骨的大损伤。

还可以肯定的是：王洙所发现的版本，并不是从《伤寒杂病论》中分离出来的杂病单行本，而是《伤寒杂病论》流传过程中的另一种版本。存书者为表达自己的崇拜和珍爱情感，就给它另外命了个穿金戴玉的名称，以彰显身价的名贵。

今天看到的《金匮要略》，是经宋代校正医书局全面系统整理后，重新改订名称的版本。正是这次重大整理工作，使此书语言文字更加精准，内容更加严谨系统。

二是奇在书中某些重大学术命题艰深难解。如“十七句官司”问题，头绪纷乱，指向不明。历代名家为探明其学术本旨，数百年争论不休。其中是非曲直，至今仍然没有真正澄清。这样的学术疑难现象，到底是如何造成的？至今是个令人费解的谜。

三是奇在此书丰富的学术内容，引出了不少尖锐的学术问题。如辨病和辨证的关系问题，同病异治和异病同治的关系问题，杂病和外感的治疗界限问题，经方的价值问题等等，都不是三言两语能够说清道明的。

四是奇在此书学术内容艰涩难解，令人疑窦丛生。如救表救里先后缓急问题，下利复用下法的标准问题，死脉、死证问题等等。所以，《金匮要略》一书学难，用难，讲更难！

今天在学习研究《金匮要略》时，应该如何面对这些问题？这是人人都无法回避的。我能给大家提供的参考意见就是以下几点。

不以辨病论治法，而从辨证求准绳。

不以体例论治证，而从病机求根本。

不以病种划疆界，而从实用定取舍。

不以人物论是非，而从原文求真情。

不以圣训为结论，而以圣训为参考。

不以方源论价值，而从结构辨优劣。

为什么要强调"不以辨病论治法，而从辨证求准绳"？

因为以六经论伤寒，以脏腑论杂病，早已成了中医的口头禅。杂病就是指《金匮要略》所讨论的病症。有学者正是以此为依据，提出中医既有辨证论治，也有辨病论治。《伤寒论》是辨证论治的范本，《金匮要略》是辨病论治的范本。

因为长期以来，对中医的非议之一，就是中医不知辨病。包括某些名家在内，都认为这是中医学术的重大缺陷，强烈提议要通过辨病找到治疗某些重大疾病的特效药。当有人提出《金匮要略》就是辨病模式的范本见解时，他们喜不自胜，热烈鼓掌赞同。殊不知，这正是中医还没有真正入门的表现。

中医就不辨病？《伤寒论》以六经分证就只是辨证论治？《金匮要略》以病症为纲就是辨病论治？外感就不辨病？杂病就不辨证？辨证辨病就是这么来区分的？

同学们可能有人也听过、读过、思考过类似观点，你们有什么看法？能不能提出来大家一起讨论？

有人也许会叫我先表个态，问我是什么看法。那我就明确表个态：这种见解看似有道理，其实很肤浅，很外行。所以不能简单认同这种见解！

不能简单认同这种见解的理由有这样几点。

一是不要因名废实。如果因为“伤寒”“金匮”是两个全不相干的名词，而认为两书内容也全不相干，有关伤寒、金匮的学术问题就无法讨论。因为书虽两分，却血肉相连。从病因病机辨析，到方药运用技巧，都有着千丝万缕的复杂联系。在这种关系没有弄明白之前，其中的学术问题是无法讨论的，讨论起来无异于是在对牛弹琴。

二是不要病证对立。《伤寒论》以六经为纲分证，就没有辨病？《金匮要略》以脏腑为纲分病，就不强调辨证？哪能这么看问题。在《伤寒论》中也有辨病，辨病是辨证思维过程中的初始引入层次，辨证是终极认识层次。我在《成都中医药大学学报》连载文章《伤寒论义界辨析》中已经阐明，“伤寒”就是病名。在《金匮要略》中也必须辨证，任何专科，任何病症，离开了辨证，就病情本质难明，治疗方向迷失，无一例外！所以仲景在杂病部分和外感部分一样，落到诊疗的实处，仍然是“病脉证治”为纲的体例。

正如宋代医家朱肱在《南阳活人书》中所强调的那样：“天下之事，名定而实辨，言顺则事成。又况伤寒之名，种种不同，若识其名，纵有差失，功有浅深，效有迟速耳。不得其名，妄加治疗，往往中暑乃作热病治之，反用温药；湿温乃作风温治之，复加发汗；名实混淆，是非纷乱，性命之寄，危于风烛。今于逐问下详载疾状而名之曰某病，庶几因名识病，因病识证，如暗得明，胸中晓然，而处病无不瘥矣。”辨病的重要性在于：可以掌握疾病的基本特性，预知疾病的常规演变规律，把握疾病发展的大方向。这和今天参考西医辨病的意义有相似之处。但正如朱肱所说，辨病的最后落脚点，只能是“因病识证”，关系不能颠倒！

诊治以伤寒为代表的外感病，不等于不辨病；诊治以金匮为代表的杂病，不等于不辨证。辨病是临床思维过程中的初始层次，是对疾病病因病位病性及其发展变化规律的概括性总体认识，辨证是对疾病阶段性矛盾主从关系变化的动态鉴别。有兴趣的朋友，可以到《如何看待辨病与辨证的关系》一讲中去寻找答案。

三是不要方药对立。不要把《伤寒论》的方看作是辨证用药的方，把《金匮要略》的方看作是辨病用药的方。如果这样看问题，那《伤寒论》和《金匮要略》中的方，你就既不能正确理解，更不能正确运用。因为这两部书中的方，很多是交叉运用的。以辨病辨证截然两分，那就矛盾冲突无处不在。如果用这样的思维去理解这两部书中的组方原理、用方技巧，那就一定会迷失在强分辨病辨证的误区里永远找不到正确方向！那就是中医还没有入门的表现。无论是诊外感还是诊杂病，都必然经过由辨病到辨证层层递进的完整过程。无论治外感还是治杂病，落到临床运用的实处，都只有一个理法方药运用原则，那就是辨证论治！

中医想不想通过辨病来直接指导治疗？当然想，肯定想！因为人都希望做最省心省力、最简单明白的事情。

但中医却始终没有按照这样的模式发展。这是因为受整体恒动学术特点的限制，无法以直接的物证为求取病因、病位、病性提供充分依据，所以过去不能，至今不能，将来仍然不能辨病论治！

我在《如何看待辨病与辨证的关系》一讲中已经系统阐述了，证是疾病发生发展变化过程中不同时空聚合点的性质确认，只有证才能整体动态地反映疾病发展变化过程中的阶段性矛盾本质。中医诊疗原则正是建立在这样的认识基础上的。这是中医在只见宏观，不见微观历史条件下所创建的独特认识方法、独特思维模式，是至今仍然可补西医微观局部认知，静态僵化思维局限的独特优势所在！

中医诊疗过程就是通过对患者生活经历、受病过程、病后神色舌脉形症等多种旁证，来分析求取矛盾斗争核心要素，进而评价患病机体各个阶段内在生命水平、邪正对比状态、机体内环境特点，然后设计具体治疗方案的。这就决定了中医临床诊疗落脚点只能在证上，也就决定了中医诊疗原则最终只能是辨证论治，而不是辨病论治。

强调辨证论治是中医诊疗的基本原则，并不等于中医不知辨病，不用辨病，没有辨病。

在中医诊疗程序中，辨病是作为辨证初始引入过程客观存在的思维意识，而不是治疗原则，因而被略而不论，成为一种隐性存在。其实，在实施辨证论治过程里，辨病也在其中。

《伤寒论》所论伤寒属外感病，外感发生发展过程相对清晰，其来也快，其去也速，治以祛邪为急务。仲景采取的是分期分阶段论述，以阴阳为界分为阳证和阴证两大类，就是分期。阳证期又以阳气的始萌、隆盛、衰竭变化为根据分为三态。阴证期又以阴气的始萌、隆盛、衰竭变化为根据分为三态。共同在阴阳三态的基础上构成六大症候群，这就是分阶段。每个阶段又分为多种方证证型，就是辨证论治的最终落脚点。正是这样的严密诊治体系，使《伤寒论》成为多证系于一病，整体完备、阶段清晰、内容连贯、篇章独立、治法详明的有机整体。

《金匮要略》所论杂病，病种繁多，病因复杂，病程较长，时发时止，时隐时现，表现形式多样，只能分别针对不同病症阐明不同时段的主脉主证和用药要点。故论杂病以病种分类，以病名为纲，各自独立，篇章短小。但在治疗原则上，杂病和外感一样，都是辨证论治，有是证用是药，证千变药亦千变，这是绝对不能有丝毫例外的！治疗的落脚点还是在证上，所以方证对应的基本模式与《伤寒论》毫无差异。

脱离了辨证论治原则，中医的整体恒动认识理念就无法得到体现，中医诊疗就失去了鲜活灵魂。只有在辨证中求准绳，包括经典在内的一切名家诊疗心法才能灵魂再现，价值无穷！

同学们！我已经反复申明：

中医也强调识病，但识病不等于辨病论治，更不能代替辨证论治，这是完全不同的两码事！《金匮要略》绝不是辨病论治！

中医强调辨证论治，不等于不辨病，《伤寒论》也有辨病过程的客观存在。书名“伤寒”，就是辨病的产物。

但归根结底，自中医理论体系形成以来，无论哪部著作，哪个专科，哪个病种，在临床诊疗工作中，要把理法方药落到临床运用的实处，都只能辨证论治，不能辨病论治！如果在辨病辨证问题上犯了糊涂，你的整个中医思维可能都要脱轨！那你的所有经典都白学了！你的中医都白学了。

为什么辨病不能代替辨证？我在《如何看待辨病与辨证的关系》一讲中已经讨论过了，这里就不再重复。

为什么要强调“不以体例论治证，而从病机求根本”？

中医向有同病异治、异病同治之说，具体如何体现？有没有范本可以参照？对这样的问题感兴趣的学者不少，潜心探究的人不多，更多是人云亦云的人。

有探究者认为，同病异治、异病同治是有范本可以参照的，那就是《伤寒论》和《金匮要略》二书。《伤寒论》创六经辨证体例，以病机为纲，是异病同治的典范。《金匮要略》创脏腑辨证体例，以病名为纲，是同病异治的典范。

把《伤寒论》和《金匮要略》作为异病同治、同病异治两种不同体系的见解，乍听好像很有道理，还以为既找到了异病同治、同病异治的可靠模板，又抓住了学习《伤寒论》和《金匮要略》的要点。我曾在很长一段时间受这种认识影响，甚至还拿到讲台上去对学生讲，自己讲得眉飞色舞，学生听得两眼放光。随着理论学习和临床实践的不断深入，才慢慢醒悟，并不是那么回事。自己虽然醒悟了，但谬种流传的不良影响已无法挽回，真是愧悔不已！

同病异治和异病同治不是病种所决定的，也不是辨证体系所决定的，而是辨证论治这个中医理法方药运用基本原则所决定的。只要严格执行辨证论治原则，在各种病症、各种辨证体系中都能得到生动活泼的体现。以外感、杂病强分异病同治、同病异治，反而是对《伤寒论》和《金匮要略》的狭隘理解。

其实，无论是六经辨证体系，还是脏腑辨证体系，还是八纲辨证体系，还是卫气营血辨证体系，还是三焦辨证体系，还是气血津液辨证体系，中医的一切辨证体系，都只有认识问题、分析问题、解决问题的切入点差异，并没有方药运用落脚点差异，更没有辨证原则的差异。所有辨证体系的方药运用落脚点最终都在“证”上，共同原则都是“辨证论治”。

正如恩师陈潮祖教授在他的《病机治法学》一书中所指出的：“决定证性的核心要素是病机，构成病机的核心要素是病因、病位、病性。”病机是中医治疗的终极靶点。辨证目的就是确认病性，求取病机。只要抓住了病机，就抓住了疾病过程中矛盾斗争的核心要素，就牢牢把握住了疾病阶段性发展过程中不同转折点的本质。在任何时候、任何情况下，都可以生动活泼地体现出异病同治或同病异治的无穷妙用。

《伤寒论》《金匮要略》两书都一样，既有异病同治的体现，也有同病异治的体现。不能以外感、内伤的病性不同为依据进行分割，也不能以六经辨证和脏腑辨证的体系差异为依据进行分割。

异病同治的最常见例子，就是桂枝汤的运用空间体现。

在《伤寒论》中，太阳病，恶风、恶寒、发热、汗出、鼻鸣、干呕，用的是桂枝汤；汗出、恶风、头痛，用的是桂枝汤；服桂枝汤反烦不解的，用的是桂枝汤；服桂枝汤大汗出、脉洪大的，用的是桂枝汤；时发热、自汗出而不愈的，用的是桂枝汤；六七天不解便，头痛、发热、鼻衄、小便清的，用的是桂枝汤；通过发汗治疗，病情缓解，过几小时又烦躁不安、脉浮数的，用的是桂枝汤；误用强力攻下后，又误用强力发汗，导致胃胀、恶风寒的，用的是桂枝汤；烧针取汗，用针处红肿，少腹有气上冲胃脘的，用的是桂枝汤。阳明病，脉迟汗多、微恶寒的，用的是桂枝汤；脉浮而虚的，也是用的桂枝汤。太阴病，脉浮的，用的是桂枝汤。厥阴病，下利腹胀满、身体疼痛的，还是用的桂枝汤。

更不要说还有不少以桂枝汤为基础方的加减运用，真是举不胜举！

在《金匮要略》中，《痉湿暍病脉证治》所论由太阳病引起的身体强、脉沉迟为基本特点的痉症，用的是栝蒌桂枝汤；《腹满寒疝宿食病脉证治》所论，由寒疝引起的腹中痛、身痛、四肢逆冷、麻木，针灸和多种方药都不能治的，用的是乌头桂枝汤；《呕吐哕下利病脉证治》所论，由里虚表寒引起的下利腹胀满、身体疼痛的，先用四逆汤，后用桂枝汤；《妇人妊娠病脉证并治》所论，由妊娠引起的妇人脉偏弱、口渴、厌食的，用的是桂枝汤；《妇人产后病脉证治》所论，由产后感受风邪引起的头微痛、恶寒、时发热、脘闷、干呕、汗出，持续数十天不解的，仍然用的是桂枝汤。

同一个方，体现的是同一种治法，针对的是同一种病机，这是毫无疑问的。那就是说，只要病机相同，就可以用同法、同方、同药进行治疗。这就是异病同治。哪里有什么外感、杂病的区分呢！

认真分析一下就明白了，桂枝汤所治各种病症，临床表现虽然不同，内在病机却是相同的。中医是在辨证论治原则指导下，针对病机选择治疗方法和运用方药的，有是证则用是药。无论什么病症，在其发展演变过程中，只要具备了相同的脉症特点，就说明进入了同一种病理状态，就标志着形成了同一内在病机，就只能用同一种方法和方药去进行治疗，舍此别无二途！绝没有外感、杂病的疆界区分！更不是哪一派、哪一家、哪个名人大腕的见解可以改变的！

即使是今天西医诊断的不同病症，中医治疗也一样。无论是肺炎，还是心肌炎，还是肝炎，还是胰腺炎，还是肾炎，只要具备了相同脉症，就说明进入了相同病理状态，具备了相同证性，就一定存在阶段性相同病机，中医治疗就必须运用相同方药。该用五苓散的，就都得用五苓散；该用真武汤的，就都得用真武汤；该用大柴胡汤的，就都得用大柴胡汤；该用半夏泻心汤的，就都得用半夏泻心汤……因为只有这样的治疗方案，才是整体恒动思维原理指导下，永远精准追踪病情移动靶点的最科学治疗方案。千万不要被西医哪个病名蒙蔽了！更不能被西医哪个诊断绑架了！一旦被西医病名蒙蔽，被西医诊断绑架，那就永远都找不到正确的治疗方向！那还搞什么中医呢？

同病异治的最常见例子，就是下利一症的治疗。在《伤寒论》中，有伤寒十多天后，谵语下利，而用调胃承气汤的；有太阳中风，下利呕逆，漐漐汗出，发作有时，头痛，胃脘痞硬胀满，牵扯到胁下痛，干呕短气，汗出不恶寒，而用十枣汤的；有伤寒汗出表解后下利，胃脘痞硬，噫腐，肠鸣，而用生姜泻心汤的；有伤寒，一再误下，导致下利不止，胃脘痞硬，服理中汤下利加重，而用赤石脂禹余粮汤的；有伤寒呕吐下利，发热，汗出不解，胃脘痞硬，而用大柴胡汤的；有太阳与少阳合病导致下利，而用黄芩汤的；有太阳与阳明合病下利，而用葛根汤的；有阳明病，脉浮而迟，下利清谷，而用四逆汤的；有阳明少阳合病导致下利，脉滑数，而用大承气汤的；有少阴病下利便脓血，而用桃花汤的；有少阴病，吐利，手足逆冷，烦躁欲死，而用吴茱萸汤的；有少阴病下利，咽痛胸满心烦，而用猪肤汤的；有少阴病下利脉微，而用白通汤的；有少阴病利不止，厥逆无脉，干呕心烦，而用白通加猪胆汁汤的；有少阴病，下利清谷，手足厥逆，脉微欲绝，不恶寒，面赤，而用通脉四逆汤的；有少阴病四五日，自下利，而用真武汤的；有少阴病泄利下重，四肢逆冷，而用四逆散的；有少阴病，下利六七日，咳而呕渴，心烦不眠，而用猪苓汤的；有少阴病下利便脓血而用针刺疗法的；有少阴病，下利，脉微涩，呕而汗出，而用灸疗的。有厥阴病伤寒六七日，大下后，泄利不止，脉沉迟，四肢冰凉，下部脉不至，喉咽不利，唾脓血，而用麻黄升麻汤的；有厥阴病下利，渴欲饮水，而用白头翁汤的；有厥阴病下利谵语，而用小承气汤的；有霍乱吐泻而用五苓散，用理中丸的。

在《金匮要略》中，《藏府经络先后病脉证》指出：因误下导致的下利清谷不止，要先用四逆汤回阳救逆，再用桂枝汤解表。《腹满寒疝宿食病脉证治》所论中寒下利，绕脐痛，或脘痞腹满，或小腹气上冲，要用厚朴七物汤去大黄温中益气化饮解表，并佐行气宽中进行治疗。《妇人杂病脉证并治》所论更年期女性瘀血在少腹不去，导致的下利数十日不止，黄昏发热，少腹里急，腹满，手掌烦热，唇口干燥，要用温经汤暖肝养血、滋阴通络进行治疗。《妇人产后病脉证治》篇所论产后下利虚极，要用白头翁加甘草阿胶汤滋阴养血、益气和中进行治疗。

所用汤方针灸等具体方案有多少个，涉及的治法就有多少种。

在《金匮要略》《伤寒论》中都是这样，同病异治哪里有什么外感杂病的区分呢？

表面看，都是下利，治法却千差万别，所以称为“同病异治”。认真分析一下，就不难理解，表现形式虽然都是下利，但病因、病性、病机却大不相同。严格讲，这种外在表现形式相同、内在本质却各不相同的病症，是不能称“同病”的。古人称“同病”，其实也只是言其“表现形式”同，而不是言其“证性”相同。称“同病”，正是为了提醒学者，一定要透过“似同”的现象，看到“不同”的本质，千万不要被表象所惑，把假“同病”当作了真“同病”！

有没有真正属于同病异治的？

还真有。

以外感为例来看，如由风寒暑湿燥火引起的任何一种外感病，如果属同时同地所感，临床症状也有不少共同点，那就是同一种外感病。但临床所见，即便是类似今天西医所称流感这样的同一种外感病，在中医诊断视野下，也并不是毫无差异的众人一证，不能简单采用众人一法、众人一药去进行治疗。而是常常因年龄、体质、性别差异而证性有别，治法有别，方药有别。有的要加温阳药，有的要加益气药，有的要加养血药，有的要加滋阴药，有的要加除湿药。即便主方相同，加减化裁不同，所体现的治法也不尽相同，也属同病异治。

杂病更是如此，除受年龄、体质、性别影响，还得再加上病程影响，那差异就更大了。同一种病，证性却大不相同的，临床常见得很，有的属桂枝汤证，有的属五苓散证，有的属真武汤证，还有的可能属大柴胡汤证、大承气汤证……证不同，治必随证而异，当然也是同病异治。中医治疗，就得执行有什么证用什么药的原则，才能真正把整体动态原则落到临床运用的实处。如果病同证不同，你却不敢随证用药，而是被“病”牵着鼻子走，实际上你就没有执行辨证论治原则，自然也就脱离了整体恒动认识轨道，不知不觉地自己钻进了纵向静止认识矛盾和解决矛盾的死胡同。

再把问题典型化一点，就以同一个患者来看，还是如此。在患某种病症的过程中，不同阶段，邪正盛衰的对比状态是不一样的，中医得以不同阶段的不同邪正盛衰状态为根据，确定治法，选择方药。而不能像“主因论”者所说的那样，一病一主方，甚至一病一主药，贯穿始终！那样做所体现的就不是辨证论治了，而是中药西用的变种！这都是同病异治的生动体现，哪来外感、杂病的区分呢！

无论是真正病同证不同的同病也好，还是病不同、证不同、症状相似的“同病”也罢，其根本区别点就是病机并不完全相同，甚至完全不同。病机有差异，治法也就有差异；病机完全不同，治法也必然有天壤之别。

无论什么病症，只要在发展演变过程中形成了不同证型，进入了不同病机，就得采用不同的治疗方法，运用不同的方药进行治疗，这就是同病异治。

无论什么病症，只要在发展演变过程中形成了相同证型，进入了相同病机，就得采用相同的治疗方法，运用相同的方药进行治疗，这就是异病同治。

绝不能以病种和辨证体系作为区分同病异治和异病同治的条件！

为了加深对同病异治和异病同治的理解，建议大家好好学习一下清代著名伤寒学家柯琴的《伤寒来苏集》。他在这部书中把六经辨证的运用范围讲得十分透彻，他说："原夫仲景之六经，为百病立法，不专为伤寒一科。伤寒、杂病，治无二理，咸归六经之节制。六经各有伤寒，非伤寒中独有六经也。治伤寒者，但拘伤寒，不究其中有杂病之理。治杂病者，以《伤寒论》为无关于杂病，而置之不问。将参赞化育之书，悉归狐疑之域，愚甚为斯道忧之"。

柯老前辈告诉我们：外感、内伤自身在发展演变过程中，常常是紧密关联的，很难截然分开。外感多因内伤而易染，内伤多因外感而引发，不要人为把外感和内伤割裂开来。那样认识问题和处理问题，就永远找不到正确方向，永远走不出糊涂迷局。

一定要用整体观看待问题、分析问题、解决问题。对伤寒六经辨证的认识也不能例外。

六经辨证就是一个由浅入深诊治原则的体现，一切疾病的发展演变都是由轻到重、由浅入深的，所以说"六经为百病立法，不专为伤寒一科"。任何疾病的发生，都可能因患者体质、年龄、感邪量等影响，而有浅深轻重的不同，伤寒也不例外。并不是只有伤寒才有六经演变的层次和顺序，而是六经所代表的各个层次都可能发生伤寒这样的外感病。再把眼界放宽一点看，任何一种外感病，发病点的定位层次和部位乃至脏腑归属，都有可能完全不一样。

为什么会这样？

道理简单得很。感邪轻重不同和体质强弱差异，是决定疾病始发层次和病位的要素，就这么回事。

举个例子，假定感邪量足以让体实者形成麻黄汤证的，对体质虚者而言，同样的感邪量就有可能不是麻黄汤证，而是麻辛附子汤证了。所以，即便同是感受寒邪而起，而且病程相同的外感病，也不能以同一治疗方案去简单应对！要是把麻辛附子汤证当作麻黄汤证来医，那就有可能造成汗大出而气液大伤，甚至气液两亡的严重医疗事故！《伤寒论》第20条"太阳病，发汗，遂漏不止，其人恶风，小便难，四肢微急，难以屈伸者，桂枝加附子汤主之"的变证，就是这么造成的！所以说"六经各有伤寒，非伤寒中独有六经"。

柯老前辈真是把六经辨证的临床意义讲透了，从这个角度去认识问题，对于为什么不少方证在三阴三阳不同篇章都能见到就很好理解了。

要想当个高明的好医生，就得把中医理论学好学通学透！只有站在这样的高点上，才能真正做到人把书读活，读出高人的智慧、高人的灵魂来，你才可能在认识问题时，具有既洞察全局，又烛照幽微的火眼金睛；你才可能在解决问题时，具有求实求真、勇往直前的超人胆识。

清代温病学家叶桂的见解也是值得高度重视的。他在《温热论》中阐述温病治疗原理时，把寒温异趣、理归于一的问题也讲得很透彻。他的“辨卫气营血虽与伤寒同，若论治法，则大异也”见解，也属点睛高论。

证不是虚无存在，而是与人体脏腑生命信息布控层次紧密关联，与可见不可见的人体基础生命物质紧密关联的，这就是中医辨证论治的物质根据。从这个角度去认识伤寒、温病的诊疗方法和理法方药运用原则，二者并没有丝毫不同，不要把寒温两类外感病的诊治关系对立起来。

当我们从这个角度去认识问题、分析问题、解决问题时，理论上就会豁然贯通，方法上就能互通互用。伤寒过程中如果出现类似温病某个阶段的某种证型时，就应该用治温病的方法去进行治疗。温病过程中如果出现类似伤寒某个阶段的某种证型时，就应该用治伤寒的方法去进行治疗。

只有学到这样的时候，你的伤寒、温病才算真正学通。有关这个问题，有兴趣的朋友可以参考《温病求真》一讲。

在严格执行辨证论治原则的条件下，虽病种万千，但中医理法方药的运用，并无不可逾越的外感、内伤鸿沟，也无牢不可破的伤寒、温病壁垒，只有“证”这个移动靶点的区分。

有关异病同治、同病异治问题就讨论到这里。

为什么要强调“不以病种划疆界，而从实用定取舍”？

前面我们已经再三强调过，不要把外感和内伤对立起来。凡内伤杂病体质的人，正气不足，最易兼感六淫邪气，穿衣戴帽稍有不慎，就受凉感寒。加上机体反应水平低下，即使外邪侵凌，出了故障，临床表达也不显著，很多时候连患者自己都不知道。临床上不少病例，医生因发现患者脉浮苔白，说他兼有外感，他自己都不承认。正如《素问·宝命全形论》所说“人以天地之气生，四时之法成”，是不折不扣的自然产物，和自然有着息息相通、密不可分的关系。一旦因外感造成表气闭郁，机体内在的和谐有序关系就会被打乱，造成三焦气机紊乱，脏腑功能失调，引发原有的内伤杂病。这是内伤杂病复发的最常见原因。

这就决定了：在内伤杂病每次复发之初，治疗都应根据患者舌质红淡、舌苔多少、苔色黄白、苔量多少适当兼用一点或微温辛散，或辛凉开宣，或芳香疏散药物开宣上焦，以助人与自然息息相通关系的恢复；调畅中焦，以助三焦气机的升降有序。只有这样，才能出入畅而神机清灵；升降行而气运有序。不能只看到某个局部、某个层次的问题，而不考虑内外上下的整体微妙联系。更不能简单地只排除某个局部、某个层次的故障，而不进行内外上下的整体检修。对于五脏六腑、四肢百骸无不处处紧密联系的人体而言，如果外面的信息通道都没打开，里面的故障怎么排除得了呢！

仲景治病，从来都是站在一个很高的角度在考虑问题，从不把外感、内伤截然分开，而是任何时候都表里兼顾。外感是一个全身性疾病，对多系统、多层次、多种病症都会带来微妙影响，最易引发原本就有的内伤杂病。所以，治疗杂病体质患者的外感，立法处方都应立足内伤体质特点来设计治疗方案和遣方用药，不能见表不见里，一味发散。越简单发散，越容易造成气液两伤，越治越虚，越治越容易感冒的不良后果。

治疗杂病患者的旧病复发，以桂枝汤的化裁运用为例来看这个问题，就更加生动了。桂枝汤原本是治疗太阳中风表证的方，在论治杂病的专书《金匮要略》中，运用也非常广泛。“痓湿暍病”“疟病”“奔豚气病”“腹满寒疝宿食病”“呕吐哕下利病”“妇人妊娠病”“妇人产后病”都在用。

最典型的例子就是《妇人妊娠病脉证并治》篇的桂枝汤运用：“妇人得平脉，阴脉小弱，其人渴，不能食，无寒热，名妊娠，桂枝汤主之。”一点外感的影子都见不到，还是用的桂枝汤。所以清代医家徐忠可对桂枝汤才会有“外证得之解肌和营卫，内证得之化气调阴阳”的评价。这个总结性评价是高度精辟的，但并不是说桂枝汤用在“外证”上就是个治外不治内的单一解表方，用在“内证”上就变成了治内不治外的单一调理方，绝对不是这个意思。可以肯定地讲，无论是针对“外证”的“解肌和营卫”，还是针对“内证”的“化气调阴阳”，在本质意义上，都是表里两兼的！这既不需要讨论，也不需要辩解，这是由药物配伍所决定的桂枝汤客观功效。无论什么如簧巧舌，也改变不了它的功效本质。

《痰饮咳嗽病脉证并治》篇的苓桂术甘汤和五苓散运用，也属类似例子。如果没有既能化饮，又能解表的桂枝相助，水饮之邪是难以驱动的。正是由于有了温经活血，发汗解表的桂枝，全方才具备了从血分直达肌腠的由里出表基本特性。这对实现《灵枢·决气》篇所说的“上焦开发，宣五谷味，熏肤、充身、泽毛，若雾露之溉”，和《素问·经脉别论》篇所说的“饮入于胃，游溢精气，上输于脾。脾气散精，上归于肺，通调水道，下输膀胱，水精四布，五经并行”等功能是有决定性意义的。如果抽掉了桂枝，苓桂术甘汤就不可能收到温中化饮效果了，五苓散也就不可能收到化气行水效果了。

只有上焦开发，才有助肺气宣降功能的正常发挥；只有肺气宣降功能正常发挥，才有利水道的通调，水液的畅行。这正是苓桂术甘汤以如此简单的结构而收健脾化饮涤痰之功，最终成为既治因痰饮引起的“胸胁支满，目眩”“背寒如掌大”，又治“伤寒，若吐、若下后，心下逆满，气上冲胸，起则头眩，脉沉紧，发汗则动经，身为振振摇”等诸多疑难病症奇效良方的奥妙所在。也正是五苓散以如此简单的结构而收温通心肾，促进水液吸收利用排泄之功，最终成为既治“癫眩”“吐涎沫”“脐下悸”，又治“脉浮，小便不利，微热消渴”，还治“渴欲饮水，水入则吐”等诸多疑难病症奇效良方的奥妙所在。

如果看不到这一点，也就把握不住苓桂术甘汤和五苓散的运用原则和加减化裁要点。

为什么要强调“不以人物论是非，而从原文求真情”？

经典中存在不少或意在言外，或文字错讹混杂，或文本窜乱的内容，因而导致学术真相难明的问题。这既是经典学习中的疑点，又是经典学习中的难点。

有的不求甚解，只从字面得浅见，不从文里求真情，以致误解作者本意，“三因说”就是典型例子。

有的将错就错，一错就是上千年，没有新发现就陈案难翻，“七损八益说”就是典型例子。

有的公说公有理，婆说婆有理，众说纷纭，莫衷一是，数百年疑案难定，《金匮要略》中的“十七句官司”就是典型例子。

对这样的问题该如何认识？如何对待？如何取舍？如何面对？

我的看法是：不以人物定是非，而从原文求真情。千万不要以发言人的学术地位高低、学术影响大小来论是非、定取舍，而应以实事求是的态度，结合原文，深入研究，结合临床，反复验证后再做判断，可能更客观，可能更接近真理。

如中医的病因分类问题，谁都知道，只有内因、外因两大类。但《金匮要略》中提出的却是三因学说，除了内因、外因，还有个“不内外因”。这样的分法，一眼就能看出来，非常勉强。不是内因就是外因，哪儿去找不内外因呢？

作为医圣，怎么连这么简单的问题都没弄明白？

不是他没弄明白，他那样讲是有意识地在提醒医界同仁：除了有规律可循的外感六淫、内伤七情外，还有并无规律可循的意外因素和某些特殊因素，并不是说这类病因既非内生，也非外来。

在学习经典的过程中，对这类提法，不要抠着字眼去抓古人的“小辫子”。其实，这不是“小辫子”，而是古圣先贤的良苦用心。

在《金匮要略》中，还有个“十七句官司”问题，也是千古难断的疑案。

今天就来讨论一下这个问题，看能不能理出点头绪来。

《金匮要略·藏府经络先后病脉证》篇那段“问曰：上工治未病何也？师曰：夫治未病者，见肝之病，知肝传脾，当先实脾。四季脾旺不受邪，即勿补之。中工不晓相传，见肝之病，不解实脾，惟治肝也。夫肝之病，补用酸，助用焦苦，益用甘味之药调之。酸入肝，焦苦入心，甘入脾。脾能伤肾，肾气微弱，则水不行；水不行，则心火气盛，则伤肺；肺被伤，则金气不行；金气不行，则肝气盛，则肝自愈。此治肝补脾之要妙也。肝虚则用此法，实则不在用之。《经》曰：虚虚实实，补不足，损有余，是其义也。余藏准此”的内容，一直是《金匮要略》一书中学术争议最大的部分，参与讨论、发表高见的名家不少，却始终真相难明，所以被后人称为“学术官司”。

难在哪里？

主要难在“酸入肝，焦苦入心，甘入脾。脾能伤肾，肾气微弱，则水不行；水不行，则心火气盛，则伤肺；肺被伤，则金气不行；金气不行，则肝气盛，则肝自愈，此治肝补脾之要妙也。肝虚则用此法，实则不在用之”这十七句上。

《金匮要略》这段围绕“治未病”话题的议论，是谈如何以生克制化之理来“实脾”治肝。从文字表面看，是把“实脾”的意义落到强化以土制水这个相克机制上，然后引起多系统制约机制发生一连串抑制或过激性反应，最后达到治疗肝病目的，认为这是肝病治疗的最精妙方法。无论是从理论上讲，还是从临床上讲，都显得非常牵强。后两句没有着落，不知所指。

所以学术界把这叫作“十七句官司”。

对这个“十七句官司”，古今学者的认识分歧很大，各有各的见解，根本无法统一。

直到今天，围绕这个官司的讨论，依旧众说纷纭，是非难断，还没有真正结题，仍然是个悬而未决的疑案。

把这些见解归纳一下，倾向性比较大的见解主要有“生克制化说”“中工误解说”“非仲景原文说”三种。

持“生克制化说”的，以吴谦最具权威性。

吴氏认为“酸入肝”以下十多句，是用五脏生克制化之理来间接获取治肝良好效果的高论。正如吴氏在《医宗金鉴》中指出的：“使火生土，使土制水，水弱则火旺，火旺则制金，金被制则木不受邪，而肝病自愈矣。此亢则害，承乃制，制则生化，化生不病之理，隔二、隔三之治。故曰：此治肝补脾之要妙也。”

持“中工误解说”的，以陈修园最具代表性。陈氏认为，这种机械照搬五行生克制化之理来论治肝病，不是上工的高见，而是中工的误解，仲景在原文中也正是针对中工误解而言的。正如他在《金匮要略浅注》中指出的：“以下脾能伤肾十二句，是述中工误认克制之说，以为治肝补脾之要妙。”

持“非仲景原文说”的，以尤在泾最为态度鲜明。尤氏认为这段文字本身就不是《金匮要略》原文，可能是后人添加的注脚，在《金匮要略》重现于世时，又糊里糊涂地把这些内容当作正文收编进去了。正如他在《金匮要略心典》里指出的：“疑非仲景原文，类后人谬添注脚，编书者误收之也。”

这样一些名家的观点摆在我们面前，你怎么取舍？这很考水平。大家结合这几家观点，认真思考一下他们各自的学术见解和学术态度，看看是不是对今天的取舍有启发意义？

在我看来，很有启发意义！

在吴氏、陈氏、尤氏三家见解中，尤氏的“非仲景原文说”提出最早，吴氏的“生克制化说”紧随其后，陈氏的“中工误解说”问世最晚。

尤氏的“非仲景原文说”载于他的代表作《金匮要略心典》中，这部书问世于雍正十年，也就是1732年。尤氏认为，机械照搬生克制化理论不仅没有多大实用性，而且和《金匮要略》以“实脾”来进行防微杜渐的治疗理念也不吻合。

吴氏的“生克制化说”载于他所主编的《医宗金鉴》中，这部巨著成书于乾隆七年，也就是1742年，是在尤氏提出“非仲景原文”质疑十年后才问世的。作为《医宗金鉴》主编的太医院医官吴氏，在那么优越的读书环境中，应该很容易读到《金匮要略心典》这部著作，对尤氏的观点早已有所了解。

从吴氏在《订正金匮要略注》中阐释其他条文时，集注中确有引用尤氏观点的证据来看，吴氏对尤氏作品不是可能读过，而是早已读过。以吴氏的智慧，怎么会轻易放弃尤氏针对这个问题所发表的高见呢？可令人惊异的是，吴氏在《金鉴》中对尤氏见解却弃而不取，连提都没提到过这事，真是令人百思不得其解。

最大的可能就是：读过却只是泛览，并非逐条精研，原本就没有和尤氏关于“十七句官司”的见解发生过灵魂碰撞，所以麻木不仁。

当然，吴氏即便认真研究过尤氏见解，却并不认同尤氏观点，而是另有自己的看法，所以最终采取弃而不取的态度，也是可能的。

吴氏认为这段文字不仅不是因后世误收产生的衍文，而且是精辟见解，是经典的精华所在。对后世其他与经典相悖的见解可以说根本不屑一顾，也可以说是作出了坚决的否定性回应。

还有一种可能，就是他在研究经典时不轻改原文，所以只能随文阐释。这是一种严谨的科学态度，研究前人作品，最大的忌讳，就是擅自删削改移。

“中工误解说”问世更晚。《金匮要略浅注》成书于道光十年，也就是1830年。显然，陈氏在另辟蹊径的时候，完全有可能是参考了前两家见解的。或许正是因为陈氏认识到尤氏见解在学理上确有独到之处，吴氏严谨的研究学风也有可取之处，所以，前两家的观点他都认真参考，却又都不尽取。经过深入研究之后，做出的选择是：既不承认那是学术高论，又不擅自改动原著，而是自己另外换个角度去思考这个问题，最终得出“中工误解”的结论。

这些名家的观点摆在我们面前，你怎么选择？到底哪一家的见解更深刻？更有说服力？不做出回答，《金匮要略》中的这个问题就没有真正解决，仲景治疗肝病的宝贵经验和深刻体会就无法真正学到手。所以对在座各位来说，也包括我在内。对这样的问题，在学习时都要下功夫去研究，因为这是紧扣临床的！

这功夫不仅要下到原著中去，认真学习原文，学出自己的心得来。还得下到各家观点中去，认真研究各家的见解，研究出自己的心得来。还得下到实践中去，通过在临床中反复比对、反复体会来加深对经典的理解，才能真正做到心明眼亮，不为浅见谬说所惑！

也许有同学要问我到底认同谁的观点？

明确表个态。我认同尤氏的观点！

比尤氏晚出的见解应该比尤氏站得高呀！为什么要倾向尤氏的观点？

学术认同既不能以见解发表的先后来定取舍，也不能以发表见解者学术地位高低来定取舍，而是以见解的内容实质来定取舍。

取舍标准很明确，看它是不是与原文精神实质吻合，看它是不是与临床实际吻合。必须要有这两个吻合点，你的认同才能站得住脚。

要论学术地位，当然首推吴谦，其次是陈修园，然后才是尤在泾。但学术观点取舍不同于评先进、选代表，也不是比资历长短等，比的是真知灼见。

吴氏是太医院正五品的副院长，又是钦点的大型官修医学类书《医宗金鉴》主编，如果用有权就能有术的眼光看，最大话语权肯定在吴氏一边。在这三个人中，他是当然的“大哥大”。

陈修园虽少年清贫，但毕竟有过鲤鱼跳龙门的幸运，最终还当过七品芝麻官，在官场中，也算个小小山大王。或多或少也是有一定话语权的，老二说的也管用。

尤氏出身贫寒，青年时曾落魄到寄居寺庙，靠卖字为生，终其一生，也只是个布衣郎中。一辈子除了老老实实看病著书，别无所长。可能直到中年，伴随医声渐著，才得温饱。用今天的眼光看，话语权几乎等于零。像这种只有静听权，没有发言权的，就得自觉靠边站。

但论学术不是论官职，学者有贤愚之别，无尊卑之分！学术有门类之异，无贵贱之殊！不是职位高水平就高。学术是求实求真的，真理天下传颂，学者千古铭记。

吴谦、陈修园都是满腹经纶、人品高尚的专家，是名副其实的学术大家！学术名家！绝不是那种身披学术外衣，头顶学术桂冠，看起来“家”模“腕”样，仪表堂堂，实际上却腹内空空的假行家。

认同尤氏见解并非因为“位尊减才，势窘益价”的思维惯性，而是因为尤氏见解分析更细密透彻，更有理有据，更契合中医理论，更切合中医临床。

让我们回到尤氏见解中去，看看他具体是怎么讲的，一切就都明明白白了。

尤氏在《金匮要略心典》中对这段论述进行了全面深入的阐发，他说：“按《素问》云：‘邪气之客于身也，以胜相加’，肝应木而胜脾土，以是知肝病当传脾也。实脾者，助令气旺，使不受邪，所谓治未病也。设不知而徒治其肝，则肝病未已，脾病复起，岂上工之事哉？”

还说：“肝之病补用酸者，肝不足，则益之以其本味也，与《内经》‘以辛补之’之说不同。然肝以阴脏而含生气，以辛补者所以助其用，补用酸者，所以益其体，言虽异而理各当也。助用苦焦者，《千金》所谓‘心旺则气感于肝’也，益用甘味之药调之者，越人所谓‘损其肝者缓其中’也。”

还说：“酸入肝以下十五句，疑非仲景原文，类后人谬添注脚，编书者误收之也。盖仲景治肝补脾之要，在脾实而不受肝邪，非补脾以伤肾，纵火以刑金之谓。果尔，则是所全者少，而所伤者反多也，且脾得补而肺将自旺，肾受伤必虚及其子，何制金强木之有哉！细按语意，见肝之病以下九句，是答上工治未病之辞，补用酸三句，乃别出肝虚正治之法，观下文云，肝虚则用此法，实则不在用之，可以见矣。”

还说：“盖脏病惟虚者受之，而实者不受。脏邪惟实则能传，而虚则不传。故治肝实者，先实脾土，以杜滋蔓之祸，治肝虚者，直补本宫，以防外侮之端，此仲景虚实并举之要旨也。”

还说：“后人不察肝病缓中之理，谬执甘先入脾之语，遂略酸与焦苦，而独于甘味曲穷其说，以为是即治肝补脾之要妙。昔贤云：‘诐辞知其所蔽’，此之谓耶！”

尤氏的这段阐发，涉及的内容非常丰富，只是没有一条一款地讲得像现代白话那样细密。我通过认真学习，循着尤氏提供的线索，得出了以下几点体会，和大家一起交流。仅供参考。

一是学《金匮要略》应该如何读书？

尤氏告诉我们，做学问首先要学会读书，尤其是读经典这样的古书。读书的要点，概括起来，主要有三个“一定要”，还有三个“不能”。

一定要细读、精读、认真读，才能真正读出其中的精神实质来。不能跑马观花，似是而非，以免差之毫厘，致谬千里。

一定要上下文全读，才能贯通其义，全面理解。不能被灿烂词彩所惑，掐头去尾地节选格言警句，以免断章取义，误读误解。

一定要把文句之间的连属关系弄清楚，才能深求本旨，明辨是非。不能苟且马虎，随文敷衍，以免张冠李戴，牵强附会。

只有这样读书，才有助更准确、更全面、更深刻地把握经典的学术本旨。

他对《金匮要略》这段论述的心得体会，就是通过“细按语意”，即在精细推考全文联属关系、深入研究原文本旨，反复揣摩作者本意过程中获得的。

二是如何正确理解《金匮要略》本段论述的文义衔接呼应关系？

尤氏认为“见肝之病，知肝传脾，当先实脾。四季脾旺不受邪，即勿补之。中工不晓相传，见肝之病，不解实脾，惟治肝也”这九句，是回答“什么是上工治未病”这个问题的具体内容。“补用酸，助用焦苦，益用甘味之药调之”这三句，是另外提出的“肝虚正治之法”。所以下文才有“肝虚则用此法，实则不在用之”的重申性结论。

三是《金匮要略》本段论述到底讨论了哪种肝病证治要点？

尤氏认为这段论述讨论的是肝病虚实两种证治要点，而不是其中某一种证治要点，也不是笼统讨论肝病证治要点。

“见肝之病，知肝传脾，当先实脾。四季脾旺不受邪，即勿补之”，是讲的肝受实邪所伤导致的肝病实证治疗要点。

“夫肝之病，补用酸，助用焦苦，益用甘味之药调之”，是讲的肝受虚邪所伤导致的肝病虚证治疗要点。

尤氏的看法很有道理！“见肝之病”这句话讲得太笼统了。肝病有虚实之分，而且治法迥然不同，不把这个大前提弄清楚，这段官司就不好打，勉强打完也是一场糊涂官司。

四是《金匮要略》所论肝病的发生发展特点是什么？

尤氏指出：邪气伤犯五脏，造成脏病，多见于本元亏虚的人，体质强壮者是不容易造成这种严重后果的。导致脏病的邪气，分虚实两类。实邪指外界六淫邪毒类因子，虚邪指七情内伤，当然还应包括劳逸、房事等因子在内。只有外感实邪的病症才会引起邪气发展演变的层层递进式传变；情志失调的内伤虚证，只有系统间的功能紊乱影响，而没有邪气的传变。所以在治疗上就应该像尤氏所讲的那样：治实邪伤肝的肝系统实证，就应该先强健脾土，以防范病情进一步向脾系统侵凌发展，惹出更大的麻烦来。治疗七情内伤的肝系统虚证，就应该直接补益脏腑元气，以防范外邪乘虚而入。这才是仲景在讨论肝病治疗时虚实并举的要义所在。

尤氏认为，《金匮要略》这段论述说明疾病传变是有规律性的，就像《素问·脏气法时论》所讲的那样：“邪气之客于身也，以胜相加”，外邪伤犯人体后，一般情况下都是朝着五行相克相乘相侮方向发展，也就是朝着自己所胜的弱势方向传变。

在五脏杂病研究中，不能简单地只看到某脏与某脏相生或相克的关系，而应该看到脏与脏之间除了“直接相生相克”关系，还有“间接相生相克”关系，五脏之间的生克关系是极其复杂微妙的。

“木克土”，肝脾有直接相克关系。“木生火，火生土”，肝脾还有隔脏间接相生关系。“土生金，金生水，水生木”，脾对肝也有间接相生关系。同时，“土生金”“金克木”，脾和肝就还有间接制约关系。肝以疏泄胆汁、疏泄情志的特有生理功能，与脾胃发生着复杂生理联系。脾主运化水谷而为气血生化之源、五脏六腑之母、后天之本，与肝也有着复杂的生理联系。肝脾之间影响微妙，肝病最容易导致脾胃病发生。脾胃一旦出了问题，气血生化之源就失去了保障，就会祸及全身。所以《金匮要略》把这个问题提出来进行重点讨论。

仲景在这个问题的讨论中，谆谆告诫：在治疗肝系统病症时，首先要重视“实脾”，即通过强化脾胃健运功能来预防肝病向脾系统传变的破坏性发展，以免造成影响深远的灾难性后果。如果见肝治肝，不考虑未来发展趋势，不考虑肝脾两个系统间相生相克的复杂生理联系，那样的治疗就很有可能肝病没医好，反倒把脾胃病医出来了。这正是中医治未病思想的深刻体现。

脾主运化，胃主受纳，就连治疗过程中的药物吸收利用，也得借助脾胃功能的良好发挥才能实现。如果脾胃无辜受损，疗效就要大打折扣。无论什么灵丹妙药，都难以建功。

这样的思维多么深刻！

可是看看今天的临床现实，有几个中医能体现如此深邃细密的思维？反倒是见肝治肝的医生遍地都是。在古人那里，这种见脏治脏，不管他脏安危的医生可能也不少。不然，仲景就不会不厌其烦地谆谆告诫了。

五是《金匮要略》所论肝病的治疗要点是什么？

尤氏指出：治疗实邪所引起的肝系统病症，一定要遵循老祖宗教导的“先实脾土”原则，这样才能杜绝病情发展蔓延。治疗虚邪所伤引起的肝本脏虚损病症，一定要遵循老祖宗教导的用酸、甘、焦苦类药食直接调补肝本脏原则，以便有效预防外邪伤害，导致另生祸端。这正是《金匮要略》虚实并举的重要意义所在。

“实脾”的具体含义是什么？

《金匮要略》没讲，包括尤氏在内的古今各家都解释为“补脾”。

直话直说：我不赞同这种观点。不能简单地把“实脾”和“补脾”等同起来，“实脾”确有“补脾”的意义，但并不完全等同于“补脾”！

“实脾”是一切能确保脾功能健运措施的统称。只有这样理解，才能与尤氏“脏邪惟实则能传，而虚则不传”的见解相吻合。

肝主疏泄，对脾胃功能有直接的调节意义，甚至可以说，肝对脾胃功能的强健与否，具有决定性的主导意义。肝如因感受实邪而受困，必然导致疏泄功能障碍。木不疏土，则脾胃气机壅塞，脾胃运化功能立即会严重紊乱。所以，消除干扰因素，恢复脾胃运化功能常态，也是重要的“实脾”措施。

《金匮要略》“实脾”一说是在强调：一切直接、间接对脾胃运化功能造成不良影响的治疗措施，都要慎用或尽量避免使用，千万不要采用对脾胃功能有破坏性影响的方法去治疗肝病！在治肝病时，一定要寓有强健脾胃的指导思想在其中，才具有积极治疗意义。

仲景称那种“见肝不见脾，治肝忘了脾”的医生为“中工”。那是说话厚道，不愿打击一大片，在给人留脸面。实事求是地说，这种水平的医生，只能算是下工。这种见肝治肝的医生，所见到的只能是肝病的表面症状，只能是对症状治疗，不可能做到针对肝病的病机用药。果真针对病机施治，治肝就能“实脾”，就不可能有传脾的不良后果发生。仲景重申“实脾”，正是针对不懂“实脾”重要性，看不到疾病本质，一味对症状治疗的庸医而言的，上工根本就不存在这个问题！

六是对《金匮要略》本段论述中的“十七句官司”到底应该如何理解？

尤氏明确指出：“酸入肝以下十五句”，都不是《金匮要略》原文，而是读者加的注，就是通常所称的“衍生文字”。后人在整理编撰过程中，没有弄清真相，就把它当作正文误收到书中去了。也难怪，那时的文献都是写在竹简、木简上的，一旦串联简片的绳子断了，标注页码的片头片尾又虫蚀鼠咬腐烂了，那就麻烦得很。误排错编的可能性就很大，把后人注释误编进原书正文是完全可能的。

“肝虚则用此法，实则不在用之”两句是对“补用酸，助用焦苦，益用甘味之药调之”这一“肝虚正治之法”的回应和重申。

读书读到这里，不能不叹服尤氏学术功力的深厚！学术用心的精微！学术眼光的独到！学术认识的深邃！说实话。我是很赞同他这种观点的！

赞同的理由有这样几点：

其一，因为《金匮要略》一书流失很久，长期淹没在历史尘埃中，在此书尚未重见天日前，其中或许已经有了读者的批点注释，这是情理之中的事。重见天日时，整理者没有反复对比，疏漏失察，在忠实蠹简残编原则下，把后人点评注释当作原文收编进来了，也在所难免。

其二，有可疑性极大的文字内容证据存在。请看：就在“补用酸，助用焦苦，益用甘味之药调之”后面，紧接着又出现“酸入肝，焦苦入心，甘入脾”三句，这明显地是在对上一句作解释。这种常识性的公知公识，还用得着解释吗？认为这三句是对上文的重申式呼应虽也未为不可，但列入注释性衍文反倒更加贴切。因为仲景本来就是惜墨如金的人，行文大多点到即止。

其三，更重要的是，把“实脾”看作是抑制削弱其他多脏生理制约功能的认识，是非常勉强的，甚至可以说是与“实脾”意义相背离的。

脾胃为后天之本，气血生化之源，补土则五脏六腑四肢百骸受益，不仅金得以清虚空灵，而且木也得以蓬勃繁茂。金清木茂，自然协调发展，哪里需要通过补土制水，间接助心火以克肺金，拐那么大几个弯去追求抑肺助肝效果呢？

尤氏讲得好！仲景既然在强调治肝实脾的重要性，那“实脾”就绝不是损伤性、破坏性措施！仲景治肝补脾的要义是强调健脾以防肝邪侵凌，这才真正具有防微杜渐意义。如果为了扶持某个系统而不惜让多系统无辜受损，那就完全违背了实脾的积极意义。覆巢之下岂有完卵？这种打击一大片、保护一小点的做法，必然导致多系统功能紊乱，最后与肝系统同归于尽！明显是最愚蠢的做法，不可能是圣人的见识！

其四，理不可通。五脏相生相克不是简单地资助某脏或限制某脏生长发育，而是通过相互滋生、相互制约来调节其生理功能，使五脏功能维持在最和谐状态，以助机体健康发展，避免某些破坏性因素的影响，导致各系统和谐平衡关系失调。所谓实脾制水，也应该是这个指导思想呀！怎么会是拐弯抹角去“纵火刑金”，偷袭肺系统呢！

其五，脾主运化而为气血生化之源，后天之本，实脾才能运化强健，气血充盛，升降有序。只有在这样的前提下，必然是三焦气化流行，心气温通畅达，肺气宣肃并举，肝气疏泄畅达，肾阳温煦蒸腾，五脏平衡协调发展。而不是纵火刑金，抑肺助肝。

单就脾肾关系而论，脾健才能肾充，肾充才能阳和敷布，气化流行，阴霾消散，元真通畅，气血和调，这才是实脾制肾的正理。

再说，按照五脏相生的理论，实脾对肺系统有直接的助益功效，补土生金，金水相生，肺为肾之母，肺旺则肾自强，这是自然之理，也是必然结果，怎么可能只产生制肾的单向效果呢！既然脾健肺旺肾自强，想通过补脾来抑肾制肾，也就难以实现。

退而言之，就从实脾制肾的单向作用看，肾水为肝木之母，肾损肝必损，肾虚肝必虚，肝木岂不因肾的无辜受损而更虚么？

尤在泾告诉我们，这样的解说无论拐多少个弯都讲不通。要强木，直接补肾就可以了，又何必通过“实脾”制肾然后拐这么多弯以求抑金强木之效呢？土为金之母，脾健运，自然母壮儿强，肺气充盛，肺功能良好。水为木之母，肾受伤，必然母病及子，肝阴肝血受损。强健脾运原本就有补土生金之功，怎么可能收到“制金”“强木”的效果呢？那不是理论上的自相矛盾吗？

尤氏讲的是正理，不是歪理，有很强的说服力。

尤氏除对上面几个问题做了精辟透彻阐述外，还对《金匮要略》这段论述中的一些具体细节问题进行了阐发，也是学习研究《金匮要略》时，值得仔细玩味的。

其一是《金匮要略》这段论述中的肝病“补用酸，助用焦苦，益用甘味之药”的说法该如何理解？

尤氏在这个问题的认识上，也眼光独到，令人由衷佩服！

他明确指出：这三句话都是针对肝虚证的用药特点而言的，不能只是简单地以甘能入脾作解。认为是“实脾”的具体措施，那就大错特错了。

其二是对《金匮要略》“补用酸”这个提法和《素问·至真要大论》“厥阴之客，以辛补之，以酸泻之”的论述完全相反，到底应该如何理解？

尤氏指出：《素问》所说“以辛补之”，是指通过辛散以有助肝的疏泄条达功能更好发挥而言。《金匮要略》所说“补用酸”，是针对肝为藏血之脏，酸味药食有助肝敛藏功能更好发挥，以促进本脏生长发育而言。《素问》“辛补”和《金匮要略》“酸补”并不是针对同一问题的不同见解，而是针对不同问题的不同见解，指向各不相同。

尤氏在这个问题的归结点上认识是非常清晰的，也是与脏腑生理功能特点相吻合的。

其三是对“助用焦苦”之说如何理解？

尤氏在这个问题的讨论中，只是借《千金方》见解笼统地指出：焦苦有助心气的旺盛，没有明确“焦苦”的实质是什么。是“焦”“苦”两种不同性状和味道的药物？还是某些药物炮制后的属性？都没有更具体地提到。

陈修园把“焦苦”分为“焦”和“苦”两味两性作解，认为“焦药性温入心，俾心气旺而感于肝也，如木得阳春之气，则欣欣向荣矣！过暖则为热，如盛夏溽暑熏蒸，枝垂叶萎，故必佐以苦寒之药，入心以清其火，养液以维其阳，阴长阳潜，木得遂其条达之性矣！”陈氏这话是说不同季节有不同气候特点，不同气候对脏腑有不同影响，中医调治疾病当结合时令特点用药。这见解很深刻，也有很强临床实用性。

但“焦苦”还可以理解为对药物的加工炮制，而不必是焦燥温热药和苦寒药的并称。无论何种性味的药物，经过焦化炮制到苦味程度时，已成为半炭化状态。这种半炭化状态的药物，可以极大地弱化寒热之性，而变得更加平易温和，且在保留部分原功效基础上增强燥湿收敛之功，故称为去性存用。

具有温心脾暖胃肠、止血止泻等功效，对脾胃有直接助益之功，寓有直接的“实脾”意义。所以，通过焦苦药食心脾并调，对肝病的治疗和康复都有一定辅助作用。就像陈修园所说的那样：心脾气旺而给肝以温暖和煦的影响，使肝“如木得阳春之气，则欣欣向荣矣”！

一管之见，仅供参考。

其四是“益用甘味之药调之”的具体学术内涵是什么？

经典学习要把每个问题都弄清楚，不能蒙混过关。

就这么一个小问题，说起来好像简单得很，不就是用甜味的药进行调理吗？

这话大原则没错，可到底是指调肝？还是指调脾？具体是针对哪个系统在用药？所用药物是甘温药？还是甘寒药？真要把头绪理清，还不是三言两语就办得到的，还得费点功夫呢！

尤氏明确指出：这不是肝病“实脾”的用药特点，而是肝虚证的用药要点。正如《难经》第十四难指出的：“损其肝者，缓其中”。

所谓“损其肝”，是损肝体，还是损肝用？所谓“缓中”，是缓肝内之急，还是缓脾胃之急？这都是应该弄清楚的，不然这场学术官司就很难彻底了结。

虚邪所伤在脏，损的是肝体。但体用不可截然分开。肝体受损，肝用必难保全，藏血、疏泄都会受到严重影响，从而产生胸满胁胀、面青胁痛、纳呆口苦等病症。所以《素问·脏气法时论》提出“肝苦急，急食甘以缓之”的治疗要点。单从这个角度看，《难经》的“缓其中”，主要不是缓脾胃之急，而是缓肝内之急。

《素问》中的“甘以缓之”，除用于肝苦急外，还用于某些脾病病理的修正。就在《素问·脏气法时论》同一篇中，还提出“脾欲缓，急食甘以缓之”。而且，在《素问·宣明五气》篇中还明确指出“甘入脾”。

但值得进一步讨论的是，《内经》并没有与治疗相关的“缓中”提法，《内经》中的“缓中”一语都是指事物发展变化过程而言，与治疗全无半点联系。只有“甘以缓之”之说带有明确的治疗意义。

与治疗相关的“缓中”一语，最早见于《金匮要略·血痹虚劳病脉证并治》篇。篇中说：“五劳虚极羸瘦，腹满不能饮食，食伤、忧伤、饮伤、房室伤、饥伤、劳伤、经络营卫气伤，内有干血，肌肤甲错，两目黯黑。缓中补虚，大黄䗪虫丸主之。”

从这以后，以治疗为基本意义的“缓中”一语，就频繁出现在历代中医各科著作中了。而且，具体指向主要是补益脾胃。几乎成了用甘味药物缓解脾胃诸多急迫病症的代名词。

为什么要“缓中”？

肝脾之间有极为密切的制约关系。所谓制约并不等同于抑制，更不等同于削弱，而是指有效控制条件下的相互调节、相互影响。肝的疏泄功能必须在脾的运化功能良好状态下才能正常发挥；脾的运化功能必须在肝的疏泄功能精密调控下才能得以正常发挥。对已经虚损的肝而言，这是一项繁重的工作。

如何才能有效降低肝的功能负荷？

中医学在长期临床和生活实践中认识到：含糖分高的甘味药物吸收利用相对较快，在一定程度上缓解了脾对肝的疏泄功能需求，有助于肝更好地休养生息。

还有，肝为刚脏，最忌燥烈。所以在补肝虚时，用药是很有讲究的，应当尽量选择那些不损肝阴、不扰肝阳、不动肝火药物。“甘味”药性质相对柔润平和，因而成为既“缓中”又补肝的最佳选择。

至于用药是甘温还是甘寒？那就得根据病情的寒热属性来定了，不能刻板看待。

五是对“心旺则气感于肝”如何理解？

这个见解原本是唐代孙思邈提出来的，孙氏在《备急千金要方》中论“肝劳”时指出：“肝劳病者，补心气以益之，心旺则感于肝矣”，尤氏借来一用罢了。由此也可以看到，尤氏读书很广，这在当时那样的文化传播条件下，在他所处的社会地位和经济地位条件下，确实是很不容易的。

心旺如何“感于肝”？

孙氏、尤氏都没有再做进一步的详解。

这个问题还得从五行生克去求解。深入分析，不外两点。

其一，无非是说肝心有母子相生关系。子壮不夺母气，让母脏有休养生息的机会，子壮还可护母、助母，心阳旺盛，心血充盈，对肝病的康复是大有助益的，这是一种相感的体现。

其二，肝心还有通过脾来表达的间接关系。心脾有母子关系，心旺则脾健，脾为后天之本，气血生化之源，脾健则五脏六腑四肢百骸都会受益，土沃木茂也是自然之理，这是另一种相感的体现。

因为五脏病大多都是体虚者最容易得，所以在治疗时既要考虑五脏直接的生克关系，还要考虑五脏间接的生克关系，多管齐下，同时并调，才能收到更好的疗效。

好了，有关《金匮要略》"十七句官司问题"就啰嗦到这里。

我的认识是我的认识，不能强加于人，只能提供参考。在座各位如何理解，还得靠自己下功夫去读书，去临证。在借鉴前人智慧中逐渐贯通，在不断临床实践中逐渐觉悟，才能有真正属于自己的心得体会。

为什么要"不以圣训为结论，而以圣训为参考"？

《金匮要略》中，有不少与临床密切相关的具体学术问题，如：救表救里先后缓急的选择问题，下利复用下法的标准问题，"死脉""死证"问题等等，到底应该如何看待？因为是圣人论断，所以对后世学习取用的态度影响极大。是一成不变、照搬套用好？还是联系实际、活学活用好？也是很值得探讨的。

关于"救表救里"先后缓急的选择问题。

"救表救里"先后缓急选择，是治疗表里同病时必然面对的问题。表里同病，矛盾错综交织。选择正确，矛盾迅速化解；选择错误，矛盾迅速加剧。关系十分重大。

这是个有一定难度的特殊问题，但并不是什么难得一见的稀奇问题。在现实临床中，经常都会遇到，甚至可以说天天都会遇到。

《金匮要略》在《藏府经络先后病脉证》篇中指出："病，医下之，续得下利清谷不止，身体疼痛者，急当救里。后身体疼痛，清便自调者，急当救表也。夫病痼疾加以卒病，当先治其卒病，后乃治其痼疾也"，这和《伤寒论》第 91 条的主症是非常相似的。只不过少了《伤寒论》所提供的"救里，宜四逆汤；救表，宜桂枝汤"两个参考答案。

认真看看《金匮要略》这段文字的内容。是不是在救表救里的先后顺序上前后有点矛盾？好好学学原文，认真思考一下看看，确实存在这个问题。

段末的总结讲得明明白白，"病痼疾加以卒病，当先治其卒病，后乃治其痼疾"，但前面的正文在"救表""救里"的先后顺序上，却并没有按照这个原则办。

所谓"痼疾"，简单地讲，就是久治不愈的老毛病。深入考察一下就会知道，这类病症大多是体质虚弱，又气血痰湿瘀毒交织，矛盾盘根错节的内伤杂病。

所谓"卒病"，指的是一切突然发生的新病。这类病症大多是六淫邪气伤人所导致的外感病。

仲景这话是说：有老毛病的人，如果又突然感受邪气，患了外感新病，就应当先治外感，待外感基本痊愈后，再治原来的老毛病。这是内伤而兼外感的基本治疗原则。当然，“新病”不等于只是“外感病”。饮食、外伤、情志剧变等也可以形成“新病”。但仲景在《伤寒论》《金匮要略》中所论，主要指的是“外感病”。

文中所说“下利清谷不止”和“身疼痛”到底哪个是痼疾？哪个是卒病？

要弄清这个问题，首先得弄清“病”的性质。

一病就见“身疼痛”的，肯定是外感病。

外感风寒表证的核心病机是营卫失和。在这样的情况下，出现肌腠层次的身疼痛，是最常见的临床症状。排除跌打损伤、过度劳累等影响因素的突发性“身疼痛”，其临床诊断价值和“有一分白苔便有一分表证”的意义相似，是诊断有无表证的一个重要症状指征，也可以说“有一分身痛，便有一分表证”。

既是外感表证，就应该解表嘛？什么人会那么胆大妄为，胡乱攻下？

很显然，只有庸医才常常扮演这样的“傻大胆”。

但话又说回来，无论水平低到什么程度的庸医，用下法总得有点依据吧？不可能人家原本就便畅甚至便溏他还去下。庸医治病的特点就是头痛医头、脚痛医脚地对症状治疗，“妄用下法”必然也是因为有看似可下的便秘一症，他才会把假象当真情，认为该用下法。不见便秘而用下法，借给庸医十个胆，他也不敢那么做。可以肯定，这“病”一开始必有便秘！

病家医家大多都认为，外感风寒应该是发热、头身痛、咳嗽、喷嚏、流清涕这类症状，这是最起码的公知公识，怎么会有便秘呢？

公知公识并不等于真知真识，不少属于浅见陋识！临床上，疾病的表现形式复杂得很。可以说是千奇百怪。只知公知公识，不知特殊表现形式，那就是少见多怪！

可以非常肯定地讲，外感风寒不仅可引起便秘，还可引起腹泻，而且随时可见。这两种情况大多都发生在体质比较虚弱的人身上。

寒邪直中而下趋则泻，正气不足是内因，是根据；寒邪侵凌是外因，是条件。《伤寒论》第32条由“葛根汤主之”的“太阳与阳明合病者，必自下利”即是此证。喻嘉言逆流挽舟法所用《太平惠民和剂局方》人参败毒散针对的也是同一证型。这种人大多肺脾肾阳气都相对不足。

寒郁表闭，肺失宣降则秘。肺与大肠相表里，肺气郁闭必然导致肠道气郁津闭，而发生便秘。仲景在《伤寒论》第56条就已经明确指出过这个问题，而且给出了“其小便清者，知不在里”的鉴别诊断要点，还明确了“当须发汗”的治疗原则。由此可见，很多病症是具有牢固稳定性的，时空相隔近两千年，这样的病例依然随时都能见到。如果再加上现代滥用、过用的抗生素，那就更是便秘难解，粪球坚结，形如羊粪。但仔细问诊可以知道，这类便秘大多是前硬后软或先硬后溏。庸医不明真相，一见到便秘就简单认定为阳明热结，胡乱运用下法。这样的误治现象也古今相同，比比皆是，真是令人感叹唏嘘！这种便秘是下不得的，一下就洞泻不止。

不过，话又说回来。高热、神昏、出血、二便不通这类症候，都是临床急症，最容易令医生和患者惊慌失措，导致乱中出错。所以，误下还不一定只是庸医才犯的错误，就是医理通达，经验丰富的“明医”也有看走眼的时候。

所不同的是：庸医即使误治了也不知道自己在犯错误，反而常常怪罪患者，病情太复杂了！太难对待了！便秘才打通，又下利清谷不止，真是麻烦之至！庸医的解救方法很可能是一见拉肚子就用葛根芩连汤、香连丸、白头翁汤之类方药去雪上加霜。再不行，干脆全方位运用收敛固涩方药去蛮力堵漏。“明医”犯了错误会迅速自省自悟，所误不深，而且能迅速找到纠偏改错的有效方法。这就是庸医、“明医”的区别。

说明一下。这儿用“明医”而不用“名家”“名医”，那是因为“有名”不等于“理明”，“名满天下”不等于“理明术精”。不排除有的人混到“名医”“名家”仍然是理论上一窍不通的庸医，现实生活中这样的怪象依然存在。所以与庸医区别的应该是“明医”。只有明理知用，才能术高技精，才是真正的好医生。

这样看来，“下利清谷不止”和“身疼痛”都不是痼疾，而是卒病。“下利清谷不止”是误下造成的卒病，“身疼痛”是新感引起的卒病。

从表面看，这认识好像并没有错。但稍微用心思考一下就知道，这儿所指的“病”者，是不耐攻伐的羸弱体质患者，体质羸弱正是这类患者特有的“痼疾”。不然，怎么会一“下”就“下利清谷不止”呢？如果患者是一个身体强壮的人，偶因误下导致腹泻，一般不会很严重，大多表现为腹泻一两次就自然停止了。有的甚至拉都不会拉，便溏几次就没事了。更有甚者，连便溏都不会发生。只有体虚的人才会一发而不可止。可以比较肯定地讲，这个患者平时就是个容易拉肚子的阳虚之体！“腹泻”就是他的“痼疾”，只不过这次由误下引发的“痼疾”，表现形式比平时就容易发生的腹泻更加严重，既洞泻不止，又完谷不化。

仲景谆谆告诫：中医治病，不能仅仅只是盯住病，更重要的是深刻认识患者的体质水平！凡体弱患者，即便是普普通通一个外感病，也不能简单运用解表的方法去进行治疗，而一定要兼顾体质特点。通过扶正解表，才能收事半功倍的良好效果。如果体虚而又有杂病在身，那就更要小心权衡轻重缓急了。

仲景还谆谆告诫：外感而又兼杂病时，一般情况下，都应该先恢复人与自然息息相通的生理关系。这是治疗一切病症的大原则、大前提。

为什么在解决因误下而导致的“下利清谷不止”这个问题时，却不遵守这个原则呢？并不是先去治外感病，而是先治由误下引发的“痼疾”呢？

那是因为“下利清谷不止”可不是一般消化吸收不良的腹泻，而是既清稀如水，又洞泻不止，还完谷不化，吃什么拉什么的严重腹泻。和寒郁表闭，脏腑阳气受困，不能伸张布运所致的葛根汤、人参败毒散证那种腹泻性质不同，这是心肾脾胃遭受破坏性误治后，阳气严重受损所致！这种情况下，四肢也一定冰凉。必须采取紧急措施纠偏改错，以防脏腑阳气内溃，根本动摇，发生更险恶的变化。所以《伤寒论》提出的救误方案是“四逆汤”。只有运用这样的强有力措施来扶阳培元，才能有效纠正误下的破坏性影响，才能确保机体内环境稳定，从而为后续治疗奠定良好基础。

在“下利清谷不止”的情况下，如果不先固守阳气，安定中气，解表的方案也无法实施，患者极有可能是一喝药就呕吐，一发散就气液两亡。如果不先挽危救亡就贸然解表，那就有可能把原本还可挽回的误治变证，医成难以挽回的坏证甚至绝证。所以《呕吐哕下利病脉证治》篇也强调：“下利腹胀满，身体疼痛者，先温其里，乃攻其表。温里宜四逆汤，攻表宜桂枝汤。”

下利是一个临床十分常见，最容易造成气液大伤，甚至气液两亡的严重症候。凡元阳大虚的病症，必须先强根固本、守护正气，才谈得上后续其他治疗方法的运用。下利是如此，其他病症也是如此！

如果救里之后仍“身疼痛”，表证就仍然存在，外感病问题就没有解决。对这种下之则“下利清谷不止”的虚体而言，表证一日不解，不仅患者恶风寒、头身疼痛、纳呆脘闷、倦怠嗜卧等症状不能得到解除，而且还有继续发展变化，使病情重归复杂化，甚至重入险境的可能。

治表里同病，先治表、后治里是一般原则。先“救里”、后治表，是在元气衰败、精血津液涸竭这类根本动摇的特殊情况下，挽危救亡的应急措施。

仲景在论述中，用“急”“救”这么紧迫、这么严峻的措辞，是强调对体弱患者，尤其是经过破坏性折腾的体弱患者，得高度重视，处处小心，以免大意误事，粗心酿祸！

举个寒郁便秘的典型例子，和大家共同分享。

我刚参加工作不到三年的时候见过一个病例：一个二十来岁川东小青年，少年时期曾患结核病，服过两年异烟肼，还用过三个月链霉素。后来患便秘七八年，大便燥结如羊粪，时发时止，一复发就得持续十来天。又是吃药，又是用肥皂塞肛，又是喝生菜籽油，又是夏吃南瓜、冬吃红苕。每次到底是怎么折腾好的，他自己都说不清楚。

病发时解便痛苦万分。每次努责至肛裂，粪球小如羊屎，难以排出。不得已只有自己用手指慢慢抠出数粒，才能渐渐松动，大有上一次厕所受一次刑的感觉。

曾服中西药甚多，中西医大多都开润肠通便药，甚至通腑攻下药，都一服就通、就痛、就泻，可是隔不了几天又会复发。一米七几的个子，体重还不到50公斤。

那时一般人都没有条件外出求医，只有个别实在受不了病痛煎熬、忍无可忍的患者，才砸锅卖铁，异地求医。小伙子就是这种痛苦难耐，不得已千里寻医的苦难深重患者。他带着微薄的盘缠，从川东赶来成都向中医求助。

那时的中国，又没有个体行医者，公立医院也数量有限，成都中医学院附属医院是当地最好的，也是唯一的中医院。

那时医院没有专门的导医咨询台，只有挂号室。询问挂号员他适合挂哪个医生的号，挂号员就给他介绍了一位特别喜欢用滋阴药的老师。

那时的青年中医，都有一个培养过程。门诊一般都是一个安放三张诊断桌的大诊断室，由一位老年或中年医生带着两个青年中医看病，称为带诊带教。操作各自独立进行，但青年中医有问题可以请教带教医生，甚至可以把自己看不了的疑难病人转给老师看。住院部则是一个有经验的老师带着至少三五个青年医生共同诊治，边看边讨论。我作为刚参加工作不久的青年中医，正好被安排在那位善用滋阴药的老师门下，在他的指导下开展门诊工作。

那位老师认为患者便秘是阴虚火旺造成的，就给他开了知柏地黄汤加天冬、麦冬、玉竹、石斛之类的药。吃了几剂，效果不明显。

老师又调整思路，认为他不是个单纯阴虚，而是气阴都不足，给他换成济川煎加二地、二冬之类的药。吃了还是不见好转。

这对一个贫病交加、千里求医、连跑两趟都毫无效果的患者来说，无异于雪上加霜！第三次就诊时，小伙子在述说病情过程中，竟然失声痛哭起来。

我这个人，大概是从小看人间苦难太多的缘故吧，外表刚强，内心却很脆弱，最听不得别人诉说悲情，看不得别人伤心落泪。眼见堂堂七尺男儿因病痛折磨伤心流泪，我的眼睛就潮湿模糊。

第三次的方和二诊时相似，老师安慰他不要难过，说这种病的治疗原本就不是几剂药能好的，并鼓励他一定要有信心。拳拳关爱之情令人感动。

患者离开诊室后，我以上卫生间为名，尾随而去。出诊断室后快步追上他，给他建议说：这么远都来了，不妨再多找几个老师看看，并介绍他去找冉品珍老师。但冉老的号不好挂，从来都是头天晚上就得排队。临时去是挂不到的。我因两年前冉老治好了困扰我十多年的腹泻，就经常去冉老那儿闲坐闲聊，在陪伴老人孤独寂寞时光的过程中，既学到了不少宝贵知识，还慢慢建立了亲近的师生感情。于是厚着脸皮去找冉老给那小伙子加了个号，并告诉小伙子：无论服药后有效无效，下次来时，都记得把处方带来给我看看。

一周以后，小伙子回来了，站在诊断室外满面笑容地向我招手。我出来后，他激动地连声说：我的大便完全好了！完全好了！然后把冉老的处方交给我。又从身后的布袋里提出个金黄的南瓜，双手捧着送到我面前，说是没有什么感谢的，让我尝尝他自己种的南瓜。

我很感动地收下了他的这份真情。冉老的处方是桂枝汤去芍药，加红参、炒白术，实际上是个桂枝汤合理中汤的结构，而且桂枝、生姜用量较大，都是30g，其他药都只10g左右。

大便如此燥结，怎么还敢用桂枝汤？而且还去了养血柔肝的药，加了益气温燥的药。这样的化裁，令人百思不得其解。更令人震惊的是，竟然收到如此神奇的效果。当时既没看懂，更没想通。事后和冉老聊天，也没正儿八经向冉老问过这个问题，因为冉老在三年困难时期有惨痛的遭遇，性格变得很孤僻，从不喜欢谈医论道，更不喜欢议论人生。大多数时候是默默抽着旱烟，临窗静坐。偶尔心情阳光的时候，也说几句市井笑话。我每次去他那儿陪他静坐或聊天，都很知趣，尽量多聊让他心情轻松的逸闻趣事，不纠缠着老师谈医论道，以免惹他心烦。

为了对这个问题求得解答，想到冉老对《伤寒论》《金匮要略》都功力深厚，于是重温这两部经典，才在《伤寒论》第56条中找到“当须发汗”的标准答案。

在《伤寒论》中，桂枝汤虽也属发汗方，但主要是通过温通心阳、调和营卫来达到汗出病解目的，而不是最具代表性的发汗方。真正体现发汗法最典型的代表方还是麻黄汤。冉老为什么不用麻黄汤而用桂枝汤呢？

后来在不断学习和不断临床历练的过程中，才渐渐明白了冉老用方化裁的所以然之理。

首先，患者虽然年轻，但却曾经大病，素有宿疾，是一个元气不足的虚体，单一强力发汗，必致气阴两伤，得不偿失。

其次，冉老所用桂枝汤已不是仲景所用桂枝汤，最大的区别就在于：仲景所用桂枝汤是结构完整的全方，而冉老所用桂枝汤是经过化裁的桂枝汤。在经过化裁后的方中，桂枝、生姜用量较大，可以满足“当须发汗”的要求。同时还去掉了阴柔酸收的芍药，增加了补益元气的人参和健脾燥湿的白术。正是为了通过有效强化脾胃气化，更好发挥益气托邪之功，以助桂枝发散解表之力，故能收神奇之效。

这个案例既不是单一实证，也不是单一虚证，而是虚实兼夹病证。导致便秘的核心病机是气血两亏而又表里气机郁闭。桂枝汤合理中汤，既温通心脾阳气，以开启五脏六腑气液流行之机，又发散肺卫风寒，以开解人与自然息息相通的表卫气机，使全身各个系统都能积极参与到托邪解表，促进气血津液流行敷布的综合工程中来，迅速恢复人体内外相通，脏腑互生互济，气血津液布散流行的常态，不治秘而秘自解，不通便而便自通。治疗着眼点不在直接补充肠道津液，而在促进肠道自身气血津液的充沛盈溢。

不懂不知道，懂了吓一跳。其用意之精妙，用药之精巧，化裁之精微，真是令人五体投地！

对经典的认识，对明师的崇拜，正是在临床实践过程中这么慢慢累积而来的。

关于“下利”复用攻下的问题。

本已“下利”，为什么还要再用攻下？复用攻下的标准是什么？

在《金匮要略》中，同样是下利，既有一开始连桂枝汤都严格禁用，而要求用四逆汤先救里，然后才能用桂枝汤救表的。也有正在下利，还要求继续运用攻下方法治疗的。

如《腹满寒疝宿食病脉证治》篇的“下利不饮食者，有宿食也，当下之，宜大承气汤”。

再如《呕吐哕下利病脉证治》篇的“下利，三部脉皆平，按之心下坚者，急下之，宜大承气汤。”

“下利，脉迟而滑者，实也，利未欲止，急下之，宜大承气汤。”

“下利，脉反滑者，当有所去，下乃愈，宜大承气汤。”

“下利已差，至其年月日时复发者，以病不尽故也，当下之，宜大承气汤。”

“下利谵语者，有燥屎也，小承气汤主之。”

这六条所讲下利，都是温不得，补不得，更收敛不得的。

其实，大家在初学中医的时候，就已经讲过了，“下利”一症和其他“症候”一样，是有多种原因，多种不同性质，多种不同证型的，并不全是虚寒证。有风寒下利，有虚寒下利，有食积下利，有湿热下利，还有热结下利，涉及多种疾病，可分多种证型。临床治疗时，就像不能一见咳嗽就去止咳，一见瘙痒就去止痒，一见疼痛就去止痛，一见出血就去止血，一见发热就去清热，一见眩晕就去平肝，一见腹胀就去行气，一见呕吐就去降逆一样，千万不能一见下利，就去清热解毒，或是涩肠止泻！有的腹泻清得止得，有的腹泻清不得止不得！

现代中医教材对包括下利在内的临床常见病症，都进行了按证型分类的归纳讲解，理法方药俱备，脉络相当清晰，既方便学习，也方便运用。很多人学了用不来，用不好。造成这种后果的原因很复杂，或因为讲的人没把理讲透，学的人没把理学通，所以造成对中医诊疗标准、诊疗原则不敢信、不敢用的学用两离后果。这不能责怪编教材的做法错了，更不是用教材的传承方式错了！而是错在教和学的人功夫没下够，这才是问题的本质！

讲这话不是替教材文过饰非。教材有缺点，但教材绝没有不该编、不该用的错误！如果把这样的后果怪罪在编教材、用教材上，那就是糊涂人说糊涂话。大家不要因为现在有一种否定教材的舆论，就跟着瞎起哄，认为教材学不得、信不得、用不得。教材在内容系统化、知识条理化、概念标准化、语言现代化方面是做出了巨大贡献的！

大家注意看看。在这六条下利复用攻下的条文中，所讨论的病情有一个共同特点，那就是都是“实证”！也就是说，不能因为下利最容易造成精神疲乏、全身有气无力等症状，就简单把腹泻定性为虚证。腹泻也有实证存在，有的还是大实证。

既然是实证，就一定有实证的判断依据。从仲景提供的主症、主脉看，主要有下利不食，下利脉平而又心下坚（这指的“胃痞塞胀满”），下利脉迟而滑，下利脉反滑，下利瘥后对应年月日时而发，下利谵语等诊断依据。

前五种情况都是用大承气汤，似乎都与饮食积滞有一定关系，最后一种用小承气汤，明确指出是肠道燥结所致。

临床上是不是可以根据《金匮要略》提供的主脉主症照搬套用，一见下利不食，或下利脘痞，或下利脉滑，或下利谵语等情况，就用攻下的方法去进行治疗？

我的回答是：除了扁鹊和仲景外，其他任何人都绝对不行。

因为传说扁鹊的眼睛具有比今天的医用X光机还强的透视能力，今天的医用X光机还没有穿墙透壁功力，扁鹊的肉眼却能做到。信不信由你，反正司马迁讲得就有那么神乎其神。我的智慧和见识都不够，所以从来就没敢信过。

仲景是《金匮要略》一书的作者，白纸黑字，他就是那么记录的，不信也得信。

但参考一下《伤寒论》就会知道，就连仲景本人也绝不是以一脉一症来定性的！在《伤寒论》有关下利的七十余条、一百多处论述中，内容就详明得多，大多都有脉有症还有方。这就说明，要学好《金匮要略》，得首先学好《伤寒论》。两书原是一书，伤寒内容在前，理当详论；杂病内容在后，前面已经详细讲过了，后面点到即可。不学好《伤寒论》，只就《金匮要略》论《金匮要略》，那就真的成了管窥蠡测。

任何疾病的虚实，都与年龄、性别、体质、精神、病因、病性、病程紧密相关。对病性的虚实鉴别，应放开眼界，把中医的基本知识拿来综合运用，而不能简单比对书本。包括经典在内，任何书本都只能讲基本原则，讲粗线条。任何疾病都变化万千，得具体情况具体分析。

这样做会不会有悖经旨？有违圣意？

绝对不会！

任何经典都只能是示范性举要，不可能把临床无穷变化全罗列出来。果真那样做，就不是在给人以规矩准绳，也不是在给人以巧，而是在授人以“愚”。包括仲景在内的所有圣人，都不会干这样的傻事情。他们特别强调知识的活学活用，都极力主张学习的人到知识海洋里去沉潜涵泳，都认为只有通过反复练痛筋骨、反复啃沙呛水地艰难拼搏，才能练成追波逐浪、挺立涛头的弄潮高手。

对实证下利应从以下几个方面去进行分析判断。

其一是始发病因。需要用攻下法治疗的实证下利，大多都与饮食失调有关。或多食成积，如食积、肉积、瓜果积，甚至因积成石，如柿石症，都是典型例子。对有过暴饮暴食近况的患者，尤当多一分警惕！或长期嗜食浓酒肥甘，积渐而成痰湿下利或热结旁流的似利非利，尤其应当考虑酒肉嗜好因素的影响。

其二是病程长短。需要用攻下法治疗的实证下利，一般都是突发性的，病程相对较短。当然也不绝对，对应年月日时而发的休息痢就是例外；食积也可造成积滞一日不尽，泻利一日不止的久利；痰湿下利也病程相对较长，因为贪杯嗜肥的人，常常管不住自己的嘴巴。但这两类情况都相对较少，不能代表一般。

其三是体质强弱。实证下利，强体多于虚体，中年多于老幼。体质较好的人，吃喝相对胆大，少有顾忌，容易发生多吃乱吃的情况。平时就肠胃功能不好，容易腹泻的人，稍有不慎，就旧病复发。这种人，吃喝都相对比较小心谨慎，反而不容易出意外。老人、小孩常常不知饱足，因贪吃而积滞下利的较多，但更多的是虚实夹杂者。

其四是主要脉症。实证腹泻一定有实证的依据。《伤寒论》《金匮要略》中提供了不少这类证据，如：身必重，或脉迟，或脉滑，短气，嗳腐，脘胀腹满而痛而喘，不欲饮食，潮热，手足汗出等。结合后世医家的总结和自身临床所见，这种腹泻大多拒按、拒压、拒揉。吃多了沤在肚子里，就会热邪内蕴蒸腾而烦闷发热，小儿可以表现为高烧百药无效，成人大多表现为四肢热而汗出。

其五是脉症真假。大实有羸状，至虚有盛候，这是辨识急重病症的精辟总结。茵陈蒿汤证、大柴胡汤证、大承气汤证都可能发生的热结旁流，可见脉迟困顿，是实邪中阻所致；礞石滚痰丸证的下利黏液不爽，可见脉伏如绝，精神困极，严重畏寒，是痰浊闭阻三焦气机所致。

攻下是中医治法中的强悍方法，正确运用可建起死回生之功，误用则有大伤气阴，甚至动摇根本的严重危害，运用尤宜小心谨慎！下利复用攻下，那就更应慎之又慎了！必须在确诊为实证的前提下才能施行，草率马虎不得，切不可因为是圣人法则，就简单照搬书本！

如何看待《金匮要略》中所论“死证”问题？

不少人认为，既然是经典下了“死证”结论的，那就等于是终审判决，必死无疑！

按照这种“经典言死必死”的模式理解，是不是经典没有言死的病症，就一定不会死？

哪能这样读书哦！按照这种没把作者灵魂读活、先把自己灵魂读死的方法去学《金匮要略》，开篇就把人种读灭了。《脏腑经络先后病脉证》篇有“客气邪风，中人多死”之说，岂不成了“各种邪气伤人，多半会死”的经典结论？那还了得呀！医学还有多大价值？完全成了可有可无的点缀嘛！要有何益？不要何害？

请把上下文读完了再发言，人家紧接着再进一步深入阐发：“若人能养慎，不令邪风干忤经络，适中经络，未流传脏腑，即医治之；四肢才觉重滞，即导引、吐纳、针灸、膏摩，勿令九窍闭塞；更能无犯王法、禽兽灾伤；房室勿令竭乏，服食节其冷、热、苦、酸、辛、甘，不遗形体有衰，病则无由入其腠理。”

圣人教导：只要饮食、起居、行为处处小心，就连患病的可能性都没有。感受了邪气也不可怕，只要有防微杜渐的思想，及时进行救治，病情就不会向纵深发展，也就没有加重的可能性。

圣人教导意蕴深长，后面还省掉了不少内容，那就是：如果饮食、起居、行为违背自然规律，用今天的术语讲，就是不按科学方式生活，那就很容易染病，甚至染上大病重病。如果染上了疾病不进行及时有效的医治，那就有可能轻病演变成重病，小病演变成大病，普通病演变成疑难垂危病症。如果再加上误诊误治，而且一误再误，那任何原因的病症都有可能要了人的小命！

“客气邪风，中人多死”这句话，原本是警示语，包含的就是刚才所讲的这类意思。如果误读误解成论断语，以为圣人强调“外界邪气伤人，大多都会致人于死”，那就真的是冤杀圣人了！

《金匮要略》阐述病症诊治的共22个篇章，讨论到死证的将近30处，涉及死证的只有11个篇章，还有一半篇章所讨论的病症没有关于死证的论述。是不是那些没有讨论到死证篇章中的病症，都是不会死人的病症？

当然不是！

任何病症，只要病情发展超过了可救治的客观限度，就难以挽回。即便是普普通通的外感病也是如此。如果不去开宣表卫，而是误补误下，一误再误，那就有可能成为难以挽回的坏病。

《金匮要略》讨论到的“死证”，肯定是问题严重的危重病症，但并不等于就必死无疑。所以，严格地讲，“死证”不等于必死的“绝证”，而是有较大临床风险的危重证。

一些已入危局的病症，只要抢救及时，救治方法正确，患者又能从服药到饮食起居都严遵医嘱，那么，病情脱离险境，转危为安，也不是完全不可能。关键在施救时间是不是及时，施救方法是不是正确，患者配合度是不是良好三要素上。尤其在今天这个两种医学并存，救治措施日益精进的时代，更有可能创造出挽危救亡的奇迹。

那《金匮要略》所论“死证”，还有临床参考价值吗？

当然有！而且意义重大！

《金匮要略》所论“死证”，不是无凭无据的猜测假想，而是临床积累的真知灼见，今天仍有很高的临床参考价值。最重大的意义就是通过学习“死证”，懂得“死证”为什么会有危险的所以然之理，掌握判断危重病症的要点和救治方法。

《金匮要略》一书中，与“死证”相关的诊断要素有：脉象、肤色、眼睛、呼吸、咳喘、二便、吐利（吐脓、利不止）等多种。

我简单做了个分类归纳，大致可分为以脉象异常为主的危重证、以肤色异常为主的危重证、以呼吸异常为主的危重证、以二便异常为主的危重证、以眼睛异常为主的危重证几类。

在论述“死证”时，基本上都是多种要素同时并见才有诊断意义，很少以孤症断生死的。

由于时间关系，今天在这儿，就重点讨论以脉象异常为主的危重证，其余各类危重证的所以然之理，就只能蜻蜓点水式地提点参考线索了。这些讨论见解，属于我个人的理解，仅供参考。不妥之处，欢迎指正！

以脉象异常为主的危重证。

脉学是中医四诊的重要组成部分，是中华先民在长期生产生活中，在长期与疾病斗争中逐渐创造发明的。其理论基础是天人合一、整体恒动。其学术本质，是有诸内必形诸外。

脉诊的运用，早在春秋战国时期就已经很盛行了。据《史记》记载，当时已有了丰富的脉学成果，其后的《内经》《难经》《伤寒杂病论》中所载脉学知识，可以说都是先秦时代流传下来的脉学成果。

脉学创造，绝不可能是一时一人之力所能完成的！脉诊的发展一定是个漫长过程，创造的时代应远在秦汉之前。《内经》《难经》《伤寒杂病论》的作者都不是脉学创造者，而是总结者、使用者、发展者。

战国秦汉间，对脉学的继承是非常认真的，对脉学的发展是非常重视的，这种求发展、求进取的精神，在今天尤其值得学习继承。

今天在继承发扬中医学术的时候，脉诊正在渐渐淡出中医四诊范围。很多医生已经不诊脉了，说在心电图、心脏彩超广泛运用的时代，根本不需要脉诊了。还有人认为，诊脉完全是在装模作样糊弄人。以自己不明为天下不明，以自己不学无术为学术没有价值，真是可悲可叹得很。脉学成果的继承发扬非常令人担忧！奉劝那些想要通过投机取巧快速收获名利的人，对脉诊，你可以不学、不用，但不能信口雌黄，否定它的价值。中医脉诊至今仍有很高的临床价值！你不会运用，不等于它的价值就不存在。

先就书讲书。

如《金匮要略·脏腑经络先后病脉证》篇在讨论“寸脉沉大而滑，沉则为实，滑则为气，实气相搏，血气入脏即死，入腑即愈，此为卒厥，何谓也？”这个有关“卒厥”的“入脏”“入腑”判断标准时，明确指出：“唇口青，身冷，为入脏，即死；如身和，汗自出，为入腑，即愈。”而不仅仅只是脉象。

在讨论“脉脱，入脏即死，入腑即愈，何谓也”这种高危脉象临床意义时，明确指出：“非为一病，百病皆然”，这就是脉脱的重大临床诊断价值所在。而且还举了个临床最常见的，看似寻常的例子：“譬如浸淫疮，从口起流向四肢者可治，从四肢流来入口者不可治；病在外者可治，入里者即死”。

这段文字的内容很费思索，像是在通过虚实对举讨论脉象和“死证”的关系问题。“脉脱”之前的内容是实证，“脉脱”之后的内容是虚证。但“卒厥”和“脉脱”在临床上并不是截然分开、互不相干的虚实两种症候，而是常常交叉发生的。“卒厥”时可见“脉脱”，“脉脱”时可发“卒厥”。所以，上下文应当联系起来思考。如果截然分为两个毫不相干的问题，那上下文都存在难以说清道明的学术矛盾。只有上下文联系起来加以解读，才能情顺理通。

突然昏迷的“卒厥”是个实证例子。条文明确指出：脉象虽沉，但脉体粗大，搏动有力，往来流利。那就不是元气衰竭的表现，而是既邪盛于里，又正气未大虚，邪正相争，气机紊乱，导致气血运行逆乱所致。病症本质不是阴竭阳亡的虚证，而是情志激变或邪正剧争、气血骤乱的典型实证。

需要说明的是：“寸脉沉大而滑”当是“卒厥”发生之前的脉象，而不是卒厥发生之后的脉象。如果“卒厥”发生之后仍“寸脉沉大而滑”，就说明虽邪盛于内，但气机未闭，神机未息，就不会出现“唇口青，身冷”的“入脏”症状特点，更不可能有“即死”的严重后果发生。

实证的“卒厥”一旦发生，就意味着气机完全闭塞了，伴随而见的是神智呼吸都暂停，脉象自然也会隐伏不见，而出现“脉脱”的假象。由此可见，“脉脱”非虚证所特有，实证而致昏厥者也时或可见。

实证而忽然昏迷不醒，表明气机因逆乱而闭塞，生命信息中断，那也不是小问题。

这样的病症，发展归宿有两种：一是生机窒闭不开的真正暴死，一是生机闭而复开的假死。

决定真死、假死的要素是什么？

仲景讲得清清楚楚：是病情的发展趋势，“入脏即死，入腑即愈”。实邪导致五脏气机闭塞、升降出入机息而“卒厥”的，凶多吉少。实邪导致六腑气机闭塞、升降出入阻闭而“卒厥”的，虽重不危。

“入脏”“入腑”怎么判断？这是问题的关键所在。

《金匮要略》在讨论实证时已经明确指出：“唇口青，身冷，为入脏，即死；如身和，汗自出，为入腑，即愈”。这就是仲景提出的重要参考答案。

五脏藏精气而不泻，为元神潜纳、气血养息、阴阳化育的窟穴，而不是邪气进出的通道。一般情况下，脏中阴阳平衡，气血充盛，元神固守，邪气是进入不了的。只有在邪气盛极，或正气衰极的情况下，病情才有可能波及五脏。病入脏之时，便是机体自我防卫能力完全崩溃，脏真之气无力自守而溃败之时。在这样的情况下，无论是邪气的入侵，还是真气的衰败，都必然导致元神不守，精气败亡，阴阳离决，根本动摇，所以后果严重，凶多吉少，故谓之死。

六腑传化物而不藏，是邪气出入进退的通道。如果邪气不入脏而入腑，那就说明五脏即便有所损伤，但气血充盈，阴平阳秘，元神固守之势尚未动摇，机体自我防卫体系仍牢不可破。实证者，邪无可乘之机，相持不下，只能败而退走。虚证者，阴精未绝，阳根未断而有复萌之机，气有重续之势，“入腑”正是机体驱邪外达，或阳回气生的表现。所以，入腑的病症病情虽凶不险，虽重不恶，救治得法，就会转机立见。

以“脉脱”论生死，明显是与条文前半段的以“寸脉沉大而滑”论“卒厥”对举，是个虚证例子。一切疾病，如果在发展演变过程中，忽然出现“脉脱”现象，是病情发生重大变化的征兆，那就值得引起高度重视。

什么是“脉脱”？

“脱”是脱离、丢失的意思。脉脱的临床表现大约可分三类：

一是原本存在的脉象，在病情发展过程中，忽然不见了，诊不到脉了，这种现象就叫“脉脱”，是特指脉象消失而言。

二是脉象忽然暴出，浮大空虚，按之全无内应之底气的无根现象，也称为“脱脉”。是特指脉象与机体元气相脱离而言。

三是脉象具体表现特点并不是完全不见，而是脉的搏动力度、速度、浅深度、神气骤然大减大衰或大增大加，出现微细如绝，甚至隐伏若无或空虚洪大无伦等可能发生脉脱的先兆。

“脉脱”现象既可出现在元阴元阳大亏、根本动摇、阴阳离决的大虚大险病证中，也可出现在邪气盛极而闭郁的大实证中，还可能出现在既正气不足又邪郁气滞的虚实夹杂病证中。

所有脉脱都有一死一生两种归宿：“入脏即死，入腑即愈”。

虚证的“入脏”“入腑”如何判断？

作者以脾湿蕴结所致的浸淫疮为例，作了最浅显明白的说明：由口腔向四肢发展的，治疗效果较好；由四肢向口腔发展的，就预后不良。

“浸淫疮”，民间俗称“黄水疮”，是湿邪郁遏形成的渗出性、瘙痒性皮肤病，容易形成大面积浸渍发展，以四肢头面为多见。就这么个皮肤病，治起来也是很麻烦的，弄不好还有可能夺人性命。是吉是凶，得看病情的发展趋势，是由外周朝着体内向心性发展，还是由体内朝着四肢离心性发展。向心性发展是入脏的征兆，预后常凶多吉少；离心性发展是入腑的征兆，预后多转危为安。

无论实证、虚证、虚实兼夹证，吉凶祸福的判断都是以疾病的发展趋势为要点，“入脏即危”“入腑即安”。所以说“百病皆然”。

在学习仲景参考答案时，首先要明确一点，那就是：仲景给出的参考答案是有前提条件的。这个条件就是“卒厥”或“脉脱”。病情发展到这样的程度时，本来就很严重了，如果再加上参考答案中“入脏”的那些表现特点，就真的有可能必死无疑！反之，如果加上参考答案中“入腑”的那些表现特点，就完全有可能“死”而复生。

在学习仲景参考答案时，还应该明确一点，那就是：答案之中，还有未尽之意。不能只简单读取表面文字，而是要把字里行间的未尽之意读出来，读清楚，读明白，以免一知半解，真相难明。

“唇口青”不只是指嘴唇，“口”字里还包含“舌”字，说的是唇舌发绀、紫绀。如果仅仅嘴唇青紫，舌质依然红活，那就说明心阳未败，病情虽已严重到“脉脱”程度，也未必就是必死之证。

“身冷”，不是一般的恶寒畏风怕冷，而是包括四肢胸腹在内的全身冰凉，胸腹手心尤其是诊断的重要部位。只有胸腹手心都触之冰凉，才是心脾阳气竭绝的真正凶险征兆。如果胸腹手心尚温，那就说明病情虽已严重到“卒厥”或“脉脱”程度，但心脾阳气虽衰而未绝，或许还有一线生机，不可断为必死之证。

在这样的生死一线关头，决定成败的，很大程度上是医生水平。得良医则生，遇庸医则死！因为患者生命垂危，是经不起误诊误治折腾的。

唇舌青紫，全身冰凉，再加“卒厥”，那就是心脾气机完全窒闭、阴死阳绝、脏真之气闭绝的表现，故多难挽回。

唇舌青紫，全身冰凉，再加“脉脱”，那就是心脾肾阳气衰败、阴寒内盛、真阳离绝、脏真之气枯竭的表现，也是很难挽回的。

“身和”不只是指身体温暖，“身”字里还包含“神情”，“和”字里还包含“安稳”。指的是虽恶风寒，却并无胸腹、五心冷透如冰；虽发热，却并无面赤戴阳、躁扰不宁。

“汗自出”，可以是阴阳自和的微汗，也可以是腠开邪达的大汗，但绝不可以是阳气将亡的淋漓冷汗！或脏真之气离散的如珠如油绝汗！

若是腠开邪达的大汗出，当是汗出在前，“脉脱”在后。“脉脱”正是机体竭尽全力鼓动正气与邪气作一决胜负之顽强抗争后，邪气已去，机体也气液大伤的疲困表现。

这种“脉脱”，属汗出脉静之象，常常表现为隐伏如绝，细查可得，并不是完全没有了脉象。

救护要点在以温润之剂气液同补，小心呵护。不可以纯刚无柔的温燥峻剂单补阳气！若以刚燥回阳，则有可能招致阳暴出而阴乃亡的事与愿违悲剧结果。

脉虽脱，但体温正常，神情安定，微微汗出，是阴阳互根关系尚能维系，正气未败，邪气出路尚且通畅的表现；若大汗出而脉伏神静，是邪去正安的表现。都不是必死之证。

实证“脉脱”，大多是痰食瘀毒等实邪闭阻，或情志激变，气机骤然闭塞不通所致。与“脉脱”几乎同时并见的，是突然昏迷不醒。这种现象，或称厥，或称暴厥，或称卒厥，或称尸厥。虽病情紧急，甚至也隐含较大风险，但只要抢救及时，施救得法，这类看似凶险的症候，大多会迅速转危为安。本质上属虽急不危、虽凶不险的重症，而不是“死证”。“脉脱”属假象。司马迁在《史记•扁鹊仓公列传》中记载的扁鹊所治虢太子尸厥，就是个典型案例。

虚证“脉脱”大多是因素体气血虚衰，再加劳累过度，或感受大寒大热，或误用强力攻伐药物，造成大吐、大泻、大汗，终致气液两亡，元阴元阳脱越，随时都与死神相伴的危症、险症。“脉脱”是生命垂危的真象，常常伴有或冷汗淋漓，或手撒尿遗等临床表现。

出现“脉脱”，无论是元气脱越所致的真象，还是气机闭塞所致的假象，都应该积极救治。在今天，救治的方法最好是中西两法兼取并用，西医强心、输血、吸氧，中医辨证论治、阴阳并调。双管齐下，可能更有助化险为夷。

《金匮要略·呕吐哕下利病脉证治》篇所论“下利手足厥冷，无脉者，灸之不温，若脉不还，反微喘者，死”，“下利后脉绝，手足厥冷，晬时脉还，手足温者生，脉不还者死”，这儿的“无脉”也是典型的“脉脱”表现。

既然下利“手足厥冷”，也就是四肢冰凉，再兼“无脉”，又脉象弱极难寻，那就多半不是针对偶尔腹泻而言，而是针对久患虚损病症，忽又泻利不止而言。这是气随液脱、阴竭阳亡的危重表现。

如果能在救治过程中出现脉脱而复还，肢冷而复温，那就是气复还而阳复回的佳兆，说明脏腑真气根蒂未绝，尚有挽回之机。救治的最好方法是灸疗。

不要小看“灸”疗法，在古代，这是中医抢救虚寒性危重证的最有效、最快速措施。中脘、气海、关元、中极、涌泉、劳宫、百会、足三里、肾俞、命门等穴位都可根据病情需要选用。

如果经全力救治仍不能收脉回肢暖的效果，那多半就回生无望了！

在中西两种医学并存的今天，抢救的条件完全不一样了。临床上，遇到高危病症，还是以尽快去看西医急诊为好。要承认西医急诊优势远远大于中医！不要处处都想和西医争地位而大包大揽。这样的人命关天重危病症，你是包不了的，也是揽不得的。

在两种医学并在的今天，还能见到“卒厥”“脉脱”的现象吗？

“卒厥”“脉脱”现象及其相关症候，在现实生活中仍然存在，但中医门诊却难得一见。因为在病情表现这么严重的情况下，患者大多是不会来服中药的，主要是选择看西医急诊。

难得一见不等于绝不可见。在临床病症中，“脉脱”现象偶尔也能见到。作为专业中医工作者，能见到这样的脉症，是应该感到“幸运”的。你没见过“脉脱”的症候，怎么知道“脉脱”的具体表现特点到底是什么样儿？怎么知道“脉脱”现象到底有什么临床意义？怎么知道出现“脉脱”患者还伴有什么其他症状？怎么知道这样的病症到底该如何救治？

实践出真知，百闻不如一见，百见不如一治。只有当你见过了，治过了，你才会有真实的体会和收获。所以我说，见到是“幸运”，治过更是难得的“幸运”。我既见到过“卒厥”，也多次看到过典型的“脉脱”实例。

我见“卒厥”大概就在2015年。一个居民小区里，有个开车的小伙子把汽车停在了小区一个单元的出入口，单元里进进出出的人都很不方便。门卫找来车主，在准备移车的时候，正好碰上单元里一位古稀老太太出来，老人就大声责备车主不应该把车子停在那个位置。老人责备青年人，就像责备自己的子女一样，很随便，年轻人听了就自己忍受了算了嘛！何况你停车时本来也欠考虑啊！

没想到小伙子也满肚子不高兴，和责备他的老太太一碰就燃，大声吵了起来。一激动说话就不知高低轻重，他回应老太太说：“你还那么又凶又恶地做啥子嘛！都快要死的人了。”

这话刚一出口，没想到那老太太就气得“啊”地大叫一声，仰面倒地了。门卫和小伙子以及邻居赶忙去帮助老太太，想把她扶起来，谁知老太太却脸色铁青，口唇青紫，四肢冰凉，呼之不应，昏迷不醒，搬动不得，于是紧急拨打120。120到来之后，现场紧急抢救，毫无效果，当场就宣布死亡。老太太因怒气攻心，心气骤闭而亡。这就是现实版的“卒厥”，而且是入脏即死的严重案例！

现实版的“脉脱”我也见过哦！

大概是2005年初秋时节吧，有一天，从学校一个分院办公室门口经过，在里面值班的一位年过半百的分院领导高声招呼我：“宋老师！宋老师！”

我停步问她：“这么激情呼叫，想必有什么好事哦？”我们都是一个专业毕业留校的，她比我高一个年级，平时见面也打打招呼，但真的就没见她这么热情过。

她说：“哪里有啥好事哦！是想麻烦你帮我把把脉哟！”“我的脉这两天怪得很。找了几个老师帮我把过，都没认出是什么脉象。我担心是不是身体出了什么问题哟！”

看那神情，不像是在开玩笑，于是就真的坐下来给她把脉。这一摸，把我吓了一跳！根本就没有脉呀！就说：“呃！师姐，上帝咋个给你设计得不一样呢？是天生无脉症。你的脉先天异位，寸关尺都诊不到嘛！可能是亿分之一的怪异结构哦！给你诊脉可能要改诊人迎、趺阳哦！”

她一本正经地说:“莫开玩笑哦！有脉，你再仔细多摸一会儿就找到了。”

听她这么一说，出于职业爱好，我一下子来了兴趣，又重新聚精会神地给她把起脉来。大约把了一分多钟，终于有了发现。那脉细如发丝，大约长2～3mm，时不时地来指下轻轻一触即逝，既无力，又没有节律性。我把脉的状态描述给她听，问她是不是这样的。

她连声说:“就是！就是！”

我问她:“你什么时候发现的？”她说:“昨天在学校开会，我坐在那儿，自己给自己把脉，无意间发现的。以前我也经常自己给自己把脉，完全不是这个样子嘛！这到底是啥子脉哟？”

我说:“这脉我过去也没见过，今天算是第一次见到，谢谢师姐给我这个机会！这脉我虽没见到过，但从古人的作品里却读到过，这叫虾游脉。这个名称生动比喻了脉象特点，是说脉的搏动就像虾在水中一闪一闪游动一样，忽儿来指下用它的触须轻轻一触即逝。”

她紧追着问:“这到底是咋个回事呢？有什么临床意义哟？”

我说:“实话实说。你莫吓倒了哈！根据古人的记载，有重大临床意义哟！”

她迫不及待地追问:“什么意义？”

我没直接回答，叫她伸出舌头看了看。还好，舌体胖瘦适中，颜色偏淡，舌面比较干净。反问她:“你有什么不舒服的感觉吗？比如心累气短、倦怠困乏、四肢冰凉、胸背冷痛、头晕、腹泻、出冷汗之类的症状。”

她说:“什么症状都没有哇！”

我说:“虽然没有症状，也不能大意哟！这脉主元阴元阳大亏，根本动摇。如果发病，可能来势不轻。建议你马上去买两盒生脉口服液，办公室放一盒，今晚睡觉时枕头边放一盒，万一有什么急性发作的不适症状，立即喝两支应急哟！你舌体不胖大，舌质干净，服生脉可能是最佳选择。以后还要花点时间，认认真真吃点补养元气的汤药，不能受凉，不能劳累！”

不幸言中，诊脉后的第二天，她就病了。前前后后吃了几个月的大补元气中药，才渐渐康复。

这个例子就是典型的元气大虚导致的“脉脱”现象。尽管出现“脉脱”时，患者并没有任何不适症状，但严重性问题正在体内悄然发展，所以绝不能掉以轻心！不要因为看见患者还没有出现症状，就以为这是无关紧要的偶然现象，置之不理。或者嘻嘻哈哈，说几句笑话就放过了。说笑话得分场合、分情况。工作之余，讲几句笑话，调侃调侃生活，放松放松情绪是有好处的。但在涉及这类关系他人安危的严重问题时，是不能乱开玩笑的。这种情况下乱开玩笑，那就有可能给患者造成巨大的灾难性后果！

从这个例子也可以看到，“脉脱”不是没有原因的偶然现象，而是具有重大临床诊断价值的病理现象。作为中医工作者，不能不高度重视。

实证的假“脉脱”所主病情，虽然不是根本动摇的危证，但邪气盛极，或情志激变，造成的矛盾错综交织或气机闭塞，病情也是很复杂、很严重的，诊治也很棘手！《史记》中的虢太子尸厥，如果救治不及时，或救治方法不当，虢太子也有可能长睡不醒。

在脉象的预后中，仅仅只有“脉脱”才是病情危重征兆吗？

远远不止哦！

《金匮要略·五脏风寒积聚病脉证并治》篇所论“五死脏”脉象，每一种都是高危病症脉象！

“肺死藏，浮之虚，按之弱如葱叶，下无根者，死。”

肺气将绝的病证，脉象轻取无力，中取仍无力，而且给人中空无物的感觉，沉取几乎就没有了。这是阴血大亏，不能涵纳元气，真脏之气脱越，虚阳即将散亡的表现，属“脉脱”的另一种表现形式，所以定性为“死证”。

“肝死藏，浮之弱，按之如索不来，或曲如蛇行者，死。”

肝气将绝的病症，脉象轻取无力，中取如绷紧的绳索，如果再用力重按，就会紧张得感觉不到它往来的动态；或是紧张得弯曲扭动，极其怪异。这是阴寒内盛，虚阳浮散于外，脏真之气即将竭绝的表现，所以定性为“死证”。

“心死藏，浮之实如麻豆，按之益躁疾者，死。”

心气将绝的病证，脉象浮取全无半点柔和之象，脉的搏动点仅见于关部，所以才有“浮之实，如麻豆”的描述。“实”，指坚硬无柔和之象；“麻豆”，有人说像薏苡的种子，有人猜测是比喻像天麻的种子，至今没有定论。其实，不必追求“麻豆”到底为何物，只要知道这是在形容脉体不能寸关尺三部并见，如李时珍《濒湖脉诀》所描述的，无头无尾，其状团聚“如豆”，跳动较快的脉象特点就够了。这种脉象，叫“动脉”。名称和西医解剖学中的动脉有点混淆，但不是一回事。所主病证是邪气闭阻，阴阳搏结，生命信息不能畅达通行。对于身体壮实的人来说，并无大碍；对身体虚弱的人，可能就潜在危险，见到这种脉象还是应有所警惕。如果越是用力按压，脉搏越强劲急骤，越躁动不安，说明心气窒闭，阴阳搏结越严重，阳气拼命挣扎而始终不能脱困。最后的归宿只有一种，那就是心阳耗竭而亡，故称为“死证”。

“脾死藏，浮之大坚，按之如覆杯，洁洁状如摇者，死。”

脾气将绝的病证，脉象轻取大而坚硬，没有柔和气象，用力中取沉取，则感觉脉体外劲急而内空虚，这就是《金匮要略·血痹虚劳病脉证并治》篇中所论“革脉”。革脉的特点是“脉弦而大，弦则为减，大则为芤”，也就是劲急而中空无物的感觉。革脉的形成机制是体虚而寒邪搏结，故浮取则柔和之势减而成紧张状态，是寒主收引所致；用力按压则脉体宽大而内空，是精血亏虚所致。革脉主病是“妇人则半产漏下，男子则亡血失精”，并不是必死的脉象。如果再加上“洁洁状如摇者”，才算是高危脉象。

什么是“洁洁状如摇者”？这句话很难理解，所以不少注家都避而不谈。清代医家高学山在《高注金匮要略》中的注释，可以说是费尽心思，还是有一定参考价值的。他说：“洁洁，孤洁无与之貌，摇者，言上下不见来去，底面不见鼓发，但觉从两旁摇动而已。”这脉就像一个品格高洁、性情孤傲的人一样，上下都没有和谐的交流，底层也没有支持的力量，只有独自一人在人生道路上艰难摇摆而已。高前辈的解释已经算是挖空心思了，其比喻显得勉强，但对脉象的描述和理论阐释还是有一定道理的。也就是说，以紧急空虚为基本特点的革脉，一旦发展到完全没有了往来气息，没有了内应生机，只有紧急的脉搏边缘还有点动感，那就说明内在精血完全枯竭了，这是非常危险的。精血是元气依托的根本，精血枯竭，元气失于依托而自散，当然就是死证。

“肾死藏，浮之坚，按之乱如转丸，益下入尺中者，死。”

肾气将绝的病证，脉象轻取坚硬，没有柔和的气质，重取则力度强劲而躁动不安，而且脉位远远超出尺部。这不是单一的阴不敛阳，阳气脱越脉象，而是既精血枯竭，又邪气内盛，重病大病相加，邪正相搏的特殊脉象。精血枯竭则阴失敛藏而阳脱于外，阴阳离散就在眼前，再加重大邪气相加，这样的病证，救治最难措手，故言当死。

肾为先天之本，元气之根，具水性而主闭藏，涵纳真阴真阳。其脉位在寸关尺三部以尺部相应，在浮中沉三部以沉部相应。

正常情况下，肾脉本来应该是相对较深而且柔软的特点。

如果精血枯竭，阳失潜敛，脉象就会失去常态。如果更兼邪气内盛，邪正两相搏击，脉象就更加怪异了。

阴竭阳脱，水不涵木，则浮取坚硬失柔，故“浮之坚”。

邪正相搏于内则沉取躁动不安，故“按之乱如转丸”。

阴竭于内，阳脱于外，邪搏于中，则尺脉长大过于平时，故“益入尺中”。

“坚硬”“躁动”“长大”等看似邪热内炽的脉象特点，其实大多都是水极似火的假象。果真是大热大实之证，通腑泻热，急下存阴，或有可救之机。只有精血枯竭，元气大虚又阴寒内盛的病证，才是十难救一的绝证。

清代医家徐忠可给溢出的尺脉定了个“尺后寸许”的量，是值得参考的。“寸许”定量中，有了那个“许”字，就成了个概率性的模糊量。不过是为了说明原本难得的尺后脉形变得“格外清晰可见”罢了。不少人做中医的学问，喜欢求精求确，精神可贵，效果不好。这样的问题，越是求精求确，真相越不可得。中医脉位的长度原本就没有精确定量可以参照，加之人有胖瘦之分，胖者肌肤厚重，脉管相对比较深藏，指感相对较短；瘦者肌肤薄弱，脉管相对比较浮露，指感相对较长。气血有强弱之异，强者气血运行有力，指感相对粗长；弱者气血运行乏力，指感相对细短。所以，“尺后寸许”也就只能是个模糊参考数据了。

《金匮要略·血痹虚劳病脉证并治》篇“脉结悸，行动如常，不出百日，危急者十一日死。”

脉结而心悸，表面上看不出有什么了不得的病症，但却危机暗伏，有可能还非常凶险。发展慢的，百日之内就可能有生命危险；发展快的，十余天内，就有生命危险。

结脉缓而时一止，现实生活中不少人的脉象都可能存在这种特点，跳着跳着，偶尔停顿一下，大多并无明显以“悸”为特点的自觉症状。根据仲景所描述的症状和后果看，似乎有点言过其实。

是不是暗藏死亡信息的危重证，得看患者有没有自觉症状，如果完全没有自觉症状，那就不要紧。所以，《金匮要略》这句话里的那个“悸”字就很重要。“悸”是患者有心“动悸难受”的明显不适感，甚至是痛苦感。能给患者造成这样的影响，“结脉”的出现可能就不是偶发了，很可能是“两三动一止”或“三四动一止”的频发。频发而又令患者心悸不安，这就非同小可了，这是心气疲极，甚至心阳衰竭的表现。虽未必就会如仲景预言的那样应时而亡，但也很有必要引起高度重视！应积极建议患者去西医那里进行检查。如果全心明显长大，那就真的随时都有可能出现危险。

仲景论脉，虽内容丰富，论述精辟，但毕竟处处都是与他所见到的具体病情联系在一起的，是有很强针对性，不能一成不变地照搬套用！还应该看到，学术发展必然有一个渐进过程，脉学也是在实践中不断发展的，不能因为是圣人运用心得，就看作绝对真理，僵死继承。应结合后世脉学成果学习运用，才会有更高的临床价值。

以肤色异常为主要线索的危重证。

中医四诊是望、闻、问、切，望诊摆在四诊之首。在《金匮要略》一书中，对“死证”的论述，首先讨论的也是望诊对死证的诊断价值问题。我在和大家一起讨论时，并没有按照书本的内容顺序进行，因为与脉象相关的死证内容丰富，所以就先讨论的脉象。

《金匮要略·脏腑经络先后病脉证》篇指出：“鼻头色青，腹中痛，苦冷者死。”

乍看都是临床寻常症状，怎么就会严重到要人性命的程度呢？似乎有些危言耸听。

鼻头与脾有密切生理联系，脾的病理变化也常常通过鼻头表达出来。鼻头青黑，是脾湿内盛、中焦阳气受困的表现，酒客最为多见；“腹中痛”是胃肠寒凝气滞的表现，受凉饮冷伤食者最为多见；“苦冷”既指形寒肢冷，也指患者自觉腹中冰凉，外受风寒兼内伤生冷者最为多见。

单独看这几个症状，都确实是寻常病症表现，但要知道，如果同时出现，那就非同小可了。《素问·热论》篇早就明确指出：“人之伤于寒也，则为病热，热虽甚不死。其两感于寒而病者，必不免于死。”

如果仅仅只是感受寒邪引起的发热性病症，虽来势迅猛，看起来病情严重，其实表闭里未闭，没什么大不了的。只要记住“体若燔炭，汗出而散”这个治疗原则，通过发散风寒，把关闭了的人与自然息息相通门户重新打开，问题就可以顺利得到解决了。

如果既外感寒邪，又内伤生冷，那就性质大变了，千万不可等闲看待！

问题的关键点在哪里？

问题的关键点就在表闭里也闭了，人体内在的生命信息机关关闭了，人与自然息息相通的通道关闭了，内外的一切生命信息通道都关闭了，处于完全“死机”状态，那就真的很严重了。救表，内无脏腑正气之响应，徒劳无功；救里，外无天地清气之流通，内外气机不能交换，照样是生机难回，徒劳无功。只有同时采用强有力的既温里又解表措施，看看能不能通过表里两解，使阳回气通，挽危亡于万一了。

对于“鼻头青”“腹中痛”“苦冷”同时并见问题，清代医家尤在泾的看法是：前两个症状都是肝气克脾太过的“土受木贼”表现，“冷”是“寒水助邪”表现。尤氏之说也是很有见地的。但对于死证，这样的解释，既相对烦琐，还未必到位。

如果要刨根问底，那么，无论是“土受木贼”的“鼻头青”“腹中痛”，还是“寒水助邪”的“苦冷”，都是因为心脾阳气衰败造成的。

从色象出现的部位看，病变中心主要在脾。但透过火土相生的母子关系看，心阳不绝，脾阳不竭，心阳败亡才是问题的根蒂所在。

《金匮要略•脏腑经络先后病脉证》篇还指出：“鼻头……微赤非时者，死。其目正圆者痉，不治。”一句话里就包含了两个死证，真是有点令人毛骨悚然。而且还包含了两个完全不同的诊断要素：一是肤色，一是眼神。有关眼神的危重证诊断意义，一会儿单列出来讨论。

鼻头微微发红，并不是什么了不得的大问题，非其时而发的例子也并不少见。尤其是某些一辈子嗜酒的人，后半生鼻头随时都是红的，未必都是短命夭折或暴病死亡。所以，这儿所说的“微赤”，一定是有所特指的！否则，这个预后性论断就难以成立。除非说的是在活一百岁过程中，总有一天会死。果真这样讲，那就不是在讲学术了，而是在说相声，讲笑话。仲景可不会在自己的学术著作里讲笑话，而是在讲严肃的学术问题。所以，他已经给出了限制性条件，那就是“非时”。发红的时令不对。

什么时令的鼻头“微赤”是正常现象？

这种公知公识，完全没有多费唇舌的必要了，所以圣人无言。那当然是春天和夏天，而且主要是夏天。

春天，人体阳气也随天地阳气回升而天天向上；夏天，人体阳气随天地阳气隆盛而蓬勃张扬。头为诸阳之会，鼻为阳经所归，更是阳气聚集之地，微微发红是正常现象，不是病态是健康态。

仲景所说的“微赤非时”，主要是指秋冬季节，尤其是冬天。结合临床看，这个限制性条件还太简单了。因为《金匮要略》是在亡佚近千年之后，从文献垃圾堆中发现整理出来的，很难说内容有没有脱落。

很显然，作为死亡信号的非其时所发“微赤”，绝非一般鼻头皮肤发红，只有无根真阳外浮所致“微赤”才具有这样的险恶征兆意义。这样的“微赤”绝不是渐进性的，而应该是突发性的。所以，“微赤”后面还应该有“突发”二字，才更为严谨。如果“微赤”发虽“非时”，但却已迁延数月乃至数年，那就几乎没有什么临床意义了。

纵是在“微赤非时”中间再加上“突发”的限制，仍然不够。抽烟酗酒，暴食辛辣，吃顿火锅，都可以在秋冬季节造成“微赤突发非时”的影响。

所以，还应该有“脉暴出”的限制。“脉暴出”是阴阳离决之象，也可以说是前面讨论过的“脉脱”的另一种表现形式。前面所论主要是指整个“脉形脱落”，这儿所说是“脉形与脉根分离断落”。只有在“脉暴出”的前提下，“鼻头微赤非时”才能作为虚阳浮越的诊断依据。

以眼神异常为主要线索的危重证。

《金匮要略·脏腑经络先后病脉证》篇中“其目正圆者痉，不治”这个判断吉凶祸福的标准，概括非常精准，但掌握运用起来难度较大。“正圆”是眼球挺直突出、睛光外露直射的状态。可能和西医所说的“瞳孔散大”相类似。是不是等于瞳孔散大，还不好说。

“睛光外露”并不等于“目正圆”，睛光外露给人的感觉，是黑睛聚焦光点不在眼内，而是游离于眼外的异常表现，多伴见舌红光剥无苔。是精血大亏，肝阴大虚，肝阳独亢所致，常常是虚风内动，抽搐痉挛即将发作的表现，确属险恶征兆。

眼睛是灵魂的窗户，眼睛之所以能分精微、辨五色，不只是这个器官功能的简单体现，而是人体五脏六腑精气汇聚的共同体现。早在《灵枢·大惑论》中，就已经明确指出：“五脏六腑之精气，皆上注于目而为之精”。所以临床上眼睛出现特异状态，千万不能忽视！

大约是1999年夏秋之交的时节吧，我曾见到一例睛光游离的患者，真的就是大病。

患者是一位28岁的男青年，以颠顶发热胀痛前来就诊。

望诊形体略瘦，肤色白净，神气清癯。一看他的眼神，很特殊，觉得眼睛内的睛光是聚集在眼镜镜片外的，心里先是暗暗吃了一惊。问他眼睛近视度数，他说一只眼睛六百多度，一只眼睛七百多度。以为是戴深度近视眼镜造成的，就叫他把眼镜摘下来看看。摘下眼镜后，仍旧看见他的睛光好像聚焦在眼外，心里很是震骇。

问他还有哪些不舒服，他说主要是早上起床不久，就头顶隐隐胀痛，而且越来越严重，又长期身体不好，吃西药吃怕了，才来找中医帮忙看看。

患者面微赤，唇微红，舌净，口不渴，便不燥，六脉浮大数而按压空虚无力。

我严肃地告诉跟诊学生：大家要仔细看。这是个难得一见的特殊病例，看走了眼不得了！这样的病例最好是让他先去看西医急诊。

小伙子听我这么一说，赶忙说：“我不去！我不去！我一吃西药心里就难受极了，是朋友叫我来找你的。哎呀！老师！你就帮帮忙嘛！”

一群研究生认认真真看了好一阵子，问他们到底对病情的寒热虚实有何看法，大家异口同声地说："肯定是个大热证。"

我没有表态，只是叫他们再看！再看！要注意看患者的眼睛！尤其是眼神！

尽管这样强调了，大家认真看了一会儿之后，仍然没有一个人看出异常来。

我告诉大家说："这人的睛光不是凝聚在眼内的，而是游离在眼外的，怎么你们都没有发现呢？"

大家听我说了之后，再看时，才有同学尖叫起来："哎呀！真是呢！好怪哟！这说明啥问题嘛？"

我说："这个症状并不怪，只是比较少见，叫睛光外露，古人是有记载的，我今天也是见第一例。睛光外露主五脏六腑之精不能藏纳潜敛，是精气外脱的表现，属大虚证。这人头顶发热胀痛，脉浮大滑数，空虚无力，都是虚阳浮越所致，要吃大补药！如果按热证医，可能会出大问题！"

我转过头去对患者说："小伙子，你真的要去看西医急诊。不是开玩笑的！我怕给你吃中药万一病情加重了，我担待不起！"

显然，小伙子听我给学生那样严肃地讲了病情的严重性之后，也高度重视了，所以再次叫他去西医那儿看看时，也就不那么抗拒了，只是犹豫了一下，说："麻烦老师还是给我先开个方，我拿回去试试，不行我就去看西医急诊嘛！"

我只好给他开了个大剂量的十全大补汤加低剂量附子的方，并在处方前面写了个加圈的"急"字，好让药房先给他抓药。还再三叮嘱："回去立即熬来喝！喝一次，如症状有改善，可以继续服用，不必去看西医急诊，连服两剂后再来复诊。如果喝一次毫无改善，甚至继续加重，要尽快去看西医急诊。有这么多学生在这儿作证，我是给你讲清楚了的哈！"

他连声回答："记住了！记住了！要得！要得！"

那时我的上班时间是每周二、四、六各半天。

星期四，患者满面笑容地来了，说是上次的药喝一次头痛就全好了，但还是按我的要求，吃了两剂，现在精神比没生病以前还好很多，所以想来继续调理一段时间。

这也算是潜在几分风险的急重症，能收到这样的效果，真是皆大欢喜！要是判断失误，给他吃寒凉清泻破散类药物，还不知会酿成什么严重后果呢！说不定我还脱不了干系！所以我再三告诫大家，法治时代，医生这个职业是高风险职业，临证时不能有丝毫马虎！

以呼吸异常为主的危重证。

《金匮要略·脏腑经络先后病脉证》篇指出："吸而微数，其病在中焦，实也，当下之即愈，虚者不治。在上焦者，其吸促，在下焦者，其吸远，此皆难治。呼吸动摇振振者，不治。"

整条条文都是讲的以呼吸特点判断病情轻重安危。一共讨论了三种情况：

一是病在上焦的"其息促"；二是病在中焦的"吸而微数"；三是病在下焦的"其吸远"。

临床诊断意义是：在中焦的，实者下之，虚者不治。在上下焦的，都"难治"。

单从字面看，这三个问题都没讲清楚。

"吸而微数"到底是指呼吸细微而又急促的"微"而且"数"，还是呼吸微微偏快的"微数"？此一不明也。

"吸促""吸而微数""吸远"，是长期存在？还是偶然发生？此二不明也。

"吸促""吸而微数""吸远"，各见于何种病证？是外感？还是内伤？全然不知。此三不明也。

"吸促""吸而微数""吸远"，各因何种原因诱发？是寒？是热？是饮？是食？是酒？是色？是忧？是思？是喜？是怒？是悲？是恐？是惊？一概不知。此四不明也。

既没讲清"吸而微数"的特点，又没讲清"吸促""吸而微数""吸远"发生的时间，更没讲清"吸促""吸而微数""吸远"的病因、病程、病性，也没讲清患者年龄大小、体质强弱。凭借这样的孤症，是无法对病位做出正确认定的，也很难判断证性的虚实，预后的安危。

这种以呼吸异常为主的危重证判断标准到底怎么掌握？

最重要的全在"呼吸动摇振振者，不治"一语上。"吸促""吸而微数""吸远"，其诊断意义主要落在疾病的定位上。"呼吸动摇振振者"，才具有对病情轻重定性，安危预后的重大意义。

无论何种病症，无论病位是在上焦，还是在中焦，还是在下焦，无论是"吸促"，还是"吸而微数"还是"吸远"，一旦到了"呼吸动摇振振"的程度，那就意味着或邪气盛极，或元气虚极，或既邪气盛极，又元气虚极，阴阳行将离决，所以定性为"不治"。

什么是"呼吸动摇振振"？

这是一种临床症状的生动描述：指的是一呼一吸，胸腹腰背全身都随之上下起伏振动，是呼吸功能严重衰竭的艰难呼吸状态。

以二便异常为主的危重证。

《金匮要略·痉湿暍病脉证治》篇："湿家下之，额上汗出，微喘，小便利（一云不利）者死；若下利不止者，亦死。"

湿家，是指湿邪内盛的患者。湿病的治疗，当根据病情寒热虚实性质，选择芳化、淡渗、疏利、清解、温燥等法。果真湿热蕴结，阻塞中焦，妨碍气机升降，运用通下法治之，也是正法正治。若属寒湿郁积，治当苦温通降，若误用下法，则徒伤阳气。湿为阴邪，伤人阳气，湿邪内盛患者原本就素体阳气不足，不然，湿邪内盛的基本病理特点就不可能形成。下法也是损阴伤阳的治疗方法，下之而额上汗出，又兼"微喘"症状，是原本虚弱之阳气，不耐攻下劫夺，因遭受重创而有离根浮越，携带真阴上达外出之象。"汗"非湿邪外透，而是真阴泄漏；"喘"属肾中真阳受损，呼吸无根之象，都是病情严重的表现。

前贤向有"治湿不利小便非其治也"的训条，这儿怎么"小便利"反而成了危险征兆呢？

所以有的医家就认为这可能是版误造成的，正确的内容应该是"小便不利"。但也有医家认为"小便利"就是凶兆，不必另从版误曲说曲解，反而误入歧途。因为在误用下法的过程中，水液已从大便而去，再加上额上汗出而微喘，都是虚阳浮越，气机上逆之象，小便都应当减少。反通利畅达，绝不是好现象，而是真阳脱于上，真阴绝于下的大凶大恶征兆！这种看法是很有道理的。这儿所说的"小便利"不只是畅快爽利，而且多有清冷不固的特点。所以下句才有"若下利不止者，亦死"的重提。重提的意义指向正是针对"小便利"而言的，那意思是在强调：如果下利很严重，就是没有小便，也会因"下利不止"而阴脱于下，成为"死证"。"小便利"和"下利不止"都是阴竭于下的表现，具有同样的预后意义。

由于时间关系，《金匮要略》中所论及的其他"死证"，就只能简单提示一下了。

《金匮要略·惊悸吐血下血胸满瘀血病脉证治》篇："夫吐血，咳逆上气，其脉数而有热，不得卧者，死。"

如果吐血而呼吸平和，脉静、脉细，说明既无阳热邪气扰动，又阴阳内守，出血量就不会很大，也就不容易动摇根本。调治得法，可以渐安渐愈。在药物正确调治的帮助下，机体就能重建稳定和谐的内在新机制，恢复气血冲和、阴平阳秘的健康水平。

如果吐血又咳喘呕逆，气息上涌，烦热不宁，再兼脉数，那就说明：或阳热邪气内扰，脏腑气血不宁；或阴阳平衡失调，阴不制阳，阳不内守，腾越浮逆。出血倾向就很难制止，出血量也会越来越大，随时都可能危及生命安全。

《金匮要略·痰饮咳嗽病脉证并治》篇：“夫有支饮家，咳烦胸中痛者，不卒死，至一百日，或一岁，宜十枣汤。”“久咳数岁，其脉弱者，可治。实大数者，死。”

患“支饮”而称“家”，可见其病程之长，病情之重，治疗之难。借鉴西医诊断，这类病人大多长期有包括肺、胸膜在内的呼吸系统慢性炎症，胸腔积液，咳喘、烦闷、胸痛，日久还会累及心脏。这样的病症，病程一般都较长，少有突发死亡的，但寿命也难久长。“百日”“一岁”都不是死期定数，只是说明病程相对较长，治疗难度很大而已。

有没有“百日”不死，“一岁”不亡，历“数岁”而渐渐好转的？

肯定是有的！

但决定的要素不全在医药，而是医、患两个方面都同等重要。如果患者对待疾病、对待人生的态度乐观正确；又年事不高，能认真总结病痛教训，严遵医嘱，饮食起居处处小心谨慎；再加上医生学术水平高明，临床经验丰富，调治正确，还是有转危为安、重获新生可能的。不能因为一个“死”字，就真的把问题看死了。

治“支饮”而用峻下逐水的十枣汤，完全是急则治标的体现，很类似今天西医的抽胸水！不是治本之道，却是必用之法！胸水不去，肺气不能布张，司呼吸的功能障碍就会越来越严重，恢复正常呼吸是当务之急。如果这一关都过不了，后续治疗也就无从谈起！

所以，我的看法是，不要完全反对西医抽胸水、腹水！病到这种程度，中医的峻下脱水，西医的直接抽水，都是为了留人治病而做出的不得已选择！像十枣汤这样的方，虽有大枣养正护正，但峻下逐水造成的破坏性影响仍然是很严重的，恐怕比抽胸水、腹水也好不了多少！

长期咳喘，肺气肺阴大虚，脉弱是肺虚本象，同时也是没有邪气侵凌，矛盾相对单一的表现，所以“可治”。

长期咳喘，脉象盛实有力，又跳动急速的，不要误认为是正气充盛，身体好的表现。这是久咳而肺气肺阴大虚，又有邪气侵凌而盛极的表现。正不胜邪，难保久长，所以多有生命危险，故言“死”。

《金匮要略·水气病脉证并治》篇：“脉得诸沉，当责有水，身体肿重。水病脉出者死。”

水肿病的本质是真阳虚衰，气化困顿，浊阴潴留，水湿泛溢。“脉得诸沉”而又“身体肿重”，是其典型的临床表现。如果出现脉浮散于外，沉取全无，则是阴寒内盛，逼阳外越的凶险征兆，故言“脉出者死”，不要简单认为是外感表证。

《金匮要略·肺痿肺痈咳嗽上气病脉证治》篇：“问曰：病咳逆，脉之，何以知此为肺痈？当有脓血，吐之则死，其脉何类？师曰：寸口脉微而数，微则为风，数则为热；微则汗出，数则恶寒。风中于卫，呼气不入；热过于荣，吸而不出。风伤皮毛，热伤血脉。风舍于肺，其人则咳，口干喘满，咽燥不渴，时唾浊沫，时时振寒。热之所过，血为之凝滞，蓄结痈脓，吐如米粥。始萌可救，脓成则死。上气，面浮肿，肩息，其脉浮大，不治。又加利，尤甚。”

这段文字讲了这样几个问题。

一是肺痈的临床症状。把条文中的症状归纳一下就会知道，仲景时代所总结的肺痈临床主要症状，就是咳嗽气逆吐脓血，脉微而数，恶寒发热汗出。

结合后世和当代认识看，《金匮要略》所总结的肺痈主要临床症状，并不是肺痈临床症状的完整概括，还应该有胸闷胸痛气紧，纳呆脘痞，神疲倦怠，夜卧不宁，便溏不爽，尿涩不利，舌苔黄厚腻或黄白相兼而厚腻，黏汗自出等症状，才是更全面的认识。

二是肺痈的成因。条文中有关“风中于卫，呼气不入；热过于荣，吸而不出。风伤皮毛，热伤血脉。风舍于肺，其人则咳，口干喘满，咽燥不渴，时唾浊沫，时时振寒。热之所过，血为之凝滞，蓄结痈脓，吐如米粥”一段论述，就是关于肺痈成因的阐释。

但条文的阐释，语意太过艰涩，学习讲解都有很大难度。要想透彻理解这段条文，首先要解决的问题，是这儿的“呼”“吸”二字该如何理解，只要弄明白了这两个字的含义，其他语言文字的意蕴问题，也就迎刃而解了。

这儿所说的“呼”“吸”不是指肺的呼吸，而是借呼吸之理，阐释“风中于卫”和“热过于营”造成的病理影响。简单地讲，肺痈成因是由于风热邪毒伤犯表卫，导致肤腠开张，表卫失固，阳气外泄，如同呼气之有出无入，任凭肺卫阳气不断耗散而不能摄之使固，以致门户洞开，外界邪热温毒乘虚长驱直入，不能逐之使出。肺为清浊之气交换场所，属清虚娇柔之脏，不耐有形邪毒侵凌蓄积。一旦温热邪毒蓄积郁闭肺内，与痰浊结聚为患，成为有形之邪，又不能及时排除，就有可能严重破坏肺的清虚生理状态，进而腐肌蚀脏，成为肺痈。

三是肺痈的诊断标准。归纳条文内容可知，当时对本病的诊断，最重要的标准就是："咳逆""脉微而数""吐脓血"。其中，尤以"吐脓血"是最具典型意义的诊断指标。

肺痈的明确诊断，在今天的西医学检验帮助下，很好办。在古人那里，单凭中医的望闻问切四诊，就很难办。临床上，很多时候，都只有等到明显的咳吐脓血样痰液症状出现，才能得到确诊。等到确诊的时候，这种直接的脏本质损伤，在当时的医疗条件下，就已经到了"脓成则死"的临危关头了。

所以，在今天这个时代，应当积极支持患者及时去西医那儿做必要的现代检查。尤其是久治不愈的疑难重病患者，更不能拖延！即便你有单凭中医四诊就能早期确诊肺痈的本领，我仍然坚持动员患者去进行必要的西医检查。只有这样，才能让患者真正明白问题的严重性，才能使患者积极主动地配合治疗，才能让患者及时选择最佳治疗方案。

四是肺痈的脉象特点及病理意义。就条文提供的四诊资料看，"微而数"是肺痈唯一的脉象，没有第二选择。

什么是"微而数"脉象？

"微而数"不是单一脉象，而是微脉与数脉同时并见的复合脉象。"微脉"的定义是脉象微弱，轻轻一按，指下的搏动感就若有若无了。所以古人描述为"按之欲绝"。是脉象搏动力量严重不足的表现。"数脉"是脉搏在一呼一吸的单元时间里，跳动频率超过正常的四至或五至，达到六至的脉象。两种脉象同时并见，就构成了既虚弱无力又跳动频率较快的"微而数"脉象。

这种脉象并不是肺痈才有的特定脉象。在临床上，很多气血虚弱又夹杂虚热或邪热的病症，都有可能出现"微而数"的脉象。

条文中的"微而数"脉，其诊断意义，作者自己进行了阐释，是"微则为风，数则为热"。属风邪和热邪相合为患的表现。所主症状是"微则汗出，数则恶寒"。

原文的阐释与"微"主阳气虚弱、"数"主邪热内扰或阴虚内热的本来意义有很大差异，到底应该如何理解？

前人在阐明这个问题时，可以说是曲尽情意。清代医家高学山就认为"微而数"的诊断是有部位区分的，"其脉浮之则体微，沉之则至数"，"微"是浮取所得脉的形体特点，"数"是沉取所得脉的搏动频率。这既改动了原文本义，也不符合临床实际。既言"沉则至数"，难道"浮则未必"？临床所见，针对同一患者而言，脉象在不同浅深层次的搏动频率一定是相同的，不会因浅深层次而异。这种节外生枝，别出歧义的注释，反而是在给读者添堵添乱。

高氏对“微则为风”的解释是：“风邪能令真阳飘浮，故微则知其为风”。用心的深刻和用意的机智，都是很令人叹服的。但按照这样的解说，就从根本上动摇了微脉是阳气衰微所致的本义，与临床所见脉微者确属阳气虚弱之体的事实也大不相符，所以完全不必那样附会曲说。

我们常说“正气存内，邪不可干”“邪之所凑，其气必虚”。这也正是中医特别强调保护机体正气的原因所在。现实临床所见，肺痈病多见于成年男性，证型有实有虚，早期实证为多，迁延不愈，则成慢性虚证。其实，《金匮要略》所论，就是肺痈发展演变过程中，已经形成大量脓血瘀积肺中的中晚期阶段。

要知道，无论什么级别的医师，都不是生而知之、未卜先知的神，而是学而后知、辨而后知的人。在一千八百多年前的东汉，单凭建立在肉体凡胎感官认知能力上的中医四诊，肺痈在早期阶段是难以和其他呼吸系统疾病进行明确鉴别诊断的，只有进入到“咳吐脓血”这个阶段时，才能得到确诊。病至于此，患者已经元气大耗，病性已成虚实夹杂。这才是导致“脉微而数”的根本原因所在。“脉微”是正气大伤、元气大亏的表现。“脉数”是热毒内蕴的表现。

五是肺痈重危证的预后标准。条文中有关肺痈预后的内容，讲得很明确：“始萌可救，脓成则死。上气，面浮肿，肩息，其脉浮大，不治。又加利，尤甚”。

肺痈这个病，在仲景时代，只有初期阶段才有相对可靠的治疗价值，等到咳吐脓血时，就难以挽回了。如果在患病期间，出现面浮肿，抬肩呼吸，脉象浮大，那就说明热毒内盛，肺司呼吸功能障碍的程度都非常严重，所以也难挽回。如果还出现腹泻，就说明脾胃严重衰败，那就更加严重了。

这个“死”字也要活看，不能一见吐脓血就以为必死。即使“吐脓血”症状出现了，也还因年龄、体质、病程、治疗不同而有不同结果，不能简单下结论。

其实，张仲景对是否真的会“死”，也是活看的。不然的话，就不会在言“死”的基础上，再强调“不治”，又强调“尤甚”。无论什么病症，最坏的结果就是一死，人死死一次，没必要反复强调。反复强调，表达的是用语层层递进，“死”就成了病情严重，救治不易，病情危重，救治很难之类反复申言的省语。

关于肺痈的治疗，我个人主张中西两法并用。那样效果好得多，存活率也更高。学好中医，用好中医，不是为了和西医争霸天下，而是为了和西医一道，更好地救治患者。我反复强调：一切治疗方法的选择，都要以病情需要为取舍！这是行医的基本原则。违背了这个原则，就违背了医德，就违背了天理！

再强调一遍。

《金匮要略·脏腑经络先后病脉证》篇在讨论“卒厥”“脉脱”两症时提出的“入脏即死，入腑即愈”可以看作是一切危重证的预后判断纲领。无论是实证还是虚证，只要病情发展演变趋势由表入里，向五脏不断推进，那就不是好现象，就凶多吉少。如果病情发展演变趋势由里出表，由六腑不断退出，那就是佳兆，就转危为安。

好了，有关《金匮要略》中“死证”问题的学习体会，就和大家交流到这里。

为什么要强调“不以方源论价值，而从结构辨优劣”?

后世医家公认，仲景《伤寒论》《金匮要略》两书中的医方，都是结构精良、疗效显著的名方，历代医家都极为推崇。据金代李东垣《内外伤辨惑论》记载：他的老师张元素就曾高度颂扬，说“仲景药为万世法，号群方之祖，治杂病若神。后世医者，宗《内经》法，学仲景心，可以为师矣！”

今天中医界的学者，也无不极力推崇仲景方药，这并没有什么错。由圣人智慧创造的医方，就是巅峰级别的高水平成果，被后世子孙推崇理所当然，不被推崇才是举世昏昏、有眼无珠的怪事、荒唐事。

但在今天，有一种现象也不可忽视，那就是某些自诩为经方家的人，在推崇仲景的同时，极力否定后世医家的成就，极力贬低后世成果的价值。认为自仲景以后，中医再无名家可数，医书再无名著可读，医方再无名方可用……一句话：除《伤寒论》《金匮要略》外，中医再无有价值的成果可言，全是一钱不值的医药文化垃圾。这种学术渐衰、子孙渐愚的看法就大有问题了，这不是用发展的眼光在看待学术，更不是用客观的态度在对待学术。

后世真的就没有可圈可点的优秀医家和医药成果？医家医书暂且不论，单就医方而言，唐代孙思邈《千金方》中的“苇茎汤”，宋代《太平惠民和剂局方》中的“消风散”“藿香正气散”，钱乙《小儿药证直诀》中的“六味地黄汤”“异功散”，金代李东垣《内外伤辨惑论》中的“补中益气汤”“升阳散火汤”“当归补血汤”，元代朱震亨《丹溪心法》中的“越鞠丸”“胃苓汤”，明代医家张景岳《景岳全书》中的“举元煎”，清代医家王维德《外科证治全生集》中的“阳和汤”，吴鞠通《温病条辨》中的“银翘散”“杏苏散”，石寿棠《医原》中的“藿朴夏苓汤”等，哪一个不是构思精巧、疗效卓著的名方？这样的宝贝医方举不胜举，都是后世医家的智慧结晶，谁也否定不了！

在座各位中医精英们：经方、时方都是中华老祖宗的智慧结晶，用好了，用活了，都有良好效果。学经典不能戴着尊古贱今的有色眼镜学，那样学出来的不是明家，是偏家。崇尚仲景不等于只学仲景，学后世医家的就成了离经叛道。更不等于只有仲景才英明正确，后世历代名家都是徒有虚名的冒牌货、瓜娃子。仲景一辈子就特别反对思想僵化、观念守旧，好好学习一下仲景原序就明白了。

举个简单例子：标准的银翘散证，在《伤寒论》中能不能找到“替身方”？肯定找不到！不必面红耳赤地争辩，纸上论医是无法求证是非短长的，实践才是检验真理的有效方法，疗效才是检验真理的可靠标准。不信，去试试就知道了。

这儿就不对经方、时方加以对比分析了，而是想就《金匮要略》五版教材中选用的几则医案来讨论一下，希望能对《金匮要略》的方药运用提供点参考意见。

由上海科学技术出版社 1985 年 10 月出版的五版《金匮要略》教材，是我们成都中医药大学主编的，这种集当代众多专家智慧的精品之作，提要简明，注释准确，分析精详，论辩深刻，是被中医界公认的好教材。

二十多年前，我们学校成人教育学院在南充、双流、金堂这些地方办班时，我承担过多门课程的讲授，《金匮要略》就是其中的一门。

我讲《金匮要略》的后半部分，发现就这后半部分所选医案，疑误之处就不少。但在教材使用过程中，却没有任何人提出质疑。这种作者不知、编者不察、讲者不辨、听者不明的现象真是令人震惊。

二十年前讨论过的问题，今天借这个机会，再和大家讨论一下。在座各位也都是用的这版教材。所以就更有了互动基础。如果有不同看法，认为不是教材的问题，而是我自身认识水平问题，诚恳欢迎批评指正。在教学相长中不断进步，不断提高，这是好事情。我先给大家诚恳致谢！

如果有某则医案就是在座诸君中某位的大作，对我的点评不要生气，如果我的看法有可借鉴的地方，你可以参考；如果我的见有偏颇，有错误，请多多包涵！你还可以发表文章，展开讨论。学术就要讨论，就要争鸣。通过争鸣，共同提高，大众受益，学术进步，有什么不好呢？

关于《惊悸吐衄下血胸满瘀血病脉证治》篇的医案讨论。

在本篇，针对赤小豆当归散举了一个案例，讲的是某 31 岁男性患者，不断便血 2 年，血色鲜红量多，一日两次，肛门坠胀，小便频数，纳少神疲，西药不效。体温37℃，发育正常，营养中等，面色苍白，腹柔软无压痛。案中没有提供脉象，估计是脉无特殊。

先不讨论辨证问题，先看看医案中的诊断和治疗。

作者诊断为“阴络损伤，热传大肠”。治疗选用的是《金匮要略》“赤小豆当归散”，并在原方基础上加凉血止血等药物，经历三诊，共服药9剂而血止，最终以十全大补汤10剂而安。

这个诊断和选方都存在重大问题！

他诊断为“热传大肠”的依据是什么？

显然，他的依据是“血色鲜红量多”，还要加上“31岁”的年龄和“发育正常，营养中等”这样一些参考因素。

血色鲜红就属火热？出血量多就是实证？

乍一看，好像还是有点道理。深究一下，对于一个出血量多，出血时间长达两年多，而且有明显纳少、神疲、尿频、面色苍白症状的人，这个诊断就很难站住脚。

血色红就一定是热证？不一定嘛！

在座各位都是来自临床一线的精英。便血病症除了来自上消化道的是紫黑色或亮黑色外，有几个血色不是红色？还会是白色？是蓝色？即便是奄奄待毙的严重病例，也很难见到血色不红的，是不是？中医辨血色是有鲜红、淡红、黯红、紫黑等区分，近血就相对鲜艳，远血就紫黑，痔疮、肛裂、肠风就是近血。不能孤立地以血色红作为热证的判断依据！

出血量多就一定是实证？也不一定嘛！

中医临床所见，哪些证型出血量大？凡是有点临床体会的朋友可能都知道，除血热型外，还有瘀血型和气虚型。很多时候，后两种证型比血热型出血量还多，还可怕，还一发而不可止！

三十来岁的人就一定是实证？还是不一定嘛！

在人的一生中，三十来岁确实是智慧、体能的鼎盛时期。孔夫子对人生的总结都是三十而立，正是青春理想刚刚见到成效，正在为攀登理想高峰努力拼搏的时期。一般说来，是不应该有什么虚证的。

但是，能因此就论定盛年一定无虚证吗？

当然不能！

病房里年轻人患虚证的还少吗？在座各位见过的例子一抓一大把。

至于“发育正常，营养中等”这样的描述，对辨证诊断虽也有一定参考价值，但绝不是核心要素！

值得注意的是，小便这个症状很重要。如果小便频数而滴沥涩痛不爽不畅，那这个病情就更复杂，就不只是个气虚的问题了，那就还兼有肝胆湿热郁闭。但医案中没有提排尿异常，显然是小便量多所致的频数。

这个医案中还有一个潜在影响因素可供辨证参考，那就是在长达两年的治疗中，都服过些什么药？

从现实临床治疗出血性病症的常见用药特点看，很可能吃的都是清热凉血药。这样的药越吃越伤阳气，阳气损伤，统摄无权，所以才发展为出血量越来越大，面色、精神饮食都越来越差这样一个结局。

这到底应该是个什么证？

通过对上述症状的分析，可以认定，属于气虚证。

气血同源，从每次出血量都相对较多，而且病程长达两年可以推断，正是由于长时间反复发作的出血，导致气随血脱，血虚气也虚。气虚则血失所统，气虚则清阳不升，中气下陷。医案所描述的“肛门坠胀，小便频数，纳少神疲……面色苍白”等症状都是气虚证的典型特征！本病初期阶段证性是什么？时过境迁，已经无从查考。但在医案作者立案诊治时，已经是气虚证无疑了。

这个认定能不能成立还得看治疗后的效果。

人家已经治过了，而且治好了，还怎么进行临床观察？再按病案中的描述克隆一例？把假想变成血肉之躯，科学还没发展到那个水平，要想克隆一个已成过去的鲜活病例来当然是不可能的。但我们可以通过分析作者的治疗经历来探寻真相。

作者在治疗上为什么选择赤小豆当归散？而且还要强化凉血止血药呢？作者此处参考条文是《金匮要略·惊悸吐衄下血胸满瘀血病脉证治》篇的“下血，先血后便，此近血也，赤小豆当归散主之”。同样都是邪热下注大肠的近肛端出血，怎么不该用这样的方？怎么不该加这样的药？血得寒则凝，不是非常对症吗？这就是选赤小豆当归散还要加凉血止血药的理由呀！

医案作者前后用凉血止血药，整整用了9剂才止住，这个量不低。

为什么要用那么久？

显然是效果不佳，止而复来，病情没有稳定。

面对这样的情况，怎么办？

选择只有两种：要么不断加大凉血止血药的用量，要么深刻反省前期治疗是否恰当。

这个医案的作者做出的是哪种选择？

两种选择可能都做过。先是加大凉血止血药用量，后是重新检讨自己的认识。

这样讲，并不是主观猜测，而是作者的治疗过程告诉我们的。

痔疮出血连服9剂药而血不止，说明效果不佳。在这样的情况下，不可能既守方又守量一成不变，不断调整药物用量是必然的！调整的趋势多半是寒凉止血药用量越来越大。目的只有一个：力求止血！医者患者才能心安哪！出血是大伤身体的，血出多了是会要命的！所以出血久不止医患都心存忧虑。

作者真的收到有效止血的效果了吗？

文章中说是收到了，实际上在作者自己心里都还没有认账。不然，他怎么敢在后面的善后工作中，连吃十剂十全大补汤？

要知道，既然是血热型的出血，血刚刚止住是不能大温大补的！热病的善后治疗，最宜清淡。使阴升阳降，阳潜阴敛，才能最终收到阴平阳秘而气血自安的良好效果。用甘淡类方药心里都还不那么踏实，更不用说温补方药了。

热病忌温补是因为担心“炉焰虽熄，灰中有火”，得温补而死灰复燃！更何况十全大补方中还有温阳动血的肉桂，行气活血且温散寒邪的川芎，温通血脉的当归这样一些典型动血药。刚刚通过凉血清热止血治疗才把火灭了，又放火哇？唯恐天下不乱哪？

作者既然敢于断然由寒凉直接转入温补，一定是经过深刻反省，对前期治疗是持否定态度的！

可以断言，十全大补汤既是本案康复的重要措施，也是收到稳定止血效果的关键措施！

用十全大补汤是本案的一个重大转折点。若医者执迷不悟，继续使用寒凉，出血必然止而复来，永无穷期！而且越治病情越严重！

从作者最终敢用10剂十全大补汤来善后，说明什么？

说明这个医案的作者并不是下工！和那些辨错了证，开错了方，用错了药，却始终执迷不悟的“大糊涂仙”比，这还算是个有相当功力，却因血证造成心理压迫而一时糊涂的好医生。在治疗过程中他在逐渐觉醒，尽管觉醒的过程较长，但最终认识到这个病例不是血热，而是气虚所致。气虚不能统血，久而导致气血两虚，最终形成气虚血失所统，血虚气失所养的恶性循环，这才是主要矛盾，所以才敢大胆选用十全大补汤这个方。

前面吃了9剂寒凉药，后面用了10剂大温大补药，多少有点矫枉过正的味道，说明觉悟之后，还是很有胆识的人。

他没有交代十全大补汤的药物具体用量，这样的医案发表本来就有问题。你既然在发表医案，不仅仅是为了证实你的工作成效，更重要的是交流学术经验。量都不标出来，读者怎么学习呀？量是医家的不传之秘，是医方的灵魂所在！即便是用药完全相同的方，一旦某些药物的用量发生了改变，其作用方向和治疗功效也都必然发生改变，甚至可能是翻天覆地的变化。所以，介绍临床经验必须介绍方药的用量。古人很多医案寥寥数语，只有药，没有量，那是因为他留案仅仅是自己备查而已，并没有想到留给后人学习。

这个医案存在的最大遗憾还不在没标明药物用量这一点上，而在作者只是默默纠错，始终没有勇气自己站出来态度鲜明地认错析错，给人留下蒙混过关的印象。如果能态度鲜明地认错，并深入分析犯错误的原因，那这个医案就光彩夺目了，就真的是名家风范了！

是人都会犯错误，名家犯错误也在所难免，没有什么丢人的。人力有限，知识无穷，干一辈子临床，一点错误不犯，这样的医家有吗？我不相信有这样的神医。不知在座各位相不相信？如果有，那就真的不是人，是神！

有人也许会说："医圣张仲景就不会犯错误。如果医圣都犯错误，那他还配称医圣吗？"

这样理解圣贤你就大错特错了！孔子得意门生曾参在《论语》里还说"吾日三省吾身"呢！他如果一点错误都不会犯，还成天这么拷问自己的灵魂干什么？如果原本就不会犯错误的人，还成天这么翻来覆去瞎折腾，浪费智慧，浪费生命，那也是在犯错误呀！你不把自己的智慧用来求学术进步，用来替国家谋天下大事，用来帮别人分忧解难，却没事找事，天天战战兢兢地自己折腾自己，那岂不是智慧比天高，心胸比针眼还小的小人吗？那还有可能成为圣人得意门生吗？很显然，作为德行高尚的人，首先是承认自己会犯错误，然后是提醒自己少犯错误，最后是尽量避免犯错误。为了实现这样的人格追求，能天天襟怀坦荡地拷问自己的灵魂，这正是他的高尚人格所在。显然，正因为他具有这样的高风亮节，才会成为圣人得意门生。

如果张仲景一点不犯错误，那么请问，《伤寒论》中哪来那么多纠偏改错的补漏方案？而且分析得那么细致入微，都是纠别人的偏？改别人的错？谁能相信！

圣人也是吃五谷、排秽浊的血肉之躯，和普通人一样，也一定是会犯错误的！只不过，普通人犯错误很多时候文过饰非，遮遮掩掩，宁丢人品不丢面子。更恶劣的还死不认账，想尽千方百计把错误推到别人头上，甚至加害于人。圣人犯了错误自己会通过自我反省，及时发现错误，通过总结经验教训，迅速纠正错误。襟怀坦荡，学术无私，勇于纠偏改错，这正是学术修炼已入化境，人格修养超凡脱俗的表现！

关于《呕吐哕下利病脉证治》篇的医案讨论。

在本篇，针对橘皮竹茹汤的运用，附了一个案例，讲的是一位 34 岁男性患者，病呃逆十余年，时作时止，复发 5 日。上腹疼痛，便秘结、尿赤、渴饮、脉弦、苔浊。

一诊：肝阳有余，胃阴不足，用玉竹、麦冬、石斛、炙甘草、大枣、生姜、柿蒂。

二诊：呃减，脘痞，前方去枣、姜、柿，加栀子、淡豆豉、白豆蔻。

三诊：诸症瘥，心中灼热，苔微黄，前方倍石斛，加知母，痊愈出院。

这个医案依我看，不是伪案就是劣案。

为什么这样评价？不能信口雌黄，要用事实说话。

首先看看作者的诊断是什么？肝阳有余，胃阴不足。

面对“便秘结、尿赤、渴饮、脉弦、苔浊”等主症，能下这个诊断吗？一派湿热郁闭症状嘛！是不是呀？怎么到了作者这儿竟成了胃阴亏损呢？怎么竟敢滋阴益气还佐以温中呢？

如果在便秘尿赤口渴脉弦的同时，还有舌瘦少苔甚至无苔，那他这个诊断是可以成立的，治疗方案也是大致可以认同的。

但请注意！这儿可是“苔浊”！

什么是苔浊？

苔浊就是舌苔腻，有了这个症状，那这个病例的证性就变了，而且变化很大！那就不是胃阴亏虚而是湿热闭结了！

湿热而用滋阴益气温中，效果如何？

按他自己的说法，二诊时已“呃减”。不过在呃减的同时，又增加了一个症状，脘痞。

一诊方药或多或少有那么一点轻微的抑制热象功效，所以收到“呃减”的效果也是可能的。可呃减的同时增加了脘痞，说明什么？说明滋补药进一步加重了湿热郁闭，阻碍了脾胃运化！

不过，作者在二诊后去甘温辛热的枣、姜、柿蒂，加清热芳化宣散导浊的栀子、淡豆豉、白豆蔻。这一减一加，多多少少总算是可以看到点略有醒悟的转机了。

为什么这么说？

因为他加的药物就很值得玩味：既然诊断是肝阳有余，胃阴不足，为什么不在去温补的同时加平肝滋阴药？而要加芳化宣导药？只能说明在面对“苔浊”时，医者是有所警悟的。

在辨证有一定难度的病症诊治过程中，能从朦胧中逐渐走向清醒，这是大好事！很多病症的诊治就不是一蹴而就的，走一点小的弯路，这也是不少医家都难以避免的！

令人恨恨长叹的是，就在转机初现的时候，没想到他又糊里糊涂地一跟斗栽进滋阴的泥坑里，再也没能爬出来。

哎呀！不是装糊涂，而是真糊涂！

可能有同学会说：“人家三诊时确实收到了‘诸证瘥’的良好效果，怎么能说人家的认识和处理不对呢？”

提醒大家一句，他这个“诸证瘥”可是要打问号的，充其量也就是症状有了减轻，或呃逆暂停了。把主症暂停视为临床痊愈，说“诸证瘥”也是勉强可以的。今天很多时候不都是这样在下临床结论吗？至于明天发作了，明天又说患者病情复发了，又重新开始就是了，有什么奇怪的。

但是，大家注意到没有？在“诸证瘥”，舌苔由“浊”变为“微黄”的前提下，又新添了“心中灼热”一症，其中是大有玄机的，很值得探究。

严格地讲，“诸证瘥”，那就不仅是呃逆停止了，而且应该是二便也已经通畅了。在气机上逆的病症中，二便通畅的意义比其他症状的改善更重要，甚至比主症的消除都更重要。二便不通，则升降障碍；二便一通，则升降自然恢复正常。只有建立在气机升降正常基础上的“诸证瘥”才是真正意义上的病情痊愈。

如果说这个病例的“诸证瘥”真的是建立在二便通畅基础上的，那么二便是在什么药物作用机制下通了的？是由于强化滋阴养液通了的吗？没有哇！看看所加的栀、豉、豆蔻，与所去的枣、姜、柿蒂相比，并没有半点滋阴润肠通便的优势呀！虽然去了温补，但宣散和芳香药都有伤津耗液弊端呀，怎么二便就通畅了呢？

二便所以通畅的影响因素只有一种，那就是由于芳香开宣使得湿热邪气在一定程度上得以松解，气机闭结郁阻的病理机制在一定程度上得以缓解。

伴随气机的逐渐活跃，气液流行状态自然也会在一定程度上得以改善，肠道功能和肠道内环境特点亦随之改善，这才是勉强可以说得通的二便暂通原因所在。

按说，以气机升降失调为核心病机的呃逆一症，随着二便通畅，一切症状都会迎刃而解，怎么又生出“心中灼热”新问题来呢？

这是因为湿热虽有所缓解，但并没有真正完全化解，下焦、中焦的湿热邪气仍然化而未净，中下焦气机仍然处于宣而未开、通而未畅的半郁闭状态。热性向上，湿热蒸腾，由郁结在肠转而波及胃，这就是“心中灼热”一症的由来。

既然“诸证瘥”是伴随加芳香宣化清解药物而来，治疗的思路就应该沿着这个方向继续推进哪！他却来了个“前方倍石斛，加生地”的选择，再一次自己钻进了由糊涂始而糊涂终的死胡同！

对这个问题，一定有同学会在心里嘀咕：“不是说疗效是检验真理的标准吗？人家都痊愈出院了，怎么能说人家的诊治都有问题呢？”

提出这种疑问不仅很正常，而且是好事。学术讨论不能一言堂，台上的人说了算。关键要看他的论治与中医理论、中医标准、中医运用原则是不是吻合。通过对所用方药和患者病情的相关性分析，可以知道，他这个“痊愈”和前面的“呃减”“诸证瘥”一样，也是要打个大问号的。那是因为“倍石斛，加知母”大剂滋阴清凉造成的暂安假象，而非真正意义上的痊愈！

如果这不是个伪案，而是劣案，那么暂安之后，患者一定还有脘痞腹胀等不良症状产生！舌苔也会重新转为厚腻！或作者不察，或察而不识，或识而不知其所以然之理，不能预见病情会去而复来，所以在医案中没有记载。没记载不等于不存在。

以滋阴药治湿热阻滞的气机升降失调病证，会不会出现这样的变化？

坦率地告诉心中有疑问的朋友：“你的这个疑问谁都无法替你解除，只有到实践中去观察，去验证，你才会得到让你信服的答案。”

这样的“痊愈”，过不了多久，患者一定还会旧病复发！可以肯定地讲，湿邪一日不化，气机一日不畅，病根一日不除！辨证要点全在舌苔、二便上。

久病就一定多虚？不一定！

他的客观症状摆在那里，要在全面比对气郁症状的基础上去进行综合分析，才能得出正确的判断，不能孤立地以某种现象去硬套某个结论。

有人也许要问：“这么长的病程，可不可以把久病这种潜在影响考虑进去，处方用药适当兼顾一点呢？”

当然可以！完全可以！

在开解湿热郁闭这个矛盾的同时，佐一点保护他中气的药，如低剂量参术苓陈之类的药，只要不动摇辨证基础上的基本方案，是完全可以的。如有津伤化热之象，仿甘露饮结构，加点滋阴养液的药也是可以的。不仅可以，而且还是智慧的、高明的！因为那是病情影响下，机体复杂内环境变化的特殊需要。能认识这种变化，能认定这种需要，那是学术高水平、临床高技能的表现。

需要强调的是，既然湿热未尽，一切补益药物的用量就只能是低剂量，从一克二克开始，然后再随着病情的改善逐渐增加。不要有急功近利的追求，一旦有了这样的想法，就容易思维混乱，本末倒置！如果一下手就大剂量用补益药，必然会严重冲击辨证论治方药的主体结构，使湿热邪气卷土重来。

可能有人又要发杂音：“一克两克树皮草根管啥用哦！”

在一张处方中，某些药用低剂量甚至微量，到底有什么价值？有什么影响？是不是故弄玄虚？

还是那句话，这样的疑问你可以保留，管用不管用不是我说了算，而是要你自己到实践中去体会，去求证，建议大家去试试。不是只有超大剂量的尝试才有研究价值，超微剂量也是很有研究价值的！药量是由病情需要决定的，病重药重，病轻药轻。你既然考虑的只是长病程造成的可能性气虚影响，连气虚的依据都不充分，凭什么使用大剂量？当然只能是微量！

这个医案值得大家思考的是，一派湿热闭结特点，为什么却诊断为肝阳有余、胃阴不足？

这或许与《素问·至真要大论》中“诸逆冲上，皆属于火”一说相关。医生诊病不是以临床客观症状为依据，而是首先戴了经典理论的框架去硬套临床，客观标准摆在眼前反倒视而不见，见而不识了。这就是死读书，读死书，读书死的悲剧结果——肉体没死，灵魂死了！

我一再指出：经典只能提要示范，疾病永远变化无穷！

关于《惊悸吐衄下血胸满瘀血病脉证治》篇的医案讨论。

在本篇，针对泻心汤的运用，举了一个案例，讲的是 48 岁某男，患空洞性肺结核，咳吐脓血，养阴清肺，咸寒降火，饮童便等，血不止。改投苦寒泻下的泻心汤，继而加石膏、竹茹、西洋参收效。

这个医案的内容过于简单，又没有药物用量，讨论起来很容易流于空泛乏味，作为教材，选用这样的医案就欠考虑。同一方中的同一种药物，用量差异如果在一倍以上，那用意就有很大变化了；如果差上三倍、五倍，甚至十倍，那就有天壤之别了。不标示药物用量，讲的人怎么讲？学的人如何学？这种没有用量的方是真正的“仙方”！只有神仙知道作者是怎么用的；只有神仙知道作者经验到底该如何体现；搬到教材里面来，也只有神仙知道该如何讲。

今天对这个医案的讨论，我也只好来给大家提供点思考线索和有关这个病症诊治的参考意见，别的就不再细讲了。

大家现在看到的结核病相对比较少。改革开放以前，中国人的生活很艰苦，环境条件也极差，患结核病的人很多。由于严重营养不良，又患上这种慢性消耗性疾病，患者的体型大多是形瘦骨立，一眼就可以看得出来——痨病体质。现在不一样了，胖子患结核的也不少，很多人还形体丰腴，不能存结核必瘦的偏见。

肺结核病不是一个简单的虚证或实证。很多都是虚实夹杂、下虚上盛的病证，治疗应该二者兼顾，单纯补虚或单纯抗痨都难以收到最佳效果。在今天，西药抗痨，中药补虚，双管齐下是最好的选择。

肺结核病有一个常见症状，就是顽固性的咯血。中医参与治疗时，大多着眼于止血，同时大剂滋阴。因为这个病阴虚肺燥的特点比较突出，比较多见，所以滋阴补肺似乎就成了不二妙法，举世定见。

针对这种倾向，必须强调一点：仅仅着眼于止血，绝不是上策！见血止血更是庸医拙技！根本未固，纵然暂安，断难久长！阳动必发！

仅仅着眼于滋阴，也不是上策。结核病人纳呆脘痞者多，因为脾胃运化，必须以肺的散津布气功能为条件，才能正常进行。肺病累脾，脾也就处于困顿状态。脾胃为气血生化之源，脾和肺又具有更特殊的母子相生关系，脾胃困顿，气血虚弱，五脏六腑的生机都会削弱，肺更是受到直接影响，而缺乏自新、自强之力，这就是肺结核患者肺脾之间的恶性因果循环。

临床所见哪里仅仅只是阴虚，阴阳两伤、气阴两虚者更为多见。一味单纯滋阴，常常越滋越阻碍脾胃阳气运行，脘痞纳呆便溏的症状越严重。所以气阴双补，阴阳并调，才是上策。

阴阳并重，气阴并调，不等于没有侧重点的等量齐观。是更重补阴？还是更重补阳？经典和一切前人见解都不能看作定论，得以四诊资料为依据，具体情况，具体分析，具体处理。

本案医者在止血时，并不使用大苦大寒、凉血清热止血类冰天雪地药，而是用养阴清肺、咸寒降火、童便类药物，说明作者在学术和临床上都确有一定功力。在运用上述药物后血仍不止，医者也进行了自我反省。反省的结果反而出了偏差，认为没收到良好止血效果是因为寒凉程度不够，所以进一步强化寒凉。这也暴露出他的功力还不够深厚，所以最终没能逃脱“血得寒则凝”这种成说的禁锢，没能逃脱以寒凉治血症这个僵化套路的束缚。

结核病怎么得来的？西医凭借显微镜已经明确认识到是结核分枝杆菌为害所致。中医虽没有看到结核分枝杆菌这个具体病因，但也早已深刻认识到本病有一个特殊影响因子，那就是古人所称的“痨虫”，所以把这个病也称为“痨瘵”。而且认为痨瘵病人死亡之后仍然具有传染性，所以称为“传尸痨瘵”。这与西医对结核分枝杆菌的强大传染力认识还是非常吻合的。这不是看到的，而是用意识、用灵魂去捕捉到的，了不起！

中医对这个病的病因认识，除重视外源性因素的直接影响外，还非常重视内源性因素的间接影响。明代龚居中著了一本叫作《红炉点雪》的书，就是讨论这个病的专题论著。在这部书中，对形成这个病的内在复杂病理机制有一个非常深刻而又精辟的总结，那就是：水亏火炽金伤。

“水亏”是指过度性释放导致的肾精亏损，是真阴大虚本质提炼。

“火炽”是指真阴大虚，阴不敛阳，虚火上炎。更确切地说，是水不涵木，木火升腾形成的木火刑金病机本质提炼。

“金伤”是指严重肾精亏损，造成子夺母气，肺脏本元大亏，不能有效发挥相生相克功能，既不能滋生肾水，又不能有效制约肝木。是肾水大亏，水不涵木，肝火升腾，反侮肺金，灼伤肺络的本质提炼。

这个见解虽丝毫没有提及“痨虫”类具体病因，但在强调体质基础的重要性方面却是极其深刻的。临床所见，这个病的发生，绝大多数就是与过度性释放有关。

所以孔夫子早在《论语》中就谆谆告诫：“君子有三戒：少之时，血气未定，戒之在色；及其壮也，血气方刚，戒之在斗；及其老也，血气既衰，戒之在得。”

在人的一生中，青春期气血还没有完全充盛，是长身体长知识的黄金时段，最忌讳的是情欲放纵。情欲放纵不等于男女生活糜烂。夫妇恣情纵欲、未婚情欲暗耗都在其中。

中年时期是人生最年富力强的鼎盛时段。人人都在为事业而拼搏，人与人之间容易发生利益上的矛盾冲突，最忌讳的是不择手段的争斗。

老年时期是气血一天天衰减，生命一天天回归自然的没落阶段。人生赤条条来，赤条条去，什么也带不走，对名利得失要看得开，最忌讳的是贪得无厌。

真是讲得太透彻了！

龚氏的“水亏、火炽、金伤”深刻解答了为什么肺痨以青年人更为多见的原因所在，可以称得上是认识肺痨的六字真言，直到今天，仍然具有重要的现实意义。

中华民族的传统道德观把“性”看作是比洪水猛兽祸害还大的淫秽神秘事情，对青少年从不进行性教育，还标榜为儒家文化的高尚人格修养体现，真的把儒家文化祖师爷孔夫子都冤枉死了。

孔子在《礼记》里怎么讲的？

孔子说“饮食男女，人之大欲存焉”。这是人的两大基本生理需求。孔子的话说得非常坦荡，非常轻松。人人都有的基本生理需求，有什么神秘的？有什么不能讲的？

青少年就应该进行健康的性教育，才有助他的身心健康发育。青少年生活阅历不够，教训不够，你不讲，他不知道某些行为的危害性。内在的生理反应又必然不断刺激他对男欢女爱的强烈好奇，对情欲的渴望，所以就成天追求去看黄色影视作品、文艺作品，还以种种形式来释放他的性渴望。这种行为偶犯还不致影响健康，甚至可以说是正常表现。如果无节制地长期频繁发生，就一定会对健康产生严重破坏性影响，使体质水平不断下降！当体质水平下降到一定程度时，就最容易罹患结核病、肾脏病！更严重的还可以因过度性释放而伤身害命！

不能说青春期的性渴望是思想不健康。更不能说患结核病的人就是生活作风有问题。无论男女，到青春期都一定会有男欢女爱的追求和渴望，这种情感萌动很正常，属生理表达。到了青春期没有这样的追求和渴望那才真的是有病，男不男女不女，可能还是很麻烦的大问题！

对这个病的治疗，能提供给大家的参考意见是：抗痨治疗积极推荐使用西药。不要迷信某些胡说八道，什么棺材板下面的菌子吃了连癌症都可以治呀，这类话听不得！更信不得！到目前为止，在中药里还没有发现疗效与抗痨西药相当的药物。

西医西药都已经把痨抗了，中医在这个病的治疗中还有什么工作可做？

不要有失落感。在结核病的治疗中，中医药还“广阔天地大有作为”！建设他的大后方呀！在用抗痨西药的同时，在辨证论治原则指导下，根据证性特点，或养阴清肺，或滋水涵木，或补土生金，或芳香化浊，或养血益气，或化瘀通络，尽力促进机体生命水平不断提高，邪正对比状态日益改善，机体内环境不断净化，这就是中医的工作呀！这对提高抗痨西药疗效，加快治疗进度，缩短治疗周期，促进康复，都有非常积极的意义！

大家可以去认真对比观察一下，中西两法并用的患者，在接受抗痨治疗的过程中，饮食、睡眠、气色、精神是不是一天比一天好？只有自己见到了，才会真正相信中医药确能帮助患者收到事半功倍的效果！这是中医的优势！西医几乎就没有这样的治疗理念。

再次强调：中医参与结核病治疗仍然是以辨证论治为原则，为灵魂！不能抱定结核都一定是阴虚的成见。阴阳互根，气血同源，只有阴阳虚损的轻重区别，没有绝对的阴虚或阳虚！所以我们的老祖宗强调治疗阴阳虚损病症要“阴中求阳，阳中求阴”，这是至理名言。

除了虚证，还有阶段性虚实兼夹证，治疗上难以虚实兼顾，必须先治实而后治虚。这就考医生的水平，看你敢不敢认中医辨证论治的账！

中医参与结核病治疗，处方开完工作并没做完。还要把养生的要点教给患者，把放纵情欲的严重危害性告诉他，这和服药同等重要！因为真阴亏损的人，越阴虚火旺，越欲念无穷，越情难自已，越产生虚性性亢奋。如果一边吃药，一边继续犯过度性释放的糊涂，不仅治疗难度会成倍增加，甚至可能要了患者的命！大家可以去认真观察总结一下。

对过度性释放造成的重大伤害，不少病人在生活实践中是会自己慢慢觉悟的。他会在每次发生性释放后出现心慌、气短、汗出、元神浮动等症状，因而产生生命根本动摇的恐惧感，所以不少患者会惴惴不安地去向医生求教求助。对这类患者要正确引导，有的医生告诉病人：每次性释放耗损的不过就是2ml蛋白质，吃个鸡蛋就补起来了，哪有那么可怕？这种说法有大问题。

关于《妇人产后病脉证治》篇的医案讨论。

在本篇，针对当归生姜羊肉汤的运用，也举了一个案例，讲的是三十余岁某男，体丰，不善摄生，三月病咳嗽吐血，脉数而芤，投清热止血药数剂，血止，病未愈。半年后，形瘦肢冷，改投温补，加当归生姜羊肉汤愈。

这个医案也有点意思。从患病开始，不到半年，就由胖子变成了瘦子，由服寒凉药换成了服温补药，可以说是经历了翻天覆地的变化！这个医案应该不是面壁虚构的，而是个真实医案，医案的作者还是一个比较坦诚的人。

凭什么说他坦诚？你看，出血性病症，血都止住了，他完全可以沾沾自喜地说我把他的咳嗽吐血都医好了。他却没有那样讲，而是说病还没有从根本上真正痊愈。这个无论是站在先前血止基础上的认识也好，还是面对后来体型巨大变化而言也罢，都说明他做人坦诚。

如果是站在先前血止基础上的认识，说明他有较高的临床水平，所以才能洞见真情。如果是面对半年后由胖变瘦而得出的总结性认识，说明他勇于担当，敢把患者的不良变化与自己的治疗联系起来，自己承认学术未精，临床失误。人品高尚，了不起！

或许正是因为他做人坦诚，又医术还可以，才会深得病家信任。所以，患者前后半年发生那么大的神形巨变，居然还坚持在他那儿诊治。

“不善摄生”这样的用语在中医医案中使用很多，具体指的是什么？这是个模糊用语，好酒贪杯、贪凉饮冷、暴饮暴食、过劳过逸、忧思郁虑、情欲过度等，都可以叫作“不善摄生”。但中医医案中用这个术语大多是有所特指的，主要指的是情欲放纵，性释放过度，精血大伤，本元大亏。

这个案例因“不善摄生”导致的“脉数而芤”，还给人家服清热止血药数剂，这是前期治疗的重大失误！

芤脉反映什么问题？大失血造成的严重血虚！

严重血虚为什么还用清热？

可能不少人都会振振有词地回答：

脉还数呀！数主有热呀！清热药就是针对数脉而用的呀！有什么错？

可我告诉你：错远了！数脉主热是有条件的，还应该有二便不爽甚至便结尿热，口渴心烦，舌红苔黄等热象可见，才能成立。当然不是全都要见到。但至少得有一两个佐证才行，不能孤立地以脉象为判断标准。

数脉除了主热，在某些特殊情况下也可主虚呀！与沉细无力的脉、空虚的脉并见，数脉就不是实热邪气鼓动所致了，而是阴血亏虚产生的虚热扰动所致。可能与西医所说的有效循环量减少、代偿性心搏加快相似。中西医对这种情况的认识都是虚证，而且是大虚证！中西医的治疗原则也基本相同，西医要补血容量，甚至要直接输血；中医要气血同补。

古代医家对这个问题讲得很透彻，有形之血不能速生，无形之气所当急固。中医没有直接输血的方法，而血液的生成又是一个复杂过程，不是吃一两剂中药能够补起来的，所以中医就强调最重要、最紧迫的是先把既能固血、又能生血的元气巩固起来！也就是让统血摄血功能处于相对稳定状态，以防气随血脱，导致气血两亡。

若无典型热象，不是真正的火热实证，失血性大虚证简单运用清热药是严重犯规的！

从医案作者的用药可以看到，要命的芤脉没把他的思维控制住，主热的数脉却把他的思维控制了。可见滥用寒凉的风气影响有多大！中医理论讲得清清楚楚，对这样的大虚证，不仅要看到有阴血大虚的一面，还要看到气随血脱，元气也大虚的另一面。治疗这样的大虚证，挽危救亡犹恐不及，怎么还敢妄用清热呢！

可这位医生的运气就有那么好，服寒凉止血药后，不仅没出现任何危象，而且血还真被止住了。

说明什么？

说明这位盛年体丰的患者还不是那种完全外强中干的体质，尽管脉已见芤象，根本却并未动摇，所以承受住了这次雪上加霜的误治打击。

还说明对症状治疗很多时候也能收到虚假的近期疗效，因而给医生以鼓舞，给患者以安慰。这正是很多时候一误再误，医患都始终执迷不悟的原因所在。

还说明以清凉治脉芤之血证，徒伤脾胃阳气，耗损脏腑元气，血虽止而无功有罪！不然，怎么会发生由形丰渐成形瘦肢冷的巨变！

面对这样的巨变，医生醒悟了，是自己的学术内功没练好，把患者害苦了，最终改投温补。而且不行霸道行王道，选择的是药食并用、血肉有情的补益方案。这样的方案便于长程实施，是不折不扣的优秀选项！所以我说这个医家还是有功力的。

这个医案前期失误的主要原因除了惑于对“数脉主热”与“血得寒则凝”这类教条的片面理解外，可能还惑于“体丰”不敢用补上。

形体丰盛的人就补不得呀？谁说的？

外强中干，形盛气虚，应该吃补药的人多得很！

形丰是不是临床诊疗应该考虑的一个要素？形丰是不是不能轻率用补？

临诊治病，患者的形体精神都是应该考虑的，形体肥胖的人不能轻率用补，也是应该考虑的。因为这种形体的人大多痰湿比较重，不能盲目乱投补益。但不能说所有形盛的人都吃不得补药！不能简单以形体胖瘦推论治法！如果病人既形体丰盛，又舌瘦无苔，脉沉细无力，该怎么取舍呢？是应该去痰湿？还是滋阴益气，养血填精？正确答案当然是益气养血填精！只不过，因其形丰，药物选用上仍不宜大阴大柔，大滋大填。

误用寒凉的负面影响很大，半年后患者竟发生了由形丰变成形瘦肢冷的翻天覆地变化！

还好！碰到个一时糊涂的明白医生了，最终从误判误治中走出迷局，找到了光明。要是碰上个由糊涂始而糊涂终的大糊涂仙，那就不知道会造成什么后果了。

对这个医案的学习要注意一点：那就是要把是非分清楚，前期的治疗是错误的，后期的治疗是正确的。不能因为前期的寒凉止血看似有效而定性为正确方案！

从这几个案例可以看到：教材提供的未必都是标准答案，学教材也要有自己的见解，不能盲崇盲信。

这个专题就讲到这里。

谢谢大家！

温病求真

各位好！

今天讨论的是求实求真学温病。

在当代确认的四门经典课程——内经、伤寒论、金匮要略、温病里，温病最年轻。从文字到理法方药等内容，也相对更为通俗浅近，给人一看就明白的易学易懂易用感觉。

真是这样吗？

要我说啊！未必那么简单。

因为在温病的学习研究中，跟《内经》《伤寒论》《金匮要略》的学习研究一样，也有不少问题在等待大家去研究，有不少疑点等待大家去澄清，有不少难点等待大家去破解。

如：伤寒与温病的是非，辨证体系的价值，经方与时方的优劣等，都是长期争论不休的问题。就连温病有没有经典都是个疑而难决的问题。这些问题如果解决不好，不仅温病学不好，甚至可能影响到《内经》《伤寒论》《金匮要略》的学习。

因为中医各科学术问题常常并不只是局限在某一科，而是相互关联的，对很多问题的理解，并不只是对某个名词术语的认知水平体现，而是学者自身整体观、恒动观认识水平和运用能力的体现。所以，提醒大家，不要以马马虎虎的态度，简单应付温病的经典学习。温病经典学习和其他经典学习一样，只有在精益求精中不断探索，不断提高，才能逐渐达到理透法明方效的高度。

为了学好温病经典，建议大家在温病经典学习研究过程中，注意以下几个要点：

不否定温病经典地位，客观认识各家成果。

不伤寒温病相互否定，全面认识二者关系。

不以经典为论温全书，兼取众长相互补充。

不经方时方相互排斥，辨证论治决定取舍。

所谓“不否定温病经典地位，客观认识各家成果”，主要是指要端正对温病学术地位的评价，不要用尊古贱今的态度在学科价值上论资排辈，看不起温病学科。温病学科的专家们就更不能自轻自贱，自己都认为温病不具备经典的价值地位，当不起“经典”的称号。

之所以提醒温病学科的专家们不要自轻自贱，是有所指的。

首先请大家仔细看看，中医学所号称的四大经典《内经》、《伤寒论》、《金匮要略》、温病，在名称上有没有问题呀？

不少朋友可能都看出来了，问题很明显，《内经》《伤寒论》《金匮要略》三大经典都是以专著挂的牌，唯独“温病”是以病种挂牌，有点不伦不类。

温病有没有可以进入经典行列的代表作？具体应该是哪部作品？这么些年了，一直看不到答案。在经典教学中，推出的代表作是温病学教材，也显得不伦不类。

何为经典？

有关这个问题，读者可以参考《经典学习贵求真》一讲。经典是垂之千古而不朽，放之四海而皆准的经世致用典范之作，是全面系统深刻阐述某个学术问题的划时代专著！哪里是现代教材呢？

何为教材？

教材是因教选材、因教取材的学术授受工具书！

工具书也是因时而变，与时俱进的。随着文化传播速度、传播方式的不断发展变化，古今教材已有了很大差异。

古人的教材大多是直接选取同类原著中的精品之作，教材就是原著，原著就是教材。至于各科讲哪些书，各书讲哪些篇章，是由学界共识和老师见识来决定的。具体怎么讲，作为老师，各人有各人的见解，反映这些见解的就是他们的讲稿。只不过，有的讲稿是烂熟于心的腹稿，有的讲稿是笔之于书的文稿。无论是腹稿还是文稿，都不能等同于教材，更不能等同于现代教材，只能是相当于今天的讲稿。讲稿也是不能作为经典替身的。无论多精彩的讲稿，都不能等同于经典！

和古代教材相比，现代教材已经有了很大变化，是特指有大纲要求，有体例约束，有体积限制的知识传播专门工具书。为了适应现代人知识结构所决定的学习习惯需要，教材追求的是知识系统化、内容条理化、概念标准化、语言现代化。

教材中的主体内容都是按照大纲要求从同类著述的不同作品中选精摘要后，再按照编者设计的体例范式分类组装而成的。在教材里，作者虽也可以围绕所选内容，通过提要、注释、语译等栏目表达一些自己的见解，但主体内容绝不属于编者。在现代教材中，只有编者选材眼光、用材见识、组材技巧和语言表达能力的体现，没有知识原创的地位。

所以，教材不能等同于原著，更不能等同于经典。

把温病学教材当作温病学经典，这种做法给人两种错觉：

一是在那么大一堆温病学著作中，似乎就找不出一部堪称经典的代表作，只好把大拼盘式的教材拿来权且充当经典；

二是在当代温病学研究中，似乎很难确定温病经典，人们只好把教材当经典。

与其这样，还不如干脆直言：温病无经典。

温病到底有没有经典？

这可不是个小问题，而是影响学科发展前景的大事情。

温病有没有经典不能某个学界权威说了算，得由温病学术成就本身的客观价值说了算！如果以名家大腕主宰学科的学术地位，而不是以学科自身的学术成就主宰学术地位，那就是学霸横行的歪风邪气，学术民主就是一句空话，学术求真就无从体现。如果连求真都不能，还谈什么发展？

《内经》源远流长，创造理解生命的研究方法，构建天人合一的理论体系，穷尽五运六气的变化，阐明病因、病理、诊断、治疗、养生、预防的学理，论辩宏阔，说理深邃，是中医理论临床的源头，是历代名家成长的摇篮。

《伤寒论》《金匮要略》原为一书，传世也有近两千年悠久历史，是中医理法方药临床运用的范本，是中医从理论到临床的津梁，是万法之宗，是群方之祖，是中医临床各科的起点。

这三部著作，作为中医经世致用、垂范千古的经典，是不会有任何争议的。

温病学没赶上中医生头胎，晚出世一千多年，在辈分上就矮了一大截。要知道，中华古文明铸就了论资排辈的森严等级规矩。无论有多能耐，辈分低了的就得向后退，就得往下站。不能站到聚光灯前，更不能站在主席台上。所以温病学能不能享有经典地位，在学术界是有争议的。

就在温病学问世不久，部分经方家就站出来横眉怒目地斥指其非，认为一部《伤寒杂病论》早已把外感内伤等所有病症的诊治问题都彻底解决了，哪儿还有温病学行世的必要？风行于世的温病学，类同乱“雅乐”的“郑声”，属靡靡之音，是不能登大雅之堂的，必欲扫地出门而后快。在这些“学术权威”的眼里，哪里还有温病的经典地位，连想都不要想！

是温病学的诞生，宣告了中医对外感病多元认识的成熟；是温病学的诞生，使中医外感病诊疗彻底走出了长达千年寒温混认混治的误区，迎来了寒温分论分治的新时代；是温病学的诞生，引领中医学术蓬勃发展，锐意创新，临床各科都产生了总结性医典，迎来了一个几乎可以与《伤寒杂病论》时代比肩的学术百花齐放高潮时期。温病学居功至伟，怎么就不配享有经典的地位呢！

今天把温病推上经典地位，是温病学价值所决定的，是学术发展的必然！

温病学的经典地位得到承认了，但温病学的经典作品却至今难以确认。所以这项历史性推动工作还并没有真正做完，更说不上做好。

温病教材确实集了温病学之大成，叶薛吴王陈余等众多名家见解收罗无遗，确属温病学的选精集萃之作。即便如此，也并不等于它可以替代经典。

把温病教材直接作为温病经典的替身使用，这种做法就有问题。看起来好像体现了兼容并包的博大胸怀，其实是在混淆众人视听，蒙蔽众人耳目。这样一搞，反倒把温病学真正的经典给淹没了。

温病著作一大堆，产生时代又比较接近，而且各有各的建树，到底哪部作品堪称温病经典代表作？这就成了温病经典学习首先要解决的问题。

经典的确认不能某个名家大腕说了算，得以学术成就为依据，得医家作品自己说了算。

四大经典那个“大”字，不是指书本体积大，而是指学术造诣高，学术成就大。经典不等于经纬天地，无所不包的全书，而是指理明法彰，放之四海而皆准，垂之千古而不朽的经世致用典范之作，是该学科发展的奠基之作。所以，选取这个代表得有以下四条标准：

得看它是不是第一部温病学术体系代表作；

得看它有没有系统性的创新成果；

得看它是不是深刻揭示了温病发生发展变化的矛盾本质；

得看它能不能从诊断到治疗有效指导温病诊疗工作的临床实践。

用这几个标准去比对，能当得起温病学经典的，当然还是叶天士的《温热论》。

《温热论》虽然只有区区几千字，从体积看，实在算不得什么鸿篇巨制的大部头，但正是这样一部短小精干的作品，却为中医温病学体系的创建，做出了前无古人、后无来者的学术里程碑级巨大贡献。

是《温热论》开篇就以“辨营卫气血虽与伤寒同，若论治法则与伤寒大异也”的论断，明确指出：寒温殊途，不得混认混治！从此，迷乱千余年的寒温诊治问题得以澄清。同时明确指出：伤寒六经辨证和温病卫气营血辨证，虽辨证模式不同，但由表入里的认识轨道却完全相同；由浅入深，层层递进的辨证思维过程完全一致。

是《温热论》以“温邪上受，首先犯肺，逆传心包”的论断，确认了温病的邪气性质，明确了温病始发病位，深刻揭示了温病重病、坏病的特殊演变方向，成为对温病诊疗具有重大指导意义的温病发展演变认识纲领。

是《温热论》以“肺主气属卫，心主血属营”和“卫之后方言气，营之后方言血。在卫汗之可也，到气才可清气，入营犹可透热转气……入血就恐耗血动血，直须凉血散血”的系统性论断，创建了温病卫气营血辨证论治体系，使温病诊治从此进入了步骤严谨、方法明确、疗效卓著的科学思维轨道。

是《温热论》以“气病有不传血分，而邪留三焦，亦如伤寒中少阳病也。彼则和解表里之半，此则分消上下之势……因其仍在气分，犹可望其战汗之门户，转疟之机括”和“三焦不得从外解，必致成里结。里结于何？在阳明胃与肠也。亦须用下法，不可以气血之分，就不可下也”的论述，既开启了湿热病研究之端，又开启了三焦辨证体系的思维。

是《温热论》以“湿与温合，蒸郁而蒙蔽于上，清窍为之壅塞，浊邪害清也。其病有类伤寒，其验之之法，伤寒多有变证，温热虽久，在一经不移”的深入分析和精确辨认，阐明了湿温与伤寒的鉴别诊断要点。

是《温热论》以“但伤寒邪热在里，劫烁津液，下之宜猛；此多湿邪内搏，下之宜轻。伤寒大便溏为邪已尽，不可再下；湿温病大便溏为邪未尽，必大便硬，慎不可再攻也，以粪燥为无湿矣”的论述，明确了湿温与伤寒治疗要点的重大区别。

是《温热论》以“透风于热外”“渗湿于热下”阐明了温邪夹风夹湿的治疗要点。

是《温热论》以“若其邪始终在气分流连者，可冀其战汗透邪，法宜益胃，令邪与汗并，热达腠开，邪从汗出。解后胃气空虚，当肤冷一昼夜，待气还自温暖如常矣。盖战汗而解，邪退正虚，阳从汗泄，故渐肤冷，未必即成脱证。

此时宜令病者安舒静卧，以养阳气来复。旁人切勿惊惶，频频呼唤，扰其元神，使其烦躁。但诊其脉，若虚软和缓，虽倦卧不语，汗出肤冷，却非脱证。若脉急疾，噪扰不卧，肤冷汗出，便为气脱之证矣。更有邪盛正虚，不能一战而解，停一二日再战汗出而愈者，不可不知”的论述，详细阐明了温病战汗透邪的调治要点和顺证逆证诊断要点。

是《温热论》以近五十种舌质、舌苔变化，十余种齿诊变化，十余种斑疹变化，以及白痞等诊断学新成果，极大地充实丰富了中医四诊内容。

是《温热论》指导下所产生的《临证指南医案》，向读者生动细腻地展示了温病理法方药运用特点和运用技巧，成为与《温热论》互参互证、相辅相成的有机整体。

从此，温病研究有理可循，温病诊断有据可凭，温病治疗有法可依，温病理法方药成为一个生动活泼的完整体系。

由《温热论》所创建的温病诊治体系，在迄今将近四百年的中医临床实践检验中，已反复得到确认，是正确指导中医理法方药运用于温病诊疗工作无可替代的科学原则。

客观地看，对温病学贡献最突出的，应该首推叶氏此书。

以《温热论》为温病学经典，名实相副，当之无愧！如果再加上叶氏汇集温病学理法方药临床运用经验的《临证指南医案》《温热论》的讲授、学习、运用就更加丰富充实了。

《临证指南医案》体积虽大，理法纲要却尽在《温热论》中。离开了《温热论》中的理论指导，温病诊治的大方向都找不到，《临证指南医案》也就不可能产生，其学术价值是不能与《温热论》相提并论的。《温热论》和《临证指南医案》的关系并不是《伤寒论》和《金匮要略》那样的并列关系，而是以理明用、以用证理的主辅关系。但有一点是可以肯定的，那就是在学习研究《温热论》过程中，当与《临证指南医案》互参互证，才能理用结合，相得益彰。

其他如吴鞠通、薛雪、王孟英等医家的作品，虽各有特色，但客观评价，除薛著卓有创建外，其他主要是资料整理和体例创新，只能算是《温热论》和《临证指南医案》的衍生品，也都只能算是阐扬发挥的辅助性成果，学术价值也是不能与《温热论》相提并论的。

管窥蠡测之见，仅供参考。

在今天的温病学界，认同这种观点的人可能并不多。不少人认为：全面系统反映明清温病学成就的，不是《温热论》，而是《温病条辨》或《温热经纬》。

温病学经典理所当然地应从这两部作品中产生，才最具合理性。因为无论是从学术成果的体积看，还是从学术成果的全面性、系统性看，《温热论》都比不上《温病条辨》和《温热经纬》。

这种看法也是有一定道理的，学术是在继承中不断总结，不断创新，不断发展的。不能否认，继叶氏之后，新秀不断涌现，认识不断深化，研究的大课题虽然相同，各自的着眼点却并不完全相同，在学术上各有各的发展，各有各的创见。他们的成果对后世温病发展也都各有不同的影响，都值得今天继承学习时高度重视。

其中，《温病条辨》和《温热经纬》都是洋洋十余万言，体例严谨，条分缕析的温病学专著，对后世都有很大学术影响。

《温病条辨》的最大贡献是在叶氏《温热论》和《临证指南医案》基础上，以《内经》之论为线索，穷温病之源；以《伤寒论》理法为宗，明三焦证治之本；以名家认识和自己的心得体会为据，全面系统阐明温病发生发展变化之理和诊治之要，而且创造性地建立了温病三焦辨证论治体系，详细总结了温病三焦证治的要点和方药运用规律，是一部既有总结性意义，又有创新性特点，类列井然，条理清晰的温病代表作。

《温热经纬》的最大贡献是以"轩岐仲景之文为经，叶薛诸家之辨为纬"，还参以历代诸家之说，按以己见，既使温病源流攸分，又使《内经》《伤寒论》圣训与历代名家相关温病见解和叶薛吴王陈余诸家之说交相辉映，如同贯珠，历历可数。而且在暑病、疟疾、痢疾、霍乱等病症诊治方面，在方药的剖析运用方面，多有卓越见解和独到经验。

但在看到这些成就和特点的同时，千万不能忘了，这一切都是以《温热论》和《临证指南医案》为底本，在深入研究《温热论》和《临证指南医案》基础上，经过系统化、条理化分类整理后撰著而成的。

吴氏、王氏著作，确是广收博采，别立纲目，另辟新径，不仅使前人成就得以系统整理，全面继承，而且条理井然，面貌一新，值得充分肯定。

叶氏勇敢探索，睿智创新，承前启后，卓然独立，奠定温病学基础的丰功伟绩更是不可磨灭！

可以那样讲，对于温病学术体系而言，叶氏《温热论》和《临证指南医案》是坚实的基础！是丰满的主干！其中，《温热论》更是对温病认知首次突破，诊治内涵全面总结，辨证论治严格规范的学科体系核心！舍叶氏成果则《温病条辨》失去依托，《温热经纬》因之断链，连产生的可能性都很小，何谈经典？

这样评价，并不是抑诸家独尊叶氏，而是就事论事，求实求真！

的确，吴鞠通、王孟英都是很会读书的人。同样的时代，同样的环境，学习研究叶氏作品的人那么多，却再没有第三个人能像他们那样从中读出学术影响巨大的新作品来。仅此一点，就非常了不起！此外，还有陈平伯、薛生白、余师愚等学者，在温病研究过程中，也都从不同角度各有掘进，各有建树。但和叶氏《温热论》相比，仍旧只能算作拾遗补缺之作。

正如吴鞠通所说，在温病学术体系建设过程中，“惟叶天士持论平和，立法精细。然叶氏吴人，所治多南方证，又立论甚简，但有医案，散见于杂症之中，人多忽之而不深究。瑭故历取诸贤精妙，考之《内经》，参以心得，为是编之作。诸贤如木工钻眼已至九分，瑭特透此一分作圆满会耳，非敢谓高过前贤也”。

这不是谦虚话，而是发自肺腑的真心话。在叶天士面前，他真还不敢有半点骄傲。他自己应该心知肚明，《温病条辨》的独创性成就是不可能超过《温热论》的。

《温热经纬》的作者王孟英在自己的作品里，集叶薛吴王陈余诸家之说，以阐明温暑湿热疫等不同病症时，在证治纲领的运用上，既没有遵某些经方家阳明病证治法即是温病治法的见解，以治阳明病法统温病；也没有采纳柯韵伯《伤寒来苏集》“六经为百病立法”之说，以六经辨证统温病；更没有以吴鞠通《温病条辨》三焦辨证体系统温病，而是独取叶氏卫气营血辨证作为证治纲领。这就充分说明在温病学术体系建设成就和温病诊疗水平上，他都是独尊叶氏《温热论》的。

由此可见，以叶氏《温热论》为典范，已经成为这一时期温病学界共同的认识。

有叶氏伟绩建立于前，才有吴氏、王氏及其他诸家丰功发扬于后。而且还不是叶氏钻木已透九分，后继者“透此一分作圆满会”的问题，而是叶氏高端钻孔已透，吴王及其他诸家另布奇局，旁开新孔以为补充修饰耳。因为在他们的作品里，许多认识的原创权还是叶天士的。

就以最具代表性的《温病条辨》来看，其所创三焦辨证体系，在温病发生发展规律认识上，总结出温病发展是“始上焦”(历中焦)，“终下焦”，在上中下三焦又各有温热、湿热证治区分。这就从纵向揭示了温病发生发展规律，确实与《伤寒论》六经辨证和《温热论》卫气营血辨证有一纵一横，相须为用之妙。不仅可以为温病立法，也可以为百病立法，是一项了不起的成就。

但必须看到，此项成就的取得，促成因素是多方面的。秦汉之前已经有了对三焦生理病理意义的探讨，历代诸家又多有发挥。叶氏《温热论》中“气病有不传血分，而邪留三焦，亦如伤寒中少阳病也。彼则和解表里之半，此则分消上下之势”和“三焦不得从外解，必致成里结”等论述，对《温病条辨》“三焦辨证体系”的创建，更是具有直接的启发意义。

还有，《温病条辨》把三焦病症用药要点概括为“治上焦如羽（非轻不举），治中焦如衡（非平不安），治下焦如权（非重不沉）”类生动而又深刻的总结，清络、清营、育阴等治法的提炼，辛凉轻剂桑菊饮，辛凉平剂银翘散，辛凉重剂白虎汤等方药的归纳，不仅条分缕析，井然有序，而且面目一新。吴氏所做的工作，绝不是一般的收集整理，而是苦心求索、锐意创新的学术理论升华之作。但这些成就的取得，在叶氏《温热论》和《临证指南医案》中，也都能找到照亮吴氏心灵的理论启示和临床示范。

客观地看，在温病学术发展上，是叶氏智慧点睛提要，昭示于前，吴氏、王氏系统总结归纳，铺陈于后；非叶氏不足以明其理，知其用，非吴氏、王氏不足以详其说，综其要。

这些例子，足可证明叶氏确是温病学术体系建设中劳苦功高第一人，其《温热论》是无可替代的温病学经典代表作！绝不能以部头大小论学术地位！只有首创的经世致用典范之作，才配称经典！

伤寒温病不相互否定，全面认识二者关系。

前面讲了，在外感病学习继承中，有关伤寒温病的是非优劣之争最为热烈，至今余波未息。这样的影响在今天到底该怎么看待？是伤寒学理正确？还是温病学理正确？是伤寒学理更优？还是温病学理更优？

中医把疾病分为外感、内伤两大类，外感病下又分寒温两类，寒温两类下又分风寒暑湿燥火六类独立的外感病症。

风寒暑湿燥火已经是六种具体事物的确指了，似乎称为“六种外感病”更恰当些，但我仍然主张称为“六类”，因为六气之下还有亚类可分，古人以六气加以概括，也只是举纲提要罢了。

火与温本为一性，火为温之极，温为火之始，故直接隶属温类。风暑湿燥除自身个性特点外，或与寒相兼，或与温相兼，多因体质或季节气候影响而异。就连暑病这样个性特殊的病症，都因中暑、中暍之别而有阴暑、阳暑之分。中暑是夏月受热，属阳暑，大多是非单纯性热病；中暍是夏月受寒，属阴暑，大多是非单纯性寒病。

为什么说暑病无论阴阳，大多都具有“非单纯”性特点？

因为暑多夹湿，本病大多暑湿并见。有了湿邪的掺和，当然就不单纯了。湿为有形之邪，其性阴凝重滞秽浊，最难祛除，无论与六气中哪一种邪气相合，都很容易反客为主，主导疾病向复杂的方向演变，所以在治疗时绝不可等闲视之。

外感病一定是多种多样的！不同的外感病，病因不同，病理影响不同，发展演变规律不同，临床表现特点不同，论治理法也一定不同！唯一相同的只有辨证论治这个中医临床工作原则。

在今天还问伤寒温病哪种理法优秀？哪种理法管用？说实话，这样的问题实在是很幼稚可笑的。伤寒温病同样都是研究外感病的课题，同样都有巨大的临床实用价值，只不过，各有各的适应病症，各有各的运用标准罢了，并不存在是非优劣之分。为什么有些人总是要自找麻烦，人为地纠缠在那些毫无意义的学术官司里，让自己的智慧和生命白白浪费呢？真是可悲可叹！

温病学是明清时期才成熟的一个独立于伤寒之外的外感病分支学科，很多人都把它看作是个新生事物。其实，有关“温病”的研究，早在《内经》时代就已经开始了。“温病”这个名称在温病学还没有产出之前，早在中医学的母腹里就已经给它起好了。有关温病的研究，并不是全新的事物。

虽然《内经》所言温病与明清所论温病未必等同，但也未必全无半点瓜葛。所以，不要把温病看作是一个百分之百的新事物，不要把温病学看作是百分之百的新发现、新创造。

学术是有继承性的，温病学术的发展也不例外。温病学不光在核心命题上继承了《内经》的概念，还在诊疗原则上受到了伤寒学理的深刻影响。不然，创温病卫气营血辨证论治体系的叶天士，就不会有“辨营卫气血虽与伤寒同，若论治法则与伤寒大异也”的见解了。

叶天士在《温热论》中，开篇就坦然承认了，他研究的课题是继承，也是发展。他所创建的“卫气营气”辨证论治体系和《伤寒论》六经辨证体系完全是一脉相承的，是六经辨证体系的发展。

《温热论》这话很费解，在《伤寒论》中只有六经分证体系，并没有提到卫气营血呀！怎么扯出个“辨营卫气血虽与伤寒同”的说法来呢？是叶天士不具备这样的常识？还是叶天士喝醉了信口胡说？还是叶天士投机取巧，想要傍个大腕好借光，把自己的作品和《伤寒论》捆绑在一起以自高身价？

如果这样去理解叶天士，那我估计你要学好温病学理就很难，要学好伤寒学理也难。

叶天士可不是等闲之辈，你去看看他的《温热论》，虽然篇幅就那么区区几千字，却把温病的病因、病位、发生、发展、诊断、治疗、调养、预后等各个环节讲得非常深刻，非常清楚。

在外感病研究过程中，能突破《伤寒论》的千年权威认识屏障，确认新的致病因子，找到新的治疗方向，建立新的辨证体系，没有精深的中医理论功底怎么做得到！

以叶天士的超卓天资和博学多识，会不懂《伤寒论》？不懂《伤寒论》敢把六经辨证与卫气营血辨证相提并论？叶天士会如此信口胡诌？真是天大的笑话！

可以断言：是抱这种愚见的人不懂叶天士！而不是叶天士不懂《伤寒论》！

"辨营卫气血虽与伤寒同，若论治法则与伤寒大异也"的意思大约有五层。

一是说卫气营血辨证和六经辨证一样，都是揭示疾病由轻到重，由浅入深发展过程的辨证体系。

二是说卫气营血辨证和六经辨证一样，无论是伤寒的六大症候群，还是温病的四大症候群，都是从疾病临床客观演变过程中归纳总结出来的，而非凭空假想。

三是说伤寒是以六经辨证为纲，六经是以阴阳盛衰为依据的。六经的阴阳盛衰是以卫气营血盈虚通滞为依托的，六经辨证最后仍然要把病位落到卫气营血的物质基础上，并以卫气营血的盈虚通滞特点为依据，才能遣方用药，所以说六经辨证中寓有卫气营血辨证的意义。

四是说温病是以卫气营血辨证为纲，卫气营血是以盈虚通滞状态为依据的。卫气营血的盈虚通滞是以阴阳盛衰为前提条件的，卫气营血辨证最后仍然要把病情的发展演变归结到阴阳升降出入的运动变化过程中，并以阴阳盛衰为依据，才能深刻揭示卫气营血盈虚通滞的所以然之理，所以说卫气营血辨证中寓有六经辨证的意义。

五是明确指出伤寒、温病治疗方法大不相同。原因是两类外感病病因不同，一为温邪，一为寒邪，判若水火；感邪途径不同，一从肤表而伤，一从口鼻而入；病性不同，伤寒是风寒伤表的表气闭郁证，温病是邪热壅肺的里热壅闭证；发展过程不同，一为六阶段，一为四层次。正是病因、病位、病性、病情演变过程的巨大差异，决定了伤寒温病治不同法，治伤寒重在辛温扶阳以解表，表解里自和。治温病重在辛凉救阴以清里，里和表自解。所以“治法大异”。

这或许才是叶天士“辨营卫气血虽与伤寒同，若论治法则与伤寒大异也”这话的本意。

叶天士讲这话，无非是要告诉我们，无论是学习伤寒学理，还是学习温病学理，都千万不要把二者对立起来，二者是可以互通互补互用的。虽“治法大异”是指基本原则、基本大法不同，并不是指疾病发展变化过程中各个阶段的具体变化细节都判若天渊。细节变化叶氏没有讲，但用辨证论治的原则去进行规范，就可以得出：在伤寒发展演变过程中，如果出现或夹杂某些类似温病的症候，也可用治温病的方法去治疗；在温病发展演变过程中，如果出现或夹杂某些类似伤寒的症候，也可用治伤寒的方法去治疗的明确认识。《伤寒论》中有急下存阴法、滋阴救液法，《温热论》中也有涉及益气固脱、回阳救逆法的时候。有是证用是药，这才是中医治疗学的灵魂所在。

叶老前辈的高见启示我们：外感病分寒温两个大类，具体而言，还有风寒暑湿燥火六大类别的区分。受不同病因影响，不同类别的外感病，确有性质上的巨大差异，发展演变的客观规律也各不相同，所以才有伤寒为六经辨证，温病为卫气营血辨证的不同。由于病因不同，病位不同，病性不同，临床表现不同，辨证体系自然也不相同，在认识方法上也就各有各的切入点，但在确认证性的标准上，在对证治疗的原则上，并无半点本质差异。

一切辨证体系的终极落脚点都在证上，三阴三阳是事物发展变化的共同规律，卫气营血是携带不同生命信息的体内不同层次基础物质区分，在三阴三阳辨证体系中，疾病的演变过程，必然涉及卫气营血等不同层次的生命基础物质；在卫气营血辨证体系中，必然包含三阴三阳的阴阳盛衰变化过程。两种辨证体系都是按照由浅入深，由表及里层次在进行归纳处理，终极落脚点都在证上，认识过程和认识终结点并没有半点差异。

《温热论》和《伤寒论》一样，不仅对外感病学体系建设贡献巨大，对中医诊断学也有重大贡献。《伤寒论》的贡献集中在脉诊上，《温热论》的贡献集中在舌诊方面。

《温热论》所载舌诊成果几乎包罗了现代诊断学教材舌诊的全部内容，了不起哟！

不仅如此，还有不少令人惊叹的新发现、新创建，如验齿、辨斑疹、辨白痦，很多都是前人从来没有讲到过的。观察之精细，认识之精准，总结之精辟，真的到了匪夷所思的程度！

这些绝不是现实中某些为创新而创新那种想当然科研成果！也绝不是某些人所说的，作者喜欢“标新立异”，换标签式的假成果！而是在精细观察中的客观发现真成果！千古不朽大成果！

叶天士的不少诊断学新发现到今天已经快四百年了，可至今还有不少中医大腕都没能掌握，对到底有没有诊断价值，还心存疑问。

就以白瘖来说吧，有的医生说确是《温热论》中所讲的温病湿郁卫分的一种临床客观症状。有的医生说根本就没有这种表现，所谓白瘖，其实不过就是痱子罢了。甚至还说叶天士这个人喜欢标新立异，所以把人人可知的痱子另贴了个名称别致的标签——“白瘖”。

如果真是这样的话，叶老前辈作为创始温病诊疗体系的名家地位恐怕就要大打折扣了，连“痱子”这样的日常生活常识都不具备，还算什么名家？

如果自己既不具备最起码的日常生活常识，还要不懂装懂，挖空心思装腔作势另出怪招，提出人人都不知为何物的怪异名称来蒙蔽天下以欺世盗名，那就不只是个学术水平高低问题了，而是人品都有问题。

叶天士真是如此低能、如此低级趣味的学者吗？

当然不是！

不是叶老前辈低能，更不是叶老前辈欺世盗名，而是后世误解叶老前辈的人少见多怪，强不知以为知，还信口雌黄，诬陷好人。

做学问千万不要自以为是！自己没见过或见而不识的新事物，不要以为别人也没见过，不要以为别人也见而不识。可以非常肯定地讲，叶天士的这些新发现是真知灼见，没有半点可怀疑的！千万不要因为自己孤陋寡闻就乱下结论。

我之所以这样讲，是因为在临床上亲自见过这种病理表现，而且非常典型！

大概是 2010 年前后吧，一个夏秋之交的晚上，夜门诊快下班的时候，来了一对年轻夫妇。女的双手以指掌正面和指掌背面的中线为界，指掌正面长满粟米大小的晶亮透明小疹。疹子之间没有半点间隙，非常致密。十个指头也是如此，背面一颗都没有，独见于掌面。两手掌面晶莹剔透，显得特别精致，就像用现代材料、现代工艺制作的工艺品一样。

患者自述：手上这种晶莹小疹是两个多星期前开始长出的，有时微微有点痒，没有别的痛苦，已经十多天了。遍求中西医名家治疗，毫无效果。

前面的中西医都说可能是什么东西过敏造成的，既然没有大的痛苦，开点洗药泡洗就行了，只要不弄破，不感染就没关系。经中西药物泡洗多次仍无效果，反而觉得痒感加重。还有中医循着脾主四肢的理论认识，开了健脾益气药合解毒的汤剂，服了几剂仍然没有效果。

望诊患者气色、精神都好，舌苔薄黄微腻，也没有大问题。问诊得知饮食尚可，大便正常，小便略黄，夜卧稍有烦热不安。切诊六脉皆滑。联系那一段时间正是高温多雨的气候特点，我立刻敏感意识到这就是叶天士所讲的白痦。第一次见到这么典型的白痦，内心里不免有几分激动。

作为医生，能见到典型症状，是件幸运的事啊！有些典型症状搞一辈子临床也难得见到。如果有幸见到，却因自己的疏忽大意，坐失了千载难逢的学习良机，那真是很大的遗憾。

能见到这么典型的白痦，我真是又惊又喜！惊的是一种临床症状竟然典型到这种程度！摆在眼前，自己都不敢相信。喜的是这么典型的稀有症状，竟在毫无思想准备的情况下突然展示在我的眼前，真是天大的幸运！

我没动声色，问学生，这是什么疹子？

大家你看看我，我看看你，没人回应。

我说："认不得是什么病症，就不好下手哦！因为没有其他典型症状，求病机就只有以病症为线索了，是什么病症就格外重要哦！"

有同学低声说："老师你认不认识嘛？"

那意思是你别因为占据了自己是老师的有利位置，以考我们为名，想让我们通过集思广益，看能不能碰上个什么近似的答案来，其实你自己可能也不知道到底是个什么问题。

我笑笑，没有正面回应那个同学，而是提示他们："要从温病学去思考这个问题！"

这时有个同学一字一顿地低声说："从温病思考，未必是白痦呀？"

我说："嗯！这个同学的温病没白学，总算反应到位了，这就是白痦！只不过这么典型的表现在双手上，恐怕连叶天士都难得一见。像这么典型的表现，弄不好是五百年才见一例哟！大家能碰上是一种幸运。这么典型的表现，我也是见第一例哟！"

我告诉在场的学生，这个病例，痦疹透明晶亮，全身也没有别的典型症状，是轻证。如果疹色枯白或混浊，那就非同小可了。叶天士在论白痦时早已明确指出："小粒如水晶色者，此湿热伤肺，邪虽出而气液枯也，必得甘药补之。或未至久延，伤及气液，乃湿郁卫分，汗出不彻之故，当理气分之邪。或白如枯骨者多凶，为气液竭也。"

根据叶天士的论述，白痦的出现，都是由湿热伤肺引起的，具体可分三种情况。

一是白痦见于湿热伤及肺气，湿热邪气已基本排出，纵有余邪未尽，也极其轻微。但因病程较长，机体气液严重耗损，卫分气机不能恢复其正常出入的生理常态，白痦也就不能随之消除的一类，属虚证。

正因为属虚证，所以才要用“甘药补之”。通过甘药补之，待元气充盛，气行液行，白痦也就会自然吸收消散。

既然强调“气液枯”，那就得有气液两亏的表现，舌瘦、少苔、脉弱等应是必见症状。

甘药是指哪些药？

针对湿热久郁，后期的调理，按理应是甘淡为主。但既指出是“气液枯”，又强调“补之”，那就不能简单运用甘淡了，而应该是甘润为主而辅以淡渗即可。生脉散合三仁汤去滑石，略佐轻清开宣，应该是比较合理的选方用药思路。

二是白痦见于湿热郁闭，病程不长的一类。那是因为湿热氤氲，汗出不畅，导致湿郁卫分所致，属轻证。治当清轻开宣合芳化淡渗。

三是白痦见于体虚而又湿热伤肺日久的一类。这类白痦的色泽与前两类大不一样，最突出的特点是疹色枯黯发白，没有晶亮的光泽。这是气液枯竭所致，属重危证，弄不好还会有生命危险。治当大剂甘平柔润以挽希微之气，以救将涸之液。

我们就按湿郁肺卫的轻证处理，给她开了个三仁汤加豆卷、荆芥、薄荷、藿香之类的轻描淡写方，叫她微煎频服，连续服三剂。并叮嘱她，有效没效都一定要来复诊，这个病还要调理，才不致反复。这样讲主要是想看看效果到底如何。

三天后，患者回来复诊，伸出手来一看，令在场的人都大吃一惊，两手的晶亮小疹消失得干干净净，颗粒全无！而且还看不到半点剥脱的皮屑，简直就跟变魔术一样。这时我才猛然醒悟，先前犯了个大错误，这么珍贵的资料，这么宝贵的机遇，为什么不拍个照片呢！这么典型的诊断学资料，为什么竟丢失在我的手中呢！中医诊断学教材多么需要这样的典型素材哟！我在那儿捶胸顿足，一迭连声地感叹“可惜！可惜！可惜！”并连声自责“糊涂！糊涂！糊涂啊！”这种抱憾终身的捶胸顿足有什么用呢？于事无补。至今一提到这事就痛悔不已，这是一次永远无法原谅自己的疏忽大意！

朋友们！要吸取这种教训。遇到这样的珍稀资料，一定要及时收集，不能有丝毫疏忽大意！这个比收集古董价值大多了。

这就是叶天士所讲的“白痦”呀！怎么能说是痱子呢？怎么能说是叶天士标新立异，无中生有，瞎编乱造呢！明明是自己孤陋寡闻，不懂装懂，还要是非颠倒，蛮不讲理地往前辈脸上抹黑，真是岂有此理！

叶天士能在温病学方面有如此巨大的成就，不是偶然的，更不是孤立的，这与他祖辈父辈都是中医名家，自幼受家学熏陶，后虽经历了父亲早亡，家学中断的不幸，但他励志进取，谦虚好学，又先后从师十七人有密切关系。世上一切学问都是自己在“勤”“苦”两个字的磨炼中做成的。

挑起伤寒温病之争，还主动发难的，主要是崇尚伤寒的少数学者。他们始终把伤寒看作是万能宝典，把温病看作是不入流的左道旁门。抱这种偏颇认识观念的人，其实还是学问没做通的表现。伤寒温病都是客观存在的自然事物，伤寒学、温病学都是在研究这两种自然事物的过程中建立发展起来的，各自因为研究对象的成因不同，发生发展规律不同，决定了分证方法不同、辨证模式不同、运用方药不同。哪儿有什么优劣尊卑之分呢！

在治疗中，伤寒重在扶阳，扶阳中也有救阴；温病重在救阴，救阴中也有扶阳。相对各有侧重，但永远不是绝对的。学习研究，当并举并重，才是正确的认识，正确的选择。

中医外感病中的寒温两大体系，无论有多少不同点，有一点却是千古不变，万病不易的，那就是辨证论治原则丝毫不能动摇。外感病是如此，内伤杂病同样如此，临床各科都是如此。动摇了就必然脱离中医认识问题解决问题的正确思维轨道，无论找来什么时髦的理论，挂出什么派别的招牌，都不可能正确指导中医理法方药的运用。千万不要盲崇盲信某些所谓名家的信口雌黄！

我反复强调，无论是学习伤寒，还是学习温病，功夫一定要下在“明理”二字上。

就以治疗方法而言，辛凉解表和辛温解表的不同点到底在哪里？这似乎是个很简单的问题，不就是用药寒温性质不同吗？如果再进一步追问，二者的作用点和作用方式有什么区别？恐怕就未必人人尽知了。要把这个问题弄明白并不难，只要以麻黄汤和银翘散为例，对比分析一下就清清楚楚了。

麻黄汤中主药麻黄、桂枝，都是强有力的辛温发散药，而且桂枝有温通血脉，从里达表之功，麻桂同用，温散之力倍增。以杏仁行十二经之气为引导，以温中益气，且其性甘缓的炙甘草为佐，可以对麻桂刚猛之性起到一定调控作用。全方体现的就是发散风寒，使从表而入的邪气复从表而出。其作用机制就是从外面打开因受寒而关闭了的人与自然息息相通门户。作用点在肤腠，作用方式是“门从外开”。

银翘散既有薄荷、荆芥、淡豆豉、桔梗、牛蒡子等微辛而性平的发散之品，又有金银花、连翘类芳香轻清以解肺中热毒之品，还有竹叶、芦根等既轻清渗利，又甘淡益胃生津之品，属于典型的表里两兼结构。其作用点既有肤腠之表，又兼肺胃之里。作用机制是通过辛散以透表外达，开表卫之郁闭；通过清解以泄热毒，通里气之壅塞，通过甘淡以防阳明燥热内生而安未受邪之地。外开里通，郁闭自解，属“内外双开”。未受邪之地和平安定，则无横生枝节之意外，疗效才能真正稳定。若在里之热毒壅塞闭阻不解，单用辛散透表，不仅徒耗津液，而且加重里热壅阻；在外之郁闭不开，单用清解泄里，是徒损阳气，表卫郁闭更甚。只有从表里两个方向同时用力去开启人与自然息息相通的门户，才能收事半功倍的良好效果。只有火热易生之地阳明得安，才能免去邪热复萌生变的后顾之忧。

这种见解似乎是奇谈怪论，解表哪有“双开”之说？

其实不怪，“里和表自解”这个话总听说过吧？邪气壅闭于内，得疏通其内在的壅闭，门才打得开。这是近于公知公识的中医学常理，没有什么可奇怪的。

有人也许会问：温病治疗既是表里双解，这样的病情还能叫表证吗？

能不能叫表证，得以造成的病理影响为依据才能下结论。如果造成的影响主要是表卫气机不得宣通，人与自然息息相通关系障碍，具有恶风、恶寒、发热、头昏、身痛、咽痛、鼻塞、咳嗽，苔白、苔黄等外感病特点，无论造成表闭的机制有多复杂，都应该叫表证。

其实，叶天士在他的代表作《温热论》中已经做出了解释，他说：“伤寒之邪，留恋在表，然后化热入里，温邪则热变最速，未传心包，邪尚在肺，肺主气，其合皮毛，故云在表”。寒邪所伤在皮毛，所以属于表证。温邪所伤在脏腑，肺司呼吸而主气，合皮毛而统率一身之表卫，温热邪毒内壅于肺，肺气宣降失司，皮毛开阖失常，一切发热、汗出、口渴、二便不畅等症，皆由温热邪毒壅肺引起，造成的病理影响主要还是人与自然息息相通关系失调，所以还是属于表证。

虽同样都是外感，同样都是表闭，但邪气作用部位和造成的病理影响却各不相同。

伤寒是寒郁肤表、肺失宣发，导致的表里不通，故以恶寒无汗身痛最为多见。无宣则不降，加之寒主收引，最易造成津液凝滞，水湿潴留，所以有时也能见到咳嗽、尿闭、肢体关节肿胀等症状。

温病是热毒壅肺、肺失肃降，导致的表里不通，故以发热有汗烦躁最为多见。无降则不宣，加之温邪主蒸腾发越，最易造成津液耗损，浊阴熏蒸，所以有时也能见到头晕、眼胀、胸闷、烦躁等症状。

治伤寒重在辛温扶阳以解表，表解里自和。

治温病重在辛凉救阴以清里，里和表自解。

伤寒温病虽治不同法，但所追求的目的却是相同的，那就是恢复人与自然息息相通的关系。而且都是遵循《素问·至真要大论》提出的“从内之外者调其内，从外之内者治其外，从内之外而盛于外者，先调其内而后治其外，从外之内而盛于内者，先治其外，而后调其内，中外不相及，则治主病”原则在办事。

治温病力避辛温，倡用辛凉，正是温热邪毒壅肺这一内在矛盾客观需要所决定的。

既然温邪所伤在脏腑，为什么不直清其内，还要用那么些辛散透表药呢？辛散与清解药物的运用比重又该如何把握呢？

这个问题得以不同成因所造成的温病性质差异为依据来讨论，才有意义。

一是冬不藏精导致的特殊性春温。冬不藏精，真阴亏损，既造成阴虚阳亢，内热伏郁，又造成子夺母气，肺阴亦伤的复杂病理影响。这样的体质状态既容易被冬令严寒之邪所伤，又没有能力及时托邪外达，致使邪气郁而不发，到了春天，才在天地阳气升发的相感相召下表达出来，与春温时令之气相合，发为热毒壅肺的严重病症。

热毒壅肺，肺气宣降障碍，最容易形成卫气不得正常敷布的里热表郁证，而不是单一表证，所以需要内清热毒，外开肤腠，表里同治。由于这种表里同病，里热是主要矛盾，所以清内之力相对较大，开宣疏透之力相对较小。加之本证兼有真阴亏损一端，更兼温热邪毒伤津耗液，所以，还当在疏表清里的同时，壮水之主以救阴，才能收到良好效果。若泛泛使用银翘散这样的方药，则如同隔靴搔痒。当在重用金银花、连翘、大青叶、板蓝根之类药物的同时，重用生地、玄参、天冬、麦冬类滋阴药，甚至有可能得与类似阿胶鸡子黄汤这样的方药同用，才能邪正兼顾，共建奇功。

二是感受温热邪气导致的一般性时令温病。因寒温失调，表卫失和，致肺气宣降失常，如果时逢温邪流行，邪气乘虚而入，就自然而然形成临床常见的时令温病。时令温病虽以春季为多见，但并不只限于春季，其他季节也可以因为六气之外的乖戾之气流行而发生。

这类温病，虽同样也是既有表气郁闭，又有里热壅闭，治疗也应解表清里，双管齐下。但由于表气郁闭更甚于里热壅闭，所以初起时透表尤重于清里。若用银翘散则荆芥、淡豆豉、薄荷、桔梗类药的用量相对重些，金银花、连翘的用量相对轻些，甚至还需要加苏叶、防风类略偏温散的药以适当强化发散之力。

对温病的诊治，叶天士的研究是很深刻的，认识是很成熟的，结论是很精辟的，措辞是很严谨的。学习叶天士《温热论》一定要字斟句酌地认真咀嚼，认真体会。大家看看，“卫之后方言气，营之后方言血。在卫汗之可也，到气才可清气，入营犹可透热转气……入血犹恐耗血动血，直须凉血散血”，哪个环节不是紧扣病机？哪一句、哪一字不是上下相贯，紧密相连的？可以说真的到了千金难易一字的程度。

这绝不是吹捧，而是客观评价。大家看看：“到气才可清气”，“才可”二字是什么语气？是强调语气，不是商量语气！不要随便轻飘飘地就读过去了。强调什么？强调的是只有病位深入到气分才能考虑治疗气分，没有商量余地，不能提前介入！即便是超越气分到了营分，也要考虑“入营犹可透热转气”，尽可能使邪气从营分退出，力求表证还从表解。

他强调的是在治疗浅深层次上，一定要分清先后顺序，作为邪从表入的外感病，一定要尽可能地使邪气从表而出，强调的是表病当从表解。表病从表解就得有个重要前提条件，那就是表里出入的道路必须通畅，人与自然息息相通的和谐生态关系必须正常。只有这样，才能让机体以最小代价换取最大效价，尽可能避免因直接清营造成阳气内伤，表郁不开，另生不测之变。

邪郁卫分的治疗原则和伤寒一样，仍然是“汗之”，也就是用辛凉透表的方法以求汗出而解。

这就有一个问题需要正面回答了，温病本有汗出，何以还要追求汗出而解呢？

原因是热毒壅肺熏蒸汗出，是病理性汗出，汗虽出而热毒未清除，所以往往表现为汗出不畅，汗出烦热不解。必待内在热毒解散，汗出才能畅，能爽，能透，病情才能因汗而解。所以，辛凉解表法治温病求得的汗出，不全是发散药物的功效所致。发散药物的功效其实是微辛疏散，稍加引导罢了。辛凉清解的汗出，更主要是内清热毒后，汗路畅通产生的效果。

二十多年前我在课堂上就提到过，真是温病，用一味板蓝根就能收汗出病解之功。当然，这是有一定前提的，这个前提就是患者体质尚可，正气未伤，感邪不重，也不夹杂其他邪气。这在理论上是完全可以得到合理解释的：板蓝根内清热毒，热毒壅闭之势得解，则汗路通畅，必汗出而爽，汗出而愈。从板蓝根单味药的临床功效上，可以揭示银翘散一类处方内清肺热以泄温热邪毒而畅通汗路的作用机制。大家可以继续到临床实践中去观察，去体会。

前不久看到一则板蓝根"发汗"的个案报道，"发汗"一说值得商榷。这不是发汗，而是我曾经反复讲到过的板蓝根解散肺中热毒后，表郁自开，汗路畅通，在机体自我保护机制驱动下，达邪外出，里和表自解的表现。

解表是消除束缚机体表卫气机因素后，腠理开张，气液出入门户通畅的汗出；解毒是清除壅塞机体内在气机因素后，气液运行道路通畅的汗出。虽都以汗出为临床特点，以腠通为关键环节，但作用点却一在表，一在里，完全不同。解表是开外在之郁闭；解毒是泄内在之壅塞，作用机制也大不相同。

前面已经提到过，受现代医学抗感染理念影响，有人提出治温病不必"卫之后方言气"，而应该直接从气分入手，把卫气营血简化为气营血三阶段论。这种提法虽然没有掀起大的学术争议波澜，很快就销声匿迹了，但继承这种认识的思维却依然存在，体现这种认识的处方还铺天盖地。

针对这样的学术现状，有必要再次严肃指出：这不符合叶天士所创卫气营血辨证的温病诊治基本原则，更不符合表病当从表解的中医理论认识！

再三强调，卫气营血辨证论治原则不是凭空想象出来的！而是建立在温病卫气营血发展演变客观规律基础上的。违背了这个原则，就脱离了温病发展演变的客观规律，就成了人为的假设，就不可能收到良好效果！

建议至今还抱这种治疗观念的朋友到临床上去认真对比，仔细观察一下，看到底哪种认识更正确。对比的方法很简单，看哪种方法疗效更好，这样才能在学术技术上不断提高，才能真正回到中医整体恒动的正确认识轨道上来，才有可能成为合格的中医师！

不以经典为论温全书，兼取众长相互补充。

既不能以部头大小压经典，也不能以经典压百家。无论是以《温热论》为温病学经典，还是以其他著作为温病学经典，都不能看作论温治温全书。

任何学术著作，其学术价值和临床运用价值大小，都只是相对而言，不可能是绝对最优，更不可能是绝对全能。所以，对温病学的学习研究，一定要在重经典的同时，全面学习其他温病名家作品，兼取各家之长。只有这样，才能全面传承温病学术，也才能客观看待温病经典。

就以温病学中的一个重要类别，湿热温病而言，叶天士《温热论》和薛生白《湿热条辨》的研究主题就存在很大差异。叶氏研究的是温病夹湿症候，薛生白研究的是湿热病。所以，长期以来，不少中医学者都认为叶氏只知普通温病而不知湿温，善治普通温病而不善治湿温。这种看法虽不免有些偏激，但总体而言，还是有一定道理的。

在《温热论》中也有温热夹湿的讨论，而且相当深入，如“吾吴湿邪害人最广，如面色白者，须要顾其阳气，湿盛则阳微也，法应清凉，然到十分之六七，即不可过于寒凉，恐成功反弃。何以故耶？湿热一去，阳亦衰微也。面色苍者，须要顾其津液，清凉到十分之六七，往往热减身寒者，不可就云虚寒而投补剂，恐炉烟虽熄，灰中有火也。须细察精详，方少少与之，慎不可直率而往也”一段论述，就是叶氏对湿热温病体察入微的临床总结，不仅对温病夹湿证的治疗具有很高指导价值，就是对薛氏所论“湿热病”的治疗同样具有重大参考价值。但不能因此认定叶氏所论就是薛氏所论“湿热病”，更不能说叶氏所论早已统括了薛氏见解。

实事求是地讲，在湿热病的认识上，叶氏《温热论》见解远不如薛氏《湿热条辨》系统透辟，对湿热病的诊治，也远不如薛生白《湿热条辨》精当。对湿热的认识和诊疗，薛生白才是真正的第一高手。薛生白的《湿热条辨》才是论治湿温的经典见解。

但是，这种比较本身就存在一定问题，因为《温热论》中所讨论的温病夹湿证和《湿热条辨》所讨论的湿热病，虽同属外因所致，而且同在温热这个大范围内，但外因种类各不同，不同病因对病位的选择点也不尽相同，病理损伤更是差异巨大。证治上虽互有交叉，但主证主治却有本质区别。

所以，薛生白在《湿热条辨》中明确指出：“要之湿热之病，不独与伤寒不同，且与温病大异。”他研究的湿热病不仅和伤寒不同，和温病也是大不相同的。

叶氏所论温病和薛氏所论湿热病到底有哪些不同点？

对这个问题，比对一下《温热论》和《湿热条辨》就可以知道，不同点主要在以下五个方面。

一是病因不同：温病病因为温邪，为无形之气，虽或夹秽浊之湿邪，但终以无形气热为主；湿热病以有形秽浊之湿邪为主，其热多为湿浊酝酿而来。

二是病位不同：薛生白自己在《湿热条辨》中明确指出："温病乃少阴、太阴同病，湿热乃阳明、太阴同病也。"外感温病病位在上焦肺与心，湿热病病位在中焦脾和胃。

三是发病要素不同：导致温病发生的要素是"冬不藏精"，或"冬伤于寒"，或感非时之气。导致湿热病发生的要素是湿热邪毒和中气盛衰，"中气实则病在阳明，中气虚则病在太阴"。

四是病理影响不同：温病是按卫气营血层层递进发展，邪毒内盛的特殊演变则"逆传心包"。湿热病每多波及肝胆，即"病在二经之表者，多兼少阳三焦，病在二经之里者，每兼厥阴风木"。

五是治法不同：温病是"在卫汗之可也，到气才可清气，入营犹可透热转气……入血就恐耗血动血，直须凉血散血"。湿热病是以畅通中焦气机升降出入为指导，以治湿为先，以治湿为要，以治湿为主。具体又得以热重于湿，或湿重于热，或湿热并重为区分。《湿热条辨》中虽未一一明示，但在具体方药运用中已有充分体现。

《湿热条辨》所讨论的湿热病是不是一个新发现？

其实，跟温病一样，湿热病也不是什么新发现，而是早就引起我们老祖宗的关注了。《湿热条辨》所论湿热病，属于《难经》"伤寒有五：有中风、有伤寒、有湿温、有热病、有温病"中的"湿温"范围。《难经》将"温病""湿温"并列在外感病下。可见，早在战国秦汉间，人们已经认识到温病和湿温是性质完全不同的两个病种。所以，薛生白说他所讨论的"湿热病"不仅"与伤寒不同，且与温病大异"。

中医把"湿热病"多纳入"黄疸"中讨论。"黄疸"早在《内经》中就已经论及，并且指出：肝病、肾病、外感都可以导致黄疸症的发生。还指出黄疸的临床症状以身黄、目黄、尿黄最为常见。而且以"能食为阳黄""不能食为阴黄"将黄疸分为阴阳两类。甚至还指出黄疸如果治不得法，或乱吃，乱喝，乱玩，就有可能发生剧烈疼痛，乃至昏迷的严重后果。只不过，论证不详，也没有具体的诊疗方案。

后世医家围绕《内经》的"黄疸"命题，一直进行了长期研究，对阴黄阳黄也有更加详明的界定标准。《景岳全书·杂证谟》把黄疸分为"阳黄、阴黄、表邪发黄、胆黄"四类。指出阳黄证"因湿多成热，热则生黄"就是典型的湿热证。其临床表现“必有身热，有烦渴，或躁扰不宁，或消谷善饥，或小水热痛赤涩，或大便秘结，其脉必洪滑有力”。治疗应当“直清火邪，利小便”。阴黄证的临床表现是“凡病黄疸，而绝无阳证阳脉者，便是阴黄”。“阴黄”在本质上并不全是湿热作祟，更重要的原因是正气亏损，“血气之败”。并强调阴黄和阳黄的性质“反如冰炭”，治疗当“速救元气，大补脾肾”，不可混认混治！如果错把阴黄当阳黄，“治以茵陈栀子泻火利水等剂，则无有不随药而毙者”。

但和薛生白的《湿热条辨》相比，此前历代诸家都只能算是画的粗线条。只有《湿热条辨》才是对湿热病发病原因、病理机制、临床表现特点、发展演变规律、诊治要点进行系统总结的专著。其贡献主要有以下几个方面：

明确了湿热病虽以夏秋为多发，但并不具有典型季节性特点，而是四季可发。

明确了湿热病以“始恶寒，后但热不寒，汗出胸痞，舌白，口渴不引饮”为临床典型症状。因而被薛氏称为湿热病提纲。

明确了湿热病以阳明、太阴两经为病变中心，归结到脏腑，则在脾胃。而且阐明了湿热之邪，始虽外受，终因湿土之气同类相求，而终归脾胃的所以然之理。

明确了湿热病在脾胃二经表浅层次的，多兼少阳三焦；在脾胃二经深层次的，多兼厥阴风木的临床病理传变特点。

明确了湿热病湿热交蒸，更兼风邪升腾，相火内动，最易上蔽清阳，引起耳聋、头重；下扰肝胆脾胃，引起干呕、痉厥等症。

明确了湿热病发展演变过程中的临床常见病机及影响：湿遏阳伏，卫阳不布则恶寒；湿郁化热，热邪内盛，则但热不寒；湿热蒸腾，扰动阳气则汗出；湿遏清阳，升降不行则胸痞；湿邪内盛，阴寒用事则舌白；热郁于内，津液不能升腾则口渴；湿邪停滞中焦则饮内留而不欲饮。

明确了湿热病初起的诊断要点，如：湿遏卫阳则恶寒无汗，身重头痛；湿郁肌肉则恶寒发热，身重关节疼痛；湿侵经络则口噤，四肢牵引拘急；湿热邪气干及心包则壮热口渴，舌黄或焦红，发痉神昏谵语；湿热蕴结胸膈则发痉神昏妄笑，脉洪数有力；湿热邪气留连三焦则壮热烦渴，舌焦红或缩，斑疹，胸痞自利，神昏痉厥；湿热邪气阻遏膜原，则寒热如疟，舌苔腻白，口不知味；湿热邪气灼胃犯胆则口大渴，胸痞欲绝，干呕不止，脉细数，舌光如镜；湿热邪毒侵营入血则斑疹透露，上下失血；湿热熏灼，损伤元气则气短倦怠，口渴多汗等等。还随证附有具体治疗方药。

可以说，薛氏《湿热条辨》的问世，标志着中医对湿热病研究和诊治的基本成熟，属于里程碑级的成果。

如果参考现代医学病名做个简单分类，《温热论》所论的温热夹湿症多是病毒性感冒类外感病；《湿热条辨》所论则主要是湿热邪毒壅滞肝胆胰脾等脏器引起的多种重大疾病，其中，尤以肝胆病症为多见。

薛氏对湿热的理论总结和诊疗经验，在现实临床中，对脾胃病、肝胆病的诊治还具有重大指导意义和宝贵临床价值，值得高度珍视！具体内容不是这个专题讨论的主题，由于时间关系，就不展开了。

这正是我坚持认为，把《温热论》作为温病学经典，并不等于《温热论》就是论温治温全书的原因所在。薛生白《湿热条辨》、吴鞠通《温病条辨》、陈平伯《外感温病篇》、余师愚《疫疹一得》、王孟英《温热经纬》等都各有建树，学习取用时应兼收并蓄，而不应只重《温热论》而不及其余。这也是我再三强调，今天学习继承温病学成就时不能抱成见，更不能带偏见的原因所在。

无论是学经典，还是学其他温病名家作品，都建议自己下功夫认认真真去学习研究一下，不能被名家大腕的高论所约束，所左右。人家说是你就认为是，人家说非你就认为非。这种缺少自己主见，不带自己灵魂的学习是学不到什么真知识的。

名家大腕的见解要不要参考？要不要重视？

要参考！要重视！

但参考、重视都是有条件的，这个条件就是必须在自己苦心耕耘的过程中，以自己的认识为基础去参考；就是必须在自己反复琢磨兼取众长的过程中，以自己的见解为主导去重视；而不能抱定名家大腕见解就是标准答案的成见去参考、去重视，如果这样来做，就不是参考是盲信，不是重视是盲崇了。

不经方时方相互排斥，辨证论治决定取舍。

在中医界，历来遵古崇古意识强烈，就连方药的运用也不例外。总有那么一部分人带着神秘感去认识方药遗产，认为越古老的方，配伍越精当，效果越好。越是出自经典的方，越具有神奇的疗效，越属仙品之列。其他一切随后世医学发展而不断产生的方，都是不值一提的凡品。所谓经方、时方就是这么划分出来的。带有这种强烈意识的学者常常还自命为功力深邃，慧眼独具的学界“高人”。

其实，这还是书没读通的表现！

正因为书没读通，所以对事物的认识就很容易走极端，很容易自己不知不觉钻进死胡同里再也钻不出来。钻不出来就看不到外面的广阔天地，永远只能看见胡同里那一线天。正是一线天让他的认识定了格，所以这样的“高人”是很难自我觉悟的，永远都会死不认账，拧着脖子说自己看到的不是一线天，而是天只有一线。还自信满满，说只有自己看到的天才是真实的空间、完整的空间、美好的空间。

讲这话绝非否定经典，更不是蓄意冒犯某些学界“高人”，而是强调不能把经典读成凝固在字符上的死教条，而要读出跳跃在字里行间的作者鲜活灵魂来！因为经典最强大的生命力就是作者的活思想。无论经方时方，所有医方的神奇疗效都蕴藏在由作者鲜活灵魂所驾驭的圆机活法里。

源自经典的经方和源自其他并非圣人手笔的时方，大多并没有本质区别，不能无端排斥时方。

包括经方在内的一切古方，都是从哪里来的？不是上帝颁布的，不是神灵造就的，而是在临床实践中产生的，都是针对具体病症设计的。从全方配伍结构到药物用量比例，都是因证而选、因证而定、因证而施的。

对任何一个方剂的研究评价，都有两种选择：一是不考虑用量，只考虑结构的宏观评价；二是结构和各药用量比例都要深入评价。

宏观评价相对比较简单，看看方剂结构就大致清楚了。

深入评价就不那么简单了，是不能脱离具体病症抽象讨论的。如果脱离了具体病症，无论找多少话说，都是书生之论，都是纸上谈医，根本就无法深入讨论。这样的讨论，只能知其基本功能特点，不能明其疗效高低，更不能明其运用要点，当然也就不能明其加减化裁之巧了。

要想深入探讨医方结构运用妙理，只有打开原方所针对的那个原始病案才能弄清作者用意。在每一个医方里，都包含着一个医案的诊疗智慧，真要想弄清医方针对的标准证型，首先要做的工作就是还原医方所针对的那个病例。只有这样，你才能知道它治疗的患者大约是什么体质，属于什么证型，你才知道创作者的指导思想是什么，你才知道医方结构妙在哪里，你才知道药物用量比例配制的所以然之理。

所有古方，都是少则时隔数百年，多则时隔一两千年的成果，今天如何还原？

那就是对你所研究的那个处方，从结构到用量都详细剖析。所治病症的主要线索都在其中。

就以最寻常的藿朴夏苓汤为例来说吧，此方为清代著名医家石寿棠所著《医原》收载，全方药物组成和用量，折合成现代标准是：杜藿香6g、真川朴3g、姜半夏4.5g、赤苓9g、光杏仁9g、生苡仁12g、白蔻末1.8g、猪苓4.5g、淡香豉9g、建泽泻4.5g。

从所选药物性质看：本方所选药物，都是性质极其平和的利水渗湿药和少许轻描淡写解表药以及芳香醒脾燥湿药。既没有大苦大寒药，也没有大温大热药；既没有滋补药，也没有攻破药。由此可知，本方所针对的病症寒热虚实属性并不突出，而是一个普普通通的表气微郁，水湿内盛，气机升降失调的病症。

从药物用量看：全方药物总量62.5g，其中淡渗利湿药30g，将近占了一半，芳香辟秽化浊药10.8g，解表导浊药9g，宣肺利气药9g，化痰降逆药4.5g。由此可知，本方证水湿内盛是主要矛盾。表郁气滞，升降失调相对较轻。

从全方结构看：本方是以苓、泽、薏苡仁淡渗利湿，合藿香、白蔻、厚朴芳香化浊为主，以淡豆豉合藿香开宣上焦为辅，以姜半夏合厚朴和中降逆以运中焦枢机为佐，以杏仁利十二经之气为引导的结构。其中，豆豉、藿香都是既有解表之功，又有化秽导浊之力的药物，在本方中的用意，不全在解表，也不全在化秽导浊，更主要的还是通过开发上焦气机，优化人与自然息息相通关系，以提高气液升降出入效率，为浊阴排泄创造更有利的条件。

透过全方结构可知：本方所针对的病机，是湿遏阳郁，气化失司。

正是由于湿遏阳郁，气化失司，运化不力，进一步加重水湿潴留，阳气郁遏，形成恶性因果循环。其病理影响，必然导致气液升降出入不畅，产生全身沉重困乏，肢体肌肉关节微酸胀烦疼，恶寒倦怠，面垢色晦，脘腹痞闷，大便溏薄，舌体胖大，舌苔白滑或黄白相兼，脉濡缓或沉细等临床常见症状。

造成“湿遏”的原因是什么？临床上相对较为常见的情况有两类：

一是先天阳气不足，水湿运化能力相对较差，稍有饮食失调，或阴湿环境气候等影响，就容易造成体内湿邪壅遏的病理改变。

二是长期过食生冷，在今天这个四季可以吃冰吞火的时代，更是如此。有些人把吃冰糕、冰镇饮料当作消遣。偶尔一次两次，还不致有什么大的影响，长期嗜好就会逐渐形成阴长阳消、湿浊壅遏的病理改变。

湿邪壅遏则阳气运行受到抑制阻滞，不能正常敷布。阳气敷布不力，必致浊阴潴留壅遏进一步加重，渐成水湿壅遏日益加重，阳气运行日益困顿的恶性因果循环。当这样一个病理机制形成以后，全身各个系统、各个部位的气液运行都会进入困顿状态，而不是某一个局部的问题，所以才有“湿阻三焦”和“三焦气机不利”之说。

这样的病理机制如果不能及时得到纠正，就有可能造成湿渐盛而阳渐衰。时间越长，病理影响越加深加重，也有渐成湿盛阳微之证的可能。

注意！谈先天禀赋时，说的是“阳气不足”，而不是“阳气虚衰”，二者在程度上是有很大区别的。果真先天就阳气虚衰，稍有风吹草动，形成的病机就不是湿遏阳郁了，而是湿盛阳微。造成的病理影响大多都不是藿朴夏苓汤证了，而是理中五苓汤证或真武汤证，问题解决起来的难度那就大得多。

只有把这些问题都理解透彻了，这个方的运用才能得心应手，加减化裁才能丝丝入扣。

只有通过这种深入剖析，才能客观评价一个方到底好在哪里，才能真正把一个方的临床运用要点讲清楚，讲到人人可懂，人人可用。

是伤寒方好还是温病方好？是经方好还是时方好？

严格讲，这样的问题是谁都无法回答的。医方的优劣，不是医者主观认识可以评判的，也不是方剂君臣佐使配伍原则可以评判的，而是由病症性质与方剂治疗功效的吻合度来评判的。即便是被吹捧成神授仙传的经典方，如果与病情不吻合，那也一钱不值！如果运用标准不明，治疗方向不清，胡乱运用，就有可能造成重大医疗事故！如果虚实错乱，寒热颠倒，逆病情而用，那就无异于是杀人毒药！

千万不要照搬教条！照搬教条就有可能在不知不觉中自己给自己戴上紧箍咒，还动辄就自己给自己念紧箍咒。对吴鞠通《温病条辨》中的第一个方桂枝汤，到底应该如何理解？如何运用？如果弄不明白，无论是用对了还是用错了，你都不知其所以然之理。

桂枝汤并不是治疗温病的方，但在某些特定情况下，又可以用于温病过程中的某个环节。用桂枝汤治温病自汗出，是得像唐代孙思邈那样，充分解放思想，不拘一格进行化裁的。这个问题今天就不展开了，大家可以去参考一下孙思邈的运用特点，也可以去参考一下《温热经纬》所列举的各位名家见解。

治温病方与治伤寒方一样，具有广阔的运用空间，不仅温病可用，杂病照样可用。桑菊饮、银翘散就只能用于温病？

谁说的？是上帝的规定？还是大腕的高论？哪儿有这样的金科玉律？

中医方药运用的金科玉律是“有是病用是药，病千变，药亦千变”。换成今天的大白话来说，就是“有什么样的病，用什么样的药，药随病变，变化无穷”。凡是热邪壅阻上焦肺卫，导致肺气宣降失司，引起的各种病症都可以用，连痛经、崩漏都可以用。临床上这类例子多得很。

举个例子：一位朋友的 16 岁女儿患痛经，每发则痛不可忍，汗出烦躁，甚至呕吐昏迷。很多医生都给她吃的逍遥散、柴胡疏肝散，也有开血府逐瘀汤、补中益气汤、归脾汤的，都没有效果。

我第一次给她看的时候是她妈妈请我到她家里看的。去的时候正在发作，抱着肚子在床上翻滚。面红唇赤，六脉皆大而滑数有力，舌苔薄黄微腻，问知口渴尿热，就给她开了个银翘散加柴胡、茵陈、石菖蒲类药物的方，微煎当茶频服。服一次，疼痛明显减轻，一剂尽，疼痛消除。

二诊时舌苔黄厚腻至少三倍于初诊时，脉仍大而滑数有力。显然，问题还没有从根本上得到解决。通过轻清宣化，湿热内盛的特点才充分暴露出来。就告诉她还要多吃几剂药。接着以三仁汤与金银花、连翘、藿香、佩兰、茵陈、石菖蒲、柴胡、薄荷等出入化裁，前后服药二十余剂，直至苔净脉静，才算告一段落。

医嘱是再三告诫她改变饮食习惯，不乱吃乱喝。她也很听话，一改生活上的不良习惯，痛经就很少复发。偶有发作，有湿祛湿，有热清热，有寒散寒，有虚补虚，辨证用药，无不立效。迄今长达二十多年，再没有发作过，早已结婚生子，过上了美好的家庭生活。

一位跟诊学生对以清化湿热法治痛经很是好奇，还把这个病例进行了总结，发表在了学生办的院内刊物《中医学与辩证法》上。

再举个例子：2015 年 10 月，一个 13 岁小女孩，患漏下近半年，滴沥不止，百治无功。就诊时拿出来厚厚一摞处方全是补中益气汤、归脾汤之类。小孩体格健壮，气色明润，脉滑数有力，唇红，尿黄热，舌质干净，并无夹湿夹瘀之象，更无半点虚象。因其年纪尚小，天癸初至，药不宜杂投，以免对月信周期和经量造成干扰。就开了个桑菊饮，服一剂就好了。

简直让人不敢相信，这么典型的热证实证特点，那些温补处方是怎么开出来的？中医的处方用药还要不要标准？真是匪夷所思！

无论是叶天士诊治温病的理法方药知识，还是薛生白治湿热病的理法方药知识，在临床上，运用空间都是极其广阔的，不要人为抱定伤寒温病的成见，不要人为划分外感内伤疆界。理法方药的创造可以出自多家，或出于伤寒学家之手，或出于温病学家之手，或始于研究外感，或始于研究内伤，是有明确起因起点的。但在理明法彰之后，其临床运用就并不仅仅归属某一课题，某一领域，更不归属某个病种，某个患者了。只要符合运用条件，就都可以运用。

其中的道理很简单，因为中医诊治疾病并不是以病为纲贯穿始终，更不是以某方某药治某病的特定模式施之临床，而是以病因作用于机体后的机体生命水平、邪正对比状态、机体内环境特点为依据来制订治疗方案的。

机体反应随时空变化而变化，不是恒定不变的，这就决定了无论何种病症，只要进入了同一时空聚合点，具备了相同的机体生命水平、邪正对比状态、机体内环境特点，就可以用相同的理法方药进行处理。这就是中医学术魅力无限、运用空间无限的根本原因所在。

总结一下，我的看法是：

所有经典的学习，都切忌盲从轻信！切忌人云亦云！切忌空谈义理！切忌生搬硬套！只要勤学加善思加笃行，虽奥可知，虽微可求，虽难可用。

由于时间关系，今天就讲到这里。

祝大家学术技术与日俱增！早日成为中医的栋梁之材！

痴斋吟

形痴老，意痴深。

乐痴荒野，趣痴空灵。

山痴翠而莽然，水痴碧而婉韵。

无车马痴喧嚣，有虫蛙痴嘶鸣。

登峰痴呼啸，临渊痴沉吟。

风清痴听鸟，月朗痴观星。

痴梦甜，痴笑醒。

神痴呆，情痴凝。

术痴岐黄，理痴天人。

心痴愚而多惑，性痴顽而寻根。

远巧诈痴求索，近鲁钝痴耕耘。

讲坛痴论道，斗室痴研经。

医馆痴问病，陋庐痴养生。

痴淡泊，痴宁静。

庚子秋于痴斋